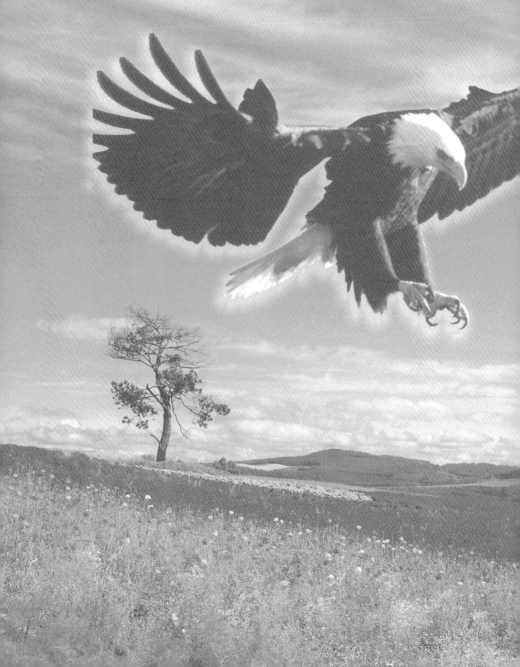

編寫説明

中醫内科學是中醫學學科的主幹課程，是中醫臨床各學科的基礎。爲了幫助中醫工作者和醫學生學好中醫内科學，並指導臨床實踐，我們以現行中醫内科學教材爲藍本，結合實際工作，編寫此書。

本書按臟腑系統共分八章。各章包涵如下内容：

（1）生理病理及病症分類；

（2）常見疾病辨證論治。

此兩項編寫時力求簡明扼要，儘量減少與教科書的重複。

（3）常用方劑：不但介紹了功效與主治，還達到溫故知新的目的。

（4）調治與康復：比較全面地介紹各病症的飲食調養、情致調攝、康復養生的基本知識。

（5）護理要點：著重介紹了各病症辨證施護的知識。

（6）各章病症與現代醫學的聯繫及診療方法：其中首先介紹各病症與西醫相關疾病的聯繫；其次介紹有關西醫疾病的診斷治療要點；最後介紹本章中常用的診療和實驗檢查方法。

（7）常用西藥：介紹各章疾病常用西藥，敘述儘量扼要、簡潔、遇有重複者，以一章中敘述爲主。

本書力求簡明、實用，既介紹了傳統的辨證論治，也有西醫學的診治要點；既介紹了疾病的診治方法，也有護

理、調治的技能。我們希望本書能成爲醫學生和中醫臨床工作者的良師益友。

　　由於我們水準有限，編寫此類書籍還是初次嘗試，書中缺點錯誤難免，由衷地希望讀者提出寶貴意見，以利於修訂提高。

　　　　　　　　　　　　　　　　　　　　　編者

目　錄

第一章　外感病證

　　外感病症是指感受外邪，正邪相爭，導致臟腑功能失常所出現的一類病證。本章討論的外感病證主要是指在原有內科疾病的基礎上復感外邪所致的外感發熱，以及傷寒、溫病以外的常見外感病證，如感冒、濕阻、痢疾、瘧疾等。

第一節　感　冒

一、定義

　　感冒，俗稱傷風，是感觸風邪或時行病毒，引起肺衛功能失調，出現鼻塞，流涕，噴嚏，頭痛，惡寒，發熱，全身不適等主要臨床表現的一種外感病。

二、病因病機要點

　　（1）風邪。

　　（2）時行病毒。

三、辨證論治

1. 診斷要點

　　（1）臨床表現：初起多見鼻道和衛表症狀。鼻、咽部癢而不適，鼻塞，流涕，噴嚏，聲重而嘶，頭痛，惡風，惡寒等。鼻涕開始為清水樣，2～3日後鼻涕變稠，繼而發熱，咳嗽，咽痛，肢節酸痛不適等。部分患者病及脾胃，而表現胸悶，噁心，嘔吐，食慾減退，大便稀溏等症。

　　時行感冒，多呈流行性，多人同時突然發病，迅速蔓延，

首發症狀常見惡寒，發熱，體溫在 39～40℃，周身酸痛，疲乏無力。初起，全身症狀重而肺系症候並不突出，1～3 日後出現明顯的鼻塞，流涕，噴嚏，咳嗽，咽痛等。病情較一般感冒為重，體力恢復較慢。若為散在性，因與諸多溫病早期症狀相類似，不易確診，但及時掌握疫情，對診斷有幫助。

（2）病程：邪由口鼻或皮毛而入，病程較短，3～7 日，普通感冒一般不傳變。

（3）發病季節：四時皆有，以冬、春季多見。

2. 辨證要點

（1）分清表寒、表熱：兩者均有惡寒，發熱，鼻塞，流涕，頭身疼痛等症，其不同之處：

風寒者，惡寒重，發熱輕，無汗，鼻流清涕，口不渴，舌苔薄白，脈浮或浮緊；風熱者，發熱重，惡寒輕，有汗，鼻流濁涕，口渴，舌苔薄黃，脈浮數。

（2）辨別普通、時行：由於感邪的不同，臨床上又有普通感冒與時行感冒之分。普通感冒以風邪為主因，冬春季節氣候多變時發病率升高，常呈散發性，病情較淺，症狀不重，多無傳變；時行感冒以時行病毒為主因，發病不限季節，有廣泛的傳染流行疫情，起病急驟，病情較重，全身症狀顯著，且可以發生傳變，入裏化熱，合併他病。

（3）區分體虛感冒的氣虛、陰虛：體虛感冒指平素虛弱之人，加之外邪侵襲而患感冒者，此類患者往往感冒之後，纏綿不已，經久不癒或反覆感冒，在臨床上應該區分氣虛、陰虛的不同。氣虛感冒者，在感冒諸症的基礎上兼有惡寒甚，倦怠無力，氣短懶言，身痛無汗，咳嗽無力，脈浮等症；陰虛者兼見微熱，手足發熱，心煩口乾，少汗，乾咳少痰，舌紅，脈細數等症。

3. 分型論治

（1）風寒證

症狀：鼻塞聲重，噴嚏，流清涕，惡寒，不發熱或發熱不甚，無汗，周身酸痛，咳嗽痰白質稀，舌苔薄白，脈浮緊。

治法：辛溫解表，宣肺散寒。

方藥：荊防敗毒散。

風寒重，惡寒甚者，加麻黃、桂枝；風寒挾濕，身熱不揚，身重苔膩，脈濡者，用羌活勝濕湯加減；風寒兼氣滯，胸悶嘔噁者，用香蘇散；風寒兼咳嗽者，用杏蘇散。

（2）風熱證

症狀：鼻塞噴嚏，流稠涕，發熱或高熱，微惡風，汗出口乾，咽痛，咳嗽痰稠，舌苔薄黃，脈浮數。

治法：辛涼解表，宣肺清熱。

方藥：銀翹散。

發熱甚者，加黃芩、石膏、大青葉清熱；頭痛重者，加蔓荊子、菊花清利頭目；咽喉腫痛者，加板藍根、馬勃、玄參利咽解毒；咳嗽痰黃者，加知母、黃芩、柴胡、浙貝母、杏仁清肺化痰；口渴重者，重用鮮蘆根，加花粉清熱生津；挾有濕熱，胸悶嘔噁者，加藿香、佩蘭芳香化濕。

（3）暑濕證

症狀：發熱，汗出熱不解，鼻塞流濁涕，頭昏重脹痛，身重倦怠，心煩口渴，胸悶欲嘔，尿短赤，舌苔黃膩，脈濡數。

治法：清暑祛濕解表。

方藥：新加香薷飲。

暑熱偏盛，加黃連、黃芩、青蒿清暑瀉熱，並配合鮮荷葉、鮮蘆根清暑化濕；濕困衛表，身重，少汗惡風，加清豆卷、藿香、佩蘭芳香化濕宣表，小便短赤，加六一散、赤茯苓

清熱利濕。

（4）表寒裏熱證

症狀：此證又名「寒包火」。因風寒外束，表寒未解，入裏化熱。發熱，惡寒，無汗口渴，鼻塞聲重，咽痛，咳嗽氣急，痰黃黏稠，尿赤便秘，舌苔黃白相間，脈浮數。

治法：解表清裏，宣肺疏風。

方藥：雙解湯。

若咳喘重者，加杏仁、桑白皮、枇杷葉止咳平喘；大便秘結不通者，加大黃、芒硝通腑泄熱。

對於時行病毒而致時行感冒，若表現以高熱為主，且全身症狀較重者，或有低熱傳變之勢，需重用清熱解毒法，藥物如金銀花、連翹、板藍根、黃芩、柴胡、生石膏、知母、貫眾等。

體虛感冒之證，因素體虛弱，或病後、產後體弱，氣虛陰虧，衛外不固，以至反覆感邪或感冒後纏綿不癒，以及一般感冒後的變證。

氣虛感冒，素體氣虛，復感外邪，邪不易解，惡寒較重，或發熱，熱勢不高，鼻塞流涕，頭痛無汗，肢體倦怠乏力，咳嗽咯痰無力，舌質淡苔薄白脈浮。治法為益氣解表，方用參蘇飲加減。表虛自汗者，加黃芪、白朮、防風益氣固表。凡氣虛而易於感冒者，可常服玉屏風散，增強益表衛外功能以防感冒。

陰虛感冒，陰虛津虧，感受外邪，津液不能作汗達邪，身熱，手足心熱，微惡風寒，少汗，頭昏心煩，口乾，乾咳少痰，鼻塞流涕，舌紅少苔，脈細數。治法為滋陰解表，方用加減葳蕤湯。陰傷明顯，口渴心煩者，加沙參、麥冬、黃連、天花粉清潤生津除煩。

四、其他療法

治療感冒的成藥較多，如風寒證用午時茶，通宣理肺丸，風熱症應用銀翹解毒片（丸），羚翹解毒片，桑菊感冒沖劑等，暑濕證或感冒兼見中焦諸證者用藿香正氣丸（片、水、軟膠囊等），時行感冒用板藍根沖劑等。另外，還可以採用針灸療法。

第二節　外感發熱

一、定義

外感發熱是指已患有某種或多種內科疾病，又感受六淫之邪或溫熱疫毒之氣，導致體溫升高，並持續不降，伴有惡寒、面赤、煩渴、脈數等為主要臨床表現的一種併發的病證。

二、病因病機要點

（1）外感六淫。

（2）感受疫毒。

三、辨證論治

1. 診斷要點

（1）體溫在 37.3℃以上，可高達 39.5～40℃，並持續數小時以上不退者，或體溫下降後又逐漸升高，或伴有惡寒、寒顫、口渴喜飲，舌紅苔黃，脈數等症。

（2）原發疾病與伴隨症狀，掌握原發疾病的病史，明確外感發熱常伴有的其他症狀，分析兩者之間的聯繫，有利於疾病的診斷。

（3）具有不潔飲食史，輸血傳染史，職業病史等，均可引起一些外感發熱病，注意詢問，全面診查，有利於及時確立診斷。

（4）結合病史及臨床表現，進行必要的實驗室檢查，如血、尿、大便常規，血沉，血、尿和骨髓培養。X 光檢查以及其他針對病因的特殊檢查。

2.辨證要點

診察熱型，對外感發熱的辨證有重要意義。外感發熱常見下列熱型，如惡寒發熱，壯熱，往來寒熱，潮熱與不規則熱等，臨床需注意觀察。

（1）**惡寒發熱**　指惡寒與發熱同時存在，體溫多在 39℃以下，如熱病早期、衛表諸症，均常見此熱型。

（2）**壯熱**　指熱勢持續，高熱不解，不惡寒，體溫在39～40℃之間，甚至更高，達數天至兩週之久。一日之內，波動甚小，如氣分高熱，肺系邪熱，熱盛之暑熱、濕熱等。

（3）**往來寒熱**　指惡寒與發熱交替出現，寒時不熱或熱時不寒，一日數次發作，如少陽病、瘧疾等。

（4）**潮熱**　指熱勢起伏有時，猶如潮汛一般。外感之潮熱，多數實證，熱勢較高，熱退不淨，定時又復升高，多見於陽明腑實證、濕溫證、以及熱入營血證等。

（5）**不規則熱**　指發熱持續時間不定，熱勢變動並無規律，如時行感冒，外感咳喘，風濕熱等。

3.分型論治

（1）**衛表證**

症狀：發熱惡寒，鼻塞流涕，頭身疼痛，咳嗽，或惡寒甚而無汗，或口乾咽痛，或身重脘悶，舌苔薄白或薄黃，脈浮。

治法：解表退熱。

方藥：荊防敗毒散，銀翹散。

風寒證選用荊防敗毒散為主方，風熱證則選用銀翹散為主方。

（2）肺熱證

症狀：壯熱，咳嗽或喘促，痰黃稠或痰中帶血，胸痛，口渴，舌紅苔黃，脈滑數。

治法：清熱解毒，宣肺化痰。

方藥：麻杏石甘湯。

可加黃芩、魚腥草、金銀花、連翹、蒲公英等清熱解毒；金蕎麥、葶藶子泄肺滌痰；若痰湧便秘者加大黃、芒硝。

（3）胃熱證

症狀：壯熱，口渴引飲，面赤心煩，口苦口臭，舌紅苔黃，脈洪大有力。

治法：清胃瀉熱。

方藥：白虎湯。

可加金銀花、連翹、黃連、蘆根清熱解毒；若大便秘結者，加大黃、芒硝通腑泄熱；若發斑隱隱者加水牛角、玄參清熱涼血。

（4）腑實證

症狀：壯熱，日晡熱甚，腹脹痛，大便秘結或熱結旁流，煩躁譫語，舌苔焦躁有芒刺，脈沉實有力。

治法：通腑泄熱。

方藥：大承氣湯。

可加黃芩、山梔清瀉實熱，腑實不堅者可去芒硝；胸隔煩熱，口舌生瘡者加連翹、薄荷、竹葉。

（5）膽熱證

症狀：寒熱往來，胸脇苦滿，口苦咽乾，或噁心嘔吐，或目身發黃，舌紅苔黃膩，脈弦數。

治法：清熱利膽。

方藥：大柴胡湯。

可加板藍根、連翹、敗醬草清熱解毒，加茵陳清熱利濕；若脅肋疼痛者加延胡索、川楝子理氣止痛，發黃加金錢草、梔子、青蒿利膽退黃。

（6）脾胃濕熱證

症狀：身熱不揚，汗出熱不解，胸腹脹滿，納呆嘔噁，或目身發黃，舌苔黃而厚膩，脈滑數。

治法：清熱利濕，健脾和胃。

方藥：王氏連朴飲。

可加滑石、鮮荷葉清利滲濕；若熱甚者加黃柏、黃芩，濕重者加藿香、佩蘭；黃疸者加茵陳。另外，還可口服甘露消毒丹，以清利濕熱，芳香化濁。

（7）大腸濕熱證

症狀：發熱，腹痛，泄瀉或痢下赤白膿血，裏急後重，肛門灼熱，口乾口苦，小便短赤，舌紅苔黃膩，脈滑數。

治法：清利濕熱。

方藥：葛根芩連湯。

可加金銀花、貫眾清熱解毒，加木通、車前子增強利濕之效；若熱甚者加梔子、黃柏助其清熱之力；若氣滯腹痛者，加木香、檳榔以理氣化滯。

（8）膀胱濕熱證

症狀：寒熱起伏，午後熱甚，尿頻尿急尿痛，小便灼熱黃赤，腰部或少腹疼痛，舌紅苔黃膩，脈滑數。

治法：清利膀胱濕熱。

方藥：八正散合小柴胡湯。

可加蒲公英、白花蛇舌草清熱解毒利濕；加烏藥、枳殼理氣止痛。

四、其他療法

1. 口服補液和靜脈輸液

外感發熱，尤其是高熱患者，最易傷津耗液，因此養陰補液為救治高熱的重要措施。口服可飲用適量的糖鹽水、果汁、西瓜汁、番茄汁及涼開水等。亦可用 5% 或 10% 葡萄糖液、葡萄糖鹽水、林格氏液 1000～2000ml，靜脈滴注，每日 1 次。

2. 肌肉和靜脈注射清熱解毒和解退熱的藥物

柴胡注射液，每次 2～4ml，肌內注射，每日 1-2 次。雙黃連粉針劑，每次 3 克，溶入 10% 葡萄糖液或葡萄糖鹽水 500ml 中，靜脈滴注，每日 1 次。清開靈注射液，每次 40～60ml，加入 10% 葡萄糖液 500ml 中，靜脈滴注。穿琥寧注射液，每次 400mg，加入 5% 或 10% 葡萄糖液 500mL 中，靜脈滴注，每日 1 次。

3. 滴鼻退熱

對於熱勢較高的患者，可採取滴鼻退熱的措施，臨時降溫。複方退熱滴鼻液，由金銀花、連翹、柴胡、青蒿等組成，製成蒸餾液滴鼻，每次每側鼻腔 3～4 滴，每 30～40 分鐘 1 次。複方柴胡滴鼻液，由柴胡、薄荷等組成，製成蒸餾液滴鼻，用法同上。

4. 灌腸退熱

由清熱解毒或通腑瀉熱的藥物，製成灌腸液，經直腸灌注而產生退熱的效果。清熱灌腸湯，由生石膏、連翹、荊芥、薄荷、蘆根、赤芍等組成，水煎取汁 200ml，高位直腸灌注或保留灌腸 30 分鐘，每 2～4 小時 1 次。體溫下降後，應視病情減少灌腸次數。大黃枳實湯，由生大黃、枳實、甘草、山藥、寒水石組成，水煎取汁 200ml，用法同上。

此外，對於高熱患者，還可使用物理降溫的方法，常用者

為冷敷，以冰袋或冰水袋或冷水面巾置於前額、腋窩或鼠蹊部。酒精或鹽水擦浴也有較好效果。

第三節　濕　阻

一、定義

濕阻是指濕邪阻滯中焦，運化功能減弱，以脘腹悶滿，肢體困重，納食呆滯等為主要症狀的外感疾病。

二、病因病機要點

（1）濕阻的病因是濕邪傷人致病。

（2）濕邪傷人，與氣候季節、地理環境有密切的關係。

（3）濕邪致病，有內、外之分。

三、辨證論治

1. 診斷要點

（1）濕阻病勢纏綿，病程較長，病位固定不移。其發病多與夏令梅雨季節及地域潮濕有關。

（2）臨床表現以全身乏力，四肢困重，胸悶脘痞，飲食無味，舌苔膩，脈濡等為主症。

（3）實驗室理化檢查，多無器質性改變，各項指標資料大致可在正常範圍內。

2. 辨證要點

濕阻的辨證要點在於分清寒熱，即寒濕證與濕熱證。兩者的共同表現有脘悶，身重，納呆，苔膩，脈濡等。不同的是寒濕證身重而惡寒，脘腹痞悶，喜揉按，口中淡而無味，或有甜味，便溏，舌苔白膩，脈濡緩；濕熱證身重而有熱，脘痞似痛，不喜揉按，口中苦而黏膩，尿赤，舌苔黃膩，脈濡數。

3. 分型論治

（1）濕困脾胃

症狀：肢體困倦而重，或頭重如裹，胸悶腹脹，納食不香，口中黏淡無味，便溏，或有形寒，舌苔白膩，脈濡滑。

治法：芳香化濕。

方藥：藿香正氣散。

若口有甜味者加佩蘭加強芳香化濁之力；若兼見食滯噯腐吞酸者，加用山楂、神曲、雞內金消食化滯；若腹脹便溏者，可在此方基礎上，合用平胃散，增強健脾燥濕的作用；若兼有表證寒熱者加荊芥、防風辛散表邪。

（2）濕熱中阻

症狀：四肢困重，脘痞悶似痛，口中苦而黏膩，渴不欲飲，納呆，尿黃短，大便不爽，或有發熱，汗出而熱不退，舌苔黃膩，脈濡數。

治法：清熱化濕。

方藥：王氏連朴飲。

可加滑石、鮮荷葉、薏苡仁清利滲濕；又可吞服甘露消毒丹，每服 5～10 克，日服 2 次，以清熱利濕，芳香化濁。

（3）脾虛濕滯

症狀：四肢困乏，脘腹痞悶，喜揉按，大便溏薄，神疲乏力，厭食油膩，舌苔薄膩或舌質淡胖，脈濡緩。

治法：健脾化濕。

方藥：香砂六君子湯。

可加葛根、藿香升清化濕；如面浮肢腫者，加黃芪、扁豆、苡仁益氣利濕消腫。

此外，尚有部分患者，在盛夏季節，出現口渴多飲，尿頻而長，無汗或出汗較少，發熱不退，胸悶納呆，神疲無力，舌

苔膩，脈數，此乃暑濕外襲所致，可用鮮藿香、鮮荷葉、羌活、薄荷、板藍根、六一散等清化暑濕，每能獲效。

第四節　痢　疾

一、定義

痢疾是因外感時邪疫毒，內傷飲食而致邪蘊腸腑，氣血壅滯，傳導失司，以腹痛腹瀉，裏急後重，排赤白膿血便為主要臨床表現的具有傳染性的外感病證。

二、病因病機要點

（1）外感疫毒。

（2）飲食不節。

三、辨證論治

1. 診斷要點

（1）發病前有不潔飲食史，或疫痢患者接觸史，流行季節在夏秋之交，具有傳染性，疫毒從口而入。

（2）臨床表現起病急驟，畏寒發熱，初期有食慾減退，噁心嘔吐之表現，繼而腹部陣痛，痛而欲便，便而不爽。腹瀉開始有稀溏糞便，而後即見排出物呈白色膠凍狀如魚腦，或沾有「赤膜薄血」，隨後為赤紅色膠凍樣物，每日大便次數 10～20 次不等，甚則數十次，裏急後重感顯著，病程一般在兩週左右。

（3）實驗室檢查，主要是大便塗片鏡檢和細菌培養，必要時作 X 光鋇劑造影及結腸、直腸鏡檢查，有助於診斷和鑒別診斷。

2. 辨證要點

（1）辨實痢、虛痢：初痢或年輕體壯患痢者多實；久痢或

年高體弱患痢者多虛。腹痛脹滿，痛而拒按，痛時窘迫欲便，便後裏急後重暫時減輕者為實；腹痛綿綿，痛而喜按，便後裏急後重不減，墜脹甚者為虛。

（2）辨寒痢、熱痢：大便排出膿血，色鮮紅，赤白盛於紫黑，濃厚黏稠腥臭，腹痛，裏急後重感明顯，口渴喜冷飲，或口臭，小便黃或短赤，舌紅苔黃膩，脈滑數者屬熱；大便排出赤白，色晦暗，清淡無臭，腹痛喜按，裏急後重不明顯，面白肢冷形寒，舌淡苔白，脈沉細者屬寒。

3. 分型論治

（1）濕熱痢

症狀：腹痛陣陣，痛而拒按，便後腹痛暫緩，痢下赤白膿血，黏稠如膠凍，腥臭，肛門灼熱，小便短赤，舌苔黃膩，脈滑數。

治法：清腸化濕，解毒，調氣行血。

方藥：芍藥湯。

若兼飲食積滯，噯腐吞酸，腹部脹滿者，加萊菔子、神曲、山楂等消食化滯；濕重於熱者，痢下白多赤少，舌苔白膩，可去當歸、黃芩，加茯苓、蒼朮、厚朴、陳皮等健脾燥濕；熱重於濕，痢下赤多白少，口渴喜冷飲，加白頭翁、黃柏、秦皮等直清裏熱；痢下鮮紅者，加地榆、苦參、丹皮、側柏葉等涼血止痢。

（2）疫毒痢

症狀：起病急驟，高熱，嘔吐，繼而大便頻頻，以致失禁，痢下鮮紫膿血，腹痛劇烈，裏急後重感顯著，更甚者津液耗傷，四肢厥冷，神志昏蒙，或神志不清，嘔吐頻繁，驚厥頻頻，瞳仁大小不等，舌質紅絳，舌苔黃燥，脈滑數或微細欲絕。

治法：清熱，解毒，涼血。

方藥：白頭翁湯合芍藥湯。

若發生厥脫，症見面色㿠白，四肢厥逆而冷汗出，唇指紫暗，尿少，脈微細欲絕，加用生脈注射液、參附青注射液靜脈推注或滴注，以益氣固脫；若發生神昏煩躁，驚厥，面色灰白，瞳仁大小不等，呼吸不均，加清開靈注射液靜脈滴注，並加神犀丹、紫雪丹灌服。

（3）寒濕痢

症狀：腹痛拘急，痢下赤白粘凍，白多赤少，或純為白凍，裏急後重，脘脹腹滿，頭身困重，舌苔白膩，脈濡緩。

治法：溫中燥濕，調氣和血。

方藥：不換金正氣散。

若濕邪偏重，白痢如膠凍，如鼻涕，腹脹滿，裏急後重甚者，改用胃苓湯加減，以溫中化濕健脾。

（4）虛寒痢

症狀：腹部隱痛，纏綿不已，喜按喜溫，痢下赤白清稀，無腥臭，或為白凍，甚則滑脫不禁，肛門墜脹，便後更甚，形寒畏冷，四肢不溫，食少神疲，腰膝酸軟，舌淡苔薄白，脈沉細而弱。

治法：溫補脾胃，收澀固脫。

方藥：附子理中湯或桃花湯合真人養臟湯。

若久痢脫肛可合用補中益氣湯；下痢不禁，且厥且痢，加用參附龍牡湯以固脫回陽。

（5）休息痢

症狀：初痢、暴痢之後，長期遷延不癒，時發時止，腹脹食少，倦怠怯冷，常因飲食不當，受涼或勞累而發，發時大便次數增多，大便經常或間有赤白粘凍，舌質淡苔膩，脈濡軟或

虛數。

治法：溫中清腸，佐以調氣化滯。

方藥：連理湯。

若脾胃陽氣不足，積滯未盡，遇寒即發，症見下痢白凍，倦怠少食，舌淡苔白，脈沉者，治宜溫中導下，用溫脾湯加減；若久痢傷陰，或素體陰虛者，治宜養陰清腸，用駐車丸加減。

四、其他療法

1. 灌腸療法

苦參、馬齒莧以 1：2 之比例，水煎成 150ml 保留灌腸，用於大便次數增多，下痢赤白膿血者；或用蒲公英、敗醬草、紅藤、穿心蓮等份，黃柏適量，水煎成 150ml，溫度在 30～40℃時保留灌腸，能保留三小時以上者效佳。

2. 針灸療法

取穴足三里、合谷、天樞、氣海、下脘，用針刺，灸神闕，留針 30 分鐘，或用電針刺激 10 分鐘，對急性菌痢效果好。

第五節　瘧　疾

一、定義

瘧疾為感受瘧邪，邪正交爭所致，是以寒顫壯熱，頭痛，汗出，休作有時為特徵的傳染性疾病，多發於夏秋季。

二、病因病機要點

（1）外感瘧邪。

（2）邪正相爭。

（3）盛虛交替。

（4）陰陽相移。

三、辨證論治

1. 診斷要點

（1）寒顫，發熱，出汗週期性發作，間歇期症狀消失，形同常人，為診斷的重要依據。

（2）居住或近期到過瘧疾流行地區，在夏秋季節發病，可作為參考。

（3）實驗室檢查，必要時進行血塗片檢查瘧原蟲，若查到瘧原蟲則為診斷瘧疾的確切依據。

2. 辨證要點

（1）辨寒熱之偏盛：對於一般瘧疾，典型發作者屬於正瘧，和正瘧相比較，陽熱偏盛，寒少熱多者，則為溫瘧；陽虛寒盛，寒多熱少者，則為寒瘧。

（2）辨正氣之盛衰：瘧疾復發，必耗傷人體氣血，病程愈久，則氣血傷耗日甚，正氣虧虛，易於形成勞瘧而反覆發作。

（3）辨瘴瘧與一般瘧疾不同：一般瘧疾發作症狀比較典型，休止之時，可如常人，定時而作，週期明顯，神識清楚，發病雖以南方多見，但全國各地均有；而瘴瘧則症狀多樣，病情嚴重，未發之時也有症狀存在，週期不如一般瘧疾明顯，多有神昏譫語，主要在南方地區發病。

3. 分型論治

（1）正瘧

症狀：先有呵欠乏力，繼則寒栗鼓頷，寒罷則內外皆熱，頭痛而赤，口渴引飲，終則遍身汗出，熱退身涼，舌紅，苔薄白或黃膩，脈弦。

治法：祛邪截瘧，和解表裏。

方藥：柴胡截瘧飲。

口渴甚者，加葛根、石斛生津止渴；胸脘痞悶，苔膩者，

去參、棗，加蒼朮、厚朴、青皮理氣化濕；煩渴，苔黃，脈弦數，為熱盛於裏，去辛溫補中之參、薑、棗，加石膏、花粉清熱生津。

（2）溫瘧

症狀：寒少熱多，汗出不暢，頭痛，骨節酸疼，口渴引飲，尿赤便秘，舌紅，苔黃，脈弦數。

治法：清熱解表，和解祛邪。

方藥：白虎加桂枝湯。

津傷較甚，口渴引飲，酌加生地、麥冬、石斛養陰生津。

（3）寒瘧

症狀：寒多熱少，口不渴，胸脘痞悶，神疲體倦，舌苔白膩，脈弦。

治法：和解表裏，溫陽達邪。

方藥：柴胡桂枝乾薑湯。

脘腹痞悶，舌苔白膩者，為寒濕內盛，加草果、厚朴、陳皮理氣化濕，溫運脾胃。

（4）熱瘴

症狀：寒微熱甚，或壯熱不寒，頭痛，肢體煩疼，面紅目赤，胸悶嘔吐，煩渴飲冷，大便秘結，小便熱赤，甚至神昏譫語。舌質紅絳，苔黃膩或垢黑，脈洪數或弦數。

治法：解毒除瘴，清熱保津。

方藥：青蒿素合清瘴湯。

若壯熱不寒，加生石膏清熱瀉火；口渴心煩，舌紅少津為熱甚津傷，加生地、玄參、石斛、玉竹清熱養陰生津；神昏譫語，為熱毒蒙閉心神，急加安宮牛黃丸或紫雪丹清心開竅。

（5）冷瘴

症狀：寒盛熱微，或但寒不熱，或嘔吐腹瀉，甚則神昏不

語，苔白厚膩，脈弦。

治法：解毒除瘴，芳化濕濁。

方藥：青蒿素合不換金正氣散。

但寒不熱，四肢厥冷，脈弱無力，為陽氣虛脫，加人參、附子、乾薑益氣溫陽固脫；神昏譫語，合用蘇合香丸芳香開竅。

（6）勞瘧

症狀：倦怠乏力，短氣懶言，食少，面色萎黃，形體消瘦，遇勞則復發瘧疾，寒熱時作，舌質淡，脈細無力。

治法：益氣養血，扶正祛邪。

方藥：何人飲。

在瘧發之時，寒熱時作者，加青蒿或常山祛邪截瘧；食少面黃，消瘦乏力者，可加黃芪、白朮、枸杞益氣健脾養血。

（7）瘧母

症狀：久瘧不癒，脅下結塊，觸之有形，按之壓痛，或脅肋脹痛，舌質紫黯，有瘀斑，脈細澀。

治法：軟堅散結，祛瘀化痰。

方藥：鱉甲煎丸。

有氣血虧虛證候者，可配合十全大補湯或八珍湯補益氣血。

四、其他療法

1. 截瘧單方

鴉膽子去殼取仁，用膠囊或桂圓肉包裹，每次飯後吞服10～15粒，每日3次，連續7天。

2. 針灸療法

穴位，大椎、陶道，兩側合谷。針刺時間：未發前二三小時。療程：連續3次為1療程，對間日瘧效果較好。

第六節　附　篇

一、常用方劑

1. 解表劑

（1）羌活勝濕湯（《內外傷辨惑論》）

【組成】羌活 6g、獨活 6g、藁本 3g、防風 3g、甘草 3g、川芎 3g、蔓荊子 2g。

【功效與主治】祛風，勝濕，止痛。用於風濕在表，肩背痛不可回顧，頭痛身重，或腰背疼痛，難以轉側，苔白脈浮。

（2）新加香薷飲（《溫病條辨》）

【組成】香薷 6g、扁豆花 9g、厚朴 6g、銀花 9g、連翹 9g。

【功效與主治】祛暑解表，清熱化濕。用於暑溫。發熱頭痛，惡寒無汗，口渴面赤，胸悶不舒，舌苔白膩，脈浮而數。

（3）銀翹散（《溫病條辨》）

【組成】銀花 15g、連翹 15g、桔梗 6g、薄荷 6g、竹葉 4g、生甘草 5g、荊芥穗 4g、豆豉 5g、牛蒡子 6g、蘆根 15g。

【功效與主治】辛涼透表，清熱解毒。用於溫病初起。發熱無汗，或有汗不暢，微惡風寒，頭痛口渴，咳嗽咽痛，舌尖紅，苔薄白或微黃，脈浮數。

（4）麻杏石甘湯（《傷寒論》）

【組成】麻黃 9g、杏仁 9g、甘草 6g、石膏 18g。

【功效與主治】辛涼宣肺，清熱平喘。用於表邪未解，肺熱咳喘證。身熱不解，咳逆氣急鼻煽，口渴，有汗或無汗，舌苔薄白或黃，脈浮而數者。

（5）荊防敗毒散（《攝生眾妙方》）

【組成】荊芥 5g、防風 5g、羌活 5g、獨活 5g、柴胡 5g、

前胡 5g、枳殼 5g、茯苓 5g、桔梗 5g、川芎 5g、甘草 3g。

【功效與主治】發汗解表，散風祛濕。用於外感風寒濕邪，以及時疫瘧疾，痢疾瘡瘍具有風寒濕表證者。

（6）參蘇飲（《太平惠民和劑局方》）

【組成】人參 6g、紫蘇葉 6g、葛根 6g、半夏 6g、前胡 6g、茯苓 6g、木香 4g、枳殼 4g、桔梗 4g、炙甘草 4g、陳皮 4g。

【功效與主治】益氣解表，理氣化痰。用於虛人外感風邪，內有痰飲證。惡寒發熱，無汗，頭痛，鼻塞，咳嗽痰白，胸隔滿悶，倦怠乏力，氣短懶言，舌苔白，脈弱。

（7）加減葳蕤湯（《通俗傷寒論》）

【組成】生葳蕤 9g、生蔥白 6g、桔梗 5g、東白薇 3g、淡豆豉 9g、蘇薄荷 5g、炙甘草 1.5g、紅棗二枚。

【功效與主治】滋陰解表。用於陰虛外感證。頭痛身熱，微惡風寒，無汗或有汗不多，咳嗽，心煩，口渴，咽乾，舌紅脈數。

2. 瀉下劑

（1）大承氣湯（《傷寒論》）

【組成】大黃 12g　厚朴 25g　枳實 12g　芒硝 6g。

【功效與主治】峻下熱結。用於陽明腑實症。大便不通，頻轉矢氣，脘腹痞滿，腹痛拒按，按之則更盛，日晡潮熱，神昏譫語，手足蕺蕺然汗出，舌苔黃燥起刺，或焦黑燥裂，脈沉實。也用於熱結旁流。下痢清水，色純青，其氣臭穢，臍腹疼痛，按之堅硬有塊，口舌乾燥，脈滑實，還用於裏熱實證之熱厥或發狂。

（2）大黃牡丹湯（《金匱要略》）

【組成】大黃 18g、牡丹 9g、桃仁 12g、冬瓜子 30g、芒硝 9g。

【功效與主治】瀉熱破淤，散結消腫。用於腸癰初起，右下腹疼痛拒按，或右足屈而不伸，伸則痛甚，甚則局部腫痞，或時時發熱，自汗惡寒，舌苔薄膩而黃，脈滑數。

（3）溫脾湯（《備急千金要方》）

【組成】大黃 15g、當歸 9g、乾薑 6g、附子 6g、人參 6g、芒硝 6g、甘草 6g。

【功效與主治】攻下寒積，溫補脾陽。用於寒積腹痛。便秘腹痛，臍下峻結，繞臍不止，手足欠溫，苔白不渴，脈沉弦而遲。

3. 和解劑

（1）小柴胡湯（《傷寒論》）

【組成】柴胡 12g、黃芩 9g、人參 6g、炙甘草 6g、半夏 9g、生薑 9g、大棗 4 枚。

【功效與主治】和解少陽。用於傷寒少陽證。往來寒熱，胸脅苦滿，默默不欲飲食，心煩喜嘔，口苦，咽乾，目眩，舌苔薄白，脈弦者。還用於婦人熱入血室。經水時斷，寒熱發作有時；以及瘧疾黃疸等病而見少陽證者。

（2）大柴胡湯（《金匱要略》）

【組成】柴胡 15g、黃芩 9g、芍藥 9g、半夏 9g、生薑 15g、枳實 9g、大棗 4 枚、大黃 6g。

【功效與主治】和解少陽，內瀉熱結。用於少陽、陽明合病。往來寒熱，胸脅苦滿，嘔不止，鬱鬱微煩，心下痞硬，或心下滿痛，大便不解或下痢，舌苔黃，脈弦數有力者。

（3）葛根芩連湯（《傷寒論》）

【組成】葛根 15g、甘草 6g、黃芩 9g、黃連 9g。

【功效與主治】解表清裏。用於協熱下利。身熱下利，胸脘煩熱，口乾作渴，喘而汗出，舌紅苔黃，脈數或促。

4. 清熱劑

（1）白虎湯（《傷寒論》）

【組成】石膏 30g、粳米 9g、知母 9g、甘草 3g。

【功效與主治】清熱生津。用於陽明氣分熱盛證。壯熱面赤，煩渴引飲，汗出惡熱，脈洪大有力。

（2）白虎桂枝湯（《金匱要略》）

【組成】知母 10g、炙甘草 6g、石膏 30g、粳米 6g、桂枝 5～9g。

【功效與主治】清熱通絡，和營衛。用於溫瘧，其脈如平，身無寒但熱，骨節疼煩，時嘔。以及風濕熱痺。症見壯熱，氣粗煩躁，關節腫痛，口渴苔白，脈弦數。

（3）芍藥湯（《素問病機氣宜保命集》）

【組成】芍藥 15～20g、當歸 9g、黃連 5～9g、檳榔 5g、木香 5g、甘草 5g、大黃 9g、黃芩 9g、官桂 2～5g。

【功效與主治】清熱燥濕，調氣和血。用於濕熱痢疾。腹痛，便膿血，赤白相兼，裏急後重，肛門灼熱，小便短赤，舌苔黃膩，脈弦數。

（4）白頭翁湯（《傷寒論》）

【組成】白頭翁 15g、黃柏 12g、黃連 6g、秦皮 12g。

【功效與主治】清熱解毒，涼血止痢。用於熱毒痢疾，腹痛，裏急後重，肛門灼熱，下痢膿血，赤多白少，渴欲飲水，舌紅苔黃，脈弦數。

（5）六一散（《傷寒直格》）

【組成】滑石 180g、甘草 30g。

【功效與主治】清暑利濕。用於暑濕證。身熱煩渴，小便不利，或泄瀉。

5. 溫裏劑

附子理中丸（《閻氏小兒方論》）

【組成】人參 30g、白朮 30g、乾薑 30g、甘草 30g、黑附子 30g。

【功效與主治】溫陽袪寒，益氣健脾。用於脾胃虛寒，風冷相乘，脘腹疼痛，霍亂吐瀉轉筋等。

6. 補益劑

（1）六君子湯（《婦人良方》）

【組成】人參 9g、白朮 9g、茯苓 9g、甘草 6g、陳皮 3g、半夏 4.5g、大棗二枚、生薑三片。

【功效與主治】益氣健脾，燥濕化痰。用於脾胃氣虛兼痰濕證。食少便溏，胸脘痞悶，嘔逆。

（2）香砂六君子湯（《古今名醫方論》）

【組成】人參 9g、白朮 9g、茯苓 9g、炙甘草 6g、陳皮 3g、半夏 9g、砂仁 6g、木香 6g、生薑 6g。

【功效與主治】健脾和胃，行氣溫中。用於脾胃氣虛，痰阻氣滯證。嘔吐痞悶，不思飲食，脘腹脹痛，消瘦倦怠，或氣虛腫滿。

（3）玉屏風散（《丹溪心法》）

【組成】防風 30g　黃芪 30g　白朮 60g。

【功效與主治】益氣固表止汗。用於表虛自汗，汗出惡風，面色9001白，舌淡苔薄白，脈浮虛。亦治虛人腠理不固，易於感冒。

7. 固澀劑

（1）真人養臟湯（《太平惠民和劑局方》）

【組成】人參 6g、當歸 9g、白朮 12g、肉豆蔻 12g、肉桂 3g、炙甘草 6g、白芍 15g、木香 9g、訶子 12g、罌粟殼 15g。

【功效與主治】澀腸固脫，溫補脾腎。用於久瀉久痢。瀉痢無度，滑脫不禁，甚至脫肛墜下，臍腹疼痛，不思飲食，舌淡苔白，脈沉細。

（2）桃花湯（《傷寒論》）

【組成】赤石脂 30g、乾薑 9g、粳米 30g。

【功效與主治】溫中澀腸止痢。用於虛寒痢。下痢不止，日久不癒，便膿血，色暗不鮮，腹痛喜溫喜按，舌淡苔白，脈遲弱或微細。

8. 治燥劑

杏蘇散（《溫病條辨》）

【組成】蘇葉 9g、杏仁 9g、半夏 9g、茯苓 9g、橘皮 6g、前胡 9g、桔梗 6g、枳殼 6g、甘草 3g、生薑 3 片、大棗 3 枚。

【功效與主治】輕宣涼燥，理肺化痰。用於外感涼燥證。頭微痛，惡寒無汗，咳嗽痰稀，鼻塞嗌乾，苔白，脈弦。

9. 祛濕劑

（1）平胃散（《太平惠民和劑局方》）

【組成】蒼朮 15g、厚朴 9g、陳皮 9g、甘草 6g。

【功效與主治】燥濕運脾，行氣和胃。用於濕滯脾胃證。脘腹脹滿，不思飲食，嘔吐噁心，噯氣吞酸，肢體沉重，怠惰嗜臥，常多自利，舌苔白膩而厚，脈緩。

（2）藿香正氣散（《太平惠民和劑局方》）

【組成】大腹皮 30g、白芷 30g、紫蘇 30g、茯苓 30g、半夏曲 60g、白朮 60g、陳皮 60g、厚朴 60g、苦桔梗 60g、藿香 60g、甘草 75g。

【功效與主治】解表化濕，理氣和中。用於外感風寒，內傷濕滯證。霍亂吐瀉，惡寒發熱，頭痛，脘腹疼痛，胸膈滿悶，舌苔白膩，以及山嵐瘴瘧等。

（3）八正散（《太平惠民和劑局方》）

【組成】車前子 500g、瞿麥 500g、扁蓄 500g、滑石 500g、山梔 500g、炙甘草 500g、木通 500g、大黃 500g。

【功效與主治】清熱瀉火，利水通淋。用於濕熱下注。熱淋，血淋，尿頻尿急，尿時澀痛，淋漓不暢，尿色渾赤，甚則癃閉不通，小腹急滿，口燥咽乾，舌苔黃膩，脈滑數。

（4）甘露消毒丹（《溫熱經緯》）

【組成】滑石 450g、淡黃芩 300g、茵陳蒿 330g、石菖蒲 180g、川貝 150g、木通 150g、藿香 120g、連翹 120g、白蔻仁 120g、薄荷 120g、射干 120g。

【功效與主治】利濕化濁，清熱解毒。用於濕溫時疫，邪在氣分。發熱倦怠，胸悶腹脹，肢酸咽腫，身目發黃，頤腫口渴，小便短赤，吐瀉淋濁等，舌淡苔白或厚膩或乾黃，併主水土不服。

（5）連朴飲（《霍亂論》）

【組成】製厚朴 6g、川連 3g、石菖蒲 3g、製半夏 3g、香豉 9g、焦梔子 9g、蘆根 60g。

【功效與主治】清熱化濕，理氣和中。用於濕熱霍亂。上吐下瀉，胸脘痞悶，小便短赤，舌苔黃膩，脈滑等。

（6）胃苓湯（《丹溪心法》）

【組成】五苓散 3g、平胃散 3g。

【功效與主治】祛濕和胃，行氣利水。用於夏秋之間，脾胃傷冷，水穀不分，泄瀉不止。

二、調治與康復

1. 情志調護

保持病人心情舒暢，發病期間患者在精神上和軀體上都甚為痛苦，因此，給予精神上的安慰和鼓勵是必要的，使其樹立

與疾病作抗爭的信心。

對於胃腸道功能紊亂的病人而言，治療關鍵在於解除心理障礙，調整臟腑功能，醫生進行針對性檢查，解除患者疑慮，穩定情緒，進行情志調護，本身也是一種治療手段。

2. 病室環境

保持病室空氣新鮮，陽光充足。對感冒病人每日用食醋加水薰蒸 30～60 分鐘，進行空氣消毒（3～5ml／min，放在容器內加熱至食醋蒸乾），感冒期間，應按呼吸道傳染病隔離要求進行隔離。對痢疾病人保持室內空氣流通，室溫一般保持在 18～20℃之間為宜。對瘧疾病人，病室內應有沙窗、蚊帳等防蚊設備，並徹底滅蚊，以切斷傳播途徑。

3. 飲食護理

（1）感冒：清淡、易消化、富有營養的高熱量流質或半流質飲食。高熱病人應鼓勵多飲水，使口腔清潔，又補充體內消耗，稀釋毒素。

（2）濕阻：忌油膩及生冷食物，少食澱粉多的食品。

（3）瘧疾：病人在發熱期與發熱後 48 小時內應臥床休息，供給充足液體，鼓勵病人多飲水，發作時應予果汁、糖水等頻服，若能進食，可予高熱量流質飲食，兩次發作期間應予高熱量半流質飲食。

（4）痢疾：阿米巴痢疾、潰瘍性結腸炎、胃腸道功能紊亂予少渣、易消化的流質飲食，忌油膩，鼓勵病人多飲水，總入量成人每日 3000ml 左右，並補充足量維生素。

4. 康復養生

（1）靜神養生：「修性以養神，安心以全身。」經常保持樂觀、愉快、安穩的心境，重視情志鍛鍊，保持樂觀、愉快的心境。

（2）運動保健：依個人健康狀況，堅持適量步行、擺臂散步、慢跑等，同時可以練氣功、打太極拳，增強體質以提高機體抵抗能力。

（3）合理膳食：「起居中而飲食節，則身歷而壽命益」，飲食忌辛辣、生冷、煎烤等。

（4）起居有常：流感病人衣著厚薄，無流感季節，應謹防受邪誘發，避免過度疲勞。

三、護理要點

1. 流 感

【病情觀察】

（1）注意觀察體溫、寒熱、出汗、咳嗽、神志、舌脈等變化。

（2）若見高熱不退、頭痛譫妄、驚厥、神志不清等，應及時與醫生聯繫。

（3）若見高熱不退、咳甚、胸痛，提示有併發肺炎可能，應按風溫病護理。

【給藥護理】

（1）服藥後應休息、保暖、避風。汗出後尤應避風。

（2）在服藥期間，不應同時服用解熱鎮痛之西藥，以防汗出過多，傷津耗氣。

2. 外感發熱

【病情觀察】

（1）應審脈、察色、拭膚、觀舌、望息以審病之順逆。

（2）協助各項檢查，留取標本。

（3）高熱者，口乾舌燥，可引起口腔潰瘍及腮腺感染，故要做好口腔衛生。

（4）高熱者，久滯不退，臥床過久，局部循環不良，須做

好皮膚護理。

（5）觀察。

【給藥護理】

（1）按醫囑給藥。

（2）湯藥一般溫服，用藥期間慎用解熱鎮痛之西藥，以防汗出過多而傷陰。

（3）高熱神昏不能吞服者可用鼻飼，最好先將胃內容物抽出後給藥，以利發揮藥效。藥需緩慢灌入，注意不要嗆入氣管。藥後觀察病情變化及藥效。

3. 濕　阻

【病情觀察】

（1）觀察記錄瀉下物、嘔吐物的量、色、質、次數及氣味。

（2）觀察記錄體溫、舌脈、口渴、飲水等情況。

（3）觀察記錄病人情志變化，解除顧慮及煩惱，做到怡情開懷。

【給藥護理】

（1）按醫囑給藥。

（2）服藥期間，飲食宜清淡。

（3）消除病人緊張情緒，解釋病情，使患者心情愉快，積極配合治療。

4. 痢　疾

【病情觀察】

（1）注意觀察患者的大便次數、質地、膿血量、氣味、顏色情況，及時留取新鮮大便標本送檢及培養。

（2）觀察並記錄體溫、呼吸、血壓、面色、舌脈等變化。

（3）濕熱病或疫毒痢可見噤口痢，除四肢予保暖外，應特

別注意血壓、脈搏的動態變化，並觀察血壓與尿量的變化。

（4）濕熱痢和疫毒痢熱毒內壅，可作清潔灌腸。

（5）阿米巴原蟲在低溫環境下易死亡，所以為確定是否為阿米巴痢疾，而留取標本時，應注意保溫及時送檢。

【給藥護理】

（1）凡服白頭翁湯以解毒涼血止痢者，服藥後須臥床休息1小時左右，避免受涼勞累。

（2）急性痢疾除多飲水以補充液體外，應建立靜脈輸液通道。

（3）服用抗生素、呋喃類等藥物過程中，應注意是否有皮疹、精神狀況、胃腸道反應、白細胞減少等症狀。

5. 瘧 疾

【病情觀察】

（1）觀察瘧疾的發作時間、寒熱消長規律、體溫、出汗、面色、神志、舌脈、尿色等變化，並作好記錄。

（2）注意瘧疾發作間歇時間，以利正確鑑別，予辨證施治與施護。

（3）若見尿液暗紅或其他異常，應留置標本進行實驗性檢查。

（4）採血塗片，應在壯熱寒顫時。

【給藥護理】

（1）臨床上觀察截瘧藥或抗瘧藥的副作用。

（2）服藥期間，飲食宜清淡，忌油葷及辛辣之品。

（3）凡服截瘧七寶飲者，服藥後要安臥並多飲開水、忌受風寒。

四、與現代醫學的聯繫及診斷治療方法

（1）中醫感冒病證，主要見於西醫學中的感冒、急性上呼

吸道感染。

（2）外感發熱範圍廣泛，西醫學中的心腦血管病、糖尿病、血液病、腫瘤等合併多種急性感染而有發熱者與之類同。

（3）中醫濕阻病證相當於西醫學中的胃腸功能紊亂等。

（4）中醫痢疾病證主要見於西醫學中的細菌性痢疾、阿米巴痢疾、及潰瘍性結腸炎等。

（5）中醫學對瘧疾的認識基本相同，即西醫學的瘧疾屬於本病範疇。

以下著重論述流行性感冒、胃腸道感染紊亂、細菌性痢疾、潰瘍性腸炎、瘧疾、阿米巴痢疾。

（一）流行性感冒

【定義】流行性感冒簡稱流感，是由流感病毒引起的一種急性呼吸道傳染病。本病主要經由飛沫傳播，具有高度傳染性。臨床特點為急驟起病，全身中毒症狀明顯，有高熱、頭痛、全身酸痛，而呼吸道症狀較輕。

【分型】根據臨床表現，流感可分為三種不同的類型，即單純型、肺炎型和中毒型。

【診斷】流感流行性診斷較易，可根據：①接觸史和集體發作史；②典型的症狀和體徵，散發病例則不易診斷，如單位在短期內出現較多的上呼吸道感染者，應考慮流感的可能，作進一步檢查，予以確定。

【治療】尚無特效的抗病毒藥物，主要用解熱止痛與防治繼發性細菌性感染等對症治療。對中毒型流感尤其是老年體弱的患者，可使用干擾素、白細胞介素等免疫調節劑增強免疫功能。

（二）胃腸道功能紊亂

【定義】又稱胃腸神經官能症或胃腸神經症，是一組胃腸

綜合徵的總稱,多有神經因素的背景,以胃腸道運動功能紊亂為主,而在病理解剖方面無器質性病變基礎,臨床表現主要在胃腸道,涉及進食和排泄等方面的不正常,也常伴有失眠、焦慮、注意力渙散、健忘、神經過敏、頭痛等其他功能性症狀。

【分型】據臨床表現可分為癔球症、彌漫性食管痙攣、神經性嘔吐、神經性噯氣、神經性厭食、腸激惹綜合徵。

【診斷】據其臨床特點,特別是病情常隨情緒變化而波動,症狀可因精神治療而暫時消退,提示有本病可能,在診斷本病前需排除器質性疾病。

【治療】心理治療,支持療法,藥物療法。

(三) 細菌性痢疾

【定義】簡稱菌痢,是志賀菌屬引起的腸道傳染病。結腸黏膜化膿性潰瘍性炎症為其基本病理變化。主要臨床表現為發熱、腹瀉、腹痛、裏急後重和黏液膿血便。

【分型】據病情的輕重緩急,可分為兩期六型,即急性細菌性痢疾(普通型、輕型、中毒型)、慢性細菌性痢疾(慢性遷延型、急性發作型、慢性隱匿型)。

【診斷】流行季節有腹痛、腹瀉及膿血樣便者應考慮菌痢可能。急性期的病人多有發熱,且多出現消化道症狀之前,慢性病人的過去發作史甚為重要,大便圖片鏡檢和細菌培養利於診斷的確立。

【治療】急性菌痢的治療包括一般治療,病原治療;中毒型菌痢的治療包括抗菌治療,解除血管痙攣,降溫止痙,防治循環衰竭,防治腦水腫和呼吸衰竭;慢性菌痢的治療包括抗生素治療,殺菌治療,局部灌腸療法,解除腸道紊亂,處理腸道菌群失調。

（四）腸阿米巴病

【定義】是溶組織阿米巴引起的腸道病變，感染者多數處於無症狀的病原攜帶狀態，約 10%的患者由於阿米巴滋養體侵入腸壁組織引起腹瀉、黏液血便等症狀，稱為阿米巴痢疾。

【分型】無症狀型、普通型、暴發型、慢性型。

【診斷】典型的腸阿米巴病有起病緩慢，中毒症狀輕，腹瀉次數少，有果醬樣大便，易誘發等特點。

【治療】一般治療，病原治療，及併發症治療。

（五）潰瘍性結腸炎

【定義】簡稱潰結，是一種原因不明的慢性結腸炎，病變主要位於結腸的黏膜層，且以潰瘍為主。主要症狀有腹瀉、膿血便、腹痛和裏急後重，病程漫長，病情輕重不一，常反覆發作。

【分型】按病程可分為 4 型，即慢性復發型、慢性持續型、急性暴發型、初發型。

【診斷】主要診斷依據包括慢性腹瀉、糞中排出血、膿和黏液，及腹痛，不同程度的全身症狀，反覆發作的趨勢；多次糞檢無病原體發現，內鏡檢查及 X 光檢查所見病變完全消失為止。

【治療】一般治療及藥物治療，症狀緩解並非判斷療效的依據，治療須延長至結腸鏡檢查和 X 光檢查所見病變完全消失為止。

（六）瘧疾

【定義】是指瘧原蟲所引起的傳染病，臨床以間歇性寒顫、高熱、出汗和脾腫大、貧血等為特徵，急性瘧疾有侵犯內臟引起兇險發作的傾向。

【分型】間日瘧、三日瘧、卵形瘧、惡性瘧、特殊類型瘧疾（孕婦瘧疾、先天性瘧疾、嬰幼兒瘧疾、輸血瘧疾）。

【診斷】流行病學資料，臨床資料，實驗室檢查及治療性診

斷。

【治療】一般治療，控制臨床發作，消滅裂殖體，控制發作中斷傳播。

五、實驗室檢查及特檢方法

(一)實驗室檢查

1. 一般實驗室檢查

（1）血常規檢查參見肺系疾病

（2）血液的細菌學檢查

【臨床意義】目前，血液培養仍是菌血症或敗血症的細菌學檢驗的基本方法，並廣泛的應用於傷寒、副傷寒、及其他革蘭陰性桿菌和各種化膿性細菌引起的敗血症的診斷。（表1）

（3）糞便標本的細菌學檢查

【方法】直接塗片檢查及培養檢查

【臨床意義】糞便培養常可幫助消化道傳染病人的診斷（如傷寒、菌痢、腸結核、及沙門菌屬所引起的食物中毒等），但

表1　表示血液標本中常見的細菌

性質	革蘭陽性	革蘭陰性
球菌	肺炎鏈球菌、金黃色葡萄球菌、表皮葡萄球菌、溶血型鏈球菌、糞腸球菌、厭氧鏈球菌、四鏈球菌	腦膜炎奈瑟菌、卡他布朗氏菌
桿菌	類白順桿菌、枯草芽孢桿菌、炭疽芽孢桿菌、莢膜芽孢梭菌、單核細胞增多症李斯特桿菌、紅斑毒絲菌、丙酸桿菌	傷寒沙門菌、副傷寒沙門菌、沙門菌、布魯菌、流感嗜血桿菌、大腸埃希菌、變形桿菌等
其他	有鉤端螺旋體、回歸熱螺旋體、真菌。	

表 2 糞便標本中可能出現的致病菌

性質	CT_1	CT_1
球菌	葡萄球菌、厭氧鏈球菌、糞鏈球菌	
桿菌	產氣莢膜芽孢梭菌、結核分枝桿菌、梭狀芽孢桿菌、尖白喉棒狀桿菌、嗜酸乳桿菌、難辨芽孢梭菌	傷寒、副傷寒及其他沙門菌、變形桿菌、產氣腸桿菌、副溶血性弧菌、霍亂弧菌、彎曲菌等
其他	假絲酵母菌、酵母菌	

由細菌毒素所引起的食物中毒對診斷無明顯意義。（表 2）

（4）阿米巴的檢查

【方法】直接塗片法：直接觀察滋養體內的包含物及活動情況。

蘇木素染色法：經本法染色後的阿米巴在腸道中有滋養體及包囊兩種。

【臨床意義】前者多見於急性菌痢，後者多見於慢性痢疾糞便中。慢性痢疾中偶可見滋養體，但多半不含紅細胞。

（5）傷寒、副傷寒血清學檢查

肥達（widal）實驗

【參考值】一般認為 TO 凝集價 ≥1：80，TH ≥1：160，甲、乙或丙凝集價 ≥1：80 才有意義。若持續升高超過以上參考值或較原凝集價升高 4 倍以上，則考慮傷寒病。

【臨床意義】①抗體產生需一定的時間，傷寒桿菌感染後第一週內僅 10%為陽性，第二週上升為 60～70%，第四週可達 90%的陽性。②若 widal 實驗陰性反映臨床表現為傷寒病時，應注意分析有無早期以進行藥物治療或應用免疫抑制劑等。

（6）酶聯免疫（ELISA）實驗

【參考值】正常人為陰性或滴度在 1：20 以下。

【臨床意義】①病人發病 1 週後抗體滴度即明顯升高，動態觀察滴度進行性升高，利於早期診斷。②以 ELISA 法測定病人血清中的抗原抗體在 1：20 以上，診斷為慢性傷寒帶菌者以切斷傳染原。

（7）瘧原蟲檢查　末梢血液塗片染色法，可明顯提高瘧原蟲檢出率。間日瘧和三日瘧發作後十餘小時（或兩次發作中間）採血較為適宜，此時瘧原蟲具有蟲種的形態特徵，且瘧原蟲寄生的紅細胞形態也發生改變，有助於診斷和蟲種鑒定惡性瘧較適宜的時間為發作後 20 小時左右。在瘧疾嚴重或遇危重病人、不典型病例時，可酌情及時採血。

2. 電鏡快速診斷病毒病原體感染

（1）直接電鏡技術

【臨床意義】疑似病毒感染的臨床標本，常因病毒含量較少，在電鏡下難以發現。若將標本作有效的濃縮處理，提高單位體積內的病毒數量，經負染後直接電鏡檢查，可在 30min～24h 內對許多病毒感染作出病原學診斷。

（2）免疫電鏡法

【臨床意義】對某些病毒感染，用負染直接電鏡法，僅以病毒的形態特徵作為診斷的依據是不充分的，作免疫電鏡法可鑒別一些形態相同或相似的病毒，才能作出病原學診斷。

（3）對流免疫電泳

【臨床意義】電泳後停機，取出電泳板，首先應在 A 型血清與 A 型抗原和 B 型血清和 B 型抗原間見到白色沉澱，其次觀察未知即測定抗原處，如與 A 型血清出現沉澱線，表明未知抗原為 A 型流感病毒，如與 B 型血清出現沉澱線，表明未知抗原

為 B 型流感病毒。

（4）固相酶免疫測定（ELISA） 間接法和夾心法：在這種類型的 ELISA 中陽性反應顯色深於陰性反應，有時可用肉眼觀察結果，複檢標本顯色深於陰性對照的稱為陽性，但一般均用比色計測讀顯色液的吸光度，以受檢標本的吸光度（S）除以陰性對照的吸光度，所得之商（S/N）大於一定的數值作為判斷陽性的標準，對每一特定的方法這個數值應經由大量標本的檢測而確定，但不少試劑盒均以（S/N）≥2：1 作為判斷的標準。

【臨床意義】本法是免疫診斷技術中應用最多、最廣泛的一種，幾乎所有寄生蟲病的免疫診斷都應用了這種檢測抗體的間接法。各種寄生蟲病檢測陽性率分別為，瘧疾 90%～96.2%，各型阿米巴病均為 100%，血吸蟲病 95%～99%，絲蟲病 85%～100%，鉤蟲病 87.5%。

（二）特檢方法

1．結腸鏡檢查

（1）適應證 ①原因不明的下消化道出血，包括顯性出血和持續隱血陽性。②有下消化道症狀，如腹瀉、便秘、大便習慣改變、腹脹、腹塊等而診斷不明者。③鋇劑灌腸造影陰性或有可疑病變者，不能確定診斷者。鋇劑灌腸造影陽性，為了進一步明確病變性質或需做內鏡下治療者。④大腸炎症性疾病幫助做鑒別診斷，或需要確定病變範圍、病期、嚴重程度、追除癌前期病變的變化。⑤大腸息肉和癌的診斷已明確，需探察有無其他部位存在同時癌或同時性息肉。⑥大腸息肉和早期癌須在內鏡下摘除或切除治療。⑦大腸癌手術後或息肉摘除後隨訪。⑧用於研究大腸息肉或炎症性病變的自然發展史。⑨大腸癌的普查，纖維乙狀結腸及纖維結腸鏡檢均作為最後的金指標。

（2）注意事項 ①器械的清潔和消毒。②電切息肉病例在

術前應檢查血常規、血型、出凝血時間及凝血酶原活動度。③腸道準備，全結腸檢查，必須要求腸道較乾淨，可於飲食控制及檢查前三天進流質或少渣半流質飲食，檢查當天上午空腹。瀉劑；清潔灌腸。④對焦慮不安者，除解釋工作外，檢查前可適當使用安定 10mg，im 或 iv。高度腸痙攣或過度腸蠕動時可用阿托品 0.5mg，im 或 iv。⑤結腸鏡檢查過程中偶可發生心律紊亂、心跳驟停、鎮靜藥引起的呼吸抑制等意外，最好在監護下進行操作，對年老或小兒病人有主張給予吸氧。

2. 雙對比結腸銀劑灌腸造影

（1）適應證　①結腸及直腸良、惡性腫瘤。②結腸炎症性病變，如結核、潰瘍性結腸炎等。③結腸息肉綜合徵、家族性結腸腺瘤性息肉病、Ctdardner 綜合徵、Peutz-Feghers 綜合徵。④結腸憩室病（炎）。⑤子宮內膜異位症。⑥結腸肉芽腫病、血吸蟲、阿米巴病。⑦腸易激綜合徵。⑧腸氣囊腫症。⑨缺血性結腸炎。

（2）禁忌證　①結腸急性穿孔或有可疑引起急性穿孔時。②急性大量便血時。③假膜性腸炎。④中毒性巨結腸。⑤直腸活檢後。

（3）病人準備及注意事項　①檢查前保持腸道清潔（見結腸鏡檢查）。②檢查前 6 小時內禁食，勿用清潔灌腸。③檢查前先做腹部透視。④肌注山莨菪鹼減低擴張藥引起的視力模糊、心率加快等副作用，稍作休息即可消失。

六、常用西藥

（一）抗生素的應用參考肺系病症

（二）抗瘧藥

1. 控制症狀的抗瘧藥

（1）氯喹（Chlorquine）片劑：0.25g

【作用與用途】殺滅紅細胞內各發育階段的瘧原蟲。從而控制各型瘧疾症狀的發作，對紅細胞外期瘧原蟲無效，不能阻止復發，但由於作用持久，固能延緩復發，惡性瘧疾因無紅細胞外期，固能夠根治。

【劑量與用法】治療瘧疾，成人首次 1.0g，6〜8 小時後及第 2〜3 日各服 0.5g，預防瘧疾，成人每週 0.5g。

【注意事項】本品成人極量 1.0g，每日 2g，超過極量用藥有中毒或致命危險。

（2）蒿甲醚（甲基還原青蒿素，Artemtherin）油針劑：每瓶 1ml（0.1g），2ml（0.2g）

【作用與用途】為青蒿素的衍生物，是一高效、速效、低毒的抗瘧新藥。殺滅瘧原蟲紅細胞內期裂殖體，對惡性瘧療效確切，用於治療惡性瘧、間日瘧。也可用於退熱。

【劑量與用法】肌注：第 1、2 日各 0.2g，第 3、4 日各 0.1g，總劑量為 0.6g，用於退熱每次 0.2g。

【注意事項】總劑量為 0.6〜0.64g 可出現發熱、網織紅細胞減少和轉氨酶活性升高。

（3）咯萘啶（瘧乃停，Pyronaridine，Mararidine）片劑：0.1g；注射劑：80mg／2ml。

【作用與用途】主要用於殺滅裂殖體，對氯喹有抗藥性者有效，其水針劑用於搶救兇險型瘧疾病人。適於治療各種瘧疾，包括腦型瘧疾及兇險型瘧疾的危重病人。

【劑量與用法】肌注：每次 2〜3mg／kg，共 2 次，間隔 4〜6 小時，靜滴，每次 3〜6mg，共給藥兩次，間隔 4〜6 小時。

【注意事項】副反應和毒性反應較氯喹輕，口服給藥主要為胃腸道反應，如腹痛、腹瀉、胃部不適等。靜滴及肌注的副作用較少，少數有頭暈、噁心、心悸、個別肌注部位有硬塊，這些

反應一般較輕，停藥後自行消失，有嚴重心、肝、腎病者慎用。

（4）奎寧（金雞納霜，Quinine，Chinine）

【製劑】硫酸奎寧片：每片 0.12g，0.15，0.3g

重硫酸奎寧片：每片 0.12g，0.33g

重鹽酸奎寧片：每片 0.12g，0.33g

優奎寧片（無味奎寧片）：每片 0.1g（副作用小，適於兒童服用）

鹽酸奎寧片：每片 0.12g，0.33g

二鹽酸奎寧注射液：每支 1ml（0.25g），1ml（0.5g）供肌注用，10ml（0.25g）供靜注用。

【作用與用途】對各型瘧原蟲的裂殖體都有抑制作用，對間日瘧作用最強，對配子體和紅細胞外期瘧原蟲無作用，故只能抑制瘧疾的臨床發作而不能根治，多用以治療重症惡性瘧和急需注射給藥控制症狀的腦型瘧，或控制和治療對氯喹和多種藥物有耐藥性的惡性瘧急性發作。對組織有強烈的刺激性，對中樞神經系統有抑制作用，也能抑制過度興奮的體溫中樞，對心臟有抑制作用，增加子宮節律性收縮，能延長橫紋肌的不應期，故能減弱腸橫紋肌的強直性收縮。

【劑量與用法】口服：成人每次 0.3～0.6g，每日三次，連用 7 日；預防輸血瘧，成人每次 0.3～0.6g，每日一次。肌注：成人每次 0.25～0.5g。靜滴：成人每次 0.25～0.5g，每日兩次。

【注意事項】①因靜脈滴注易致休克，不能隨便採用。②嚴禁靜脈推注，有可能引起血壓劇降，造成虛脫，甚至危及生命。③肌注易致組織壞死，除不能口服外，一般不用。④婦女月經期慎用及心肌病變者禁用。⑤有視神經性耳鳴和重症肌無力者禁用。

2.用於根治的抗瘧藥

伯氨喹（派馬喹，伯氨喹啉，伯喹，Primaquine，Primachin）片劑：7.5mg，15mg

【作用與用途】為瘧原蟲紅外期裂殖體殺滅藥，因其能殺滅間日瘧的卵性瘧在肝內的休眠子，故對此兩種瘧疾有根治作用，本品對配子體也有較強的殺滅作用，但對瘧原蟲紅內期的作用較弱，尤其對惡性瘧裂殖體無效，故不能控制症狀發作。

【劑量與用法】根治間日瘧：2片／天，連服14天，在最初3天加氯喹，總劑量為1.5g或與咯萘啶配伍用。

【注意事項】① 本品不可與其他抗瘧藥合用，以免發生副作用而辨別不清。② 對肝功能損害的病例慎用。③ 劑量每日不超過52mg。④ 可產生疲倦、頭暈、噁心嘔吐、腹痛等，孕婦、1歲以下的兒童禁用。

3.用於預防的抗瘧藥

乙胺嘧啶（息瘧定達拉匹林 Pyrimethamine，Daraprim，Maloprim，Malocide，Chlordine，Tindurin）片劑：6.25mg，25mg

【作用與用途】對人體惡性瘧原蟲及間日瘧某些株的紅前期有效，故可用作病因性預防用藥，對瘧原蟲紅內期裂殖體的核分裂亦有抑制作用，但當原蟲發育致成熟階段時，則不能阻止其分裂，需待下一週期才能發揮作用，故臨床奏效緩慢，不能用以控制瘧疾症狀。此外，雖對配子體無殺滅作用，但能抑制配子體在母體內發育，從而起到阻斷傳播瘧疾的作用。

【劑量與用法】病因性預防：每週頓服25mg，或每10天服50mg，離開疫區繼續服藥6週；抗復發治療頓服50mg／天，連服2天。

【注意事項】① 本品有高度蓄積性，故腎功能不全者慎

用。② 本品味香而不苦，防止兒童誤服而引起意外。

4. 腸道內抗阿米巴藥

（1）二氯尼特（安特酰胺，二氯散，氯胺酚，糖酯酰胺，Diloxanide，Entamide，Amebamide）片劑：0.25g，0.5g

【作用與用途】在體外能直接殺滅阿米巴原蟲，用於治療腸內阿米巴病，作用緩和，單獨應用時，可治療無症狀包囊攜帶病人的首選藥，對慢性阿米巴痢疾也有效，對急性阿米巴痢疾效果較差。

【劑量與用法】口服：0.5g/次，3 次/日，連服 10 日。

【注意事項】不良反應輕微，較常見的胃腸道脹氣，偶可見嘔吐、瘙癢和蕁麻疹等。

（2）喹碘方（藥特靈，磺碘喹，安痢生，雅春，Hiniofon，lodoquinoline，yatren，Quinifon，Chloriodoquin，Anayodin，Loretin）片劑：每片 0.25g

【作用與用途】本品能殺滅阿米巴原蟲，對腸外阿米巴無效，僅適於治療阿米巴痢疾及無症狀阿米巴包囊攜帶者，常與依米丁聯合應用，作為輔助治療。

【劑量與用法】口服：成人每次 0.25g～0.5g，日四次，連用 10 日為一療程，灌腸：2%水溶液 200ml 保留灌腸，可用於嚴重難治者。

【注意事項】對碘過敏，甲狀腺腫大及非阿米巴引起的肝臟嚴重病變及腎病患者禁用。

5. 腸道外抗阿米巴藥

氯喹（Chlorquine）片劑：磷酸氯喹片 0.25g

【作用與用途】為抗瘧藥，它也能滅殺阿米巴原蟲滋養體，對腸外阿米巴病有良效，尤其治療阿米巴肝膿腫和肺膿腫，對疑有阿米巴肝病的患者，可作為診斷性使用。

【劑量與用法】治療阿米巴病常用藥，最初 2 日，1g／日，分四次服用，兩天後，0.5g／日，分兩次服用，連用 2～3 週。

【注意事項】見抗瘧藥。

6. 兼有腸道內抗阿米巴藥

甲硝唑（滅滴靈，Metronidaole）片劑：每片 0.25g，栓劑，每粒 0.2g，0.5g，1.0g；水針劑：每瓶 20ml（0.1g），100ml（0.5g）

【作用與用途】是殺滅各型阿米巴原蟲的首選藥，適於治療阿米巴痢疾和腸外急性阿米巴病，尤適於婦女、兒童、體弱病人，並可用於陰道滴蟲病，梨形鞭毛蟲及量性滴蟲寄生等。

【劑量與用法】用於阿米巴病：口服，成人每次 0.4g，每日 3～4 次，連用 5～10 日為一療程，用於滴蟲病：口服成人每次 0.2g，每日 3 次，每晚以 0.2g 放入陰道內，連用 7～10 天。

【注意事項】妊娠 3 個月以內及哺乳期婦女、血液病和中樞神經病患者禁用，重複一個療程前，應查白細胞計數。治療陰道滴蟲期間需每日更換內褲，注意洗滌用具的衛生，以防重複感染。

(三) 抗抑鬱藥

見心腦系病症。

第二章　肺病證

肺病證是指在外感或內傷等因素影響下，造成肺臟功能失調和病理變化的一類病證。肺病證，臨床常見有咳嗽、哮病、喘證、肺脹、肺癰、肺癆等證。

生理病理及病症分類如下：

1. 生理特點

肺主氣，司呼吸，開竅於鼻，外合皮毛，肺為嬌臟，不耐寒熱；肺朝百脈，助心主治節；通調水道，下輸膀胱。

2. 病理特點及病證分類

① 肺氣虧虛。② 陰津虧耗。③ 寒邪犯肺。④ 邪熱壅肺。⑤ 痰濁阻肺。

第一節　咳　嗽

一、定義

咳嗽是由六淫外邪侵襲肺系，或臟腑功能失調，內傷及肺，肺氣不清，失於宣肅所成，臨床以咳嗽、咯痰為主要表現。若咳與嗽分別言之，則有聲無痰為咳，有痰無聲為嗽，一般痰聲多並見，難以截然分開，故以咳嗽並稱。

二、病因病機要點

（1）外邪襲肺。

（2）內邪乾肺。

三、辨證論治

(一)診斷要點

1. 咳逆有聲，或伴咽癢咯痰。

2. 外感咳嗽，起病急，可伴有寒熱等表證；內傷咳嗽，每因外感反覆發作，病程較長，咳而伴喘。

3. 急性期，周圍血白細胞總數和中性粒細胞增高。

4. 聽診可聞及兩肺野呼吸音增粗，或伴散在乾濕囉音。

5. 肺部 X 光攝片檢查正常或肺紋理增粗。

(二)辨證要點

1. 辨外感內傷

外感咳嗽，多為新病，起病急，病程短，常伴有肺衛表證。內傷咳嗽，多為久病，常反覆發作，病程長，可伴見他臟見證。

2. 辨證候虛實

外感咳嗽以風寒、風熱、風燥為主均屬實，而內傷咳嗽中的痰濕、痰熱、肝火多為邪實正虛。陰津虧耗咳嗽則屬虛，或虛中夾實。

(三)分型論治

1. 外感咳嗽

(1)風寒襲肺

症狀：咽癢，咳嗽聲重，氣急，咯痰稀薄色白，常伴鼻塞，流清涕，頭疼，肢體酸楚，惡寒發熱，無汗等表證，舌苔薄白，脈浮或浮緊。

治法：疏風散寒，宣肺止咳。

方藥：三拗湯合止嗽散。

咳嗽較甚者加矮地茶、金沸草祛痰止咳；咽癢甚者，加牛蒡子、蟬蛻祛風止癢；鼻塞聲重加辛夷花、蒼耳子宣通鼻竅；

若夾痰濕，咳而痰黏，胸悶苔膩者，加半夏、厚朴、茯苓燥濕化痰；表寒未解，裏有鬱熱，熱為寒遏，咳嗽音嘎，氣急似喘，痰黏稠，口渴心煩，或有身熱者加生石膏、桑白皮、黃芩解表清裏。

（2）風熱犯肺

症狀：咳嗽頻劇，氣粗或咳聲嘎啞，喉燥咽痛，咯痰不爽，痰黏稠或稠黃，咳時汗出，常伴鼻流黃涕，口渴，頭痛，肢楚，惡風、身熱等表證，舌苔薄黃，脈浮數或浮滑。

治法：疏風清熱，宣肺止咳。

方藥：桑菊飲。

咳嗽甚者加前胡、枇杷葉、浙貝母清宣肺氣，化痰止咳；肺熱內盛加黃芩、知母清泄肺熱；咽痛、聲嘎，加射干、山豆根清熱利咽；若風熱傷絡，見鼻衄或痰中帶有血絲者，加白茅根、生地涼血止血；夏令挾暑加六一散、鮮荷葉清解暑熱。

（3）風燥傷肺

症狀：喉癢乾咳，連聲作嗆，咽喉乾痛，唇鼻乾燥，無痰或痰少而粘連成絲，不易咯出，或痰中帶有血絲，口乾，初起或伴鼻塞、頭痛、微寒身熱等表證，舌質紅乾而少津，苔薄白或薄黃，脈浮數。

治法：疏風清肺，潤燥止咳。

方藥：桑杏湯。

若津傷較重者加麥冬、玉竹滋陰養肺；熱重者酌加生石膏、知母清泄肺熱；痰中夾血加生地、白茅根清熱涼血止血。

另有涼燥傷肺證，乃燥證與風寒並見，表現乾咳少痰或無痰，咽乾鼻燥，兼有惡寒發熱，頭疼無汗，舌苔薄白而乾等症。用藥當以溫而不燥，潤而不涼為原則，方取杏蘇散加減。若惡寒甚、無汗，可配荊芥、防風以解表發汗。

2. 內傷咳嗽

（1）痰濕蘊肺

症狀：咳嗽反覆發作，咳聲重濁，胸悶氣憋，尤以晨起咳甚，痰多，痰黏膩或稠厚成塊，色白或帶有灰色，痰出則憋減咳緩。常伴體倦，脘痞，食少，腹脹，大便時溏，舌苔白膩，脈濡滑。

治法：燥濕化痰，理氣止咳。

方藥：二陳湯合三子養親湯。

若風痰較重，痰黏白如泡沫，怯寒背冷，加乾薑、細辛以溫肺化痰；脾虛證候明顯者加黨參、白朮以健脾益氣。病情平穩後可服六君子湯加減以資調理。

（2）痰熱鬱肺

症狀：咳嗽氣息粗促，或喉中有痰聲，痰多質黏厚或稠黃，咳吐不爽，或有熱腥味，或吐血痰，胸脇脹滿，咳時引痛，面赤，或有身熱，口乾而黏，欲飲水，舌質紅，舌苔薄黃膩，脈滑數。

治法：清熱肅肺，豁痰止咳。

方藥：清金化痰湯。

若痰熱鬱蒸，痰黃如膿或有熱腥味，加魚腥草、金蕎麥根、象貝母、冬瓜仁等清化痰熱；胸滿咳逆，痰湧，便秘配葶藶子、大黃瀉肺通腑以逐痰；痰熱傷津，口乾，舌紅少津配北沙參、天冬、花粉養陰生津。

（3）肝火犯肺

症狀：上氣咳逆陣作，咳時面赤，咽乾口苦，常感痰滯咽喉而咯之難出，量少質黏，或如絮條，胸脇脹痛，咳時引痛。症狀可隨情緒波動而增減。舌紅或舌邊紅，舌苔薄黃少津，脈弦數。

治法：清肝瀉肺，化痰止咳。

方藥：黛蛤散合黃芩瀉白散。

火旺者加山梔、丹皮清肝瀉火；胸悶氣逆，加葶藶子、瓜蔞利氣降逆；胸痛配鬱金、絲瓜絡理氣和絡；痰黏難咯加海浮石、貝母、冬瓜仁清熱豁痰；火鬱傷津，咽燥口乾，咳嗽日久不減，酌加北沙參、百合、麥冬、訶子養陰生津斂肺。

（4）肺陰虧耗

症狀：乾咳，咳聲短促，或痰中帶血絲，低熱，午後顴紅，盜汗，口乾，舌質紅，少苔，脈細數。

治法：滋陰潤肺，化痰止咳。

方藥：沙參麥冬湯。

若久熱久咳，是肺中燥熱較甚，又當加地骨皮以瀉肺清熱。咳劇加川貝母、甜杏仁、百部潤肺止咳；若肺氣不斂，咳而氣促，加五味子、訶子以斂肺氣；低熱酌加功勞葉、銀柴胡、青蒿、地骨皮以清虛熱；盜汗，加糯稻根鬚、浮小麥以斂汗；咯吐黃痰，加海蛤粉、知母、黃芩清熱化痰；痰中帶血，加丹皮、山梔、藕節清熱涼血止血。

四、其他療法

1.**針灸療法**　取主穴肺俞、合谷。配穴：痰多配豐隆；咽癢而咳刺天突；胸膺悶刺內關、膻中；久咳體質弱者，溫灸肺俞、脾俞、腎俞。外感咳嗽宜淺刺，用瀉法；內傷咳嗽針宜平補平瀉，並可配合艾灸。

2.**推拿療法**　手法以推、拿、按、揉等為主。取穴：印堂、頭維、太陽、百合、風府、天柱、肺俞、風門、合谷。

3.**貼敷療法**　附片、肉桂、乾薑各 20g，山奈 10g。共研磨裝瓶，先用拇指在雙側肺俞穴用力按摩 0.5min 左右，使局部潮紅，再將藥粉 1 小撮放在穴位上，用 3×3cm 醫用膠布固

定，隔日換藥一次。若為久咳者，先用生薑及蔥白搗汁擦拭肺俞穴及脊柱兩側。對急慢性咳嗽均有效，尤適用於小兒風寒咳嗽。

第二節 哮 病

一、定義

哮病是由於宿痰伏肺，遇誘因或感邪引觸，以致痰阻氣道，肺失肅降，氣道攣急所致發作性的痰鳴氣喘疾患。發作時喉中哮鳴有聲，呼吸氣促困難，甚則喘息不能平臥為主要表現。

二、病因病機要點

（1）外邪侵襲。

（2）飲食不當。

（3）體虛病後。

三、辨證論治

（一）診斷要點

（1）發作時喉中哮鳴有聲，呼吸困難，甚則張口抬肩，不能平臥，或口唇指甲紫紺。

（2）呈反覆發作性。常因氣候突變，飲食不當，情志失調，勞累等因素誘發。發作前多有鼻癢、噴嚏、咳嗽、胸悶等先兆。

（3）有過敏史或家族史。

（4）兩肺可聞及哮鳴音，或伴有濕囉音。

（5）血嗜酸性粒細胞可增高，痰液塗片可見嗜酸性粒細胞。

（6）胸部 X 光檢查一般無特殊改變，久病可見肺氣腫體

徵。

（二）辨證要點

（1）**辨虛實**　本病屬邪實正虛，發作時以邪實為主，未發時以正虛為主，但久病正虛者，發時每多虛實錯雜，故又當按病程新久及全身症狀以辨別其主次。虛證應審其陰陽之偏虛，區別臟腑之所屬。

（2）**分寒熱**　在分清虛實的基礎上，實證須分寒痰、熱痰以及是否兼有表證的不同。

（三）分型論治

1. 發作期

（1）寒哮

症狀：呼吸急迫，喉中哮鳴有聲，胸膈滿悶如塞，咳不甚，痰少咯吐不爽，面色晦暗帶青，口不渴，或渴喜熱飲，天冷或受寒易發，形寒怕冷，舌苔白滑，脈弦緊或浮緊。

治法：溫肺散寒，化痰平喘。

方藥：射干麻黃湯。

痰湧喘逆不得臥者，加葶藶子瀉肺滌痰；若表寒裏熱，寒象較甚者，可用小青龍湯，並可酌配杏仁、蘇子、陳皮、青皮等利氣化痰；若痰稠膠固難出，哮喘持續難平者加豬牙皂、白芥子豁痰利竅以平喘。若喘哮甚劇，惡寒背冷，痰白呈小泡沫，舌苔白而水滑，脈弦緩有力，體無虛象，屬典型寒實證者，可服紫金丹。

病久陽虛，發作頻繁，發時喉中哮鳴如鼾，聲低，氣短不足以息，咯痰清稀，面色蒼白，汗出肢冷，舌淡苔白，脈沉細者，用蘇子降氣湯。

（2）熱哮

症狀：氣粗息湧，喉中哮鳴，胸高脇脹，咳嗆陣作，咯痰

色黃或白，黏濁稠厚，排吐不利，煩悶不安，汗出，面赤，口苦，口渴喜熱飲，舌質紅，苔黃膩，脈弦滑或滑數。

治法：清熱宣肺，化痰定喘。

方藥：定喘湯。

若喘久熱傷肺陰，且痰熱不淨，虛中夾實，用麥門冬湯。

若哮病發作時以痰氣湧實為主，寒與熱俱不顯著，用三子養親湯加葶藶子、青皮、厚朴利氣滌痰。

若久病正虛。發作時邪少虛多，肺腎兩虧，痰濁壅盛，甚至出現張口抬肩，鼻煽氣促，面青，汗出，肢冷，脈浮大無根等喘脫危象，可參照喘證辨治。

2. 緩解期

（1）肺虛

症狀：氣短聲低，咯痰清稀色白，面色㿠白，平素自汗、怕風、常易感冒，每因氣候變化而誘發，發前噴嚏頻作，鼻塞流清涕，舌淡苔白，脈細弱或虛大。

治法：補肺固衛。

方藥：玉屏風散。

怕冷畏風明顯，加桂枝、白芍、薑棗等調和營衛；陽虛甚者，加附子；若氣陰兩虛，咳嗆，痰少質黏，口咽乾，舌質紅者，可用生脈散加北沙參、玉竹、黃芪等益氣養陰。

（2）脾虛

症狀：平素痰多，倦怠無力，食少便溏，或食油膩易腹瀉，每因飲食不當而引發，面色萎黃不華，舌質淡，苔薄膩或白滑，脈象細軟。

治法：健脾化痰。

方藥：六君子湯。

若脾陽不振，形寒肢冷便溏加附子、乾薑以振奮脾陽。

（3）**腎虛**

症狀：平素短氣息促，動則為甚，吸氣不利，腰膝腿軟，腦轉耳鳴，勞累後喘哮易發，或畏寒肢冷，面色蒼白，舌質胖嫩，脈象沉細。或顴紅，煩熱，汗出粘手，舌紅苔少，脈細數。

治法：補腎攝納。

方藥：金匱腎氣丸或七味都氣丸。

陽虛明顯者，腎氣丸加補骨脂、仙靈脾、鹿角片；陰虛明顯者，七味都氣丸加麥冬、當歸、龜膠。腎虛不能納氣者，加胡桃肉、五味子、冬蟲夏草、紫石英，或予參蛤散。另可常服紫河車粉。

四、其他療法

1. 針灸療法

（1）針刺 常用穴位有大椎、身柱、風門、肺俞、豐隆、曲池、合谷、外關、膻中、商陽、魚際等。多用於哮喘實證。

（2）灸法 常用穴位有足三里、三陰交、肺俞、膻中、天突、氣海、關元、膏肓、神厥、大椎、命門、孔最等。多用於哮喘虛證。

（3）耳針 多選用平喘、腎上腺、交感、肺、腎。常用王不留行子埋穴，亦可針刺以上耳穴。

2. 穴位埋線

選取定喘、大椎、肺俞、厥陰俞、中府、尺澤等穴，埋植羊腸線。每 20～30 天一次，連續數次。

3. 穴位敷帖

常用冬病夏治消喘膏：白芥子、玄胡各 21g，甘遂、細辛各 12g 共研末（此為 1 人 1 年的用量），於夏季三伏天開始使

用。每次以三分之一藥末，加生薑汁調成稠膏狀，分攤於 6 塊直徑約 5cm 的油紙或塑膠布上，貼於背部心俞、膈俞（均為雙側）穴上，後用膠布固定，貼 4～6 小時。每隔 10 天貼 1 次，於初伏、中伏、末伏各 1 次，共 3 次。連貼 3～5 年宜晴天中午前後貼。本法對喘息性慢性支氣管哮喘有良好的防治作用。

4. 穴位封閉

取天府、足三里穴。用黃芪注射液（每 2ml 相當於生藥 4g），每週 1 次。第 1 週注射右天府和左足三里穴，每穴 1ml；第 2 週後左右交替注射，與緩解期連續注射 34～38 針為 1 療程，連續 3 年注射 3 個療程。本方法主要用於小兒支氣管哮喘的防治。

第三節　喘　證

一、定義

喘證是指由於感受外邪，痰濁內蘊，情志失調而致肺氣上逆，失於宣降，或久病氣虛，腎失攝納，以呼吸困難，甚則張口抬肩，鼻翼煽動，不能平臥等為主要臨床表現的一種常見病症。嚴重者可致喘脫。

二、病因病機要點

（1）外邪犯肺。

（2）痰濁內蘊。

（3）情志失調。

（4）久病勞欲。

三、辨證論治

(一)診斷要點

1. 以喘促氣短，呼吸困難甚則張口抬肩，鼻翼煽動，不能

平臥，口唇發紺為特徵。

2. 多有慢性咳嗽，哮病，肺癆，心悸等疾病史，每遇外感及勞累而誘發。

3. 兩肺可聞及乾濕性囉音或哮鳴音。

4. 查血白細胞總數及中性粒細胞，或 X 光胸片、心電圖以助診斷。

（二）辨證要點

1. **辨病位** 凡因外邪、痰濁、肝鬱氣逆等致邪壅肺氣，宣降不利而喘者均屬實，病位在肺；久病勞欲，肺腎出納失常而致喘者屬虛，或虛實夾雜，病在肺、腎兩臟。

2. **辨虛實** 呼吸深長有餘，呼出為快，氣粗聲高，伴有痰鳴咳嗽，脈象有力者為實喘；呼吸短促難續，深吸為快，氣怯聲低，少有痰鳴咳嗽，脈象虛弱者為虛喘。

（三）分型論治

1. 實 喘

（1）風寒閉肺

症狀：喘息，呼吸氣促，胸部脹悶，咳嗽，痰多稀薄色白，兼有頭痛，鼻塞，無汗，惡寒，或伴發熱，口不渴，舌苔薄白，脈浮緊。

治法：散寒宣肺。

方藥：麻黃湯。

寒痰阻肺，加細辛、生薑；若得汗而喘不平，用桂枝加厚朴杏仁湯；若素有寒飲內伏，復感客寒而引發者，用小青龍湯。

若寒邪束表，肺有鬱熱，或表寒未解，內已化熱，熱郁於肺，而見喘逆上氣，息粗鼻煽，咯痰黏稠，伴形寒身熱，煩悶口渴，有汗或無汗，舌質紅，苔薄白或黃，脈浮數或滑者，用麻杏石甘湯宣洩肺熱。

（2）痰熱遏肺

症狀：喘咳氣湧，胸部脹痛，痰多黏稠色黃，或夾血色，伴胸中煩熱，身熱，有汗，渴喜冷飲，面紅，咽乾，尿赤，或大便秘結，苔黃或膩，脈滑數。

治法：清泄痰熱。

方藥：桑白皮湯。

若痰多黏稠，加瓜蔞、海蛤粉清化痰熱；痰湧便秘，喘不能臥，酌加葶藶子、大黃滌痰通腑；痰有腥臭味，配魚腥草、金蕎麥根、蒲公英、冬瓜子等清熱解毒化痰泄濁；身熱甚者，加生石膏、知母。

（3）痰濁阻肺

症狀：喘而胸滿悶窒，甚則胸盈仰息，咳嗽痰多黏膩色白，咳吐不利，兼有嘔噁納呆，口黏不渴，苔厚膩色白，脈滑。

治法：化痰降逆。

方藥：二陳湯和三子養親湯。

痰濁壅盛，氣喘難平者，加皂莢、葶藶子；若痰濁夾瘀，見喘促氣逆，喉間痰鳴，面色紫暗，苔濁膩者，用滌痰湯，加桃仁、紅花、赤芍、水蛭等滌痰祛瘀。

（4）水凌心肺

症狀：喘咳氣逆，倚息難以平臥，咯痰稀白，心悸，面目肢體浮腫，小便量少，怯寒肢冷，面唇青紫，舌胖黯，苔白滑，脈沉細。

治法：溫陽利水，瀉壅平喘。

方藥：真武湯合葶藶大棗瀉肺湯。

（5）肝氣乘肺

症狀：每遇情志刺激而誘發，發時突然呼吸短促，息粗氣憋，胸悶胸痛，咽中如窒，或失眠，心悸，平素常多憂思抑

鬱，苔薄，脈弦。

治法：開鬱降氣。

方藥：五磨飲子。

若氣滯腹脹，大便秘者可加大黃以降氣通腑；伴有心悸、失眠者加百合、酸棗仁、合歡花等寧心安神。

2. 虛　喘

（1）肺氣虛

症狀：喘促短氣，氣怯聲低，喉有鼾聲，咳聲低弱，痰吐稀薄，自汗畏風，極易感冒，舌質淡紅，脈軟弱。

治法：補肺益氣。

方藥：補肺湯合玉屏風散。

若伴有咳嗆痰少質黏，煩熱口乾，面色潮紅，舌紅苔剝，脈細數，為氣陰兩虛，用生脈飲加沙參、玉竹、百合等益氣養陰。痰黏難出，加貝母、瓜蔞潤肺化痰。

（2）腎氣虛

症狀：喘促日久，氣息短促，呼多吸少，動則喘甚，氣不得續，小便常因咳甚而失禁，或尿後餘瀝，面青肢冷，舌淡苔薄，脈微細或沉弱。

治法：補腎納氣。

方藥：金匱腎氣丸合參蛤散。

若見喘咳，口咽乾燥，顴紅唇赤，舌紅少苔，脈細或細數為腎陰虛，可用七味都氣丸合生脈散以滋陰納氣；若兼標實，痰濁壅肺，喘咳痰多，氣急胸悶，苔膩，用蘇子降氣湯；腎虛喘促，多兼血瘀，如見面、唇、爪甲、舌質黯、舌下青筋暴露等，可酌加桃仁、紅花、川芎活血化瘀。

（3）喘脫

症狀：喘逆劇甚，張口抬肩，鼻翼煽動，端坐不能平臥，

稍動喘劇欲絕，心慌動悸，煩躁不安，面青唇紫，汗出如珠，脈浮大無根，或歇止，或模糊不清。

治法：扶陽固脫，鎮攝腎氣。

方藥：參附湯合黑錫丹。

若呼吸微弱，間斷難續，或歎氣樣呼吸，汗出如洗，煩躁內熱，口乾顴紅，舌紅無苔，或光絳而紫赤，脈細微而數，或散或孔，為氣陰兩竭的危證，治應益氣養陰防脫，可用生脈散加生地、山萸肉；若汗多不斂者，加龍骨、牡蠣以斂汗固脫。若出現陰竭陽脫者，加附子、肉桂急救回陽。

四、其他療法

（1）針灸療法　同哮病。

（2）穴位敷貼　同哮病。

此外還常採用穴位按摩、穴位封閉、呼吸保健操、氣功療法、中藥超聲霧化吸入療法、中藥直腸點滴療法等，臨床觀察均有較好療效。

第四節　肺　脹

一、定義

肺脹是指多種慢性肺系疾患反覆發作，遷延不癒，肺、脾、腎三臟虛損，從而導致肺管不利，肺氣壅滯，氣道不暢，胸膺脹滿不能斂降。臨床表現為喘息氣促，咳嗽，咯痰，胸部膨滿，憋悶如塞，或唇甲紫紺，心悸浮腫等症。重者可出現昏迷、喘脫等危重症候。

二、病因病機要點

（1）久病肺虛。

（2）感受外邪。

（3）痰夾血瘀。

三、辨證論治

1. 診斷要點

（1）典型的臨床表現為胸部膨滿，脹滿如塞，喘咳上氣，痰多及煩躁，心悸等，以喘、咳、痰、脹為特徵。

（2）病程纏綿，時輕時重，日久可見面色晦暗，唇甲紫紺，脘腹脹滿，肢體浮腫，甚或喘脫等危重症候。病重可併發神昏、動風或出血等症。

（3）有長期慢性咳喘病史，及反覆發作史，一般約經10～20年形成；發病年齡多為老年，中青年少見。

（4）常因外感而誘發，其中以寒邪為主，其次過勞、暴怒、炎熱也可誘發本病。

（5）體檢可見桶狀胸，聞及肺部哮鳴音或痰鳴音及濕性囉音，且心音遙遠，胸部叩診為過清音。

（6）X 光檢查、心電圖及血氣分析有助於本病診斷。

2. 辨證要點

（1）**辨標本虛實**：肺脹總屬標實本虛，但有偏實偏虛的不同。一般感邪發作時偏於標實，平時偏於本虛。標實為痰濁、瘀血，早期痰濁為主，漸而痰瘀並重，並可見氣滯，水飲錯雜為患。後期痰瘀壅盛，正氣虛衰，本虛與標實並重。

（2）**辨臟腑陰陽**：肺脹的早期以氣虛或氣陰兩虛為主，病位在肺、脾、腎，後期氣虛及陽，以肺心為主，或陰陽兩虛。

3. 分型論治

（1）外寒內飲

症狀：咳逆喘滿不得臥，氣短氣急，咯痰白稀，呈泡沫樣，胸部膨滿，口乾不欲飲，周身酸楚，惡寒，面色青黯，舌體胖大，舌質暗淡，舌苔白滑，脈浮緊。

治法：溫肺散寒，降逆滌痰。

方藥：小青龍湯。

若咳而上氣，喉中如水雞聲，表寒不著者，可用射干麻黃湯；飲鬱化熱，煩躁而喘，脈浮，用小青龍加石膏湯。

（2）痰熱鬱肺

症狀：咳逆喘息氣粗，胸滿煩躁，目睛脹突，痰黃或白，黏稠難咯，或發熱微惡寒，溲黃便乾，口渴欲飲，舌質暗紅，苔黃或黃膩，脈滑數。

治法：宣肺瀉熱，降逆平喘。

方藥：越婢加半夏湯。

痰熱內盛，痰膠黏不易咯出者，加魚腥草、黃芩、瓜蔞皮、貝母、桑白皮等；痰鳴喘息，不能平臥者，加射干、葶藶子瀉肺平喘；痰熱壅結，便秘腹滿者，大黃通腑瀉熱以降肺氣。痰熱傷津，口舌乾燥，加花粉、知母、麥冬以生津潤燥。

（3）痰瘀阻肺

症狀：咳嗽痰多，色白或呈泡沫，喉間痰鳴，喘息不能平臥，胸部膨滿，憋悶如塞，面色灰白而暗，唇甲紫紺，舌質暗，苔膩或濁膩，脈弦滑。

治法：滌痰祛瘀，瀉肺平喘。

方藥：葶藶大棗瀉肺湯合桂枝茯苓丸。

若腑氣不利，大便不暢者，加大黃、厚朴通腑除壅。另可以三子養親湯化痰下氣平喘。

（4）痰蒙神竅

症狀：意識朦朧，譫妄，煩躁不安，撮空理線，表情淡漠，嗜睡，昏迷，或肢體瞤動，抽搐，咳逆喘促，或伴痰鳴，舌質暗紅或淡紫或紫絳，苔白膩或淡黃膩，脈細滑數。

治法：滌痰，開竅，熄風。

方藥：滌痰丸、安宮牛黃丸、至寶丹。

若痰熱內盛，身熱，煩躁，譫語，神昏，舌紅苔黃者，加黃芩、桑白皮、葶藶子、天竺黃、竹瀝以清熱化痰；熱結大腸，腑氣不通者，用涼膈散或增液承氣湯；肝風內動，抽搐者，加鉤藤、全蠍、羚羊角粉涼肝熄風；瘀血明顯，唇甲紫紺加紅花、桃仁、水蛭活血通脈；熱傷血絡，酌配水牛角、生地、丹皮、紫珠草、生大黃等。

（5）肺腎氣虛

症狀：呼吸淺短難續，咳聲低怯，胸滿短氣，甚則張口抬肩，倚息不能平臥，咳嗽、痰白如沫，咯吐不利，心慌，形寒汗出，面色晦暗，舌淡或黯紫，苔白潤，脈沉細無力，或有結代。

治法：補肺納腎，降氣平喘。

方藥：補虛湯合參蛤散。

若肺虛有寒，怕冷，舌質淡，加桂枝、細辛溫陽散寒；兼陰傷、低熱，舌紅苔少，加麥冬、玉竹、知母養陰清熱。如見面色蒼白，冷汗淋漓，四肢厥冷，血壓下降，脈微欲絕等喘脫危象者，急加參附湯，送服蛤蚧粉或黑錫丹補氣納腎，回陽固脫。另參附、生脈、參麥、參附青注射液也可酌情使用。

（6）陽虛水泛

症狀：面浮，下肢腫，甚則一身悉腫，腹部脹滿有水，尿少，心悸，喘咳不能平臥，咯痰清稀，怕冷，面唇青紫，舌胖質黯，苔白滑，脈沉虛數或結代。

治法：溫陽化飲利水。

方藥：真武湯合五苓散。

水腫勢劇，上漬心肺，見心悸喘滿，倚息不得臥者，加沉香、黑白醜、椒目、葶藶子行氣逐水。

四、其他療法

內容同上。

第五節　肺　癰

一、定義

肺癰是指由於熱毒瘀結於肺，以至肺葉生瘡，血敗肉腐，形成膿瘍的一種病症，屬於內癰之一。臨床以發熱，咳嗽，胸痛，咯吐腥臭濁痰，甚則膿血相兼為主要表現。

二、病因病機要點

（1）感受外邪。

（2）痰熱素盛。

三、辨證論治

1. 診斷要點

（1）發病多急，常突然寒顫高熱，咳嗽胸痛，咯吐大量腥臭濁痰，甚則膿血相兼。

（2）膿血濁痰吐入水中，沉者是癰膿，浮者是痰；口啖生黃豆或生豆汁不覺有腥味者，便為肺癰，此外，慢性病變還可見「爪甲紫而帶彎」，指端呈鼓槌樣。

（3）胸部 X 光攝片，肺部可見大片濃密炎症陰影或透亮區及液平面。

（4）支氣管碘油造影、纖維支氣管鏡檢查等，有助於肺癰的診斷。

2. 辨證要點

（1）**掌握病性**：本病為熱毒瘀結於肺，成壅釀膿，故發病急病程短，屬於邪盛證實。臨床以實熱證候為主要表現。

（2）**辨別病期**：根據病程的先後不同階段和臨床表現，辨

證可分為初期、成癰期、潰膿期、恢復期以作為分證的依據。

3. 分型論治

（1）初期

症狀：發熱微惡寒，咳嗽，咯黏液痰或黏液膿性痰，痰量由少漸多，胸痛，咳時尤甚，呼吸不利，口乾咽燥，舌苔薄黃或薄白，脈浮數而滑。

治法：清肺散邪。

方藥：銀翹散。

若內熱轉甚，身熱，惡寒不顯，咯痰黃稠口渴者，酌加石膏、黃芩、魚腥草以清肺泄熱；痰熱蘊肺，咳甚痰多，加杏仁、浙貝母、桑白皮、冬瓜仁、枇杷葉肅肺化痰，肺氣不利，胸痛，呼吸不暢者，配栝蔞皮、鬱金寬胸理氣。

（2）成癰期

症狀：身熱轉甚，時時振寒，繼則壯熱不寒，汗出煩躁，咳嗽氣急，胸滿作痛，轉側不利，咳吐濁痰，呈現黃綠色，自覺喉間有腥味，口乾咽燥，舌苔黃膩，脈滑數。

治法：清肺化瘀消癰。

方藥：千金葦莖湯合如金解毒散。

咯痰黃稠，酌配桑白皮、栝樓、射干、海蛤殼以清化熱痰；痰濁阻肺，咳而喘滿，咯痰濃濁量多，不得平臥者，配葶藶子、大黃以瀉肺通腑泄濁；熱毒瘀結，咯膿濁痰，腥臭味甚者，可合犀黃丸以解毒化瘀。

（3）潰膿期

症狀：咯吐大量膿血痰，或如米粥，腥臭異常，有時咯血，胸中煩滿而痛，甚則氣喘不能臥，身熱，面赤，煩渴喜飲，舌質紅，苔黃膩，脈滑數或數實。

治法：排膿解毒。

方藥：加味桔梗湯。

咯血配丹皮、山梔、蒲黃、藕節、三七等涼血化瘀止血。津傷明顯，口乾咽燥，可加玄參、麥冬、花粉以養陰生津。如氣虛不能托膿，加生黃芪托裏透膿。癰膿潰泄不暢，膿液量少難出，配山甲片、皂角刺以潰癰排膿，但咯血者禁用。

（4）恢復期

症狀：身熱漸退，咳嗽減輕，咯吐膿血漸少，臭味亦減，痰液轉為清稀，精神漸振，食慾改善，或見胸脇隱痛，難以久臥，氣短乏力，自汗，盜汗，低熱，午後潮熱，心煩，口乾咽燥，面色不華，形瘦神疲，舌質紅或淡紅，苔薄，脈細或細數無力。

治法：益氣養陰清熱。

方藥：沙參清肺湯合竹葉石膏湯。

低熱配功勞葉、地骨皮、白薇以清虛熱。若脾虛食少便溏者，配白朮、茯苓、山藥補益脾氣，培土生金。

若邪戀正虛，咯腥臭痰膿濁，反覆遷延日久不淨，當扶正祛邪，治以益氣養陰，排膿解毒，酌加魚腥草、敗醬草、野蕎麥根等清熱解毒消癰。

四、其他療法

1. 針刺療法

宜取手太陰、手陽明經腧穴為主，取肺俞、列缺、合谷、魚際、豐隆，以針瀉之或三棱針點刺出血。

2. 耳針療法

選穴：肺、神門、氣管、耳尖、下耳背、下屏尖。

方法：每次取 2～3 穴，捻轉中、強刺激，留針 20～30 min。

3. 飲食療法

每日將黃豆磨漿，兌入冷開水成豆汁，以汁代茶，頻頻服

之，有解毒排膿之效。

第六節　肺　癆

一、定義

肺癆是指由於正氣虛弱，感染癆蟲，侵蝕肺臟所致的，以咳嗽、咯血、潮熱、盜汗及身體逐漸消瘦等為主要臨床表現，具有傳染性的慢性消耗性疾病。

二、病因病機要點

1. 感染癆蟲。

2. 正氣虛弱。

（1）稟賦不足。

（2）後天失調。

（3）病後失養。

（4）營養不良。

三、辨證論治

1. 診斷要點

（1）初期僅感疲勞乏力，乾咳，食慾不振，形體逐漸消瘦。病重者可出現咯血，潮熱，顴紅，盜汗，形體明顯消瘦等症。

（2）有與肺癆患者密切接觸史。

（3）病灶部位呼吸音減弱或聞及支氣管呼吸音及濕羅音。

（4）痰塗片或培養結核菌多呈陽性。

（5）X 光攝片可見肺部結核病灶。

（6）血沉增快，結核菌素皮試呈強陽性有助於診斷。

2. 辨證要點

（1）辨病理屬性：區別陰虛、陰虛火旺、氣虛的不同，掌

握肺與腎、脾的關係。臨床以肺陰虧損為多見，如進一步演變發展，則表現為陰虛火旺，或氣陰耗傷，甚至陰陽兩虛。

（2）**辨主症**：臨床應根據咳嗽、咯血、潮熱、盜汗四大主症的主次輕重及其病理特點，結合其他兼證，辨其症候所屬。

3. 分型論治

（1）**肺陰虧虛**

症狀：乾咳，咳聲低促，或咯少量黏痰，或痰中帶血絲或血點，色鮮紅，胸部隱隱悶痛，午後手足心熱，皮膚乾灼，口乾咽燥，或有輕微盜汗，舌邊尖紅苔薄，脈細或兼數。

治法：滋陰潤肺。

方藥：月華丸。

若咳頻而痰少質黏者，可合川貝母、甜杏仁以潤肺化痰止咳；痰中帶血絲較多者，加白及、仙鶴草等和絡止血；若低熱不退者可酌配銀柴胡、地骨皮、功勞葉、青蒿、胡黃連等以清熱除蒸。

（2）**陰虛火旺**

症狀：嗆咳氣急，痰少質黏，或吐稠黃痰，量多，時時咯血，血色鮮紅，午後潮熱，骨蒸，五心煩熱，顴紅，盜汗量多，口渴，心煩，失眠，性情急躁易怒，或胸脇掣痛，男子可見遺精，女子月經不調，形體日漸消瘦，舌紅而乾，苔薄黃或剝，脈細數。

治法：滋陰降火。

方藥：百合固金湯。

骨蒸勞熱日久不退，可用清骨散或秦艽鱉甲湯。若火旺較甚，熱勢明顯升高，酌加胡黃連、黃芩、黃柏等苦寒瀉火堅陰。痰熱蘊肺，咳嗽痰黃黏稠，酌加桑白皮、知母、金蕎麥根、魚腥草等清化痰熱。咯血較著者加黑山梔、紫珠草、大黃

炭、地榆炭等涼血止血；血出紫黯成塊，伴胸脇掣痛者，可酌加三七、茜草炭、花蕊石、蒲黃、鬱金等化瘀和絡止血。盜汗甚者可選烏梅、煅牡蠣、麻黃根、浮小麥等斂營止汗。聲音嘶啞或失音可加訶子、木蝴蝶、鳳凰衣、胡桃肉等以潤肺腎而通聲。

（3）氣陰耗傷

症狀：咳嗽無力，氣短聲低，咯痰清稀色白，偶或夾血，或咯血，血色淡紅，午後潮熱，伴有畏風，怕冷，自汗與盜汗並見，納少神疲，便溏，面色㿠白，顴紅，邊有齒印，苔薄，脈細弱而數。

治法：益氣養陰。

方藥：保真湯。

咳嗽痰稀，可加紫菀、款冬花、蘇子溫潤止咳。夾有濕痰症狀者，可加半夏、陳皮以燥濕化痰。咯血量多者可酌加扁豆、薏苡仁、蓮子肉、山藥等甘淡健脾。忌用地黃、阿膠、麥冬等滋膩之品。

（4）陰陽兩虛

症狀：咳逆喘息少氣，咯痰色白，或夾血絲，血色暗淡，潮熱，自汗，盜汗，聲嘶或失音，面浮肢腫，心慌，唇紫，肢冷，形寒，或見五更泄瀉，口舌生糜，大肉盡脫，男子滑精、陽痿，女子經少、經閉，舌質光淡隱紫，少津，脈微細而數，或虛大無力。

治法：滋陰補陽。

方藥：補天大造丸。

若腎虛氣逆喘息者，配胡桃肉、冬蟲夏草、蛤蚧、五味子等攝納腎氣以定喘；陽虛血瘀水停者，可用真武湯合五苓散加澤蘭、紅花、北五加皮溫陽化瘀行水；五更泄瀉者配用煨肉豆蔻、補骨脂，忌投地黃、阿膠、當歸等滋膩潤腸之品。

第七節　附　篇

一、常用方劑

1. 解表劑

（1）麻黃湯（《傷寒論》）

【組成】麻黃 9g、桂枝 6g、杏仁 9g、甘草 3g。

【功效與主治】發汗散寒，宣肺平喘。用於外感風寒表證，症見惡寒，發熱，頭痛，身熱，無汗而喘，舌苔薄白，脈浮緊。

（2）桑菊飲（《溫病條辨》）

【組成】桑葉 8g、菊花 6g、杏仁 6g、連翹 6g、薄荷 3g、蘆根 6g、桔梗 6g、甘草 3g。

【功效與主治】疏散風熱，清熱解毒。用於溫病初起，症見發熱，微惡風寒，無汗或有汗不暢，頭痛口渴，咳嗽咽痛，舌尖紅，苔薄白或黃，脈浮滑而數者。

（3）麻杏石甘湯（《傷寒論》）

【組成】麻黃 6g、杏仁 9g、石膏 24g、甘草 6g。

【功效與主治】辛涼宣洩，清肺平喘。用於外感風邪，身熱不解，有汗或無汗，咳逆氣急。甚或鼻煽，口渴，舌苔薄白或黃，脈浮滑而數者。

（4）三拗湯（《太平惠民和劑局方》）

【組成】麻黃、杏仁、甘草、各等份。

【功效與主治】宣肺解表。主治感冒風邪，鼻塞聲重，語音不出，或傷風怕冷，頭痛目眩，四肢拘倦，咳嗽痰多，胸滿氣短。

（5）射干麻黃湯（《金匱要略》）

【組成】射干 6g、麻黃 9g、生薑 9g、細辛 3g、紫菀 6g、

款冬花 6g、半夏 9g、五味子 3g、大棗三枚。

【功效與主治】宣肺祛痰，下氣止咳。主治咳而上氣，喉中有水雞聲音。

（6）玉屏風散（《丹溪心法》）

【組成】黃芪30g、防風 30g、白朮 60g。

【功效與主治】益氣固表止汗。用於表虛自汗，易感風邪。

2. 祛痰劑

（1）二陳湯（《太平惠民和劑局方》

【組成】半夏 9g、陳皮 9g、茯苓 6g、炙甘草 3g。

【功效與主治】燥濕化痰，理氣和中。用於濕痰咳嗽，症見咳痰多色白，胸膈脹滿，噁心嘔吐，頭眩心悸，舌苔白潤，脈滑。

（2）三子養親湯（《韓氏醫通》）

【組成】白芥子 6g、蘇子 9g、萊菔子 9g。

【功效與主治】降氣消食，溫肺化飲。用於咳嗽喘逆，痰多胸痞，食少難消，舌苔白膩，脈滑等。

（3）止嗽散（《醫學心悟》）

【組成】桔梗 960g、荊芥 960g、紫菀 960g、百部 960g、白前 960g、甘草 360g、陳皮 480g。

【功效與主治】止咳化痰，疏表宣肺。用於風邪犯肺，症見咳嗽咽癢，微有惡風發熱，舌苔薄白等。

（4）桑杏湯（《溫病條辨》）

【組成】桑葉 3g、杏仁 4.5g、沙參 6g、象貝 3g、香豉 3g、梔皮 3g、梨皮 3g。

【功效與主治】清宣溫燥。用於外感溫燥，邪在肺衛。身不甚熱，乾咳無痰，咽乾口渴，右脈數大。

（5）杏蘇散（《溫病條辨》）

【組成】蘇葉 6g、半夏 6g、茯苓 6g、前胡 6g、苦桔梗 6g、枳實 6g、甘草 6g、生薑 6g、橘皮 6g、杏仁 6g。

【功效與主治】清宣涼燥，宣肺化痰。主治外感涼燥，頭微痛，惡寒無汗，咳嗽痰稀，鼻塞嗌乾，苔白，脈弦。

（6）葶藶大棗瀉肺湯（《金匱要略》）

【組成】葶藶子 10g、大棗 12 枚。

【功效與主治】瀉肺行水，下氣平喘。用於痰涎壅盛，咳喘胸滿。

（7）蘇子降氣湯（《太平惠民和劑局方》）

【組成】紫蘇子 9g、半夏 9g、當歸 6g、甘草 6g、前胡 6g、厚朴 6g、肉桂 3g。

【功效與主治】降氣平喘，祛痰止咳。用於上實下虛，痰涎壅盛，喘咳短氣，胸膈滿悶；腰疼腳弱，肢體倦怠；或肢體浮腫，舌苔白滑或白膩等。

（8）定喘湯（《攝生眾妙方》）

【組成】白果 9g、麻黃 9g、蘇子 6g、炙甘草 9g、款冬花 9g、杏仁 9g、桑白皮 9g、黃芩 6g、半夏 9g。

【功效與主治】宣肺降氣，祛痰平喘。用於風寒外束，痰熱內蘊，痰多氣急，痰稠色黃，哮喘咳嗽，舌苔白膩，脈滑數者。

3. 補益劑

（1）六君子湯（《婦人良方》）

【組成】人參 10g、白朮 9g、茯苓 9g、炙甘草 6g、陳皮 9g、半夏 12g。

【功效與主治】健脾止嘔。用於胃氣虛兼痰濕。不思飲食，噁心嘔吐，胸脘痞悶，大便不實，或咳嗽痰多稀白等症。

（2）麥門冬湯（《金匱要略》）

【組成】麥門冬 60g、半夏 9g、人參 6g、甘草 4g、粳米 6g、大棗 3 枚。

【功效與主治】滋養肺胃，降逆和中。用於肺陰不足。咳而上氣，咳痰不爽，或咳吐涎沫，口乾咽燥，手足心熱，舌紅少苔，脈虛數；胃陰不足，氣逆嘔吐，口渴咽乾，舌紅少苔，脈虛數。

（3）沙參麥冬湯（《溫病條辨》）

【組成】沙參 9g、麥冬 9g、玉竹 6g、生甘草 3g、冬桑葉 4.5g、生扁豆 4.5g、花粉 4.5g。

【功效與主治】清養肺胃，生津潤燥。用於燥傷肺胃陰分，咽乾口渴，或熱，或乾咳少痰。

（4）補肺湯（《永類鈐方》）

【組成】人參、黃芪、熟地、五味子、紫菀、桑白皮。

【功效與主治】補肺益氣。用於喘促短氣，氣怯聲低，咳聲低弱，痰吐稀薄，自汗畏風，舌質淡紅，脈軟弱等。

（5）月華丸（《醫學心悟》）

【組成】天冬 30g、麥冬 30g、生地 30g、熟地 30g、山藥 30g、百部 30g、沙參 30g、川貝母 30g、阿膠 30g、茯苓 15g、獺肝 15g、三七 15g、白菊花 60g、桑葉 60g。

【功效與主治】滋陰潤肺，鎮咳止血。主治肺腎陰虛，用於久咳或痰中帶血及虛勞久嗽。

（6）百合固金湯（《醫方集解》引趙蕺庵方）

【組成】生地 6g、熟地 9g、麥冬 5g、百合 3g、白芍 3g、當歸 3g、貝母 3g、生甘草 3g、玄參 3g、桔梗 3g。

【功效與主治】養陰潤肺，化痰止咳。主治肺腎陰虛，用於咳痰帶血，咽喉燥痛，手足心熱，骨蒸盜汗，舌紅少苔，脈

細數。

（7）金匱腎氣丸（《金匱要略》）

【組成】乾地黃 240g、山藥 120g、山茱萸 120g、澤瀉 90g、茯苓 90g、牡丹皮 90g、桂枝 30g、附子 30g。

【功效與主治】溫補腎陽。用於腰痛腳軟，下半身常有冷感，少腹拘急，小便不利，或小便反多，尺脈沉細，舌質淡而胖，苔薄白不燥。以及腳氣、痰飲、消渴、轉胞等症。

4. 溫化寒痰劑

（1）真武湯（《傷寒論》）

【組成】茯苓 9g、芍藥 9g、生薑 9g、白朮 6g、附子 9g。

【功效與主治】溫陽利水。用於：①腎陽虛衰，水氣內停，症見小便不利，四肢沉重疼痛，惡寒腹痛，下利或肢體浮腫，苔白不渴，脈沉者。②太陽病，發汗，汗出不解，其人仍發熱，心下悸、頭眩、身瞤動，振振欲擗地者。

（2）小青龍湯（《傷寒論》）

【組成】麻黃 9g、芍藥 9g、細辛 3g、乾薑 3g、炙甘草 6g、桂枝 6g、五味子 3g、半夏 9g。

【功效與主治】解表蠲飲，止咳平喘。用於風寒客表，水飲內停。惡寒發熱，無汗，喘咳，痰多而稀，或痰飲咳喘，不得平臥，或身體疼重，頭面四肢浮腫，舌苔白滑，脈浮者。

（3）五苓散（《傷寒論》）

【組成】豬苓 9g、澤瀉 15g、白朮 9g、茯苓 9g、桂枝 6g。

【功效與主治】利水滲濕，溫陽化氣。用於①外有表證，內停水濕。頭痛發熱，煩渴欲飲，或水入即吐，小便不利，舌苔白，脈浮。②水濕內停。水腫、泄瀉，小便不利，以及霍亂吐瀉等症。③痰飲。臍下動悸，吐涎沫而頭眩，或短氣而咳者。

二、調治與康復

1. 情志調護

　　肺系疾病均應避免情志刺激，使心情舒暢。同時對哮喘、肺癰、肺癆、肺脹病人，給予安慰，樹立信心，配合治療。

2. 病室環境

　　要避免直接吹風，尤忌汗出當風；禁止吸菸、防止灰塵、煙霧和特殊氣味的刺激。對哮喘病人，病室周圍應避免種植可能誘發哮喘發作的花草樹木，對肺癰病人，宜在專科醫院或病房，避免陰冷、潮濕的環境，室內做好紫外線空氣消毒，減少探視；對肺脹病人，室溫宜在 20～25℃之間，相對濕度在 50%～70%之間為宜。

3. 飲食護理

　　（1）咳嗽　飲食應易消化、清淡為宜，忌食辛辣、刺激、過甜或過鹹食物，病員應戒菸、酒，進食宜緩慢。同時內傷咳嗽可用飲食調補。

　　（2）哮喘　應清淡少鹽，忌食辛辣、刺激、生冷之物，海腥之物亦應禁忌，晚餐不宜食之過多。喘息緩解後，可予普通飲食，注意補益肺腎。

　　（3）肺癰　飲食以清熱、化痰、潤肺為原則。忌辛辣、煎烤、油膩、肥甘、腥發等助熱生痰之物，禁菸酒。恢復期注意食補，可食黃芪黨參粥、沙參粥、百合粥等以益氣養陰，補益肺脾。

　　（4）肺癆　以營養豐富、易消化為原則，注意補益肺陰及健脾，宜食新鮮蔬菜、水果、白木耳、山藥、豆製品、羊肺、鮮魚等食品。大蒜粥有抗癆作用，每日 1 小碗可久食，亦可與白及粉同食。忌食辛辣、菸酒等溫燥動火之品，以免助火傷陰，如辣椒、蔥薑等。

（5）**肺脹**　虛證宜加強飲食營養，肺氣虛者，忌寒涼之品，多進食具有溫補肺氣作用之食物。實證宜清淡，多食水果蔬菜。同時以高蛋白、高熱量、多維生素、易消化的飲食為宜。注意低鹽飲食。

4. 康復養生

（1）保持心情舒暢，怡情悅志，避免情志過激，七情內傷，以免疾病復發。

（2）起居有常，勿過勞，注意戶外散步，呼吸新鮮空氣，注意四季氣候變化，尤其秋冬季節易感風寒，應謹防受邪誘發，及時增減衣被。

（3）飲食宜清淡、易消化。忌食辛辣、煎烤、生冷等。

（4）戒菸酒，避免吸入有刺激性的氣體和灰塵，減少各種誘發機會。

（5）加強體育鍛鍊，做保健操、呼吸操、太極拳等，注意量力而行，持之以恆。可夏天進行耐寒訓練，增強體質及禦寒能力。對咳嗽病人，可做鼻部保健按摩。

（6）按照醫囑，定時服藥，定時檢查身體。

三、護理要點

1. 咳　嗽

【病情觀察】

（1）虛咳者，注意保暖，勿使受涼。

（2）咳嗽痰多，可變換體位，使痰易咳出。同時可霧化吸入、針刺等促使排痰、止咳。

【給藥護理】

（1）外感發熱咳嗽者，解表劑宜溫服，服後以微汗為宜，汗後以乾毛巾擦乾，切忌當風。

（2）一般咳嗽不重，不需止咳。

2. 哮證與喘證

【病情觀察】

（1）注意觀察呼吸的頻率、節律、深淺及呼、吸時間比例，喘息發作時間等情況，以區別實證與虛證。

（2）觀察哮喘發作有無誘發因素，如飲食、勞作、嗜菸、酒異味等，應設法避免或消除。

（3）哮喘病人伴表證或發作時，應臥床休息。

（4）注意保持呼吸道通暢。

（5）喘息嚴重，呼吸困難，出現口唇紫紺時，予氧氣吸入。

（6）哮喘病人慎用鎮靜劑。

（7）發現病人久喘而有神志恍惚，煩躁不安或喘不能臥，面色青紫，吐大量泡沫痰者，應立即進行搶救。

【給藥護理】

（1）寒哮丸適用於內飲外寒，肺氣上逆之咳喘症，凡舌紅苔黃、汗出口渴者不宜使用。

（2）肺虛或腎不納氣及熱痰壅肺之熱哮，不用寒哮丸。

（3）三子養親湯適用於痰濁阻肺，如用於痰濕咳嗽及痰濁喘促等，常與二陳湯配伍。

（4）三子養親湯適應證以痰多食少為特點，用藥期間，宜慎風寒、適寒溫、薄滋味、忌油膩葷腥食物及菸酒刺激品。

（5）腎虛咳喘，以金匱腎氣丸為主方。服用時應空腹或飯前為佳；孕婦禁服；淡鹽湯送服；忌食生冷之品。

3. 肺 癰

【病情觀察】

（1）注意觀察熱型變化。

（2）注意觀察胸痛及痰液變化。

（3）注意觀察全身情況。

（4）注意口腔清潔衛生。

（5）注意臥床休息及有效水量攝入。

（6）痰熱壅肺，肺氣上逆，咳嗽氣急，可予氧吸入。

（7）採取正確體位引流。

（8）保持大便通暢。

【給藥護理】發熱病人在服辛涼解表藥時，應給喝熱開水、熱飲料等，以助藥力。並可稍蓋衣被，避風寒，隨時觀察出汗的情況，避免汗出過多，引起虛脫。辛涼解表劑需武火急煎，不可久煎，以免減輕藥效。湯藥宜溫服。

4. 肺　癆

【病情觀察】

（1）肺腎陰虛者應以臥床休息為主，加強生活護理，病情穩定後方可下床活動。

（2）肺陰受傷、肺氣上逆及虛火灼津以致咳嗽。病室內應保持一定的濕度，地面灑些水以避免乾燥與灰塵。

（3）肺絡損傷可致咳血，甚至大咯血，應密切觀察出血情況，防止血塊阻塞氣道。

（4）陰虛火旺出現潮熱、盜汗，應注意病員的寒熱，適當添加衣服。

（5）定期測體重瞭解消瘦程度。

【給藥護理】

（1）服用滋陰降火、潤肺補腎中藥宜早、晚空腹溫服。

（2）抗癆西藥有一定的不良反應，要定期測定肝腎功能，做血液檢查，注意病員的主訴及症狀。

5. 肺　脹

【病情觀察】

（1）咳喘嚴重、咯血及高熱有外感表證時應臥床休息。

（2）有肺原性心臟病表現時，應著重於改善肺泡通氣，禁用鎮靜劑。

（3）咳嗽無力者應採用翻身拍背、體位引流法幫助排痰。

（4）嚴密觀察病員的神色、脈象、血壓、呼吸的頻率、節律深淺的變化。

（5）觀察期間，嚴格掌握氧療指徵及用氧量。

（6）掌握二氧化碳瀦留加重的觀察指標及糾正缺氧的有效指標，以及血氣分析、血、電解質和 pH 值等資料的意義，有助於及早正確地觀察病情變化。

【給藥護理】

（1）湯藥一般溫服。

（2）表證高熱時可針刺大椎、合谷、曲池或複方柴胡作穴位注射或肌肉注射，不宜用物理降溫。

（3）劇烈胸痛時，可給服甘草片以減輕咳嗽，但不宜用強力止咳藥，以免痰液不能咳出，可針刺肺俞、列缺、天突，或肺俞穴拔罐。

四、與現代醫學的聯繫及診斷治療方法

（1）中醫咳嗽病症多見於西醫以咳嗽為主要症狀的病症，如上呼吸道感染、急慢性支氣管炎、支氣管擴張、肺炎等。

（2）哮喘是指發作性的痰鳴、氣喘疾病，常見於西醫學的支氣管哮喘、喘息性支氣管炎，或其他急性肺部過敏性疾患所致的哮喘。

（3）中醫喘證主要見於西醫的喘息性支氣管炎、肺部感染、心原性哮喘、肺結核、矽肺以及癔病等疾病中。

（4）肺脹相當於西醫學中的慢性阻塞性肺部疾患，主要見於慢性支氣管炎、支氣管哮喘、支氣管擴張、矽肺、重度陳舊性肺結核等合併肺氣腫，慢性肺原性心臟病等。

（5）肺癰主要見於西醫學的肺膿腫。

（6）肺癆與西醫學的肺結核相類同。

由上可知，中醫肺系病症與西醫呼吸系統疾病既有聯繫，又有區別；有相同，又有交叉。中醫肺系某一個病症，可見於西醫呼吸系統多種疾病中；同時西醫呼吸系統中一個病症也可見於中醫肺系多種病症中。為突出重點，以下著重論述上呼吸道感染、慢性支氣管炎、阻塞性肺氣腫、慢性肺原性心臟病、支氣管擴張症、支氣管哮喘、肺炎、肺膿腫、肺結核。

（一）急性上呼吸道感染

【定義】急性上呼吸道感染是指鼻腔、咽或喉部急性炎症的概稱。是呼吸道最常見的一種傳染病。常見病因為病毒，少數由細菌引起。

【分型】根據病因的不同，臨床表現有不同類型：普通感冒、病毒性咽炎、喉炎和支氣管炎、疱疹性咽喉炎、咽結膜熱、細菌性咽扁桃體炎。

【診斷】根據病史、流行情況、鼻咽部發炎的症狀和體徵，結合周圍血象和胸部 X 光檢查可作出臨床診斷。進行細菌培養或病毒分離、或病毒血清學檢查、免疫螢光法、酶聯免疫吸附法、血液抑制實驗等，可確定病因診斷。

【治療】可分對症治療、抗菌藥物治療及中醫治療等。

（二）慢性支氣管炎

【定義】慢性支氣管炎（簡稱慢支）是指氣管、支氣管黏膜及其周圍組織的慢性非特異性炎症。臨床上以咳嗽、咯痰或伴有喘息及反覆發作的慢性過程為特徵。常併發阻塞性肺氣

腫，甚至肺動脈高壓，肺原性心臟病。其病因一般分外因與內因兩方面，其中外因有吸菸、感染因素、理化因素、氣候及過敏因素等；內因有呼吸局部防禦及免疫功能減輕、植物神經失調等。

【分型與分期】可分為單純型和喘息型兩型。單純型主要表現為咳嗽、咳痰；喘息型除咳嗽、咳痰外尚有喘息、伴有哮鳴音，喘鳴在陣咳時加劇，睡眠時明顯。按病情進展可分為急性發作期、慢性遷延期、臨床緩解期。

【診斷】根據咳嗽、咳痰或伴喘息，每年發病持續三個月，連續兩年或以上，並排除其他心肺疾患時，可作出診斷。如每年發病持續不足三個月，而有明顯的客觀檢查依據（如 X 光、呼吸功能等）亦可診斷。

【治療】分控制感染、祛痰、鎮咳、解痙平喘、氣霧療法等。

(三)阻塞性肺氣腫

【定義】是指終末支氣管遠端（呼吸細支氣管、肺泡管、肺泡囊和肺泡）的氣道彈性減退，過度膨脹、充氣和肺容積增大或同時伴有氣道壁破壞的病理狀態。

其發病機制未明，一般認為是多種因素如感染、吸菸、大氣污染、職業性粉塵和有害氣體的長期吸入、過敏等長期作用形成的。

【分型】按其臨床特徵可分為氣腫型、支氣管炎型、混合型。

【診斷】根據慢支病史的臨床特徵和胸部 X 光表現及肺功能的檢查即可以診斷。

【治療】適當應用舒張支氣管藥物，如有過敏因素存在，可選用皮質激素、抗菌藥物治療、呼吸肌功能、家庭氧療、物

理治療等。

(四)慢性肺原性心臟病

【定義】慢性肺原性心臟病是由於肺、胸廓障礙性疾病、肺血管疾病所致的肺循環阻力增加，肺動脈高壓進而使右心肥厚、擴大，甚至發生右心衰竭的心臟病。另外，急性呼吸道感染常為急性發作的誘因，常導致肺、心功能衰竭。

【分型】臨床上主要分肺心功能代償期（包括緩解期），肺心功能失代償期（包括急性加重期）。

【診斷】根據 1997 年我國修訂的「慢性肺心病診斷標準」，患者有慢支、肺氣腫、其他肺胸疾病或肺血管病變，因而引起肺動脈高壓、右心室增大或右心功能不全表現，如頸靜脈怒張、肝腫大壓痛、肝頸靜脈反流徵陽性、下肢浮腫及靜脈高壓等，並有心電圖、X 光表現，再參考心電向量圖、超聲心動圖、肺阻抗血流圖、肺功能或其他檢查，可以做出診斷。

【治療】急性加重期：控制感染、通暢呼吸道、控制心力衰竭、控制心律失常，加強護理工作。

緩解期：採用中西醫結合方法。

(五)支氣管擴張症

【定義】支氣管擴張症是常見的慢性支氣管化膿性疾病，大多數繼發於呼吸道感染和支氣管阻塞，尤其是兒童和青年時期麻疹、百日咳後的支氣管肺炎，由於破壞支氣管管壁，形成管腔擴張和變形。

臨床表現為慢性咳嗽伴大量膿痰和反覆咯血。主要發病因素為支氣管——肺組織的感染和支氣管阻塞。

【診斷】根據反覆咯痰、咯血的病史和體徵，再結合童年誘發支氣管擴張的呼吸道感染病史，一般臨床可作出診斷。進一步可作 X 光檢查、CT、支氣管造影等。

【治療】主要是防治呼吸道反覆感染，其關鍵在於呼吸道保持引流通暢和有效的抗菌藥物的治療。同時注意咯血的處理。

(六) 支氣管哮喘

【定義】支氣管哮喘（簡稱哮喘）是一種以嗜酸性細胞、肥大細胞反應為主的氣道變應性炎症和氣道高反應性為特徵的疾病。臨床表現為反覆發作性伴有哮鳴音的呼氣性呼吸困難、胸悶或咳嗽，可自行或治療後緩解。

【分型】根據有無過敏原和發病年齡的不同，臨床上分為外原性哮喘和內原性哮喘。

【診斷】根據有反覆發作的哮喘史，發作時有帶哮鳴音的呼氣性呼吸困難，可自行緩解或支氣管解痙藥得以緩解等特徵，以及典型的急性發作症狀和體徵，除外可造成氣喘或呼吸困難的其他疾病，一般可作出診斷，但過敏源常不明確。

【治療】防治原則包括消除病因，控制急性發作，促進排痰，改善肺功能等。其中控制急性發作治療中，當兼顧解痙、抗炎，除去氣道黏液栓，保持呼吸道通暢，防止繼發感染。藥物可用腎上腺素藥物、茶鹼類藥物、抗膽鹼能藥物、鈣拮抗劑、激素等。

(七) 肺　炎

【定義】肺炎是肺實質的炎症，可由多種病原體引起，如細菌、病毒、真菌、寄生蟲等，其他如放射線、化學、過敏因素等亦可引起肺炎。臨床上有發熱、心悸、氣促、肺浸潤、炎症體徵和某些 X 光表現。

【分型】按病因分類：細菌性、病毒性、支原體、真菌性、其他病原體所致肺炎。

按解剖分類：大葉性（肺泡性）肺炎、小葉性（支氣管性）肺炎和間質性肺炎。

【診斷】根據病史及臨床表現，結合 X 光檢查和實驗室痰液塗片、培養及免疫血清實驗等檢查可作出診斷。

【治療】主要根據不同致病原選用抗菌、抗病毒等治療，另外對症支持療法。

(八)肺膿腫

【定義】肺膿腫是由於多種病原菌引起的肺部化膿性感染，早期為肺組織的感染性炎症，繼而壞死、液化、外周有肉芽組織包圍形成膿腫。臨床特徵為高熱，咳嗽，膿腫破潰進入支氣管後咳出大量膿臭痰。X 光顯示含氣液平的空腔。

【分型】根據感染途徑可分為：吸入性肺膿腫、繼發性肺膿腫、血源性肺膿腫。

【診斷】對有口腔手術、昏迷嘔吐或異物吸入後，突發畏寒、高熱、咳嗽和咳大量膿臭痰等病史的患者，其血白細胞總數及中性粒細胞顯著增高，X 光示濃密的炎性陰影中有空腔、液平，可診斷為急性肺膿腫。有皮膚創傷感染、癤、癰等化膿性病灶，伴發熱不退、咳嗽、咳痰等症狀，X 光胸片示兩肺多發性小膿腫，可診斷為血源性肺膿腫。痰、血培養，包括厭氧菌培養及藥物敏感實驗，對確定病因診斷，指導治療有重要價值。

【治療】急性肺膿腫的治療原則是抗菌和痰液引流；經內科積極治療而膿腔不能閉合的慢性肺膿腫可考慮做手術切除或肋間切開閉式引流。

(九)肺結核

【定義】肺結核是由結核桿菌引起的一種慢性傳染病。常在人體抵抗力低下時發病。病理特點是結核結節和乾酪樣壞死，易於形成空洞。臨床上多呈慢性過程。主要表現為咳嗽、咳血、低熱、乏力、食慾不振等。

【分型】分原發型、血行播散型、繼發型、結核性胸膜炎

等四型肺結核。

【診斷】痰結核菌檢查是診斷肺結核的主要依據。X 光檢查是發現早期肺結核的主要方法。

【治療】目前已形成一整套的治療原則和方法。具體有：化療和對症治療、手術療法等。其中理想的抗結核藥物應具有強大殺菌作用，毒性低，副反應少，使用方便，價格便宜，能迅速達到有效血藥濃度，並滲入吞噬細胞內、漿膜腔和腦脊液內，療效迅速而持久。常用藥物有異煙肼、利福平、吡嗪酰胺、鏈黴素、對氨水楊酸鈉等。

五、實驗室檢查及特檢方法

(一)實驗室檢查

1. 血液一般檢驗

（1）紅細胞計數

成年男性 　（4.0～5.5）× 10^{12}/L（400～550 萬/μL）

成年女性 　（3.5～5.0）× 10^{12}/L（350～500 萬/μL）

新生兒 　（6.0～7.0）× 10^{12}/L（600～700 萬/μL）

（2）血紅蛋白

成年男性 　120～160g/L（12～16g/dL）

成年女性 　110～150g/L（11～15g/dL）

新生兒 　170～200g/L（17～20g/dL）

【臨床意義】① 增多：紅細胞增多症（繼發性或相對性）；真性紅細胞增多症。② 減少：失血性貧血；溶血性貧血；造血不良性貧血。

（3）白細胞計數

成人 　（4.0～10.0）× 10^9/L（4000～10000/μL）

新生兒 　（15.0～20.0）× 10^9/L（15000～20000/μL）

6 個月至 2 歲（11.0～12.0）× 10^9/L（11000～12000/μL）

【臨床意義】① 增多：急性化膿性感染，白血病、惡性腫瘤、尿毒症、手術後、急性失血後，酸中毒及某些藥物中毒、燒傷等。② 減少：某些傳染病，再生障礙性貧血，急性粒細胞缺乏症，肝硬化，使用影響骨髓造血的某些藥物（如氯黴素等），長期接觸放射線及接觸放射線治療後。

（4）白細胞分類

百分率

中性桿狀核粒細胞	0.01～0.05（1%～5%）
中性分葉核粒細胞	0.50～0.70（50%～70%）
嗜酸性粒細胞	0.005～0.05（0.5%～5%）
嗜鹼性粒細胞	0～0.01（0%～1%）
淋巴細胞	0.20～0.40（20%～40%）
單核細胞	0.03～0.08（3%～8%）

絕對值

中性桿狀核粒細胞	（0.04～0.5）$\times 10^9$/L（40～500/μL）
中性分葉核粒細胞	（2～7）$\times 10^9$/L（20～500/μL）
嗜酸性粒細胞	（0.02～0.5）$\times 10^9$/L（20～500/μL）
嗜鹼性粒細胞	（0～0.1）$\times 10^9$/L（0～100/μL）
淋巴細胞	（0.8～4.0）$\times 10^9$/L（800～4000/μL）
單核細胞	（0.12～0.8）$\times 10^9$/L（120～800/μL）

【臨床意義】

中性粒細胞　① 增多：急性感染；中毒，如藥物性、代謝性等。② 減少：重症感染；傷寒、副傷寒、病毒感染性疾病、立克次體感染、原蟲病等特殊感染；血液病、藥物；放射線照射；膠原性疾病；脾臟疾病；先天性疾病。

嗜酸性粒細胞　① 增多：過敏性疾病；皮膚病；寄生蟲病；感染性疾病；血液病。② 減少：傷寒、副傷寒等感染；用

ACTH、腎上腺皮質激素等藥物後，應激狀態。

嗜鹼性粒細胞　① 增多：血液病；急性感染性疾病治療期、梅毒、惡性腫瘤、脾切除術後、痘症、水痘、異種蛋白吸收等。② 減少：不易覺察，目前無臨床意義。

單核細胞　① 增多：感染；血液病；慢性疾病（如肝炎、肝硬化等）；急性感染性疾病恢復期、粒細胞缺乏症恢復期等。② 減少：一般無臨床意義。

淋巴細胞　① 增多：感染；血液病；內分泌腺疾病；腎移植術後排斥反應、營養失調、急性中毒症恢復期等。② 減少：感染；腫瘤；應用 ACTH、腎上腺皮質激素後等；放射性照射後。

（5）紅細胞沉降率（Westergren 法）　男性：0～15mm／1h 末；女性：0～20mm／1h 末。

【臨床意義】　① 血沉增快：多見於炎性疾病，組織損傷及壞死，惡性腫瘤，高球蛋白血症，貧血及高膽固醇血症。② 血沉減慢：一般臨床意義較小。

2. 痰液檢查

（1）不染色塗片　正常痰內含少量白細胞及上皮細胞，無臨床意義。① 大量膿細胞：表示呼吸道化膿性感染。支氣管哮喘、過敏性支氣管炎等可見大量嗜酸性粒細胞。② 大量紅細胞：表示呼吸道出血。

（2）染色塗片　Wright 染色：見到各種血細胞、上皮細胞、注意有無癌細胞。Gram 染色：注意致病菌如葡萄球菌、肺炎球菌、卡他球菌、白喉桿菌、綠膿桿菌、肺炎桿菌等，應做細菌培養並鑒定。對肺部感染找致病菌，並作藥物實驗。抗酸染色：主要檢查結核桿菌，另用 PCR 法檢測。

3. 細胞培養。

4. 抗核抗體測定

【臨床意義】① 在未經治療的 SLE 患者陽性率可達到 96%，滴度一般均>1：16，大都在 1：128～1：2048 之間。

② 類風濕性關節炎、皮肌炎、系統性硬皮病、乾燥綜合症、慢性肝炎也可出現陽性反應，但滴度均較低。

5. 結核菌素皮內試驗（OT）

【判斷標準】紅斑直徑>4mm：（－）；紅斑直徑5-9mm：（±）；紅斑直徑>10mm：（＋）；紅斑直徑>10mm 伴硬結（＋＋）；紅斑直徑>10mm 伴硬結、發紅、水疱壞死（＋＋＋）。

【臨床意義】①升高：結核病時強陽性為多。

②降低：粟粒性結核反應減弱，也可能為陰性；未感染結核菌的健康人接種卡介苗時，OT 陽性或陰性均為正常；惡性腫瘤、白血病、病毒感染性疾病，70 歲以上 OT 減弱、自身免疫性疾病、結締組織病等後天性細胞細胞免疫功能缺陷（T 細胞系統）反應減弱。

6. 血氣分析及酸鹼平衡測定

（1）動脈血氧分壓（PaO_2）<8kPa（60mmHg）為呼衰的診斷標準。

（2）動脈血氧飽和度（SaO_2）正常值：97%。

（3）動脈血氧含量（CaO_2）正常值：8.55～9.45mmol／L。

（4）動脈血二氧化碳分壓（$PaCO_2$）正常值：4.6Kpa～6Kpa（35～45mmHg），>6Kpa 為通氣不足，<4.6kPa 為通氣過度。

（5）pH 值：正常範圍為 7.35～7.45，平均 7.40，<7.35 為失代償性酸中毒，>7.45 為失代償性鹼中毒。

（6）鹼剩餘（BE）：正常範圍為 0±2.3mmol／L，BE 正值，為代謝性鹼中毒；BE 負值，為代謝性酸中毒。

（7）緩衝鹼（BB）正常值為 45mmol／L。

（8）實際重碳酸鹽（AB）：正常值為 22～27 mmol／L，平均值為 24 mmol／L。

（9）標準碳酸氫鹽（SB）：正常值為 22～27 mmol／L，平均值為 24 mmol／L。代謝性酸中毒時 SB 下降，代謝性鹼中毒時 SB 升高。AB＞SB 時，表示有 CO_2 瀦留。

（10）二氧化碳結合力（CO_2CP）正常值：22～29 mmol／L。主要反映鹼儲備。代謝性酸中毒或呼吸性鹼中毒時，CO_2CP 降低；代謝性鹼中毒或呼吸性酸中毒時，CO_2CP 升高。

（二）特檢方法

1. 纖維支氣管鏡檢查

（1）適應證

① 原因不明咯血，需明確出血部位和原因者；

② 性質不明的彌漫性肺病變、肺內孤立結節或腫塊，需做活檢者；

③ 吸收緩慢或或反覆發作的肺炎；

④ 難以解釋的持續性咳嗽或局限性哮鳴音；

⑤ 原因不明的肺不張或胸腔積液；

⑥ 原因不明的喉返神經麻痹、膈神經麻痹或上腔靜脈阻塞；

⑦ X 光胸片無異常，而痰中找到瘤細胞者；

⑧ 用於治療施行機械通氣、肺化膿症需直視下吸痰解除氣道阻塞者；哮喘持續狀態有細支氣管黏液栓塞，需行灌洗溶栓緩解哮喘發作和肺癌局部瘤體注藥治療等。

（2）注意事項

① 術前應詳細瞭解病史和體格檢查。

② 術前必須仔細檢查器械各部。

③一般情況極度衰弱，有嚴重呼吸衰竭、嚴重心臟病、心力衰竭、頻發心絞痛發作或主動脈有破裂危險者，新近有哮喘發作、大咳血、嚴重呼吸道感染和高熱以及無法控制的出血素質者，均屬鏡檢禁忌。

④對老年和心血管疾病患者，術前應檢查心電圖，有嚴重心律失常者，亦列為禁忌。

⑤有呼吸困難、低氧表現（$PaO_2 < 9.3kPa$）者，鏡檢時應給氧。

⑥為防誤吸，鏡檢術後應禁食 2h，待麻醉作用消失後方可進食，並儘量少說話，使聲帶得到休息。

⑦術後 24h 觀察體溫和肺部羅音，對已有肺部感染者，術後應常規給予抗生素數日。

2.肺功能檢查　正常值及臨床意義（略）。

3.支氣管肺泡灌洗

支氣管肺泡灌洗（BAL）是以纖維支氣管鏡嵌入到支氣管以下肺段或亞肺段水平，反覆以無菌生理鹽水灌洗、回收的一項技術，對其回收液（BALF）進行細胞學、生物化學、酶學和免疫學等一系列檢測和分析。依灌注範圍和應用的不同，將 BAL 方法分為兩種：全肺灌洗和肺段或亞肺段灌洗。

（1）全肺灌洗：用於肺泡蛋白沉著症、矽肺、肺泡微石症、哮喘持續狀態等的治療。全麻下每次灌洗 1.5L，反覆灌洗，總量 3～10L；先灌一側，隔兩天再灌對側。

（2）肺段灌洗：用於彌漫性間質性肺纖維化、石棉肺和卡氏肺囊蟲肺炎的診斷，對彌漫性肺泡癌的診斷，BAL 檢查也有重要價值。

（3）注意事項

①麻醉要充分，必需滿意的控制咳嗽反射。

② 灌注的生理鹽水，須加溫至 37℃，否則易引起刺激性咳嗽或痙攣。

③ 負壓抽吸不宜過大，以免支氣管黏膜損傷和內陷，影響回收量及細胞數（紅細胞不應 > 10%）。

④ 在灌注過程中，纖維支氣管鏡末端必須一直保持嵌入位置，防止灌注液逸流。

⑤ 應配備氣管插管及其他急救藥品，便於及時處理意外情況或搶救。

4. 支氣管動脈造影及灌注化療

選擇性支氣管動脈造影及灌注化療，可使腫瘤局部藥物濃度高而全身副作用少。

（1）適應證

① 無手術適應證的肺癌患者（尤以中央型）。

② 術前行支氣管動脈灌注治療 1～2 次以利於腫瘤切除。

（2）術前準備

① 檢查出、凝血時間，肝腎功能，心電圖，作靜脈造影劑泛影葡胺過敏試驗。

② 術前 4h 禁食（不禁水），術前 20min 肌注苯巴比妥 50～100mg 或安定 10mg，分泌物多者皮下注射阿托品 0.5mg。

③ 備齊搶救藥品及器械。

（3）操作方法

① 局部備皮常規消毒　局麻後行右股動脈經皮穿刺插管，並在電視透視下引入特製導管到胸部降主動脈內，插至相當於支氣管分叉部位，在右或左前壁探索支氣管動脈開口，螢光屏顯示「嵌抓」或「停頓」現象，試以 76% 泛影葡胺推注，確定進入後固定好導管，推注造影劑 6～10ml，當腫瘤位血管明確顯影或出現「腫瘤染色」像後，即可推注抗癌藥物。

② 常用抗癌藥物一次注入量　絲列黴素 8～10mg，順鉑 40～60mg，阿黴素 10～20mg，各加入 100ml 液體中。一般每次選擇兩種藥物分別以 5ml／min 速度推注，注藥畢即拔管。局部壓迫止血 10min 後壓迫包紮。兩次治療不得少於 3 週。有效者可灌注 3～4 次。

（4）術後處理

① 股動脈局部壓砂袋 8h，臥床 24h。

② 肌注青黴素 80 萬 U，2 次／日，共 3 天。

③ 肌注非那根 25～50mg，胃複安 10mg，1～2 次以減輕抗癌藥的胃腸反應。

④ 用順鉑者，應予以「水化」即輸液，並適當利尿。

（5）副作用和併發症

① 造影劑反應，可能有胸部燒灼感。

② 術後防止穿刺局部出血，形成血腫、感染及血栓形成等。

③ 少數病人有支氣管動脈與脊髓前動脈共幹現象，造影劑的刺激或栓子脫落至脊髓前動脈即會造成極其危險的併發症：橫斷性脊髓損傷高位截癱。故發現共幹現象者禁作栓塞治療。經治療有部分截癱者可恢復。

六、常用診療技術

（一）氧氣療法

1. **適應證**　急性呼吸衰竭，非低氧血症性缺氧，慢性呼吸衰竭。

2. **操作方法**

鼻塞或鼻導管法給氧：吸氧濃度（％）＝21＋4×氧流量 L／min（氧流量直接以氧氣表流量計看到）開放性面罩給氧：當氧流量為 2L／min 時，吸入濃度為 24%，4L／min 時為 28%，8L

/min 時為 35%。

簡易呼吸器給氧：氧流量 6L／min 時濃度為 40%～45%。容量轉化型人工呼吸器；吸入氧濃度（%）＝（80×氧流量 L／min）／每 min 通氣量加 20。

3. 注意事項

① 從低流量開始，嚴密觀察病人反應，據病情或血氣檢測調節吸入氧濃度。

② 保持呼吸道通暢，加強濕化，防止感染。

③ 必要時加用呼吸興奮劑。

④ 停止氧療指針：臨床好轉紫紺消失，神志清醒，呼吸平穩，心率減慢，$PaCO_2$ 低於 6.65kpa（50mmHg）時，可間斷給氧，每小時吸氧 40min，停止吸氧 20min。

(二)霧化療法

1. 適應證

① 呼吸道濕化不足，痰液黏稠不易排除。

② 氣管切開，不易控制的支氣管肺部感染。

③ 支氣管哮喘，尤其哮喘持續狀態。

2. 操作方法

① 簡易玻璃霧化器將藥液裝入鴨嘴式玻璃霧化器內，用氧氣高速氣流將藥液噴出。

② 手控式氣霧瓶有異丙基腎上腺素、舒喘靈、二丙酸氯地米松等。以上兩種沒有濕化裝置。

③ 超聲霧化器：利用超聲震盪使藥液霧化，噴出霧滴直徑在 1～5μm。另外有人工呼吸器霧化裝置。常用藥液分支氣管擴張劑、粘蛋白溶解劑、腎上腺皮質激素、濕化潤痰劑以及抗生素等幾類，臨床可視病情選用。

3. 注意事項

① 當霧化吸入使用口含吸入器時，應緩慢地儘量深吸氣，並屏氣片刻以使霧滴均勻分佈。適當配置藥物液量，以使在 20～39min 內吸完為宜。

② 霧化藥液應能溶於水或其他基礎液中，局部刺激性小，藥液酸鹼度接近人體 pH，不引起過敏者。根據病因、病變性質、病變部位、病人情況及藥理作用綜合考慮，決定使用的藥物和聯合應用等。

③ 注意霧化藥液溫度，最好接近正常人體溫如 37℃，並注意必要的濕化。

④ 注意藥物副作用，如異丙基腎上腺素，可使心率增加、心律紊亂、增加氣體分佈不均而加重低氧血症等。

⑤ 預防併發症：如交叉感染（霧化器用後必須消毒）、肺水腫等。

（三）體位引流

1. 適應證　肺水腫、支氣管擴張（化膿型）。

2. 操作方法

① 攝正側位胸片，確定病變部位。

② 體位引流的正確姿勢：病變部位在右上葉尖部，應直坐，按病灶不同，向前、向後、向左傾斜；病變部位在右上葉後段，應左側臥，胸腹向左前下轉 45 度以枕支持體位；病變部位在右上葉前段，取仰臥位，右側稍墊高；病變部位在左上葉尖後段，取直坐位，向前、向右傾斜或右側臥，胸腹向右轉 45 度，床頭抬高 1 尺；病變部位在左上葉前段，宜仰臥，左側稍墊高；病位在左上葉後段，宜仰臥，胸腹向右轉 45 度，床頭抬高 1 尺；病變部位在左右下葉尖段，取伏臥位，腹部墊枕，床頭抬高 1 尺；病變部位在左右下葉前基底段，取仰臥位，二膝

彎曲，臀部墊枕，床尾抬高 1.5 尺；病變部位在左右下葉側段，取側臥位，患側在上，胸部墊枕，床尾抬高 1.5 尺；病變部位在左右下葉後基底段，取側臥位，床尾抬高 1 尺。

③ 視病情按上述姿勢固定病人體位，囑作深呼吸或咳嗽，在病變相應部位的胸背部輕輕扣拍使膿液慢慢排出。

3. 注意事項

① 體位引流應空腹進行，每日 2～3 次，每次 15～30min，引流後漱洗口腔。

② 痰液黏稠不易排除時，可先服用祛痰劑或蒸氣吸入，以增強引流效果。

③ 體位引流不暢，體溫及白細胞持續升高時，應停止引流，當減至 30ml 以下時，可停止引流。

(四)胸腔引流術

1. 適應證

① 診斷性穿刺，明確胸水的性質。

② 大量積液產生壓迫症狀或長期不吸收者。

③ 局部給藥：注入抗生素、抗癆藥、抗癌藥等。

2. 操作方法

坐位：病人騎坐靠椅上，兩手平抬，放在靠背上。半臥位，抬臂，兩手置於頭後。

穿刺部位：經胸透、超聲波或臨床檢驗確定穿刺點。通常取腋後線第 6、7 肋間。

方法：暴露穿刺點，常規消毒，無菌操作，局麻，左手食指固定皮膚穿刺點，右手持針經肋骨上緣穿此處進針，等穿過胸膜壁層進入胸腔時有阻力消失感，並抽出液體。然後進行抽液或注射治療。穿刺完畢，拔出針頭，以紗布外敷，膠布固定。

3. 注意事項

① 嚴格無菌操作。

② 麻醉要達胸膜壁層，否則易引起疼痛性虛脫。

③ 穿刺不宜過深，以免損傷肺組織。

④ 抽液時不宜過快，每次不一超過 1000ml；診斷性穿刺，抽液 50～100ml 即可。近年來對癌性胸水注入抗癌藥，主張儘量多放液，則更應該緩慢。

⑤ 避免空氣進入胸腔。

⑥ 穿針過程中，應密切觀察病人血壓、脈搏及呼吸變化，必要時終止操作。抽出血性胸水時應注意保護性醫療。

⑦ 胸水送常規及病理檢查（表3）。

表3　漏出液及滲出液的鑒別

鑒別要點	漏出液	滲出液
原因	非炎症所致	炎症、腫瘤、化學或物理刺激
外觀	淡黃、漿液性	不定，可為血性、膿性、乳糜性等
透明度	透明或微混	多混濁
比重	低於 1.018	高於 1.018
凝固	不自凝	能自凝
粘蛋白定性	陰性	陽性
蛋白定量	＜25g／L	＞30g／L
葡萄糖定量	與血糖相近	常低於血糖水平
細胞計數	＜100×10⁶／L	常＞500×10⁶／L
細胞分類	以淋巴細胞、間皮細胞為主	根據不同病因，分別以中性粒細胞或淋巴細胞為主
細菌學檢查	陰性	可找到病原菌

（五）人工胸箱的使用

1. 適應證

① 胸腔測壓，鑒氣胸的類型。

② 自發性氣胸抽氣減壓。

③ 人工氣胸或氣腹治療肺結核。

2. 操作方法

① 操作前檢查人工氣胸箱是否完備；氣胸箱的四個小活塞位置；水平表示關閉，垂直表示通路，用時應旋成垂直，用畢應旋成水平；檢查「U」形管，兩端液面是否在「0」標記處，否則應通過下面之橡皮口添加或放出指示液，使液面到「0」標記處；檢查總旋扭是否靈活、準確；確定「注氣」與抽氣口十分通暢，用時防止按錯。

② 氣胸箱上端連接抽氣口之橡皮管使用時應消毒。

③ 按胸腔穿刺術常規進行，當帶有玻璃按管的針頭進入胸腔後，在於氣胸箱連接，按順序壓、抽氣，並做好記錄（再抽氣後 5～10min，分別測壓以確定氣胸類型）。

④ 操作完畢，應將各旋扭、活塞，旋至正常位置。

3. 注意事項

術中、術後應密切觀察病人反應，若出現頭暈、面色蒼白、出汗、心悸、胸悶及脈率、血壓改變時應及時處理。必要時終止操作。

（六）人工呼吸器的使用

1. 適應證

① 呼吸衰竭：急性呼吸衰竭、慢性呼吸衰竭急性加重時伴有下列一項者：PaO_2 小於 40～50mmHg，$PaCO_2$ 高於 55mmHg，一般治療無效；呼吸大於 40 次/min 或少於 5 次/min 或呼吸停止長達 10～15 秒以上，或呼吸節律異常或自主呼吸微弱、消

失；意識障礙恍惚躁動、咳嗽反射消失；成人型呼吸窘迫綜合徵。

② 急性多發性神經根炎出現呼吸節律不整，缺氧與二氧化碳瀦留。

③ 先天性心臟病術後，或嚴重肺水腫。

2. 操作方法

① 呼吸器選擇：呼吸器種類較多，又以呼吸機動力方式不同分為氣動、電動、射流 3 種；以呼吸機節律控制不同分為同步與非同步；以呼、吸氣相互轉換條件不同定為定容、定壓、定時呼吸器；以氣道壓力不同分為間歇正壓、間歇正負壓呼吸、呼氣終末正壓、吸氣終末正壓等類型。但目前新型呼吸器多綜合搭配，常用的有定容型，多非同步，適用於自主呼吸停止、肺應變性差、氣道阻力較高的病人。定壓型可同步，適用於神志清醒、呼吸較強或撤離前的病人。

② 應用途徑選擇：通過口罩，用於數小時即可撤離者；接氣管插管，適用於使用 2～3 天者；氣管切開，需用呼吸器 5 天以上者。

3. 注意事項

① 使用前應瞭解呼吸器的性能，檢查與調試使其符合要求。通氣量：應隨時根據 $PaCO_2$ 及臨床觀察決定和調節。通常呼吸頻率 16～20 次／min，潮氣量 500～800ml。肺部有感染時可減少潮氣量 7～8ml／kg，肺部健康者 10ml／kg 再加呼吸機死腔氣量，慢阻肺 12～15 ml／kg，頻率則可減少，限制性通氣障礙潮氣量小而頻率稍快。呼／吸時間比：慢阻肺以 2／L，配合慢頻率；限制性通氣障礙以 1～1.5／L，配合快頻率心功能不全者 1.5～2／L。如潮氣量大於 700ml，可 1.2／L。氣道阻力；通常 5～25cmH₂O，最好不超過 30cmH₂O，應避免血壓降低。慢阻

肺時不用間歇正負壓或呼氣終末正壓呼吸。應給一定的水分進入呼吸道：應檢查有無濕化設備。定壓定時型附有霧化裝置。檢查同步性能。

②臨床應根據病情變化、血氣分析等，隨時調整以上參數。

③動脈血氣監護應列為常規，使用 1～3 小時作血氣分析，根據 $PaCO_2$ 調整通氣量。慢性呼吸衰竭時應使 $PaCO_2$ 降低，1～2 日後 $PaCO_2$ 仍高者，可增加通氣量。

④保持呼吸道暢通，注意濕化，緩慢排痰或局部滴藥。

⑤給氧時，使 $PaCO_2$ 保持在 60mmHg 以上即可，不應超過120mmHg，以防氧中毒。

⑥酌情使用藥物，抑制自主呼吸，以取得同步效果。

⑦呼吸器的使用：當病人一般情況好轉，神志清醒，自主呼吸恢復，咳嗽有力，缺氧和二氧化碳潴留糾正，血壓脈搏平穩，即可停用。可先間斷使用，鍛鍊自主呼吸，2～3 天後撤離呼吸器，48 小時後拔除氣管插管或關閉氣管切開的切口。

⑧併發症：應用不當可引起自發性氣胸、肺部感染、肺不張、低血壓、休克、水電代謝紊亂和酸鹼平衡、通氣過度或不足及胃腸脹氣。

⑨禁忌症：大量咯血發生窒息及呼吸衰竭、肺大泡、心肌梗塞。

(七)人工呼吸

1. 適應證

由任何原因引起的呼吸心跳驟停，如麻醉、溺水、電擊、中毒、嚴重創傷等，一經診斷都應立即進行人工呼吸，心臟按摩。

2. 操作方法

①加壓氧人工呼吸法：利用密閉式麻醉機，通過氣管插管

或口罩與病人呼吸道相接，加壓後使肺泡內氧分壓，較空氣吸入時提高 6 倍，大大增加氧向血液內的彌散量。該法復甦效果最好。現場搶救條件不足時，應先用其他簡易人工呼吸法，並儘快創造條件，爭取在心跳恢復前用此法搶救。

② 加壓空氣人工呼吸法：在缺氧的情況下，利用簡易人工呼吸器進行就地搶救的方法。這種呼吸器是由口罩、呼吸囊、呼吸活瓣、銜接管等部分組成。呼吸囊內裝有彈性泡沫塑料，擠壓後可自行彈張，使囊內重新充氣。使用時將口罩扣緊病人口鼻部（亦可接氣管內插管）然後間歇而有規律的擠壓呼吸囊，即可進行有效的人工呼吸。

③ 口對口人工呼吸法：操作時病人仰臥，以兩層紗布蓋於口上，術者一手拖起病人下頜，使頭部後仰，另一手捏緊病人鼻孔，以防氣體從鼻孔逸出。術者再深吸一口氣，對準病人口部用力吹入，並如此反覆施行。吹氣後見到胸廓隨每次吹氣而擴張，吹氣停止能感到病人口部有氣流呼出，即說明呼吸道通暢有效，可繼續吹氣。成人每分鐘吹氣 14～18 次，兒童一般以 20 次為宜。如操作得法，在不使用機械的方法中，此法是效果最好的人工呼吸法。因正常呼出氣體氧含量約 16%，二氧化碳含量約 4%，當術者深吸氣後，可使呼出氣體氧含量增至 18%，二氧化碳含量降至 2%，如果每次通氣量達 1000ml 以上，則病人肺內氧含量可保持正常範圍。

（八）吸痰術

1. 適應證

① 體衰排痰困難者。

② 全麻術後。

③ 口腔疾病術後。

④ 氣管切開術後。

2. 操作方法

① 準備吸痰器、吸痰管、外用生理鹽水、玻璃接管、開口器、壓舌板及止血鉗等物。

② 將患者頭部向一側並略向後仰；昏迷病人可用壓舌板將口啟開。

③ 先經鼻腔將吸痰器插入，呼吸道顱底骨折者禁用，吸出咽喉及氣管內分泌物；然後再由口腔兩側頰部插入，吸淨口腔內分泌物，趁患者吸氣時將吸痰管插入氣管。

④ 氣管插管或器官切開病人，可由插管或套管內插入吸痰。

⑤ 吸痰時，吸痰管應自下慢慢向上移，並左右旋轉，以吸淨痰液，防止固定一處吸引而損傷黏膜；吸痰管取出後，用水沖洗，以免阻塞。

⑥ 1 次吸痰不要超過 15 秒鐘，吸痰後沖洗吸痰管，關上吸引器開關，吸痰器定期消毒備用。

3. 注意事項

① 電動吸引器負壓不應超過 33.3kpa（250 mmHg），以免負壓過大損傷呼吸道黏膜。

② 注射瓶內液體不得超過 2/3，以免吸入馬達造成損壞。

③ 吸痰時應密切觀察病情變化，尤應注意病人呼吸及心跳。

④ 每次吸痰均應更換吸痰管，氣管切開病人更應注意無菌操作。

⑤ 若無電動吸引器，可用 50 或 100ml 注射器連接吸痰管吸痰；緊急情況可採用口對口吸痰法。

七、常用西藥

(一)抗生素

1. 青黴素族類抗生素

（1）青黴素 G（PenicillinG，PG）針劑：80 萬 μ、60 萬 μ

【作用與用途】對革蘭陽性及某些陰性菌均有高效，尤以抗球菌最佳。用於敏感菌引起的呼吸系統感染、心內膜炎、腦膜炎、腹膜炎、膿腫、敗血症、淋病、梅毒、中耳炎等。

【劑量與用法】成人 80～160 萬 μ／日；兒童每日 3 萬 μ／kg，分 2～3 次肌注。依病情及細菌敏感程度，劑量可適應增加，如化膿性腦膜炎及感染性心內膜炎是可用至 480～2000 萬 μ／日，分次靜脈滴注。靜滴時濃度為 1～2 萬 μ/ml。

【注意事項】① 首次使用或經 72 小時以上者，均應做皮試，陰性者方可使用。如發生過敏性休克，應立即注射 0.1%腎上腺素 0.5～1ml，並給予吸氧及抗過敏等緊急處理。② 鉀鹽不能做靜脈推注；鈉鹽必要時可以推注。③ 大劑量使用時應注意電解質平衡。④ 不宜與抑菌藥合用。

（2）苯甲異噁挫青黴素鈉（新青黴素 II，Oxacillin）針劑：0.5g

【作用與用途】對耐藥性葡萄球菌有效，但對青黴素敏感菌的效力不如青黴素。用於心內膜炎、骨髓炎、腦膜炎、肺炎、敗血症等。

【注意事項】①與青黴素有交叉過敏反應，使用前應用本品或青黴素作過敏試驗。②可有胃腸道反應，如噁心嘔吐、納差等，成人以口服給藥常見。大劑量應用時可出現神經系統症狀。

（3）氨苄青黴素（安必仙，Ampicillin）針劑：0.5g；膠囊劑：0.25g

【作用與用途】為半合成廣譜青黴素，對革蘭陽性菌的作

用與青黴素相似，對部分革蘭陰性菌也有效。主要用於敏感菌所致的泌尿系統、呼吸系統、膽道、腸道感染及腦膜炎、心內膜炎等。

【劑量與用法】成人，肌注 0.5～1g／次，每日 4 次；靜滴 1～2g／次，必要時用至 3g，溶於 100 毫升輸液中，1／2～1 小時滴完，1 日 2～4 次，也可緩慢靜脈滴注；口服每日 50～100mg／kg，分 4 次空腹服用。兒童每日 100～150mg／kg，分次給予。

【注意事項】①本品與青黴素有交叉過敏反應，應用前必須作青黴素過敏試驗。有青黴素過敏史者不得使用。②皮疹發生率高，有時可出現血清轉氨酶升高或藥熱。③針劑已經溶解，應立即使用。

（4）羧苄青黴素（Carbenicillin）針劑：0.5g，1.0g

【作用與用途】對革蘭陽性菌的作用與氨苄青黴素相似而較弱，但對革蘭陰性菌較氨苄青黴素廣，對綠膿桿菌有效。主要用於綠膿桿菌的系統感染，對變形桿菌和腸桿菌屬的感染也可應用。

【劑量與用法】成人肌注 0.5～2.5g／日，4 次／日；靜注或靜滴 5～20g／日，分 2～3 次；鞘內注射 40mg／次。兒童每日肌注 50～200mg／kg，分四次；每日靜注或靜滴 100～400mg／kg，分 2～3 次。

【注意事項】①用前應作青黴素過敏試驗。②大劑量應用時應注意電解質平衡。

（5）羥氨苄青黴素（阿莫西林，Amoxyecillin）膠囊劑：0.3g

【作用與用途】抗菌譜同氨苄青黴素，口服吸收較好。再同等劑量下本品血中濃度約為氨苄青黴素 2 倍。作用與用途同氨

苄青黴素。

【劑量與用法】成人劑量 0.3～0.6g／次，3～4 次／日，口服。

【注意事項】①不良反應有胃腸道反應、皮疹、轉氨酶升高。②頭孢菌素族抗生素用前應作青黴素過敏試驗。

2. 頭孢菌素族抗生素

（1）頭孢唑啉（先鋒黴素Ⅴ，Cefazolin）：針劑 0.5g

【作用與用途】對革蘭陽性菌、陰性菌多有效，適應證廣泛，用於敏感菌所致呼吸道感染、肺炎、尿路感染、膽膿腫、心內膜炎、敗血症等。對尿路感染、腎盂腎炎療效好。

【劑量與用法】肌注或靜注，成人 0.5g／次，2～4 次／日；兒童每日 20～100mg／kg，分 2～4 次。

（2）頭孢拉定（先鋒黴素Ⅵ，Cefadin）膠囊劑：0.25g，0.5g；針劑：0.5g

【作用與用途】抗菌作用與頭孢氨苄類似，但對耐藥金葡菌及其他多種對廣譜抗生素耐藥的桿菌等有迅速而可靠的殺菌作用。主要用於泌尿系統、呼吸系統及軟組織的感染等。

【劑量與用法】成人，口服 0.25～0.5g／次，3～4 次／日；肌注或靜注 0.25～0.5g／次，3～4 次／日，嚴重感染每日可增至4g。小兒，每日口服 25～50mg／kg；每日肌注或靜注 50～100mg／kg，分 3～4 次。

【注意事項】①對青黴素過敏或過敏體質者慎用。②可有噁心、嘔吐、腹瀉、皮疹、藥疹等反應。③可致菌群失調、二重感染。

（3）頭孢呱酮（先鋒必，Cefopeyazone）針劑：0.5g，1.0g，2.0g

【作用與用途】抗菌譜廣，對革蘭陽性菌、陰性菌均有作

用，主要用於敏感菌引起的腎盂腎炎、尿路感染、呼吸系統感染、腹膜炎、膽囊炎、腦膜炎、敗血症、骨和關節感染、盆腔炎、子宮內膜炎及軟組織感染等。對腎功能不全或膽道感染的患者尤為適宜。

【劑量與用法】成人 1～2g，每 12 小時一次，嚴重感染可增至 1 次 4g，每 12 小時 1 次；每日兒童 50～200 mg／kg，分 2次用，對嚴重細菌性腦膜炎，每日可用至 300 mg／kg，肌注靜注或靜滴。靜脈推注時應稀釋至 100mg／ml，緩慢注入。

【注意事項】①對青黴素過敏或過敏體質應慎用。②可有皮疹及藥熱，胃腸道反應較輕。③偶有血清轉氨酶及鹼性磷酸酶增高。

（4）頭孢三嗪（菌必治，Ceftriaxone）針劑：0.25g，0.5g，1.0g

【作用與用途】對大多數革蘭陽性菌、陰性菌都有強大抗菌作用，主要用於敏感菌所致的腦膜炎、肺炎、腹膜炎、泌尿系統感染、淋病、肝膽感染、生殖感染、皮膚軟組織感染及敗血症等。

【劑量與用法】成人，肌注 1g／次，每日一次，溶於 3.5ml利多卡因注射液（1%）中，深部肌注；靜注 1g／次，1 次／日，溶於注射用水 10ml 緩慢靜注；靜脈滴注 2g／日，溶於生理鹽水、5%葡萄糖注射液 40ml 中，10～15 分鐘滴完；治療淋病單次肌注 250mg 即可。兒童一般按 24 小時 20～80 mg／kg 體重給藥。

【注意事項】有藥物過敏史者應慎用。可有噁心、腹瀉、皮疹等不良反應。

3. 氨基甙類抗生素

（1）鏈黴素（Streptomycin）針劑：0.75g，1.0g

【作用與用途】對多數革蘭陽性菌、陰性菌都有抗菌作用，對結核桿菌作用較強。臨床主要用於各種類型的活動性結核病及感染細菌所致的上呼吸道感染、肺炎、腦膜炎、心內膜炎、腎盂腎炎、尿路感染、百日咳等。

【劑量與用法】①用於一般感染；成人 1g／日，分 1～2 次肌注，1～2 週為一療程；腦膜炎患者還可以 0.1g 作鞘內注射，每日或隔日一次。兒童肌注每日劑量為 15～30mg／kg，分 1～2 次；鞘內每日注射 1mg／kg，總量不超過 20mg。②用於結核病：成人 1g／日，每日或隔日肌注一次，2～3 月後，改為間歇給藥，每週用藥 2～3 次，每次 0.5～1g，總量 30～60g，療程為 3～6 個月；45 歲以上患者，劑量不應超過 0.75／日。兒童每日 20 mg／kg，隔日用藥。

【注意事項】①可引起口麻、四肢發麻等一時性症狀。②用藥中若出現眩暈、耳鳴、耳閉等應立即停藥。③若出現皮疹、斑丘疹、藥物熱、血管神經性水腫等過敏反應，應急時停藥，並進行對症處理。④腎功能不全者慎用。⑤有過敏史者禁用。皮試陽性率低，與臨床符合率不高，不應過於信賴。⑥不宜與其他氨基甙類抗生素聯用。

（2）慶大黴素（Gentamycin）針劑：40mg／1ml，80mg／2ml

【作用與用途】對多數革蘭陽性菌、陰性菌都有抑菌和殺菌作用，臨床用於金葡菌、綠膿桿菌、大腸桿菌、變形桿菌、和其他敏感菌引起的敗血症、呼吸道感染、膽道感染、化膿性腹膜炎、顱內感染、尿路感染等。

【劑量與用法】口服，成人 0.24～0.64g／日，兒童每日 10～15mg／kg，分 3～4 次服用。肌注，成人，0.12～0.24g／日，兒童每日 3～5mg／kg，分 3 次給藥。靜滴，成人，0.16～0.32g／

日，兒童每日 4～8mg／kg，以葡萄糖或生理鹽水稀釋後滴注。
療程一般 7～14 日，不宜超過兩週。

【注意事項】①用藥中出現頭暈、眩暈、耳鳴等應及早停
藥。②腎功能不全者慎用。③不可靜脈推注或大劑量快速滴
注。④不可與鹼性藥物配伍合用。⑤不可與其他氨基甙類藥物
聯用。⑥不宜與青黴素在同一針管或輸液瓶中使用。

（3）小諾黴素（沙加黴素，Micronomicin，Sagamicin）針
劑：30mg／1ml，60mg／2ml，80mg／2ml

【作用與用途】抗菌譜與慶大黴素相似，臨床主要用於大
腸桿菌、痢疾桿菌、變形桿菌、克雷白氏菌屬、葡萄球菌等引
起的呼吸系統、泌尿系統感染，也可用於敗血症及腹腔感染
等。

【劑量與用法】成人，肌注 60～80mg／次，2～3 次／日；
靜滴 60mg／次，溶於生理鹽水 100ml 中，1 小時滴完。兒童每
日 3～4mg／kg，分 2～3 次肌注。療程一般不超過兩週。

【注意事項】①可有耳毒性及腎毒性反應，應注意監護。
②肝功能異常、孕婦、老年人慎用。③不宜與右旋糖苷、速尿
及其他氨基甙類藥物合用。

（4）丁胺卡那黴素（Amikacin）針劑：0.2g／2ml

【作用與用途】抗菌譜與慶大黴素相似，對綠膿桿菌作用
較強。臨床用於敏感細菌所致的泌尿系統及呼吸系統感染、敗
血症等。

【劑量與用法】肌注，成人 200～400mg／日，分 2 次；兒
童每日 4～8mg／kg，分 2 次。靜脈給藥，成人每日 15mg／kg，
分 2～3 次，緩慢推注，或稀釋於 200～500ml 液體中滴注。

【注意事項】參見「慶大黴素」。

4. 大環內酯類抗生素

（1）紅黴素（Erythromycin）片劑：0.1g，0.3g；針劑：0.3g

【作用與用途】主要抗革蘭陽性菌，對革蘭陰性菌也有一定的作用，對青黴素產生耐藥性的菌株，對本品多敏感。適用於耐青黴素的金葡菌及其他敏感菌所引起的肺炎、扁桃體、猩紅熱、急性乳腺炎、偽膜性腸炎、皮膚及軟組織感染等。

【劑量與用法】成人，口服 1～2g／日，分 3～4 次；靜注或靜滴 1～2g／日，分 2～3 次。兒童，每日口服 30～50mg／kg，分 3～4 次；靜注或滴注每日 20～30mg／kg，分 2～3 次。

【注意事項】①可有胃腸道反應，與劑量大小有關，偶有肝臟損害，過敏反應較少。②注射劑應先用注射用水溶解，然後在加入其他液體中。③避免與林可黴素聯合使用。

（2）乙酰螺旋黴素（Acetylspiramycin）片劑：0.1g，0.2g

【作用與用法】抗菌作用與紅黴素相似，用與敏感細菌所致的各種感染。

【量與用法】人 0.2g／次，1 日 4～6 次，重症可用至 1.6～2g／日；兒童每日 30mg／kg，分次給予。口服給藥。

【注意事項】本品與其他大環內酯類藥有交叉耐藥性。不良反應較少。

（3）交沙黴素（Josamycin）片劑：0.2g

【作用與用途】抗菌作用與紅黴素相似，用與敏感細菌所致的呼吸系統、膽道、五官、皮膚及軟組織等部位的感染。

【劑量與用法】成人，0.2～0.4g／次，3～4 次／日；小兒每日 30mg／kg，分 3～4 次口服。空腹服藥為宜。

【注意事項】副作用小，偶有過敏反應，應停止用藥。

（4）麥迪黴素（Medecamycin）片劑：0.1g，膠囊劑，0.1g

【作用與用途】抗菌譜,作用機理與紅黴素相似,抗菌作用微次於紅黴素。臨床主要用於革蘭陽性菌感染,為金葡菌、鏈球菌、肺炎球菌等引起的上呼吸道感染、肺炎、扁桃體炎、尿路感染、中耳炎、皮膚軟組織感染等,對多種紅黴素耐藥菌有效。

【劑量與用法】口服 0.6～1.2g／日,分 3～4 次服。

【不良反應】毒性低,對肝臟毒性小,有時可引起噁心、嘔吐、食慾減退、胃不適、腹瀉等,偶有皮疹。

5. 喹諾酮類抗生素

(1) 諾氟沙星（氟哌酸,Norfloxacin,Fuigram,F. P. A）膠囊劑:0.1g

【作用與用途】廣譜抗菌藥,尤其對包括綠膿桿菌在內的革蘭陰性菌有強的殺菌作用,臨床用於泌尿系統和腸道的細菌感染,也可用於呼吸系統及外科、婦科、皮膚科等細菌感染。

【劑量與用法】口服,成人 0.1～0.2g／次,3～4 次／日;重症酌加至 0.4g／次,4 次／日。

【注意事項】①可有輕度上腹不適,不需停藥,但有胃潰瘍史者慎用。②對本品過敏者禁用。肝功能嚴重不全,孕婦及嬰幼兒慎用。③應避免與制酸藥配伍服用,不能與氯黴素、利福平及呋喃坦啶聯用。

(2) 氧氟沙星（泰利必妥,氟嗪酸,Ofloxacin, Tarivid）片劑:0.1g

【作用與用途】抗菌譜廣,對革蘭陽性菌、陰性菌均有強大抗菌的作用。對厭氧菌和肺炎支原體也有良好作用。臨床主要用於尿路感染、腸道感染、呼吸道感染、耳鼻喉科感染、皮膚軟組織感染、膽道感染、婦科感染、前列腺炎及傷寒等。

【劑量與用法】口服,成人 0.1～0.2g／次,2～3 次／日。

【注意事項】對本品過敏者、孕婦、哺乳期婦女及幼兒禁

用。嚴重肝功能障礙者慎用。

（3）依諾沙星（氟啶酸，Enoxacin，Flumark）片劑：
0.1g，0.2g

【作用與用途】抗菌譜與氟嗪酸相似，用於敏感細菌所致
的各種感染。

【劑量與用法】口服，成人 0.1～0.2g／次，3 次／日。

【注意事項】參見「諾氟沙星」。

（4）環丙沙星（悉複歡，Ciprofloxacin，Cifran）片劑：
0.25g，0.5g，0.75g

【作用與用途】具有廣譜抗菌活性，殺菌效果好，特別對
耐藥菌引起的嚴重感染有效，與其他抗菌素無交叉耐藥性，腎
功能不全者不必減量。

【劑量與用法】口服，成人 25mg／次，1 日 2 次，重症者
可加倍量；靜滴，100～200mg／次，2 次／日，預先用生理鹽水
或葡萄糖液稀釋。

【注意事項】參見「諾氟沙星」。

6. 抗結核藥物

（1）異煙肼（雷米封，Isonizid，Rimfron，INH）片劑：
0.1g；針劑：0.1g/ml

【作用與用途】對結核桿菌有較強的抑制和殺滅作用，為
抗結核病首選藥物。臨床用於各型肺結核的進展期、溶解播散
期及吸收好轉期、結合性腦膜炎及肺外活動性結核等。

【劑量與用法】①口服，成人 0.1g／次，3 次／日，3 個月
後改為衝擊療法，0.3～0.4g／日，空腹頓服，2 次／週，0.6～
0.8g／次。治療急性粟粒性肺結核或結核性腦膜炎，0.2～0.3g／
次，3 次／日。兒童每日 5～10 mg／kg，頓服，連服一年。④靜
注或滴注，0.3～0.6g／次，加入 5%葡萄糖液或生理鹽水 40ml

中緩慢推注，或加入 250～500ml 液體中滴注。

【注意事項】①可有胃腸道不良反應及肝損害，肝功能不全者禁用。②精神病及癲癇病人忌用。③可有過敏性藥疹、藥熱及血液系統和內分泌失調症狀。④可發生周圍神經炎，加用維生素 B_6 能夠防治。⑤孕婦慎用。

（2）對氨水楊酸鈉（對氨柳酸鈉，Para-aminosalicyles，PAS-Na）片劑：0.5g；針劑：2.0g，4.0g

【作用與用途】對細胞外的結核桿菌有抑制作用，與其他抗結核藥聯用，可增加療效並避免發生耐藥性。臨床用於治療各種類型的活動性結核病。亦可用於甲亢病人。

【劑量與用法】①口服，成人 8～12g／日，分 3～4 次飯後服。兒童每日 0.2～0.3g／kg，分 3～4 次。②靜滴，4～12g／日，從小劑量開始，加入 500ml 液體中，2～3 個小時滴完。

【注意事項】①胃腸道反應多見，飯後或與鹼性藥同服可減輕症狀。②肝腎功能不全者慎用。③遇有過敏反應及肝腎受損，應急停藥。④忌與水楊酸類同服。

（3）利福平（Rifampicin，RFP）膠囊劑：0.15g

【作用與用途】對細胞內外的結核桿菌都有強大的抑制和殺滅作用，對革蘭陰性菌、麻風桿菌及沙眼病毒有抑制作用。臨床主要用於各型結核病。

【劑量與用法】口服，成人 0.45～0.6g／日，飯前 1 小時或飯後 2 小時頓服。兒童每日 10～30mg／kg，分 3～4 次。服藥後糞、尿等排泄物呈棕紅色。

【注意事項】①肝功能異常、明顯黃疸、或有發熱者應停藥。②可出現多種過敏反應，如藥疹、藥熱、急性腎功能衰竭、剝脫性皮炎、休克等。③肝功能嚴重不全，膽道阻塞和 3 個月以內的孕婦禁用。嬰兒、老人、一般肝病及三個月以上孕婦

慎用。

（4）乙醇丁胺（Ethambuto，EB）片劑：0.25g

【作用與用途】對結核桿菌有較強大的抑制作用，與利福平或異煙肼聯用，能增強療效、延緩產生耐藥性，治療各型活動性結核病。

【劑量與用法】口服，0.15～0.2g／日，早晨空腹頓服。治療肺結核和麻風病的療程為1／2～1年。眼部疾病採用局部給藥。

【注意事項】①對胃腸有輕度刺激作用。②肝、腎功能不良者及孕婦慎用。③不適用於對利福平無效的病例。

(二)呼吸系統用藥

1. 止咳藥

（1）可待因（Codeine）片劑：30mg

【作用與用途】直接抑制咳嗽中樞，也有鎮痛作用。用於各種原因引起頻繁而劇烈乾咳、無痰乾咳及輕度疼痛等。亦用於肺病伴大量咯血者。

【劑量與用法】口服，15～30mg／次，30～90mg／日，極量：100mg／次，250mg／日。

【注意事項】①有致便秘作用。②久用易成癮。③痰多者忌用。

（2）咳必清（Toclas）片劑：25mg

【作用與用途】對咳嗽中樞抑制作用，兼有外周鎮咳作用。適用於急性呼吸道炎症引起的頻繁咳嗽及百日咳等。常與氯化銨合用。

【劑量與用法】口服，25mg／次，3～4次／日

【注意事項】①偶有頭痛、頭暈、口乾、噁心、腹瀉等。②忌用於多痰及青光眼患者。

2. 祛痰藥

（1）氯化銨（Ammonium chloride）片劑：0.3；合劑：10%

【作用與用途】祛痰藥，兼有利尿、酸化體液和尿液的作用。用於呼吸道感染初期痰少黏稠不易咳出，也可用於水腫及鹼血症。

【劑量與用法】口服，祛痰 0.3～0.6g／次，3 次／日。利尿 0.6～2g／次，2～3 次／日。

【注意事項】① 大量服用可引起噁心、口渴、胃痛及高氯酸中毒。② 嚴重肝腎功能減退、潰瘍病、代謝性酸中毒禁用。

（2）必嗽平（Bisolvon）片劑：8mg

【作用與用途】祛痰藥，主要用於慢性支氣管炎、哮喘、支氣管擴張、矽肺等有白色粘痰不易咯出及因痰液廣泛阻塞小支氣管引起的氣急等。

【劑量與用法】口服，成人 8～16mg／次，兒童，4～8mg／次，3 次／日。肌注，4～8mg／次，2 次／日。也可氣霧吸入給藥。

【注意事項】偶有胃腸道症狀，少數病人可有血清轉氨酶一過性升高。潰瘍病人慎用。

3. 平喘藥

（1）氨茶鹼（AminopHylline）片劑：0.1g；針劑：0.25g／5ml

【作用與用途】能直接鬆弛支氣管平滑肌，間接抑制組織胺釋放，緩解支氣管黏膜充血水腫，並能增強心肌收縮力、擴張冠狀血管，還有較弱的利尿作用。臨床用於支氣管哮喘、充血性心力衰竭、心臟性水腫、心臟性哮喘等。

【劑量與用法】口服，成人 0.1～0.2g／次，3 次／日；兒童

每次 3～5mg／kg，3 次／日。靜注或滴注，成人 0.25～0.5g／次；兒童每次 2～3mg／kg，以 25%～50%葡萄糖注射液 20～40mL 稀釋後緩慢靜注（不得少於 5 分鐘），或以 5%葡萄糖注射液稀釋後靜滴。極量 0.5g／次，1g／日。

【注意事項】①口服有噁心、嘔吐等反應，宜飯後服用。②注射速度過快或用量過大可引起頭暈、心悸、心律失常、驚厥、血壓下降等嚴重反應。要控制劑量與速度。③急性心肌梗塞伴血壓過低者忌用。

（2）沙丁氨醇（舒喘寧，Salbutamol）片劑：2mg；氣霧劑：28mg／瓶

【作用與用途】選擇性 β_2 受體激動劑，有強而持久的支氣管擴張作用。用於支氣管哮喘、喘息型支氣管炎和肺氣腫患者的支氣管痙攣。

【劑量與用法】口服，用於預防發作。成人 2～4mg／次，3～4 次／日；兒童每次 0.1～0.15mg／kg，2～3 次／日。氣霧吸入，用於制止發作，0.1～0.2mg／次，必要時 4 小時噴霧 1 小時，但 24 小時內不宜超過 6～8 次。

【注意事項】①長期應用可產生耐藥性。②不宜與 β 阻滯劑合用。③心血管功能不全，高血壓及甲亢患者慎用。

（3）博利康尼（叔丁喘甯，Bricanyi，Terbutaline）片劑：2.5mg

【作用與用途】與舒喘寧相近。

【劑量與用法】口服，成人 2.5～5mg／次，3 次／日；小兒酌減。皮下注射，0.25mg／次，如 15～30 分鐘無效可重複 1 次，但 4 小時總量不能超過 0.5mg。

【注意事項】參見「舒喘寧」。

第三章 心腦病證

心腦病證是指由於情志所傷，稟賦不足，年老體衰，久病失養等，引起心腦功能失常和病理變化的一類病證。本章討論的心腦病證有心悸、胸痹心痛、失眠、癡呆、癲病及狂病。

1. **生理特點**
(1) 心主血脈，主神明。
(2) 腦為精明之府，又稱元神之府。

2. **病理特點及病證分類**
(1) 痰火擾心。
(2) 飲遏心陽。
(3) 心血瘀阻。
(4) 腦脈受損。
(5) 心陽（氣）虛。
(6) 心陰（血）虛。
(7) 腦髓空虛。

第一節 心 悸

一、定 義

心悸是指氣血陰陽虧虛，或痰飲瘀血阻滯，心失所養，心脈不暢，引起的心中急劇跳動，驚慌不安，不能自主為主要表現的一種病證。心悸因驚、勞累而發，時作時止，不發時如常人，病情較輕者為驚悸；若終日悸動，稍勞尤甚，全身情況

差，病情較重者為怔忡。

二、病因病機要點

（1）體質虛弱。

（2）飲食勞倦。

（3）七情所傷。

（4）感受外邪。

（5）藥物中毒。

三、辨證論治

1. 診斷要點

（1）自覺心慌不安，心跳劇烈，精神緊張，不能自主，心搏或加速，或緩慢，或心跳過重，或忽跳忽止，呈陣發性或持續不止。

（2）伴有胸悶不適，易激動，心煩，少寐，多汗，顫抖，乏力，頭暈等。中老年發作頻繁者，可伴有心胸疼痛，甚至喘促，肢冷汗出，或見暈厥。

（3）發作常由情志刺激、驚恐、緊張、勞倦過度、飲酒飽食等因素誘發。

（4）可見有脈象數、疾、促、結、代、沉、遲等變化。

（5）測血壓、X光胸部攝片及心電圖等檢查有助於明確診斷。

2. 辨證要點

（1）分清虛實：

心悸證候特點多為虛實相兼，虛者係臟腑氣血陰陽虧虛，實者多指痰飲、瘀血、火邪之類。

（2）辨明驚悸怔忡：

大凡驚悸發病，多與情緒因素有關，可由驟遇驚恐、憂思惱怒、悲哀過極或過度緊張而誘發，多為陣發性，病來雖速，

病情較輕，實證居多，但也存在內虛因素；病勢輕淺，可自行
緩解，不發作如常人。怔忡多由久病體虛、心臟受損所致，無
精神因素亦可發生，常持續心悸，心中惕惕，不能自控，活動
後加重，病情較重，每屬虛證，或虛中夾實，病來雖漸，不發
時亦可見臟腑虛損症狀。

（3）詳辨脈象變化：

脈率快速型心悸，可有一息六至數脈、一息七至疾脈、一
息八至極脈、一息九至脫脈及一息十至浮合脈；脈率過緩型心
悸，可見一息四至緩脈、一息三至遲脈、一息二至損脈、一息
一至敗脈及兩息一至奪精脈；脈律不整型心悸，可見促脈、結
脈、代脈，或見脈象乍疏乍數，忽強忽弱。脈數、促而沉細、
微細，伴有面浮肢腫，動則氣短，形寒肢冷，舌淡者，為虛寒
之象。脈象結、遲、代者，多屬虛寒。久病體虛而脈象弦滑搏
指者為逆，病情重篤而脈象混亂模糊者為病危之象。

（4）結合辨病辨證：

功能性心律失常所引起的心悸，常表現為心率快速型心
悸，多屬心虛膽怯，心神動搖；冠心病心悸，多為氣虛血瘀，
或由痰瘀交阻所致；風心病引起的心悸，以心脈痹阻為主；病
毒性心肌炎引起的心悸，多由邪毒外侵，內舍於心，常呈氣陰
兩虛，瘀阻絡脈證。

3. 分型論治

（1）心虛膽怯

症狀：心悸不寧，善驚易恐，坐臥不安，少寐多夢而易驚
醒，食少納呆，惡聞聲響，苔薄白，脈細略數或細弦。

治法：鎮驚定志，養心安神。

方藥：安神定志丸。

心悸氣短，煩擾即發，動則為甚，靜則悸緩，心氣不足

者,用四君子湯加味;兼見心陽不振,加附子、桂枝;自汗加麻黃根、浮小麥、山萸肉、烏梅;氣虛挾濕,加澤瀉,重用白朮、茯苓;氣虛挾瘀,加丹參、紅花;兼心血不足,加熟地、阿膠;若心氣鬱結,心悸煩悶,精神抑鬱,胸脅時痛,加柴胡、鬱金、合歡皮、綠萼梅。

（2）心脾兩虛

症狀:心悸氣短,頭暈目眩,面色無華,神疲乏力,納呆食少,腹脹便溏,少寐多夢,健忘,舌淡紅,脈細弱。

治法:補血養心,益氣安神。

方藥:歸脾湯。

若心悸氣短,神疲乏力,心煩失眠,五心煩熱,自汗盜汗,胸悶,面色無華,舌淡紅少津,苔少或無,脈細數,為氣陰兩虛,用炙甘草湯加減。氣虛甚者加黃芪;血虛甚者加當歸、熟地;陽虛甚而汗出肢冷,脈結或代者,加附片、黃芪、煨龍骨、煨牡蠣;陰虛甚者,重用麥冬、地黃、阿膠,加沙參、玉竹、石斛;自汗盜汗者,加麻黃根、山萸肉、煨龍骨、煨牡蠣、糯稻根;納呆腹瀉,加陳皮、穀芽、麥芽、神曲、山楂、雞內金、枳殼;神疲乏力、氣短,重用人參、黃芪、白朮、炙草,少佐肉桂;失眠多夢,加合歡皮、夜交藤、五味子、柏子仁、蓮心等;心煩、口乾、舌紅,心陰不足者加麥冬、玉竹、北沙參、五味子;熱病後期,心陰受灼而心悸者,仿生脈散意。

（3）陰虛火旺

症狀:心悸易驚、心煩失眠、五心煩熱、口乾、盜汗、思慮勞心則症狀加重,伴有耳鳴,腰酸,頭暈目眩,舌紅少津,苔少或無,脈象細數。

治法:滋陰清火,養心安神。

方藥：黃連阿膠湯。

臨證時一般加炒棗仁、珍珠母、生牡蠣等以加強安神定悸之功。腎陰虧虛、虛火妄動、遺精腰酸者，加龜板、熟地、知母、黃柏，或加服知柏地黃丸；陰虛而火熱不明顯者，可改用天王補心丹；若熱象較著，可改服朱砂安神丸，或加黃連、山梔、淡竹葉；若陰虛夾有瘀熱者，可加丹參、赤芍、丹皮、生地、知母等；夾有痰熱者，加用黃連溫膽湯。

（4）心陽不振

症狀：心悸不安，胸悶氣短，動則尤甚，面色㿠白，形寒肢冷，舌淡苔白，脈虛弱，或沉細無力。

治法：溫補心陽，安神定悸。

方藥：桂枝甘草龍骨牡蠣湯。

心陽不足，形寒肢冷者，加黃芪、人參、附子；大汗出者，重用人參、黃芪，加煅龍骨、煅牡蠣或加山萸肉，或用獨參湯煎服；兼有水飲內停者，加葶藶子、五加皮、車前子、澤瀉；夾有瘀血者，加丹參、赤芍、桃仁、紅花等；兼見陰傷者，加麥冬、玉竹、五味子；若心陽不振，以心動過緩為著者加炙麻黃、補骨脂、附子，重用桂枝。

（5）水飲凌心

症狀：心悸，胸悶痞滿，渴不欲飲，小便短少，下肢浮腫，形寒肢冷，伴有眩暈，噁心嘔吐，流涎，舌苔滑，脈弦滑或沉細而滑。

治法：振奮心陽，化氣利水。

方藥：苓桂朮甘湯。

若浮腫尿少，陣發性夜間咳嗽或端坐呼吸，當重用溫陽利水之品；若腎陽虛衰，不能制水，水氣凌心，症見心悸、咳喘、不能平臥、尿少浮腫，可用真武湯。

（6）心血瘀阻

症狀：心悸、胸悶不適，心痛時作，痛如針刺，唇甲青紫，舌質紫暗或有瘀斑，脈澀或結或代。

治法：活血化瘀，理氣通絡。

方藥：桃仁紅花煎。

氣滯血瘀者，加柴胡、枳殼；因虛致瘀者，去理氣之品，氣虛加黃芪、黨參、黃精；血虛加何首烏、枸杞子、熟地；陰虛加麥冬、玉竹、女貞子；陽虛加附子、肉桂、淫羊藿；絡脈痹阻，胸部窒悶，去生地，加沉香、降香、檀香；夾有痰濁，加栝蔞、薤白、半夏；胸痛甚，加乳香、沒藥、五靈脂、蒲黃、三七粉等。

（7）痰火擾心

症狀：心悸時發時止，受驚易作，胸悶煩躁，失眠多夢，口乾苦，大便秘結，小便短赤，舌紅苔黃膩，脈弦滑。

治法：清熱化痰，寧心安神。

方藥：黃連溫膽湯。

痰火互結，大便秘結者，加生大黃；痰濁化熱，加茵陳、苦參，重用黃連、竹茹；心悸重症，加遠志、菖蒲、酸棗仁、生龍骨、生牡蠣、珍珠母、石決明；火鬱傷陰，加沙參、麥冬、玉竹、天冬、生地；兼脾虛者，加黨參、白朮、穀麥芽等。

四、其他療法

1. **苦參煎劑**：苦參、益母草各 20g，炙甘草 15g，水煎服，適用於心悸而脈數或促者。

2. **珍合靈**：每片含珍珠粉 0.1g，靈芝 0.3g，每次服 2～4 片，每日 3 次。

3. 中藥急救重症心悸時應心電監護，中西藥物綜合搶救治

療，常用中藥搶救措施有：

（1）脈率快速型心悸可選用生脈注射液靜注或靜脈滴注。也可用強心靈、福壽草總甙、萬年青甙緩慢靜注。

（2）脈率緩慢型心悸可選用參附注射液或人參注射液緩慢靜注或靜脈滴注。

4. **耳針**：心、神門、胸、肺、皮質下、腎，每次選 2、3 穴，常規消毒，毫針進針 1 分許，施捻轉手法 1 分鐘，留針 20 分鐘，每日或隔日治療一次。

5. **皮膚針**：取後頸、骶部、氣管兩側、頜下部及內關、三陰交、膻中、人迎，中度刺激至局部出現紅暈略有出血點為度。發作時可每日治療 2 次。

6.**穴位注射**：心俞、內關，用地西泮注射液 2mg 加入 5%葡萄糖 4ml，分注 2 穴，每日 1 次。

7. **體針療法**：取內關、神門、心俞等穴，用平補平瀉法。

8. **單方驗方**：

（1）朱砂 1g，琥珀 3g，分兩次服，勿煎煮。

（2）生棗仁 10g，熟棗仁 10g，水煎服每日一劑。

第二節　胸痺心痛

一、定義

是指由於正氣虧虛、痰濁、淤血、氣滯、寒凝而引起心脈痺阻不暢，臨床以膻中或左胸部發作性憋悶、疼痛為主要表現的一種病證。

二、病因病機要點

（1）年老體虛。

（2）飲食不當。

（3）情志失調。

（4）寒邪內侵。

三、辨證論治

1. 診斷要點

（1）左側胸膺或膻中處突發憋悶而痛，疼痛性質為隱痛、脹痛、刺痛、絞痛。疼痛常可竄及肩背、前臂、咽喉、胃脘部等，甚者可沿手少陰、手厥陰經循行部位竄至中指或小指，並兼心悸。

（2）突然發病，時作時止，反覆發作，持續時間短暫，一般幾秒鐘至數十分鐘，經休息或服藥後可迅速緩解。

（3）多見於中年以上，常因情志波動，氣候變化，多飲暴食，勞累過度等而誘發。亦有無明顯誘因或在安靜時發病者。

（4）心電圖應列為必備的常規檢查，必要時可作動態心電圖、標測心電圖和心功能測定、運動心電圖。休息時心電圖心肌缺血，心電圖運動試驗陽性，有助於診斷。

若疼痛劇烈，持續時間長達 30 分鐘以上，含速效止痛藥後難以緩解，並見汗出肢冷，面色蒼白，唇甲青紫，手足青冷至肘膝關節處，甚至夕發旦死，多為真心痛表現，應配合心電圖動態觀察及白細胞計數、血沉、血清酶學檢查，以進一步明確診斷。

2. 辨證要點

（1）辨疼痛發生部位：

局限於胸膺部位，多為氣滯或血瘀；放射至肩背部、咽喉、脘腹，甚至臂臑、手指者，為虛損已顯，邪阻已著；胸痛徹背、背痛徹心者，多為寒凝心肺或陽氣暴脫。

（2）辨疼痛性質：

悶重而痛輕，兼見胸脅脹滿、善太息、憋氣、苔薄白，脈

弦者，多屬氣滯；天陰加重，多唾涎，苔膩、脈弦滑或弦數者，屬痰濁；心胸隱痛而悶，勞累而發，伴心慌氣短乏力，舌淡胖嫩，邊有齒痕，脈沉細或結代者，多屬心氣不足之證；灼熱疼痛，兼煩躁氣粗，舌紅苔黃，脈數有力，為熱邪犯心；疼痛如絞，遇寒則發，或得冷加劇，伴有畏寒、肢冷、舌淡苔白，脈細，為寒凝心脈所致；刺痛固定不移，痛有定處，夜間多發，舌紫暗或有瘀斑，瘀筋，脈澀或結代，由心脈瘀澀所致；隱痛時作時止，纏綿不休，動則多發，口乾，舌淡紅而少苔，脈沉細而數，常為氣陰兩虛。

（3）辨疼痛程度：

疼痛持續時間短暫，瞬間即逝者多輕，持續不止者多重，若持續數小時甚至數日不休者常為重症或危候。

3. 分型論治

（1）寒凝心脈

症狀：卒然心痛如絞，形寒，甚則手足不溫，冷汗自出，心悸氣短，或心痛徹背，背痛徹心，多因氣候驟冷或驟遇風寒而發病或加重症狀，苔薄白，脈沉緊或促。

治法：袪寒活血，宣痹通陽。

方藥：當歸四逆湯。

若胸痛劇烈，心痛徹背，背痛徹心，痛無休止，伴身寒肢冷，氣短喘息，脈沉緊或沉微者，予烏頭赤石脂丸；若痛劇而四肢不溫，冷汗自出，即含化蘇合香丸或冠心蘇合丸。

（2）氣滯心胸

症狀：心胸滿悶，隱痛陣發，痛無定處，時欲太息，遇情志不遂時，容易誘發或加重，或兼有脘脹，得噯氣或矢氣則舒，苔薄或薄膩，脈細弦。

治法：疏調氣機，和血舒脈。

方藥：柴胡疏肝散。

若兼有脘脹、噯氣、納少等脾胃氣滯，可用逍遙散；苔膩者，合丹參飲；若氣鬱日久化熱，心煩易怒，口乾，便秘，舌紅苔黃，脈數者，用丹梔逍遙散；便秘嚴重者加當歸蘆薈丸；如胸悶心痛明顯，可合用失笑散；氣滯心胸之胸痹心痛，可選用木香、沉香、降香、檀香、延胡索、砂仁、厚朴、枳殼、枳實等，但不可太久，以免耗散正氣。

（3）痰濁閉阻

症狀：胸悶重而心痛輕微，肥胖體沉，痰多氣短，遇陰雨天易發作或加重，伴有倦怠乏力，納呆便溏，口粘，噁心，咯吐痰涎，苔白膩或白滑，脈滑。

治法：通陽泄濁，豁痰開結。

方藥：栝蔞薤白半夏湯加味。

若患者痰黏稠色黃，大便乾，苔黃膩，用黃連溫膽湯加鬱金；如痰熱兼有鬱火或陰虛火旺者，可用黃連溫膽湯加海浮石，海蛤殼；若兼陽亢風動，風痰阻絡，方從滌痰湯；若痰濁黏膩，阻於心胸，易於阻遏陽氣，滯澀血運，痰瘀交阻，用桃紅四物湯；若痰濁閉塞心脈，卒然劇痛，用蘇合香丸；因於痰熱、痰火、風痰者用行軍散。

（4）瘀血痹阻

症狀：心胸疼痛劇烈，如刺如絞，痛有定處，甚則心痛徹背，背痛徹心，或痛引肩背，伴有胸悶，日久不癒，可因暴怒而加重，舌質暗紅，或紫暗，有瘀斑，舌下瘀斑，苔薄，脈弦澀或結、代、促。

治法：活血化瘀，通脈止痛。

方藥：血府逐瘀湯。

若瘀血痹阻重症，胸痛劇烈，可加乳香、沒藥、鬱金、延

胡索、降香、丹參等；若血瘀氣滯併重，胸痛甚者，可加沉香、檀香、蓽茇等，並吞服三七粉；若寒凝血瘀或陽虛血瘀者，伴畏寒肢冷，脈沉細或沉遲，可加細辛、桂枝或肉桂、高良薑或人參、附子等；若伴氣短乏力，自汗，脈細緩或結代，用人參養營湯合桃紅四物湯加減，重用人參、黃芪。

（5）心氣不足

症狀：心胸陣陣隱痛，胸悶氣短，動則益甚，心中動悸，倦怠乏力，神疲懶言，面色㿠白或易出汗，舌質淡紅，舌體胖且邊有齒痕，苔薄白，脈虛細緩或結代。

治法：補養心氣，鼓動心脈。

方藥：保元湯合甘麥大棗湯。

若兼見神疲、乏力、納呆、失眠、多夢，可用養心湯；若兼見心悸氣短，頭昏乏力，胸悶隱痛，口乾咽乾，心煩失眠，舌紅或有齒痕者，用生脈散合歸脾湯加減。

（6）心陰虧損

症狀：心胸疼痛時作，或灼痛，或悶痛，心悸怔忡，五心煩熱，口乾盜汗，顏面潮熱，舌紅少津，苔薄或剝，脈細數或結代。

治法：滋陰清熱，活血養心。

方藥：天王補心丹。

若陰不斂陽，虛火內擾心神，心煩不寐，舌尖紅少津者，可用酸棗仁湯；如不效者，再予黃連阿膠湯；若陰虛導致陰陽氣血失和，心悸怔忡症狀明顯，脈結代者，用炙甘草湯；若心腎陰虛，兼見頭暈、耳鳴、口乾、煩熱，心悸不寧，腰膝酸軟，用左歸飲補益腎陰，或河車大造丸；若陰虛陽亢，風陽上擾，加珍珠母、靈磁石、石決明，或用羚角鉤藤湯加減；若陰虛兼有火熱實邪、痰火、痰熱者，配合清熱瀉火、清熱化痰及

瀉火逐痰等藥；兼有氣滯者，選用綠萼梅、玫瑰花、合歡花、金鈴子、延胡索、栝蔞等。

（7）心陽不振

症狀：心悸而痛，胸悶氣短，自汗，動則更甚，神倦怯寒，面色㿠白，四肢欠溫或腫脹，舌質淡胖，苔白或膩，脈沉細遲。

治法：補益陽氣，溫振心陽。

方藥：參附湯合桂枝甘草湯。

若心腎陽虛，可合用腎氣丸；心陽虛兼見水飲上凌心肺，水腫、喘促、心悸，用真武湯；若心腎陽虛，虛陽欲脫，厥逆者，用四逆加人參湯；若見大汗淋漓，脈微欲絕等亡陽證，應用參附龍牡湯；若陽虛寒凝心脈，心痛較劇者，可酌加鹿角片、川椒、吳茱萸、蓽茇、良薑、細辛、川烏、赤石脂；若陽虛寒凝而兼氣滯血瘀者，可選用薤白、沉香、降香、檀香、雞血藤、澤蘭、川芎、桃仁、紅花、延胡索、沒藥等。

四、其他療法

1. 速效救心丸

每日 3 次，每次 4～6 粒含服，急性發作時每次 10～15粒。功效：活血理氣，增加冠脈流量，緩解心絞痛，治療冠心病、胸悶憋氣、心前區疼痛。

2. 蘇合香丸

每服 1～4 丸，疼痛時用。功效：芳香溫通，理氣止痛，治療胸痹心痛，寒凝氣滯證。

3. 蘇冰滴丸

含服，每次 2～4 粒，每日 3 次。功效：芳香開竅，理氣止痛，治療胸痹心痛，屬寒凝氣滯證者。

4. 冠心蘇合丸

每服 1 丸（3g）。功效：芳香開竅，理氣止痛，用於胸痺心痛，氣滯寒凝者，亦可用於真心痛。

5. 補心氣口服液

每次 10ml，每日 2 次。功效：益氣和血止痛，用於胸痺心痛氣虛明顯者。

6. 在急性發作期可選用或合用　以下措施：

（1）寒證心痛氣霧劑：溫經散寒，理氣止痛，用於心痛苔白者，每次舌下噴霧 1～2 次。

（2）熱證心痛氣霧劑：涼血清熱，活血止痛，用於心痛苔黃者，每次舌下噴霧 1～2 次。

（3）麝香保心丸：芳香溫通，益氣強心，每次含服或吞服 1～2 粒。

（4）活心丸：養心活血，每次含服或吞服 1～2 丸。

（5）心絞痛寧膏：活血化瘀，芳香開竅，敷貼心前區。

（6）配合選用川芎嗪注射液，丹參注射液，生脈注射液靜脈滴注。

（7）耳針：以心、小腸、交感、皮質下為主，輔以緣中、肺、肝、胸、降壓溝、枕，強刺激。每次選 3～5 穴，留針 1 小時，隔日 1 次。

（8）體針：主穴選曲澤、少海、膻中、心俞，備穴為三焦俞、足三里，實證用瀉法，虛證用補法，留針 15～20min。

第三節　眩　暈

一、定義

由於風、火、痰、虛、瘀引起清竅失養，臨床上以頭暈、

眼花為主的一類病證稱為眩暈。眩即眼花，暈是頭暈，兩者常同時並見，故統稱為「眩暈」。其輕者閉目即止，重者如坐車船，旋轉不定，不能站立，或伴有噁心、嘔吐、汗出、面色蒼白等症狀。嚴重者可突然仆倒。

二、病因病機要點

（1）肝陽上亢。

（2）氣血虧虛。

（3）腎精不足。

（4）痰濕中阻。

三、辨證論治

1. 診斷要點

（1）頭暈目眩，視物旋轉，輕者閉目即止，重者如坐車船，甚則仆倒。

（2）可伴有噁心嘔吐，眼球震顫，耳鳴耳聾，汗出，面色蒼白等。

（3）慢性起病，逐漸加重，或反覆發作。

（4）查血紅蛋白、紅細胞計數、測血壓，作心電圖，電測聽，腦幹誘發電位，眼震電圖，頸椎 X 光攝片，經顱多普勒等項檢查，有助於明確診斷。有條件者可做 CT、MRI 檢查。

（5）應注意排除顱內腫瘤、血液病等。

2. 辨證要點

（1）辨臟腑：眩暈雖病在清竅，但與肝、脾、腎三臟功能失常關係密切。肝陰不足，肝鬱化火，均可導致肝陽上亢，其眩暈兼見頭脹痛，面潮紅等症狀。脾虛氣血生化乏源，眩暈兼有納呆，乏力，面色㿠白等；脾失健運，痰濕中阻，眩暈兼見納呆，嘔噁，頭重，耳鳴等。腎精不足之眩暈，多兼腰酸體軟，耳鳴如蟬等。

（2）辨虛實：眩暈以虛居多，挾痰挾火亦兼有之；一般新病多實，久病多虛；體壯多實，體弱者多虛；嘔噁、面赤、頭脹痛者多實，體倦乏力、耳鳴如蟬者多虛；發作期多實，緩解期多虛；面白而肥為氣虛多痰，面黑而瘦為血虛有火。病人常虛中夾實，虛實夾雜。

（3）辨標本：眩暈以肝腎陰虛、氣血不足為本，風、火、痰、瘀為標。其中陰虛多見舌紅少苔，脈弦細數；氣血不足則見舌淡嫩，脈細弱。標實又有風性主動，火性上炎，痰性黏滯，瘀性留著之不同，臨床需加辨識。

3. 分型論治

（1）風陽上擾

症狀：眩暈耳鳴，頭痛且脹，遇勞，惱怒加重，肢體震顫，失眠多夢，腰膝酸軟，或顏面潮紅，舌紅苔黃，脈弦細數。

治法：平肝潛陽，滋養肝腎。

方藥：天麻鉤藤飲。

若見陰虛較甚，舌紅少苔，脈弦細數較為明顯者，可選加生地、麥冬、玄參、首烏、生白芍等滋補肝腎之陰；若肝火亢盛，眩暈、頭痛較甚，耳鳴、耳聾暴作，目赤，口苦，舌紅苔黃燥，脈弦數，可選用龍膽草、丹皮、菊花、夏枯草等清肝瀉火；便秘者可選加大黃、芒硝或當歸龍薈丸以通腑泄熱；眩暈劇烈，嘔噁，手足麻木或震顫者，有陽動化風之勢，加珍珠母、生龍骨、生牡蠣、羚羊角等鎮肝熄風。

（2）肝火上炎

症狀：頭暈且痛，目赤口苦，胸脇脹痛，煩燥易怒，寐少多夢，舌紅苔黃膩，脈弦數。

治法：清肝瀉火，清利濕熱。

方藥：龍膽瀉肝湯。

若肝火擾動心神，失眠、煩躁者，加磁石、龍齒、珍珠母、琥珀，清肝熱且安神；肝火化風，肝風內動，肢體麻木、顫震，欲發中風者，加全蠍、蜈蚣、地龍、僵蠶，平肝熄風，清熱止痙。

（3）痰濁上蒙

症狀：頭重如蒙，視物旋轉，胸悶作惡，嘔吐痰涎，苔白膩，脈弦滑。

治法：燥濕祛痰，健脾和胃。

方藥：半夏白朮天麻湯。

若嘔吐頻繁，加代赭石、竹茹和胃降逆止嘔；脘悶、納呆、腹脹者，加白蔻仁、砂仁等理氣化濕健脾；肢體沉重，苔膩者，加藿香、佩蘭、石菖蒲等醒脾化濕；耳鳴、重聽者，加蔥白、鬱金、石菖蒲等通陽開竅；痰濁鬱而化熱，痰火上犯清竅，眩暈，苔黃膩，脈弦滑，用黃連溫膽湯清化痰熱；若素體陽虛，痰從寒化，痰飲內停，上犯清竅者，用苓桂朮甘湯合澤瀉湯溫化痰飲。

（4）氣血虧虛

症狀：頭暈目眩，動則加劇，遇勞則發，面色㿠白，神疲乏力，心悸少寐，舌淡苔薄白，脈細弱。

治法：補養氣血，健運脾胃。

方藥：歸脾湯。

若氣虛衛陽不固，自汗時出，重用黃芪，加防風、浮小麥益氣固表斂汗；氣虛濕盛，泄瀉或便溏者，加薏苡仁、澤瀉、炒扁豆，當歸炒用；兼見畏寒肢冷，腹中隱痛等陽虛症狀，加桂枝、乾薑；心悸怔忡、不寐者，加柏子仁、朱砂等；血虛較甚，面色㿠白無華，加熟地、阿膠、紫河車粉（沖服）等；若

中氣不足，清陽不升，眩暈兼見氣短乏力，納差神疲，便溏下墜，脈象無力者，可用補中益氣湯補中益氣，升清降濁。

（5）肝腎陰虛

症狀：眩暈久發不已，視力減退，兩目乾澀，少寐健忘，心煩口乾，耳鳴，神疲乏力，腰酸膝軟，舌紅苔薄，脈弦細。

治法：滋養肝腎，養陰填精。

方藥：左歸丸。

若陰虛生內熱，表現五心煩熱，舌紅，脈弦細數者，可加製鱉甲、知母、黃柏、丹皮等滋陰清熱；心腎不交，失眠、多夢、健忘者，加阿膠、雞子黃、酸棗仁、柏子仁等交通心腎，養心安神；若子盜母氣，肺腎陰虛，加沙參、麥冬、玉竹等滋養肺腎；若水不涵木，肝陽上亢者，可加清肝、平肝、鎮肝之品。

（6）瘀血阻竅

症狀：眩暈頭痛，兼見健忘，失眠，心悸，精神不振，耳鳴耳聾，面唇紫暗，舌有瘀點或瘀斑，脈弦澀或細澀。

治法：祛瘀生新，通竅活絡。

方藥：通竅活血湯。

若見神疲乏力，少氣自汗等氣虛證者，加用黃芪30～60g，以補氣固表，益氣行血；若兼有畏寒肢冷，感寒加重者，加附子、桂枝溫經活血；若天氣變化加重，或當風而發，可重用川芎，加防風、白芷、荊芥穗、天麻等理氣祛風之品。

四、其他療法

1. 簡驗方

①車前草、薟草、小薊各 30 克，水煎服，日服 1 劑，適用於肝陽上亢之眩暈。②澤瀉 30 克，炒白朮 15 克，懷牛膝 10 克，水煎服，日服 1 劑，適用於痰濁眩暈。③桑椹子、黑大豆各 15 克，煎服，適用於肝腎陰血虧虛之眩暈。

2. 針　灸

內耳性眩暈，可灸百會。肝陽眩暈，伴見面赤舌紅，脈弦數，血壓升高者，可針刺內關、曲池、足三里、湧泉穴等。

第四節　中風病

一、定義

中風病是由於氣血逆亂，產生風、火、痰、瘀，導致腦脈痹阻或血溢腦脈之外。臨床以突然昏仆、半身不遂、口舌歪斜、言語蹇澀或不語、偏身麻木為主症。

二、病因病機要點

（1）積損正衰。

（2）勞倦內傷。

（3）脾失健運，痰濁內生。

（4）五志所傷，情志過極。

三、辨證論治

（一）診斷要點

（1）以神志恍惚、迷蒙，甚至昏迷或昏憒，半身不遂，口舌歪斜，舌強言蹇或不語，偏身麻木為主症。

（2）多急性起病。

（3）病發多有誘因，病前常有頭暈、頭痛、肢體麻木、力弱等先兆症。

（4）好發年齡以 40 歲以上為多見。

（5）腦脊液檢查、眼底檢查、顱腦 CT、MRI 等檢查，有助於診斷。

臨床按腦髓神機受損的程度與有無神識昏蒙分為中經絡與中臟腑兩大類型。中絡系偏身或一側手足麻木，或兼有一側肢

體力弱，或兼有口舌歪斜者；中經則以半身不遂、口舌歪斜、舌強言蹇或不語、偏身麻木為主症，中絡、中經合稱中經絡，是無神識昏蒙者。中腑是以半身不遂、口舌歪斜、舌強言蹇或不語、偏身麻木、神識恍惚或迷蒙為主症者，中臟則必有神昏或昏憒，並見半身不遂、口舌歪斜、舌強言蹇或不語等症，中腑、中臟合稱中臟腑。在疾病的演變過程中，中經絡和中臟腑是可以互相轉化的。

中風病的急性期是指發病後兩週以內，中臟腑類病期可至1個月；恢復期是發病兩週或1個月至半年；後遺症期係發病半年以上者。

(二) 辨證要點

(1) 細訪病史，多有睽兆

中老年人，平素體質虛衰，而常表現有發作性眩暈、頭痛，與一過性肢麻、口舌歪斜、言語蹇澀。若半身不遂、口舌歪斜、言語蹇澀為首發症狀者一般診斷不難。但若起病即見神志障礙者，則需深入瞭解病史和體驗。

(2) 明辨病性與病情輕重

中風病性為本虛標實，急性期多以標實證候為主。若素有頭痛、眩暈等症，突然出現半身不遂，甚或神昏、抽搐、肢體強痙拘急，屬內風動越；若病後咯痰較多或神昏，喉中痰鳴，舌苔白膩，屬痰濁壅盛為患；若面紅目赤，口乾口苦，甚或項背身熱，躁擾不寧，大便秘結，小便黃赤，則以邪熱為主；若肢體鬆懈癱軟而舌質紫暗，說明陽氣不足，瘀血較甚。恢復期及後遺症期，多表現為氣陰不足，陽氣虛衰。如肢體癱瘓，手足腫脹，口角流涎，氣短自汗，多屬氣虛；若兼有畏寒肢冷，為陽氣虛衰的表現；若兼有心煩少寐，口乾咽乾，手足心熱，舌紅少苔，多屬陰虛內熱。

（3）辨病勢順逆

臨床注意辨察病人之「神」，尤其是神志和瞳神的變化。若起病即現昏憒無知，多為實邪閉竅，此為中臟，病位深，病情重。邪擾清竅或痰濁瘀血蒙塞清竅，神志時清時昧者，此為中腑，是正邪交爭的表現。如病人漸至神昏，瞳神變化，甚至嘔吐、頭痛、項強者，說明正氣漸衰，邪氣日盛，病情加重。先中臟腑，如神志逐漸轉清，半身不遂未加重或有恢復者，病由中臟腑向中經絡轉化，病勢為順，預後多好。若目不能眴，或瞳神大小不等，或突見呃逆頻頻，或突然昏憒、四肢抽搐不已，或背腹驟然灼熱而肢發涼及至手足厥逆，或見戴陽及嘔血症，均屬病勢逆轉，難以挽救。

（4）辨閉證、脫證

如何防治清竅閉塞是中風病急性期治療的關鍵，首先須區別閉證、脫證。閉者，邪氣內閉清竅，症見神昏、牙關緊閉、口噤不開、肢體強痙，屬實證，根據有無熱象，又有陽閉、陰閉之分。陽閉為痰熱閉鬱清竅，症見面赤身熱，氣粗口臭，躁擾不寧，舌苔黃膩，脈象弦滑而數；陰閉為濕痰內閉清竅，症見面白唇暗，靜臥不煩，四肢不溫，痰涎壅盛，舌苔白膩，脈象沉滑或緩。陽閉和陰閉可相互轉化，當依據舌象、脈象結合症狀的變化來判斷。脫證是五臟真陽散脫於外，症見昏憒無知，目合口開，四肢鬆懈癱軟，手撒肢冷汗多，二便自遺，鼻息低微，乃為中風危候。另外，臨床上尚有內閉清竅未開而外脫虛象已露，即所謂「內閉外脫」者，此時往往是疾病安危演變的關鍵時機，應引起高度重視。

（三）分型論治

1. 風痰瘀血，痹阻脈絡

症狀：半身不遂，口舌歪斜，舌強言蹇或不語，偏身麻

木，頭暈目眩。舌質暗淡，舌苔薄白或白膩，脈弦滑。

治法：活血化瘀，化痰通絡。

方藥：化痰通絡湯。

臨證時應參考症、舌、脈以分辨內風、痰濁、瘀血的輕重程度，而決定平肝熄風，化痰通絡，活血化瘀等藥物的使用。瘀血重，舌質紫暗或有瘀斑，加桃仁、紅花、赤芍以活血化瘀；舌苔黃膩，煩躁不安等有熱象者，加黃芩、山梔以清熱瀉火；頭暈、頭痛加菊花、夏枯草以平肝熄風。風痰互結，瘀血阻滯，日久易從陽化熱，故臨證用藥不宜過於溫燥，以免助熱生火。

2. 肝陽暴亢，風火上擾

症狀：半身不遂，偏身麻木，舌強言蹇或不語，或口舌歪斜，眩暈頭痛，面紅目赤，口苦咽乾，心煩易怒，尿赤便乾。舌質紅或紅絳，舌苔薄黃，脈弦有力。

治法：平肝瀉火通絡。

方藥：天麻鉤藤飲。

伴頭暈頭痛加菊花、桑葉；心煩易怒加丹皮、白芍；便乾便秘加生大黃。若症見神識恍惚，迷蒙者，為風火上擾清竅，由中經絡向中臟腑轉化，可配合灌服牛黃清心丸或安宮牛黃丸以開竅醒神。若風火之邪挾血上逆，可加用涼血降逆之品以引血下行。

3. 痰熱腑實，風痰上擾

症狀：半身不遂，口舌歪斜，言語蹇澀或不語，偏身麻木，腹脹便乾便秘，頭暈目眩，咯痰或痰多，舌質暗紅或暗淡，苔黃或黃膩，脈弦滑或偏癱側脈弦滑而大。

治法：化痰通腑。

方藥：星蔞承氣湯。

舌苔黃膩、脈弦滑、便秘是本證的三大特徵。熱象明顯者，加山梔、黃芩；年老體弱而津虧者，加生地、麥冬、玄參；若大便多日未解，痰熱積滯較甚而出現躁擾不寧，時清時寐，譫妄者，此為濁氣不降，攜氣血上逆，犯於腦竅而為中腑證。正確掌握和運用通下法是治療本證的關鍵。針對本證腑氣不通，而採用化痰通腑法，一可通暢腑氣，袪瘀達絡，敷布氣血，使半身不遂等症進一步好轉；二可清除阻滯於胃腸的痰熱積滯，使濁邪不得上擾神明，氣血逆亂得以糾正，達到防閉防脫之目的；三可急下存陰，以防陰劫於內，陽脫於外。

4. 氣虛血瘀

症狀： 半身不遂，口舌歪斜，言語蹇澀或不語，偏身麻木，面色㿠白，氣短乏力，口角流涎，自汗出，心悸，便溏，手足腫脹，舌質暗淡，舌苔薄白或白膩，脈沉細、細緩或細弦。

治法： 益氣活血，扶正袪邪。

方藥： 補陽還五湯。

氣虛明顯者，加黨參、太子參以益氣通絡；言語不利，加遠志、石菖蒲、鬱金以袪痰利竅；心悸、喘息，加桂枝、炙甘草以溫經通陽；肢體麻木加木瓜、伸筋草、防已以舒筋活絡；上肢偏廢者，加桂枝以通絡；下肢癱軟無力者，加川斷、桑寄生、杜仲、牛膝以強壯筋骨；小便失禁加桑螵蛸、益智仁以溫腎固澀；血瘀重者，加莪朮、水蛭、鬼箭羽、雞血藤等破血通絡之品。若急性期氣虛伴血瘀，有主張不宜過早重用黃芪者，以免助熱生火，加重病情。

5. 陰虛風動

症狀： 半身不遂，口舌歪斜，舌強言蹇或不語，偏身麻木，煩躁失眠，眩暈耳鳴，手足心熱。舌質紅絳或暗紅，少苔

或無苔，脈細弦或細弦數。

治法：滋養肝腎，潛陽熄風。

方藥：鎮肝熄風湯。

挾有痰熱者，加天竺黃、竹瀝、川貝母以清化痰熱；心煩失眠者，加黃芩、山栀以清心除煩，加夜交藤、珍珠母以鎮心安神；頭痛重者，加生石決明、夏枯草以清肝熄風。

6. 痰熱內閉清竅

症狀：起病驟急，神昏或昏憒，半身不遂，鼻鼾痰鳴，肢體強痙拘急，項背身熱，躁擾不寧，甚則手足厥冷，頻繁抽搐，偶見嘔血，舌質紅絳，舌苔黃膩或乾膩，脈弦滑數。

治法：清熱化痰，醒神開竅。

方藥：羚羊角湯配合灌服或鼻飼安宮牛黃丸。

陽閉證可參考此證類治療。痰多者，加竹瀝、膽南星；熱甚者，加黃芩、山栀；神昏重加鬱金。

7. 痰濕蒙塞心神

症狀：素體陽虛，濕痰內蘊。發病神昏，半身不遂，肢體鬆懈，癱軟不溫，甚則四肢逆冷，面白唇暗，痰涎壅盛，舌質暗淡，舌苔白膩，脈沉滑或沉緩。

治法：溫陽化痰，醒神開竅。

方藥：滌痰湯配合灌服或鼻飼蘇合香丸。

陰閉證可參考此證治療。寒象明顯，加桂枝溫陽化飲；兼有風象者，加天麻、鉤藤平肝熄風。

8. 元氣敗脫，神明散亂

症狀：突然神昏或昏憒，肢體癱軟，手撒肢冷汗多，重則周身濕冷，二便失禁，舌痿，舌質紫暗，苔白膩，脈沉緩、沉微。

治法：益氣回陽固脫。

方藥：參附湯。

此為脫證。方中人參大補元氣，附子溫腎壯陽，二藥合用以奏益氣回陽固脫之功。汗出不止加山萸肉、黃芪、龍骨、牡蠣以斂汗固脫；兼有瘀象者，加丹參。

四、其他療法

1. 針　灸

口歪可選地倉、頰車、迎香、合谷等穴；失語可選啞門、廉泉、通里、合谷；上肢癱可選肩髃、曲池、外關、手三里、合谷；下肢癱可選腎俞、環跳、風市、陽陵泉、絕骨、髀關、伏兔、解谿等。上下肢每次可各取 2～4 穴，每日 1 次。如偏癱係強直性，應配四肢內側穴位。一般上肢可配尺澤、內關、大陵；下肢可配委中、承山、太谿。若偏癱較久而無明顯陰傷徵象者，可配合灸法。

2. 針　劑

屬痰熱內閉者，無論中經絡或中臟腑諸證，均可用清開靈注射液 40ml 加入 5%葡萄糖注射液 250～500ml 靜滴，每日 2 次，缺血性中風病可辨證選用脈絡寧注射液或芪參注射液、刺五加注射液等治療。如見脫證可選用生脈注射液或參附注射液。

第五節　失　眠

一、定義

失眠是由於心神失養或不安而引起經常不能獲得正常睡眠為特徵的一類病證。主要表現為睡眠時間、深度的不足及不能消除疲勞、恢復體力與精力，輕者入睡困難，或寐而不酣，時寐時醒，或醒後不能再寐，重則徹夜不寐。

二、病因病機要點

（1）情志所傷。

（2）飲食不節。

（3）病後、年邁。

（4）稟賦不足、心虛膽怯。

三、辨證論治

1. 診斷要點

（1）輕者入寐困難或睡而易醒、醒後不寐，連續 3 週以上，重者徹夜難眠。

（2）常伴有頭痛頭昏，心悸健忘，神疲乏力，心神不寧，多夢等。

（3）經各系統及實驗室檢查，未發現有妨礙睡眠的其他器質性病變。

2. 辨證要點

（1）辨臟腑：

急躁易怒而失眠，多為肝火內擾；脘悶苔膩而失眠，多為胃腑宿食，痰濁內盛；以心煩心悸、頭昏健忘而失眠，多為陰虛火旺，心腎不交；面色少華，肢倦神疲而失眠，多為脾虛不運，心神失養等。

（2）辨虛實：

失眠虛證，多屬陰血不足，心失所養，臨床特點為體質瘦弱，面色無華，神疲懶言，心悸健忘，多因脾失運化，肝失藏血，腎失藏精所致；實證為火盛擾心，臨床特點為心煩易怒，口苦咽乾，便秘溲赤，多因心火亢盛或肝鬱化火所致。

3. 分型論治

（1）心火熾盛

症狀：心煩不寐，躁擾不寧，口乾舌燥，小便短赤，口舌

生瘡，舌尖紅，苔薄白，脈數有力或細數。

治法：清心瀉火，安神寧心。

方藥：朱砂安神丸。

若胸中懊憹，胸悶泛惡，加豆豉、竹茹；若便秘溲赤，加大黃、淡竹葉、琥珀。

（2）肝鬱化火

症狀：急躁易怒，不寐多夢，甚至徹夜不眠，伴有頭暈頭脹，目赤耳鳴，口乾而苦，不思飲食，便秘溲赤，舌紅苔黃，脈弦而數。

治法：清肝瀉火，鎮心安神。

方藥：龍膽瀉肝湯。

若胸悶脅脹，善太息者，加香附、鬱金以疏肝解鬱；若頭暈目眩，頭痛欲裂，不寐欲狂，大便乾者，可用當歸龍薈丸。

（3）痰熱內擾

症狀：胸悶心煩不寐，泛惡，噯氣，伴有頭重目眩，口苦，舌紅苔黃膩，脈滑數。

治法：清化痰熱，和中安神。

方藥：溫膽湯。

若心悸動甚，驚惕不安，加珍珠母、朱砂以鎮驚定志；若經久不寐，或徹夜不寐，大便秘結者，用礞石滾痰丸降火瀉熱，逐痰安神；若不寐伴胸悶噯氣，脘腹脹滿，大便不爽，苔膩，脈滑，用半夏秫米湯；若宿食積滯較甚，見有噯氣吞酸，脘腹脹痛，可加保和丸。

（4）陰虛火旺

症狀：心悸不安，心煩不寐，腰酸足軟，伴頭暈，耳鳴，健忘，遺精，口乾津少，五心煩熱，舌紅少苔，脈細而數。

治法：滋陰降火，清心安神。

方藥：六味地黃丸合黃連阿膠湯。

若心煩心悸，夢遺失精，可加肉桂引火歸元，與黃連共用交通心腎，心神可安。此外，朱砂安神丸、天王補心丹也可酌情選用。

（5）心脾兩虛

症狀：多夢易醒，心悸健忘，神疲食少，頭暈目眩，伴有四肢倦怠，面色少華，舌淡苔薄，脈細無力。可見於外傷或產後失血過多者。

治法：補益心脾，養心安神。

方藥：歸脾湯。

若血虛較甚者，加熟地、芍藥、阿膠；失眠較重者，加五味子、夜交藤、合歡花、柏子仁；脘悶、納呆、苔膩，加半夏、陳皮、茯苓、厚朴；若產後虛煩不寐，形體消瘦，面色㿠白，易疲勞，舌淡脈細弱，或老人夜寐早醒而無虛煩之證，亦可用歸脾湯。

（6）心膽氣虛

症狀：心煩不寐，多夢易醒，膽怯心悸，觸事易驚，伴有氣短自汗，倦怠乏力，舌淡，脈弦細。

治法：益氣鎮驚，安神定志。

方藥：安神定志丸。

若心悸甚，驚惕不安者，加生龍骨，生牡蠣、朱砂。病後血虛肝熱不寐者，宜用琥珀多寐丸；心腎不交，虛陽上擾不寐者，可用交泰丸主治。

四、其他療法

1. 針灸療法

（1）耳針療法：

皮質下、交感、心、脾、神門，每次取 2～3 穴，輕刺激，

留針 30min，每日 1 次。

（2）針灸療法：

主穴為神門、內關、三陰交、足三里、心俞等，2～3 穴／次。

2. 單方驗方

（1）炙甘草 15～30g，大棗 10g，淮小麥 30g，炒棗仁 12g，1 劑／日，水煎服。

（2）交泰丸：黃連、肉桂各等量，共研細末和丸或裝入膠囊，1.5g／次，2 次／日，口服。

（3）炒酸棗仁 10g，麥冬 6g，遠志 3g，水煎後臨睡前頓用，1 劑／日。

（4）菊花 500g，白芷 50g，夜交藤 50g，裝入枕芯，做成臥用。

第六節　癡　呆

一、定義

多由髓減腦消，神機失用而致，是以呆傻愚笨為主要臨床表現的一種神志疾病。

二、病因病機要點

（1）腦髓空虛。

（2）氣血不足。

（3）腎精虧損。

（4）痰瘀痹阻。

三、辨證論治

1. 診斷要點

（1）以記憶近事及遠事的能力減弱，判定認知人物、物

品、時間、地點能力減弱，計算力與識別空間位置結構的能力減退，理解別人語言和有條理地回答問題的能力障礙為主症。

（2）性情孤僻，表情淡漠，語言嚕嗦、重複，自私狹隘，頑固固執，或無理由的欣快，易於激動或暴怒。其抽象思維能力下降，不能解釋諺語、區別詞語相同點和不同點，還有道德倫理缺乏，不知羞恥等性格特徵的改變。

（3）起病隱襲，發病緩慢，漸進加重，病程一般較長。但也有少數病例起病較急者。

（4）神經心理學檢查，顱腦 CT、MRI 檢查有助於診斷。

2. 辨證要點

本虛標實之證，臨床上以虛實夾雜者多見。辨證當以虛實或臟腑失調為綱領，分清虛實辨明主次。

3. 分型論治

（1）髓海不足

症狀：頭暈耳鳴，記憶力和計算力明顯減退，懶惰思臥，齒枯發焦，腰酸骨軟，步行艱難，舌瘦色淡，苔薄白，脈沉細弱。

治法：補腎益髓，填精養神。

方藥：七福飲加減。

若兼言行不經，心煩溲赤，舌紅少苔，脈細而弦數，是腎精不足，水不制火，可用六味地黃丸加丹參、蓮子心、菖蒲等。若舌紅而舌苔黃膩，是內蘊痰火，干擾心竅，可加用清心滾痰丸，每服 1 丸，每日服 2 次。

（2）脾腎兩虛

症狀：表情呆滯，沉默寡言，記憶減退，失認失算，口齒含糊，詞不達意，伴腰膝酸軟，肌肉萎縮，食少納呆，氣短懶言，口涎外溢或四肢不溫，腹痛喜按，雞鳴泄瀉，舌質淡白，

舌體胖大，苔白，或舌紅，苔少或無苔，脈沉細弱，雙尺尤甚。

治法：補腎健脾，益氣生精。

方藥：還少丹。

若脾腎陽虛者，方用金匱腎氣丸加減，酌情加入乾薑、黃芪、伏龍肝、白豆蔻等。若伴有腰膝酸軟，顴紅盜汗，耳鳴如蟬，舌瘦質紅，少苔，脈沉弦數者，當改用知柏地黃丸合轉呆定智湯加減應用。

（3）痰濁蒙竅

症狀：表情呆鈍，智力衰退，或哭笑無常，喃喃自語，或終日無語，呆若木雞，伴不思飲食，脘腹脹痛，痞滿不適，口多涎沫，頭重如裹，舌質淡，苔白膩，脈細滑。

治法：健脾化濁，豁痰開竅。

方藥：洗心湯加減。

頭重如裹，哭笑無常，喃喃自語，口多涎沫重用陳皮、半夏，若伴肝鬱化火，灼傷肝血心液，宜用轉呆丹加味。

（4）瘀血內阻

症狀：表情遲鈍，言語不利，善忘，易驚恐，或思維異常，行為古怪，伴肌膚甲錯，口乾不欲飲，雙目暗晦，舌質暗或有瘀點瘀斑，脈細澀。

治法：活血化淤，開竅醒腦。

方藥：通竅活血湯。

久病氣血不足，加熟地、當歸、黨參、黃芪；瘀血日久，血虛明顯者，重用熟地、當歸，宜配伍雞血藤、阿膠、鱉甲、蒸首烏、紫河車；久病血瘀化熱，加鉤藤、菊花、夏枯草、竹茹等。

四、其他療法

1. 針灸療法

（1）體針療法：

取風府、人中、風池、合谷、神門、足三里、三陰交、腎俞、太神等穴，平補平瀉。

（2）耳針療法：取心、腎、皮質下、神門等穴。

2. 單方驗方

（1）中成藥：白金丸 3～6g 吞服 2 次/日。

（2）菊花 500g，白芷 100g，細辛 15g，辛夷 15g 做成藥枕代枕頭用。

（3）常口服核桃仁。

第七節　癇　病

一、定義

指臟腑受傷，神機受累，元神失控所致，以突然意識喪失，發則仆倒，不省人事，兩目上視，口吐涎沫，四肢抽搐，或口中怪叫，移時蘇醒，一如常人為主要臨床表現的一種發作性疾病。

二、病因病機要點

（1）七情失調。

（2）先天因素。

（3）腦部外傷。

三、辨證論治

(一)診斷要點

（1）起病多急驟，發作前常有眩暈、胸悶、歎息等先兆。典型病例發則突然仆倒，不省人事，兩目上視，口吐涎沫，四

肢抽搐，或口中怪叫，移時蘇醒，除疲乏無力外，一如常人。此為大發作的證候特徵。也有動作中斷，手中物件落地，或頭突然向前傾下而後迅速抬起，或兩目上吊多在數秒至數分鐘即可恢復，對上述症狀發作後全然無知等，此為小發作。

（2）多有先天因素或家族史，尤其病發於幼年者，關係密切。每因驚恐、勞累、情志過極、飲食不節或不潔，或頭部外傷，或勞欲過度等誘發。

（3）腦電圖檢查有陽性表現，必要時做顱腦 CT、MRI 檢查有助於診斷。

（二）辨證要點

（1）辨病情輕重：

一般持續時間長則病重，短則病輕；間隔時間久則病輕，短暫則病重。

（2）辨證候虛實：

癇病之風痰閉阻，痰火擾神屬實；心脾兩虛，肝腎陰虛屬虛。發作期多實或實中夾虛，休止期多虛或虛中夾實。陽癇發作多實，陰癇發作多虛。

（三）分型論治

1.發作期

（1）陽癇

症狀：病發前多有眩暈、頭痛而脹，胸悶乏力，喜伸欠等先兆，或無明顯症狀，旋即仆倒，不省人事，面色潮紅、紫紅，繼之轉為青紫或蒼白，口唇青紫，牙關緊閉，兩目上視，項背強直，四肢抽搐，口吐涎沫，或喉中痰鳴，或發怪叫，甚則二便自遺。移時蘇醒，除感疲乏、頭痛外，一如常人，舌質紅，苔多白膩或黃膩，脈弦數或弦滑。

治法：急以開竅醒神，繼以瀉熱滌痰熄風。

方藥：急以針刺人中、十宣、合谷等穴，或以清開靈注射液靜脈滴注，或灌服黃連解毒湯。

（2）陰癇

症狀：發癇則面色晦暗青灰而黃，手足清冷，雙眼半開半合，昏憒，偃臥，拘急，或抽搐時作，口吐涎沫，一般口不啼叫，或聲音微小。也有僅為呆木無知，不聞不見，不動不語；或動作中斷，手中物件落地；或頭突然向前傾下，又迅速抬起；或二目上吊數十秒乃數分鐘即可恢復，病發後對上述症狀全然無知，多一日頻作數次或數十次。醒後周身疲乏，或如常人，舌質淡，舌苔白膩，脈多沉細或沉遲。

治法：急以開竅醒神，繼以溫化痰涎。

方藥：急以針刺人中、十宣穴開竅醒神，繼用參附注射液靜脈滴注或灌服五生飲。

2. 休止期

（1）痰火擾神

症狀：急躁易怒，心煩失眠，咯痰不爽，口苦咽乾，便秘溲黃。病發後，症狀加重，甚則徹夜難眠，目赤，舌紅，苔黃膩，脈多沉弦滑而數。

治法：清肝瀉火，化痰寧神。

方藥：當歸龍薈丸。

本方當加茯苓、薑半夏、橘紅健脾益氣化痰，以宏藥力。

（2）風痰閉阻

症狀：發作前多有眩暈、胸悶、乏力、痰多，心情不悅，舌質紅，苔白膩，脈多弦滑有力。

治法：滌痰熄風鎮癇。

方藥：定癇丸。

（3）心脾兩虛

症狀：反覆發癇不癒，神疲乏力，面色㿠白，體瘦，納呆，大便溏薄，舌質淡，苔白膩，脈沉弱。

治法：補益心脾為主。

方藥：六君子湯合溫膽湯。

（4）肝腎陰虛

症狀：癇病頻作，神思恍惚，面色晦暗，頭暈目眩，兩目乾澀，耳輪焦枯不澤，健忘失眠，腰膝酸軟，大便乾燥，舌紅苔薄黃，脈沉細而數。

治法：滋養肝腎為主。

方藥：大補元煎。

上述各症的處方中，加入適量全蠍、蜈蚣等蟲類藥物，可提高療效，一般研服，每服 1～1.5g，每日 2 次為宜，小兒量酌減。尤其久病和外傷者，可適當加活血化瘀之品。

四、其他療法

1. 雙爐貯炭火，時時潑醋，薰其鼻即「薰鼻療法」，對病發不省人事適宜，以開竅醒神。

2. 將定癇丸中犀角易成 3 倍量的水牛角，以薑汁化開擦胸，有利救治。

3. **耳針療法**：胃、腦、神門、心、枕、腦點，每次選 2～3穴，強刺激，留針 30min，間歇捻針，隔日 1 次。

4. **穴位注射**：足三里、內關、大椎、風池，用 100mg 維生素 B_1 注射液或 0.5g 維生素 B_{12} 注射液，每穴注入 0.5ml，每次選用 2～3 穴。

5. **體針療法**：主穴為鳩尾、間使、長強、風府等，用平補平瀉法，發作時則取人中、長強、湧泉，強刺激。

6. 以通關散（《丹溪心法附餘》豬牙皂、細辛、薄荷、麝

香）少許，吹入鼻內，取嚏而開竅，用於昏迷抽搐之實證者。

7. 單方驗方

（1）大黃 10g，防風 10g，水煎服每日一劑。

（2）鮮蓖麻子根 60g，雞蛋 2 個（煮熟去殼），食醋 60g，三藥同煎，吃蛋喝汁，1 次／日，4 次為 1 療程。

（3）乾地龍、僵蠶各等分，研細末，白開水送服，1.5g／次，2 次／日，小兒酌減，連服 1 月。

第八節 癲 病

一、定義

因情志所傷，或先天遺傳，致使痰氣鬱結，蒙閉心竅，陰陽失調，精神失常所引起的，以精神抑鬱，表情淡漠，沉默癡呆，喃喃自語，出言無序，靜而多喜，少動為特徵的臨床常見多發的精神病。

二、病因病機要點

1. 情志所傷。

2. 痰氣鬱結。

3. 先天遺傳。

三、辨證論治

（一）診斷要點

（1）患者大多數有性急易怒，或憂愁、悲哀、焦慮、恐懼，甚則憤恨等情志內傷；有家族中罹患本病或類似疾病的病史；突然而病，或病情的輕重與反覆等多與情志有關。

（2）本病以精神抑鬱，表情淡漠，沉默癡呆，出言無序，或喃喃自語，靜而少動，多喜為其主要臨床特徵。

（3）本病多發於青壯年女性。

(二)辨證要點

(1)辨明新久虛實

本病初起有興奮、煩躁為主的早期證候，多為實證；病久則多見精神抑鬱、悲愁、癡呆為主的晚期證候，多屬虛證。

(2)確定病性

精神抑鬱，哭笑無常，多喜太息，胸脇脹滿，此屬氣滯；神情呆滯，沉默癡呆，胸悶痞滿，此屬痰阻；情感淡漠，昏昏憒憒，氣短無力，此屬氣虛；沉默少動，喜悲欲哭，肢體困乏，此屬脾虛；神思恍惚，多疑善忘，心悸易驚，此屬血虛。

(三)分型論治

1.肝鬱氣滯

症狀：精神抑鬱，情緒不寧，沉默不語，喜怒易哭，時時太息，胸脇脹悶，舌質淡，舌苔薄白，脈弦。

治法：疏肝解鬱，行氣導滯。

方藥：柴胡疏肝散加減。

若噯氣頻作，胸脘滿悶者，加旋覆花、代赭石、蘇梗以平肝和胃降逆。

2.痰氣鬱結

症狀：精神抑鬱，表情淡漠，沉默癡呆，出言無序，或喃喃自語，喜怒無常，穢潔不分，不思飲食，舌紅苔膩而白，脈弦滑。

治法：理氣解鬱，化痰醒神。

方藥：順氣導痰湯。

若飲伏甚者以控涎丹，臨臥薑湯送下；若痰濁壅盛，胸膈督悶，口多痰涎，脈滑大有力，形體壯實者，可暫用三聖散；若神昏志亂，動手毀物，當以狂論治。

3. 心脾兩虛

症狀：神思恍惚，魂夢顛倒，心悸易驚，善悲欲哭，肢體困乏無力，飲食銳減，舌苔膩脈沉細無力。

治法：調節氣機，健脾養心。

方藥：養心湯送服越鞠丸。

4. 氣陰兩虛

症狀：久病不癒，神志恍惚，多言善驚，心煩易怒，躁擾不寐，面紅形瘦，口乾舌躁，舌紅少苔或無苔，脈沉細而數。

治法：益氣養陰。

方藥：四君子湯送服大補陰丸。

四、其他療法

1. 單味桑寄生、洋金花、馬錢子、黃芫花、大戟、水牛角、地龍治療精神病，有一定療效，但對洋金花、馬錢子慎用為宜。

2. 移情易性等精神療法

防止環境的惡性刺激，保持患者智力，活躍情緒，增加社會接觸，消除被隔離感。

3. 耳針：

心、皮質下、腎、枕、額、神門，每次選用3～4穴，留針30min，輕度或中度刺激。

4 電針：

百會、水溝、通里、豐隆，針後在四肢穴位通以脈沖電流15～30min，用斷續波強刺激。

5. 體針療法：

取風池、內關、神門、腎俞、肝俞、足三里、天樞、關元、三陰交等每用3～5穴，平補平瀉法。

6. 穴位注射：冬眠靈0.2ml，神門穴注射。

第九節　狂　病

一、定義

係五志過極，或先天遺傳，致使痰火壅盛、閉塞心竅，神機錯亂所引起的以精神亢奮，狂躁不安，罵詈毀物，動而多怒，甚至持刀殺人為特徵的臨床常見多發的精神病。

二、病因病機要點

（1）大怒傷肝。

（2）飲食不節。

（3）先天遺傳。

三、辨證論治

1. 診斷要點

（1）病人多有七情內傷和家族史，或患有鬱病、失眠之疾而發本病的病史。

（2）本病以精神錯亂，哭笑無常，動而多怒，喧擾不寧，躁妄罵詈，不避親疏，逾垣上屋，登高而歌，棄衣而走，甚至持刀殺人為其特徵證候。

（3）少年、青壯年、老年與不同性別均可發病，但以青壯年女性為多。

2. 辨證要點

辨別新久虛實：狂證初起多屬心肝火熾、痰火或腑實內擾證，病性以實為主；治不得法或遷延日久，邪熱傷陰，瘀血阻絡，可致心神昏亂日重，而見水火失濟，陰虛火旺證，或瘀血阻竅兼氣陰兩虛等證，病性以虛或虛中夾實為主。

3. 分型論治

（1）痰火擾神

症狀：素有性急易怒，頭痛失眠，兩目怒視，面紅目赤，煩躁，突然狂亂無知，罵詈號叫，不避親疏，逾垣上屋，或毀物傷人，氣力逾常，不食不眠，舌質紅絳，苔多黃膩或黃燥而垢，脈弦大滑數。

治法：清泄肝火，滌痰醒神。

方藥：程氏生鐵落飲。

若神昏較輕，溫膽湯合朱砂安神丸主之。

（2）火盛傷陰

症狀：狂病日久，其勢較戢，呼之能自止，但有疲憊之象，多言善驚，時而煩躁，形瘦面紅而穢，舌紅少苔或無苔，脈細數。

治法：滋陰降火，安神定志。

方藥：二陰煎。

亦可合《千金》定志丸以資調理。

（3）痰結血瘀

症狀：狂病日久不癒，面色晦滯而穢，躁擾不安，多言，惱怒不休，甚至登高而歌，棄衣而走，妄見妄聞，妄思離奇，頭痛，心悸而煩，舌質紫暗有瘀斑，少苔或薄黃而乾，脈弦細或細澀。

治法：豁痰化瘀。

方藥：癲狂夢醒湯。

（4）瘀血阻竅

症狀：少寐易驚，疑慮叢生，妄見妄聞，言語支離，面色晦暗，舌青紫，或有瘀斑，苔薄滑，脈小弦或細澀。

治法：疏瘀通竅。

方藥：定狂逐瘀湯。

若尚有痰涎夾雜者，可加陳膽星、天竺黃、川貝母等；若不饑不食者，可加白金丸；徹夜不眠者，加琥珀抱龍丸。

（5）心腎失調

症狀：狂病久延，時作時止，勢已輕瘥，妄言妄語，呼之已能自製，寢不安寐，煩惋焦躁，口乾便難，舌尖紅無苔有剝裂，脈細數。

治法：育陰潛陽，交通心腎。

方藥：黃連阿膠湯合琥珀養心丹化裁。

心火亢盛者，加朱砂安神丸；睡不安穩者，加孔聖枕中丹。

四、其他療法

1. 耳　針

胃、腦、神門、心、枕、腦點，每次選用2～3穴，強刺激，留針 30min，間歇捻針，隔日 1 次。

2. 穴位注射

足三里、內關、大椎、風池，用 100mg 維生素 B_1 注射液或 0.5ml 維生素 B_{12} 注射液，每穴注入 0.5ml，每次選用 2～3 穴。

3. 脈沖電針療法

取穴百會，印堂、合谷、內關、足三里、三陰交、豐隆、太衝、大陵、郄門等，2～4 穴／次，接上電針儀，通電 15 分鐘／次，1～2 次／日。

4. 單方驗方

（1）礞石滾痰丸 6～10g／次，2～3 次／日，口服。

（2）芫花，研末 1g／次，1～2 次／日，吞服。

（3）寒水石 30g，礞石 10g，水煎服，1 劑／日。

第十節 附 篇

一、常用方劑

1. 和解劑

柴胡疏肝散（《景岳全書》）

【組成】陳皮醋炒、柴胡各 6g、川芎 4.5g、香附 4.5g、枳殼麩炒 4.5g、芍藥 4.5g、甘草炙 1.5g。

【功效與主治】疏肝行氣，和血止痛。用於脅肋疼痛，寒熱往來。

2. 清熱劑

（1）黃連解毒湯（《外台秘要》引崔化方）

【組成】黃連 3～9g、黃芩 6g、黃柏 6g、梔子十四枚擘 9g

【功效與主治】瀉火解毒。用於一切實熱火毒，三焦熱盛之證。症見大熱煩躁，口燥咽乾，錯語，不眠；或熱病吐血、衄血或熱甚發斑，身體下痢，濕熱黃疸；外科癰疽疔毒，小便黃赤，舌紅苔黃，脈數有力。

（2）龍膽瀉肝湯（《醫方集解》）

【組成】龍膽草酒炒 6g、黃芩炒 9g、梔子酒炒 9g、澤瀉 12g、木通 9g、車前子 9g、當歸酒洗 3g、生地黃酒炒 9g、柴胡 6g、生甘草 6g。

【功效與主治】瀉肝膽實火，清下焦濕熱。用於肝膽實火上擾，症見頭痛目赤、脅痛口苦，耳聾，耳腫；或濕熱下注，症見陰腫、陰癢，筋痿陰汗，小便淋濁，婦女濕熱帶下等。

（3）黃連阿膠湯（《傷寒論》）

【組成】黃連 9g、阿膠 9g（烊化，沖）、白芍 6g、黃芩 6g。

【功效與主治】養陰清熱，用於熱入少陰，真陰欲絕，壯火復熾，心中煩，不得臥，舌苔黃燥，脈細數。

（4）當歸龍薈丸（《宣明論方》）

【組成】當歸 30g、龍膽 30g、黑山梔 30g、黃連 30g、黃芩 30g、黃柏 30g、生大黃 15g、蘆薈 15g、木香 5g、麝香 1.5g。

【功效與主治】清熱瀉肝，攻下行滯，用於肝膽實火，頭暈目眩，面紅目赤，胸隔痞塞，或兩脇痛引少腹，脈弦勁，雙目紅赤腫痛，口乾便秘，脈實。

3. 安神劑

（1）朱砂安神丸（《金匱要略》）

【組成】朱砂 15g、黃連 18g、炙甘草 16g、生地黃 8g、當歸 8g。

【功效與主治】鎮心安神，瀉火養陰。主治心火偏亢，陰血不足，症見心煩神亂，失眠，多夢，怔忡，驚悸，甚則欲吐不果，胸中自覺懊惱，舌紅，脈細數。

（2）酸棗仁湯（《金匱要略》）

【組成】酸棗仁 15～18g、甘草 3g、知母 8～10g、茯苓 10g、川芎 3～5g。

【功效與主治】養血安神，清熱除煩。症見虛勞虛煩不得眠，心悸盜汗，頭目眩暈，咽乾口燥，脈細弦。

（3）天王補心丹（《攝生秘剖》）

【組成】生地酒洗 120g、人參去節、丹參微炒、元參微炒、白茯苓去皮、五味子烘、遠志去心、炒桔梗各 15g、當歸身酒洗、天門冬去心、麥門冬去心、柏子仁炒、酸棗仁各 60g。

【功效與主治】滋陰養血，補心安神。用於陰虧血少。症見虛煩少寐，心悸神疲，夢遺健忘，大便乾結，口舌生瘡，舌

紅少苔，脈細而數。

（4）甘麥大棗湯（《金匱要略》）

【組成】甘草 9g、小麥 9～15g、大棗 5～7 枚。

【功效與主治】養心安神，和中緩急，亦補脾氣，主治臟躁。症見精神恍惚，常悲傷欲哭，不能自主，睡眠不安，甚則言行失常，呵欠頻作，舌紅苔少。

（5）安神定志丸（《雜病犀燭》）

【組成】人參 6g、白朮、棗仁各 9g、茯苓、茯神各 15g、菖蒲、遠志各 12g、麥門冬 8g、牛黃、朱砂各 3g。

【功效與主治】安神定志。主治勞心過度，心神失養。症見失眠、健忘、心悸或睡眠多夢不安。

（6）生鐵落飲（《醫學心悟》）

【組成】天冬去心、麥冬去心、貝母各 9g、膽星、橘紅、遠志肉、石菖蒲、連翹、茯苓、茯神各 3g、元參、鉤藤、丹參各 5g、辰砂 1g、生鐵落煎熬三炷香。

【功效與主治】鎮心除痰，寧神定志。主治痰火上擾的癲狂症。

（7）瀉心湯（《證治準繩》）

【組成】炙黃芪15g、茯神、茯苓、半夏曲、炒棗仁、當歸、柏子仁各 9g、川芎、炙遠志、五味子、人參各 6g、肉桂、炙甘草各 3g、大棗 2 枚、生薑 5 片。

【功效與主治】益氣，寧神，養心。主治心虛血少而致心神不寧，驚悸怔忡等症。

4. 補益劑

（1）六君子湯（見前）

（2）六味地黃丸（《小兒藥證直訣》）

【組成】熟地 24g、山茱萸 12g、乾山藥 12g、澤瀉 9g、茯

苓 9g、丹皮 9g。

【功效與主治】滋補肝腎。用於肝腎陰虛。症見腰膝酸軟，頭目眩暈，耳鳴耳聾，盜汗遺精，以及小兒囟開不合之症。或虛火上炎而致骨蒸潮熱，手足心熱，或消渴，或虛火牙痛，口燥咽乾，舌紅少苔，脈細數。

（3）歸脾湯（《濟生方》）

【組成】白朮 10g、茯神 12g、黃芪15g、龍眼肉 10g、酸棗仁 10g、人參 12g、木香 5g、炙甘草 5g、當歸 10g、遠志 10g。

【功效與主治】益氣補血，健脾養心。主治心脾兩虛證。症見思慮過度，勞傷心脾，氣血不足，心悸怔忡，健忘不眠，盜汗虛熱，食少體倦，面色萎黃，舌質淡，苔薄白，脈細緩。

5. 溫裏劑

（1）當歸四逆湯（《傷寒論》）

【組成】當歸 12g、桂枝 9g、芍藥 9g、細辛 1.5g、甘草 5g、通草 3g、大棗 8 枚。

【功效與主治】溫經散寒，養血通脈。①主治陽氣不足而又血虛，外受寒邪。手足厥寒，舌淡苔白，脈細欲絕或沉細。②寒入經絡，腰、股、腿、足疼痛。

（2）參附湯（《正體類要》）

【組成】人參 9g、附子 6g。

【功效與主治】回陽固脫。主治陽氣暴脫。症見手足逆冷，頭暈氣短，汗出脈微。

（3）桂枝甘草湯（《傷寒論》）

【組成】桂枝 12g、炙甘草 6g。

【功效與主治】溫補心陽。主治心無所主。症見心下悸動，或有空虛感，欲得按，短氣或略有心痛，脈微緩或結，苔白。

6. 理血劑

血府逐瘀湯（《醫林改錯》）

【組成】桃仁 12g、紅花 9g、當歸 9g、生地黃 9g、川芎 5g、赤芍 6g、牛膝 9g、桔梗 5g、柴胡 3g、枳殼 6g、甘草 3g。

【功效與主治】活血祛瘀，行氣止痛。主治胸中血瘀，血行不暢。胸痛、頭痛日久不癒，痛如針刺而有定處，或呃逆日久不止，或飲水即嗆，乾嘔，或內熱，心悸怔忡，或夜不能睡，或夜寐不安，或急躁善怒，或入暮潮熱，或舌質黯紅，舌邊有瘀斑，或舌面有瘀點，唇暗或兩目暗黑，脈澀或弦緊。

7. 理氣劑

瓜蔞薤白半夏湯（《金匱要略》）

【組成】瓜蔞實 12g、薤白 12g、半夏 12g、白酒適量。

【功效與主治】通陽散結，祛痰寬胸。主治胸痹而痰濁較甚，胸中滿痛徹背，不能安臥者。

8. 祛痰劑

溫膽湯（《三因極一病證方論》）

【組成】半夏、竹茹、枳實各 6g、陳皮 9g、炙甘草 3g、茯苓 5g。

【功效與主治】膽胃不和，痰熱內擾。用於虛煩不眠，或嘔吐呃逆，以及驚悸不寧，癲癇等證。

9. 祛濕劑

苓桂朮甘湯（《金匱要略》）

【組成】茯苓 12g、桂枝 9g、白朮 6g、炙甘草 6g。

【功效與主治】溫化痰飲，健脾利濕。主治中陽不足之痰飲病，症見胸脅支滿，目眩心悸，或短氣而咳，舌苔白滑，脈弦滑。

二、調治與康復

1. 情志調護

心腦系疾病患者平素應注意陶冶性情，增強自我身心調節的能力，避免情緒劇變。患病後應正確對待疾病，解除顧慮，消除緊張，戒除煩惱。

2. 生活環境

居家住地環境宜安靜，免居鬧市區，避免突發音響刺激。居住空氣流通，溫濕相宜。注意調養生活起居與四時相應，在氣溫變化季節要及時增減衣被，防止外邪入侵。

對癲證、狂證患者，病情穩定居家恢復期間，應適當安排勞作，增加與社會接觸的機會，把患者的精力和注意力，從病態中誘導到有益的方面，從中獲得樂趣，以鞏固療效。

3. 飲食護理

（1）**心悸**：應採用多樣飲食，加強營養，給予滋補之品，但應飲食有節，少食生冷，忌飲酒，飲停水腫者少鹽飲食。常服食品有玉米、小麥、牛肉、大棗、菠菜、葡萄。

（2）**胸痹心痛**：節制飲食，少量多餐，忌飽餐，尤晚餐更應節制。限制膏粱厚味，清淡飲食為宜。控制食鹽，禁菸酒。

（3）**失眠**：飲食應有所節制，不可隨意暴飲暴食，飲食宜清淡，不宜滋膩。

（4）**癡呆**：宜少食肥甘厚膩之品，控制飲酒，可多吃核桃、芝麻、大棗、桂圓、南瓜子、豆製品、蜂蜜等補心腎，健腦益智食品。

（5）**癇病**：應進清淡、易消化、富含營養之品，忌辛辣刺激和生冷食品，忌鮮羊肉、厚味、飲酒等發性食物。應節制飲食，防止病發時暴食。可多吃雞肉、鴨梨、山藥、藕、大棗等。

（6）癲病：宜飲食清淡，少量多次進餐，忌生冷及刺激性食品，可多進桂圓、大棗、小麥、牛肉等。

（7）狂病：飲食清淡有營養，忌辛辣、刺激和生冷食品，勿暴飲暴食。

4. 康復養生

（1）日常做到喜怒有節，心情舒暢、清靜養神，防止七情過激。

（2）起居有常，作息有序，合理安排勞作、休息、飲食、睡眠和鍛鍊，使之形成習慣，注意起居冷暖，防止外邪侵襲。

（3）勞逸結合，避免勞累，適量運動，可選擇散步、太極拳，以達鍛鍊目的。

（4）按照醫囑，定時服藥，定期復查身體。

三、護理要點

1. 心　悸

【病情觀察】

（1）心悸發作時或症狀較重者應臥床休息，以減輕症狀。

（2）心陽不振者，注意保暖，避免受涼。

（3）保持大便通暢。

（4）心悸喘息，不能平臥，應取半臥位，氧氣吸入。

【重症護理】

（1）臥床休息，宜住監護病房，持續氧氣吸入，流量1.5～2升／分。

（2）密切觀察生命體徵變化，監測心率、心律、血壓變化。

（3）做好心理護理，穩定患者情緒，必要時視察病情使用鎮靜劑。

（4）靜脈輸入藥物，按藥物性能和病情狀況，嚴格控制滴

數。

（5）備好一切搶救用品、藥品，必要時備好電除顫器、體外起搏器等以供急用。

（6）給予高營養、低脂肪、低鹽、易消化飲食，多食新鮮蔬菜、水果。

【給藥護理】

（1）心虛膽怯型，可予酸棗仁 5 克，加白糖研末，於睡前溫開水調服。

（2）陰虛火旺者，用山藥切片煮水，頻服代茶飲。

（3）胸悶、心痛發作時，舌下含服複方丹參滴丸 10 粒。

2. 胸痹心痛

【病情觀察】

（1）胸痛、胸悶氣短、喘息不能平臥者，取半臥位或端坐位，持續中流量吸氧，舌下含服硝酸甘油，或針刺內關。

（2）喘咳、痰多時，輕叩患者背部，以助排痰。

（3）保持大便通暢，養成定時排便習慣。

（4）畏寒肢冷，可加蓋衣服，汗出更衣注意保暖，避風寒。

【重症護理】

（1）絕對臥床休息，轉入監護病房，連續心電、血壓監測。

（2）密切觀察胸痛的部位、性質、程度、持續時間及心率、心律、血壓的變化。

（3）密切觀察舌苔、脈象、汗出、面色等伴隨症狀的變化。

（4）備好一切搶救物品、藥品。

（5）心痛不止、唇青肢冷、面色㿠白、冷汗出、脈結代

者，不應隨意搬動病人，應原地救治並注意保暖，氧氣吸入。

（6）飲食予流質或半流質，水腫者限制水、鈉入量。

【給藥護理】

（1）喘咳痰多時，可口服猴棗散或頻飲鮮竹湯水。

（2）心腎陰虛者，睡前黃連粉 1 克、琥珀粉 1.5 克，蜜調勻後服用，以助睡眠。或服紅棗湯半杯，以補血安神。

（3）氣陰兩虛型，服用溫熱中藥湯劑。

3. 失　眠

【病情觀察】

（1）舒適臥位。睡前不宜飲茶或參與易於亢奮的各種活動。

（2）注意與病人交談語言親切，瞭解其心理狀態，給予心理疏導。

【給藥護理】

（1）多溫熱服中藥湯劑。

（2）大便秘結者可用番瀉葉 5～10 克泡水代茶飲。

（3）痰多胸悶、惡食噁心者可服蜜餞山楂消除積滯。

（4）桑椹適量加冰糖少許煮水，頻服可補腎陰不足。

4. 癡　呆

【病情觀察】

（1）臥床休息，及時擦汗更衣，避免風寒。

（2）生活不能自理者應予以協助。

【給藥護理】

（1）頭暈目眩、耳鳴如蟬，宜臥床閉目養神，按摩印堂、太陽、風池、翳風穴。

（2）胸悶痞塞，宜清淡飲食。噁心頻作時，取鮮薑汁 2～3 滴，滴於舌上。

5. 癇 病

【病情觀察】

（1）注意發作的先兆症狀。

（2）發作時將患者頭偏向一側，不可強行撳按手足。注意保護舌頭，防止咬傷。

（3）發作後清除污染衣被，臥床休息，監測生命體徵變化。

【給藥護理】

（1）可用黃瓜藤 60 克煎水代茶飲，每日 2 次，堅持常飲。

（2）禁止飲茶、酒及興奮性飲料。食藥同進，合理搭配，可常服以下食物：大棗、山楂、山藥、胡桃、蓮子、茯苓等。

（3）心煩失眠，口苦而乾者，可用龍膽草 15 克煎水代茶飲。

6. 癲 病

【病情觀察】

（1）應臥床休息，保持情緒穩定。

（2）多與患者交談，取得信任，有的放矢地給予心理調護。

（3）不宜獨處，應常有人陪護。

【給藥護理】

飲食多進補氣血、健脾胃之品，如桂圓、大棗、小麥等。

7. 狂 病

【病情觀察】

（1）宜獨居一室，減少探視，避免任何刺激。

（2）必要時用藥物或針刺緩解症狀。

（3）在可能的情況下，儘量順從患者心願。

【給藥護理】以龍膽草 15 克水煎代茶飲，日服 1 次，50毫升，平狂亂。

四、與現代醫學的聯繫及診斷治療方法

（1）心悸常見於西醫學的各種原因引起的心律失常，如心動過速、心動過緩、過早搏動、心房顫動或撲動、房室傳導阻滯、病態竇房結綜合徵、預激綜合徵及心功能不全、神經官能症等，也可見於各種原因引起的心力衰竭。

（2）胸痹心痛相當於西醫的冠心病心絞痛，偶見於心肌炎。

（3）失眠主要見於西醫學的神經官能症、更年期綜合徵。

（4）癡呆相當於西醫學中老年性癡呆、腦血管性癡呆及混合性癡呆、腦葉萎縮症、正壓性腦積水、腦澱粉樣血管病、代謝性腦病、中毒性腦病等。

（5）癇病相當於西醫學的癲癇病。

（6）癲病與西醫學精神分裂症抑鬱型及抑鬱症類同。

（7）狂病與西醫學的精神分裂症、躁狂型精神病類同。

由上可知，中醫的心腦病證與西醫循環系統、神經系統的某些疾病是有聯繫的，同時也有區別，並不完全等同。以下著重討論兩者有緊密聯繫的疾病。如：心律失常、心力衰竭、心絞痛、病毒性心肌炎、神經衰弱、癡呆、癲癇、抑鬱性神經症、情感精神障礙。

（一）心律失常

【定義】指心臟激動起源的頻率及部位、傳導時間及順序發生變化，稱為心律失常。

【分型】

（1）衝動形成異常：竇性心動過速、竇性心動過緩、竇性心律不整、竇性停搏、逸搏、逸搏心律、過早搏動、陣發性心

動過速、心房撲動、心房顫動、心室撲動、心室顫動等。

（2）**衝動傳導異常**：竇房傳導阻滯、房內傳導阻滯、房室傳導阻滯、室內傳導阻滯、預激綜合徵等。

【診斷】病史、體格檢查、心電圖檢查、長程心電圖記錄、運動試驗、食管心電圖、信號平均技術、臨床心電生理檢查、超聲心動圖的內容，均可以作為診斷依據。

【治療】病因治療、抗心律失常藥物治療、直流電轉複及手術治療。

（二）**心絞痛**

【定義】是由於冠狀動脈供血不足，心肌急劇的、暫時的缺血與缺氧所引起的臨床綜合徵；其特點為陣發性的前胸壓榨性疼痛；主要位於胸骨左部，可放射至心前區和左上肢；常發生於勞動或情緒激動時，持續數分鐘，休息或用硝酸酯製劑後消失。

【診斷】根據典型的發作特點和體徵，含用硝酸甘油後緩解，結合年齡和存在冠心病易患因素，除外其他原因所致的心絞痛，一般可立即診斷。必要時可進行運動心電圖，長程心電圖、冠脈造影等檢查。

【防治】預防主要在預防動脈粥樣硬化的發生和發展，治療原則為改善冠狀動脈的供血和減輕心肌的耗氧量，同時治療粥樣硬化。

（三）**心力衰竭**

【定義】是指在靜脈回流正常的情況下，由於原發的心臟損害引起的心排血量減少，不能滿足組織代謝需要的一種綜合徵。臨床上以肺循環和（或）體循環淤血以及組織血液灌注不足為主要特徵，又稱充血性心力衰竭。

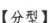

【分型】

① 按心力衰竭發展的速度可分為急性和慢性二種。

② 按心力衰竭發生的部位可分為左心、右心和全心衰竭。

③ 收縮性或舒張性心力衰竭。

④ 按症狀的有無可分為無症狀性心力衰竭和充血性心力衰竭。

【診斷】

（1）**慢性心力衰竭**：根據臨床表現，呼吸困難和心源性水腫的特點，一般不難作出診斷，診斷時還應包括其基本心臟病的病因，病理解剖和病理生理診斷以及心功能分級。

（2）**急性心力衰竭**：根據典型的急性肺水腫的症狀和體徵，聽診時兩肺滿布濕囉音和哮鳴音，心臟聽診有心尖部舒張期奔馬律，P_2 亢進，心率增快等，一般不難作出診斷。

【*治療*】

（1）慢性心力衰竭

① 去除或限制基本病因，消除誘因。

② 減輕心臟負荷。

③ 增加心排血量。

④ 考慮應用 β- 受體阻滯劑。

（2）急性心力衰竭

① 積極而迅速地搶救。

② 確定並治療誘因。

③ 基本病因的診斷和治療。

（四）病毒性心肌炎

【*定義*】心肌炎是指心肌局限性或彌漫性急性或慢性炎症。由病毒感染所致心肌炎，病程在 3 個月以內者稱為急性病毒性心肌炎。

【診斷】① 病史和體徵：在上呼吸道感染、腹瀉等病毒感染後 3 週內出現心臟表現。② 上述感染後 3 週內新出現心律失常或心電圖改變。③ 心肌損傷的實驗室依據。④ 病理學依據。

【治療】至今無特效治療，一般都採用對症及支援療法。急性期主要減輕心臟負擔，注意休息和營養。

① 有嚴重心律失常者臥床休息日期宜長，宜用抗心律失常藥物，有心力衰竭而必須用洋地黃類藥物治療時須慎重，可加用 ACE-I 如卡托普利等治療。

② 改善心肌代謝藥物。

③ 調節細胞免疫功能藥物。

(五) 短暫腦缺血發作

【定義】短暫腦缺血發作（TIA）是指局部腦功能短暫喪失的發作，一般認為是由於該部分腦組織的血管系統（左、右頸動脈或椎基底動脈）短暫供血不足所引起。

【診斷】① 頸動脈系統 TIA 典型表現。② 或為椎基底動脈系統 TIA 表現。③ 症狀多在 2min 不到的時間達到頂峰，幾分鐘至 1 刻鐘內恢復，不後遺重要的功能缺陷。④ 頭顱 CT、TCD、頸動脈，椎基底動脈多譜勒，頸動脈造影有助診斷。

【治療】① 尋找和控制中風危險因素。② 可予以抗血小板聚集，抗凝治療。③ 頸內動脈顱外段病變嚴重時可行手術治療。

(六) 腦梗塞

【定義】腦梗塞也稱為局限性腦梗塞，是指由於腦動脈血栓形成，栓子，炎症，損傷等導致局部腦組織急性缺血而發生的壞死。

【診斷】① TIA 或中風病發病史。② 有高血壓，糖尿病，心房顫動，心肌梗塞等危險因素。③ 為突然或急性起病的腦局

灶性功能喪失。意識常清晰。部分病人安靜時發病。④頭顱
CT，MRI可明確診斷。

【治療】① 改善腦血流，保持腦血流量。② 減輕腦水腫，
適時適量脫水，控制顱血壓。③ 保護腦組織，可選用活化腦細
胞，改善腦代謝藥。④ 防治併發症。⑤ 儘早進行康復治療。

（七）原發性腦出血

【定義】原發性腦出血是指血液從破裂的血管直接進入腦
組織。與外傷無關。

【診斷】① 多數為50歲以上的高血壓病人。② 急性起
病，病情發展迅速。③ 昏迷伴腦局灶症狀。④ 視乳頭水腫，視
網膜出血。⑤ 腦脊液檢查，顱腦CT、MRI可確定診斷。

【治療】① 適度降壓。② 適量脫水，降低顱壓。③ 防治
併發症。④ 手術治療，部分病人能取得良好效果。

（八）神經衰弱

【定義】指大腦由於長期的情緒緊張和精神壓力，從而產
生精神活動能力的減弱，其主要特徵是精神易興奮和腦力易疲
乏，常伴有情緒煩惱，易激怒，以及睡眠障礙，頭痛等多種軀
體不適等症狀。

【診斷】符合神經症的診斷標準，不符合任何一種其他神
經症的診斷，並至少有下述症狀的三項：① 衰弱症狀；② 情緒
症狀；③ 興奮症狀；④ 緊張性疼痛；⑤ 睡眠障礙。

【治療】心理治療、藥物治療及其他治療方法。

（九）癡　呆

【定義】是指發生於老年期和老年前期的大腦皮層獲得性
高級功能全面損傷的一組慢性進行性精神衰退性疾病，是智力
功能和認知技能衰退所致的日常生活能力的減退。

【分型】老年性癡呆（AD）、血管性癡呆、混合性癡呆、

腦葉萎縮症、正壓性腦積水、腦澱粉樣血管病。

【診斷】目前均以心理、智慧量表為基礎，近年來生化檢查和神經影像學等技術的發展，為該病的診斷提供了重要的手段。

【治療】中醫治療、西醫治療、康復治療。

(十) 癲 癇

【定義】是以在病程中有反覆發作的大腦神經元異常放電所致的暫時性中樞神經系統功能失常為特徵的一組疾病和綜合徵。

【分型】特發性癲癇、症狀性癲癇。

【診斷】根據臨床症狀、腦電圖、頭顱 CT 等可作出診斷。

【治療】病因治療，抗癲癇藥物的應用，各型癲癇的藥物選擇，癲癇持續狀態的治療。

(十一) 抑鬱性神經症

【定義】又稱心境惡劣障礙。指一種以持久的心境低落狀態為特徵的神經症，常伴有焦慮、軀體不適感和睡眠障礙。

【診斷】符合神經症的診斷標準，以持久的輕度至中度的抑鬱為主要臨床徵象、病程。

【治療】心理治療、藥物治療。

(十二) 情感性精神障礙

【定義】是指以心境顯著而持久的改變（高漲或低落）為基本臨床表現，並伴有相應思維和行為異常的一類精神障礙。

【分型】躁狂發作、抑鬱發作。

【診斷】據臨床特徵、症狀標準及嚴重程度標準、排除標準進行診斷。

【治療】躁狂發作的治療：西藥治療、電抽搐治療、胰島素低血糖治療。抑鬱發作的治療：抗抑鬱藥、電抽搐治療、心

理治療、中醫藥治療。

五、實驗室檢查及特檢方法

（一）實驗室檢查

1. 血生物化學檢查

（1）血清總膽固醇（CHOL）測定

【參考值】

成人膽固醇　2.86～5.98mmol／L（110～230mg／dl）（膽固醇酯占 60%-80%）

兒童膽固醇　3.12～5.2mmol／L（120-200mg／dl）

【臨床意義】增高，常見於：① 甲狀腺功能減退、動脈硬化、冠狀動脈硬化性心臟病及高血脂症等。② 糖尿病患者，特別是併發糖尿病昏迷時幾乎都有總膽固醇升高。③ 慢性腎炎腎病期、腎病綜合徵、類脂性腎病等。④ 膽總管阻塞（如結石、腫瘤）時，總膽固醇增高且伴有黃疸，但膽固醇酯與總膽固醇的比值仍正常。⑤ 長期高脂飲食、精神緊張或妊娠期，總膽固醇也可升高。

降低，常見於：① 嚴重的肝臟疾病患者。②嚴重的貧血病人。③ 甲狀腺功能亢進或嚴重營養不良時。

（2）血清甘油三酯（TG）測定

【參考值】

0.22～1.21mmol／L（20～110mg／dl）（隨年齡升高）

【臨床意義】TG 增高常見於：冠狀動脈硬化性心臟病、心肌梗塞，原發性高血脂症、動脈硬化症、肥胖症、阻塞性黃疸、糖尿病、嚴重貧血、腎病綜合徵、甲狀腺功能減退及長期饑餓或高脂飲食、大量飲酒後。

（3）血清脂蛋白測定

【參考值】由於測定方法不同，其結果也不一致。電泳法

參考值如下：

HDL（高密度脂蛋白） 　　0.30～0.40（30～40%）

LDL（低密度脂蛋白） 　　0.50～0.60（50～60%）

VLDL（極低密度脂蛋白） 0.13～0.25（13～25%）

【臨床意義】血脂高於正常值上限即為高血脂症、高脂蛋白血症，病因可分為原發性和繼發性兩大類。繼發性常繼發於糖尿病、慢性腎炎或腎病綜合徵、動脈粥樣硬化、冠狀動脈粥樣硬化性心臟病、甲狀腺功能減低症、阻塞性黃疸及某些肝臟疾病等。

（4）血清載脂蛋白測定（Apo）

【參考值】

免疫透射比濁法：$Apo-A_1$：1.1～1.6g／L　$Apo-B$：0.6～1.1g／L

火箭免疫電泳法：$Apo-A_1$：1.1～1.6g／L　$Apo-B$：0.7～1.1g／L

【臨床意義】① 直接反映 LDL、HDL 含量與功能。② 遺傳性疾病如 $Apo-A_1$ 缺乏症，家族性高膽固醇血症。③ $Apo-A_1$ 降低和 $Apo-B$ 升高：見於未控制的糖尿病、腎病綜合徵、營養不良、活動性肝炎和肝功能低下等。④ $Apo-A_1$ 與 $Apo-B$ 均降低：長期腎衰血透析者。⑤ $Apo-A_1$ 明顯下降：肝實質損害如失代償性肝硬化。⑥ $ApoA_1$／$ApoB$ 比值可作為心血管疾病危險性的預測指標。

血脂和血漿脂蛋白測定的臨床意義綜合分析：

血脂和血漿脂蛋白的含量比與動脈粥樣硬化的發生有密切關係，TG、CHOL、LDL、VLDL、$Apo-B$ 升高是臨床冠心病的前兆，並能促進先兆的動脈粥樣樣硬化的發展。它們與冠心病的先兆動脈粥樣硬化發病率呈正相關，HDL，$Apo-A_1$ 可防止動

脈粥樣硬化，與動脈粥樣硬化的發病率呈負相關。

（5）血清肌酸激酶（CK）及其同工酶的測定

【參考值】因測定方法不同 CK 也有差別：

無機磷法：0～2000U／L（0～200U／dl）

Bughes 比色法：

男性：5.5～7.5U／L（0.55～7.5 U／dl）

女性：14.5～40U／L（1.45～4.0 U／dl）

CK 同功酶：MB＜0.05（5%）；MM 0.94～0.96（94～96%）；BB 極少或無。

【臨床意義】①增高，常見於：急性心肌梗塞時血清 CK 顯著升高，一般在 12～24H 達高峰，2～4 天後降至正常水準。還可見於進行性肌營養不良發作期、病毒性心肌炎、多發性肌炎、肌肉損傷或手術後、酒精中毒及甲狀腺功能減退症、肺梗塞、腦血管疾病或體溫升高等。②降低：較少見。甲狀腺功能亢進症時血清 CK 可降低。③同工酶變化：心肌梗塞時血清中可發現 MB 和 MM 兩種類型的同工酶，但 MB 型在梗塞後 12～36h 更易查出，常在 1～4 天後消失。腦血管疾病、肌營養不良、骨骼肌損傷、手術後及酒精或巴比妥中毒、肝豆狀核變性、肺部疾病等，多以 MM 型升高為主。

（6）乳酸脫氫酶（LDH）測定

【參考值】150～450U／L（15～45 U／dl）

【臨床意義】LDH 活性升高常見於急性心肌梗塞（AMI）、骨骼肌損傷、白血病及惡性腫瘤、急性肝炎、肝硬化、阻塞性黃疸、鐮狀細胞貧血等。AMI 在起病後 8～10h LDH 升高，2～3h 達到高峰，持續 1～2 週才恢復正常。

（7）血清乳酸脫氫酶同工酶測定（表4）

【臨床意義】①急性心肌梗塞時血清 LD1 及 LD2 均增加，

表 4　乳酸脫氫酶同工酶正常值

同工酶號	瓊脂電泳法	圓盤電泳法	醋酸纖維薄膜電泳法
LD_1	31.3%±5.2%	32.7%±4.6%	24%~34%
LD_2	27.5%±2.0%	45.1%±3.53%	35%~44%
LD_3	24.0%±4.2%	18.5%±2.96%	19%~27%
LD_4	4.2%±1.7%	2.9%±0.89	0~5%
LD_5	2.9%±1.2%	0.85%±0.55	6%~2%

且 LD_2 / LD_1 比值低於 1，心肌炎、溶血性貧血時 LD_1 也可升高。②急性肝炎早期 LD_5 升高，常在黃疸出現之前開始升高；慢性肝炎、肝硬化、肝癌、骨骼肌損傷、手術後等 LD_5 升高。③阻塞性黃疸時 LD_4 與 LD_5 均升高，但以 LD_4 升高較多見。

　2. 腦脊液檢查

　酶學檢查

　（1）乳酸脫氫酶（LD）

　【參考值】正常成人腦脊液 LD 總活性為 10~25mIV。

　【臨床意義】LD 升高見於腦膜炎、腦積水、癲癇、癡呆、腦腫瘤、變性病。

　（2）轉氨酶（GOT，GPT）GOT：谷氨酸丙酮酸轉移酶。 GOT：谷氨酸草酰轉移酶。

　【參考值】含量多在 20u 以下。

　【臨床意義】①GPT 升高，常見於腦膜炎、腦外傷、癡呆、變性病、中樞神經系統腫瘤、癲癇、多發性硬化等。

　②GOT 升高，見於中樞神經系統轉移癌、癌性神經肌肉病、大或小腦變性、腦血管病、中毒性腦病、繼發性癲癇及神經系統炎症等。

（二）特檢方法

1. 動態心電圖

【導聯的選擇】常用的導聯有：

（1）CM$_5$ 導聯　正極置於左腋前線，平第 5 肋間處；負極置於胸骨柄處。

（2）CM$_1$ 導聯　正極置於胸骨右緣第 4～6 肋間；負極置於胸骨柄左側。

（3）MavF 導聯　正極置於左腋前線第 9～10 肋間；負極置於左鎖骨下凹外側。

（4）CC$_5$ 導聯　正極置於 V$_5$ 的位置；負極置於 V$_5$R 的位置。

（5）作為接地的無關電極可置於胸前任何部位，雙導或三導可共用一個無關電極。

【適應範圍】

（1）心悸、胸痛、頭昏、暈厥等症狀性質的判斷。

（2）心律失常的定位、定量診斷。

（3）心肌缺血的定性、定量及相對的定位診斷。

（4）心肌梗塞患者出院後隨訪作預後評估。

（5）選擇安裝起搏器的適應證，評定起搏器的功能。

（6）抗心律失常及抗心肌缺血藥物的療效評定。

（7）醫學科學研究的應用。

【注意事項】

（1）所採用的儀器性能，其抗干擾性，電腦儲存器及分析軟體的智慧化程度等均直接影響結果的判斷。

（2）動態心電圖受生理因素影響較大，有時在生理與病理之間難以劃分界線。

（3）對 5 個段移位的準確分析，對儀器的精度要求更高，

極易出現誤判。

（4）對動態心電圖的結果不能孤立的作為診斷依據，應結合病史、體檢、其他檢查結果及病人的病情作出正確診斷。

2. 運動試驗

目前運動試驗中最理想的方法是平極運動試驗。

【適應證】一般針對部分有不典型胸部疼痛的病人，平靜心電圖檢查正常，或經 Master 二級梯運動試驗仍為陰性，而臨床又懷疑有慢性冠狀動脈供血不足者。

【禁忌症】

（1）臨床懷疑有急性心肌梗塞時。

（2）病人有不穩定心絞痛或休息期心絞痛。

（3）已服用洋地黃類藥物或有低血鉀症時，易出現假陽性結果。

（4）心電圖已診斷左心室肥厚。

（5）心電圖已證實預激綜合徵。

（6）嚴重肺部疾患或高血壓病，血壓超過 160／100mmHg 以上者。

（7）年老體衰，行動不便或伴有骨骼、關節等疾患不能進行運動試驗者。

【注意事項】

（1）試驗前仔細詢問病史並進行必要檢查，以排除嚴重器質性心臟病，各種急性恢復期疾患及上述的各項禁忌證。

（2）必須有一定臨床經驗的醫生參加。

（3）準備好有關的搶救藥品及器械（如直流電除顫器、注射器等）。

（4）運動過程中由專人觀察心電示波屏，並定期測量血壓。

（5）若出現較嚴重反應，應立即停止運動並即時進行處理或搶救。

3. 腦電圖（EEG）

【適應證】

（1）癲癇、顱內占位性病變（腦腫瘤、腦膿腫等）、中樞神經系統感染性疾病等。

（2）腦外傷、腦血管疾病或軀體性疾病引起中樞神經系統功能失調或損害。

（3）某些發作性疾病，如頭痛、腹痛、肢痛型癲癇、間腦發作等，以及器質性精神病與功能性精神病的鑒別。

（4）懷疑是否有意識障礙，可用腦電圖檢查。

（5）可幫助說明病變範圍。

（6）腦電圖動態觀察，可幫助判斷是否是進行性病灶。

【影響腦電圖的一些因素】

（1）外界刺激與精神活動。

（2）酸鹼平衡。

（3）缺氧。

（4）低血糖。

（5）藥物對腦電圖的影響。

4. 腦電梯形圖

【適應證】

（1）顱內腫瘤。

（2）腦血管疾病（一過性腦缺血發作 TIA、腦梗塞、腦出血、腦血管病症臨床應用和科研）。

（3）癲癇。

（4）癡呆。

（5）精神病。

【操作程式】

（1）收集電信號，按照 EEG10～20 系統設置頭皮電極，並按 EEG 描記敘序收集腦電信號。

（2）採樣去除偽差選取有意義的腦電信號。

（3）計數。

（4）在螢幕上顯示各頻帶 BDAM。

（5）顯示各頻帶部位不同的功率譜值。

（6）作各種需要的統計專案的操作。

（7）列印。

【影響因素】

（1）電極的安放。

（2）參考電極。

（3）採樣時間。

（4）偽跡。

（5）技術上差異。

（6）統計等問題。

5.介入 PET 腦葡萄糖代謝顯像

【顯像方法】

（1）顯像前準備

① 為減少周圍環境影響，令受檢者戴眼罩和耳塞，封閉視聽。

② 顯像期室內燈光暗調，保持安靜，避免其他聲響。

③ 受檢者平臥於檢查床上，頭部枕入頭托中，並調節頭手角度，使眼外目此和外耳道中心的連線（OM 線）與地面垂直。

④ 建立靜脈通道三通閥，一端連接 ^{18}F–DG 注射器，另一端連神經系統注射器。

⑤ 定量測定時麻醉尺動脈，插入肝素化導管，以備採集動

脈血樣用。

（2）顯像劑：^{18}F-DG 注射量：2.95～3.7MB$_q$（70～100uCi）Kg 計長時算，注射後第一分鐘內每 15s 採血一次，每次 1ml，然後每分鐘採血樣一次至 10 分鐘，接著每 5min 採血樣一次至 30min，然後每 15min 採血到研究結束。由此檢測 ^{18}F-DG 血漿時間放射性，濃度曲線用於定時測定。

（3）影像採集與影像處理

【臨床意義】

（1）觀察測定的不同的生理刺激有如下：如視覺、聽覺、觸覺和運動等時的局部腦血流量，腦葡萄糖代射率的變化。

（2）發現原發性癲癇病灶。

（3）有助於瞭解腦腫瘤的代謝率和功能，對腫瘤惡性程度的分級、確定治療方案、觀察療效、鑒別或復發等均有價值。

（4）有助於精神分裂症與局部大腦皮層和神經核團的功能障礙的定位研究。

六、常用診療技術

(一)心包腔穿刺術

1.適應證

（1）判定心包積液的性質與病原。

（2）有心包填塞時，穿刺抽液以減輕症狀。

（3）化膿性心包炎時，穿刺排膿，注藥。

2.操作方法

（1）患者取坐位或半臥位，以手術巾蓋住面部，仔細叩出心濁音界，選好穿刺點。常用心尖部穿刺點，據膈位置高低而定，一般在左側第 5 肋間或第 6 肋間心濁音界內 2.0cm 左右，也可在劍突與左肋弓緣夾角處進針。

（2）常規消毒局部皮膚，並作局部麻醉（自皮膚至心包壁

層以2%利多卡因局麻）。

（3）術者持針穿刺，助手以血管鉗夾持與其連接之導液橡皮管，在心尖部進針時，使針自下而上，向脊柱方向緩慢刺入；劍突下進針時，應使針體與腹壁成30°～40°角，向上向後並稍向左刺入心包腔後下部，待針鋒抵抗感突然消失時，示針已穿過心包壁層，同時感到心臟搏動，此時應稍退針，以免劃傷心臟，助手立即用血管鉗夾住針體固定深度，術者將注射器接於橡皮管上，之後放鬆橡皮管上止血鉗，緩慢抽吸，記取液量，留標本送檢。

（4）術畢拔出針後，蓋消毒紗布，壓迫數分鐘，用膠布固定。

3. 注意事項

（1）嚴格掌握適應證。此術有一定危險性，應由有經驗醫師操作或指導，並應在心電圖監護下進行穿刺，較為安全。

（2）術前必須進行心臟超聲檢查，確定液平段大小與穿刺部位，選液平段最大、距體表最近點做為穿刺部位，或在超聲顯像指導下進行穿刺抽液更為準確、安全；

（3）術前應向患者解釋，消除顧慮，並囑其在穿刺過程中切勿咳嗽或深呼吸。術前半小時可服安定 10mg 或可待因 0.03g。

（4）麻醉要完善，以免因疼痛引起神經源性休克。

（5）抽液量第一次不宜超過 100～200ml，以後再抽，漸增到 300～500ml。抽液速度要快。

（6）如抽出鮮血，立即停止抽吸，並嚴密觀察有無心包填塞出現。

（7）取下空針前夾閉橡皮管，以防空氣進入。

（8）術中、術後均需密切觀察呼吸、血壓、脈搏等變化。

（二）靜脈壓的測定

1. 適應證

（1）右心衰竭，縮窄性或滲出性心包炎。

（2）阻塞性肺氣腫，上腔靜脈受壓或血栓形成。

（3）休克、昏厥。

2. 操作方法

（1）患者取仰臥位，如有呼吸困難則取平臥位。

（2）用 3.8%枸櫞酸鈉沖洗帶刻度的玻璃測壓管（附 18 號針頭），或向管內注滿生理鹽水。

（3）患者上肢外展 45°角，並使前臂置於右心房水平，即仰臥位時穿刺的靜脈約在腋中線水平（靜脈測壓管零點刻度位置）；坐位或半臥位時，穿刺點應平第 4 前肋水平。

（4）常規消毒肘部皮膚，測壓管保持垂直作靜脈穿刺，觀察血柱上升的高度；管內預先充滿生理鹽水者，當管內液體流入血管內而不再下降時，記錄水柱高度，即為靜脈壓。

3. 注意事項

（1）術前安靜臥床休息 15 分鐘使全身肌肉放鬆，以免肌肉緊張影響測定結果。

（2）測前脫下衣袖，儘量抑制咳嗽。

（3）穿刺時，用手指輕壓靜脈上端後穿刺，且應於穿刺成功後立刻鬆開壓迫。

（三）心內膜活檢術

1. 適應證

（1）明確心臟擴大的原因。

（2）測定某些藥物或疾病對心臟的影響。

（3）協助診斷心肌炎。

（4）估價心臟移植後的排異反應。

2. 禁忌證

（1）急性心肌炎。

（2）感染性心內膜炎。

（3）洋地黃中毒伴室性心律失常者。

（4）近期有嚴重心律失常者。

（5）嚴重出血性疾病者。

3. 術前準備

（1）做好術前病人的思想工作，解除緊張心理。

（2）術前口服或肌注地西泮 5～10mg。

（3）禁食 12h，進行皮膚準備。

（4）檢查各項搶救設備，及藥物準備。

（5）導管選用 Counard 導管（成人一般 7F，兒童 5～6F）。

4. 操作步驟

（1）局麻後，用固定穿刺法，以右頸內靜脈中插入 8F 帶止血閥的血管鞘。

（2）經鞘管內插入心內膜活檢鉗，在透視下，使其頂端插入右室下部 1/3 處。

（3）逆鐘向旋轉 180°，使頂端通過三尖瓣進入右室。

（4）推進活檢鉗並稍作逆轉動，使其頂端與右室間隔接觸。

（5）活檢鉗後退約 1cm，然後張開咬鉗。

（6）推進活檢鉗，使其端頂與室間隔接觸。

（7）閉合咬鉗，慢慢拔出活檢鉗。

（8）將鉗取的活檢標本放置於準備好的固定液中，供有關檢查。

5. 併發症

（1）心律失常。

（2）空氣或血栓性栓塞。

（3）偶見心臟穿孔，導致心包填塞和循環衰竭。

（四）經皮穿刺冠狀動脈內成形術（PTCA）

1.適應證

（1）單支血管中近端的不完全梗阻。

（2）冠狀動脈多支血管病變中＞70%的嚴重狹窄。

（3）冠狀動脈搭橋術後的血管橋（包括大乳隱靜脈橋和內乳動脈橋）。

（4）PTCA 術後的再狹窄。

（5）近期（小於 3 個月）發生的單支血管完全阻塞。

（6）經外科搭橋手術保護的左主幹病變。

（7）急性心肌梗塞經溶栓治療作用後仍殘留的嚴重的狹窄。

（8）單支多發病變中＞70%的嚴重狹窄。

2.禁忌症

（1）冠狀動脈病變狹窄程度＜50%者。

（2）嚴重的彌漫性病變。

（3）左冠狀動脈主幹病變而無有效的旁路移植術者（未作保護的左主幹病變）。

（4）急性（＜3 個月）完全阻塞病變並伴有嚴重的鈣化者。

（5）不適合心臟搭橋手術病人。

3.相對禁忌症

（1）嚴重左心功能不全者。

（2）嚴重肝腎功能不全，伴有全身出血性疾病者。

（3）＜70%的臨界狹窄。

（4）慢性（＜3 個月完全梗阻病變。

（5）由冠狀動脈痙攣引起心絞痛並伴有＜60%的固定性粥樣硬化狹窄者。

4. 術前用藥

術前應口服消炎痛、硝苯吡啶（或硫氮卓酮）、潘生丁，術前一日口服阿斯匹林 3 次，每次 0.3g，術後當日清晨口服阿斯匹林 0.3g，潘生丁 50mg，進入導管室前給予鎮靜劑。

5. 手術操作及術中用藥

PTCA 操作前先行冠狀動脈造影確定病變範圍和程度，動脈穿刺並插入動靜脈鞘管後，自股動脈鞘注入肝素 10000u，以後每延長 1 小時自靜脈補充肝素 3000u，並可靜脈滴注硝酸甘油以防冠狀動脈痙攣，擴張前可口含硝苯吡啶 10mg（血壓低者例外），並可左冠狀動脈內注入硝酸甘油 0.3mg，右冠狀動脈內注入 0.2mg，心腔內常規放置起搏導管。

擴張時將氣囊導管之氣囊中點恰好置於狹窄部位中點，氣囊導管以 1：1 造影劑及生理鹽水稀釋液充盈。球囊擴張第一次 3～4 個大氣壓，自低而高，一般不超過 7～9 個大氣壓，每次擴張 30～60s，有報告甚至可達 200s，每處可反覆擴張，最多可達 5～7 次。

每次擴張前後測量狹窄兩端壓力階差，觀察療效，擴張結束後重複造影，觀察病變改善情況。

6. 術後用藥

靜脈滴注肝素 700～1000u／h，調整滴速維持 AET 在 180～200s，滴注 18～24h，停肝素 4h 後復查 AET，如正常範圍，拔除動、靜脈鞘管。頭兩天口服阿斯匹林 1 日 2 次，之後每日服 0.3g，繼續服用潘生丁、消心痛、硝苯地平等，可應用新抗凝片抗凝 1～3 月。

(五)心臟電複律術

1. 適應證

藥物治療無效的異位性快速心律失常。心臟電複律術的指徵。

（1）心室顫動、心房顫動和撲動。新近半年內出現的房顫、房撲，年齡＜45歲，超聲心動圖示左房＜40～55mm，無血栓及栓塞併發症者。

（2）藥物或其他方法無效的室性或室上性心動過速。

（3）選擇藥物有困難的，性質未明或併發預激綜合徵的異位快速心律失常。

2. 禁忌症

（1）病史長，心臟明顯擴大，伴有高度或完全性房室傳導阻滯的心房纖顫。

（2）心房撲動伴完全性房室傳導阻滯。

（3）反覆發作而藥物不能維持療效或伴有病態竇房結綜合徵的異位性快速心律失常。

（4）洋地黃中毒，低血鉀時暫不宜電複律。

3. 操作方法

（1）非同步電複律術

僅用於心室顫動，此時病人神志多已喪失。方法：① 立即將電極板墊以生理鹽水浸濕的紗布或塗導電糊，分置於胸骨右緣2～3肋間和心尖區。② 按充電鈕，充電到功率達300焦耳左右，將電極板導線按在除顫器的輸出端。③ 按非同步電鈕放電，此時病人身軀和四肢抽動一下，移去電極板，透過心電示波器觀察病人的心律是否轉為竇性，心室顫動患者病情嚴重如一次電除顫不成功，除繼續進行心肺復甦處理術外，可加大電功率再次除顫；可心腔內注射腎上腺素使細顫變為粗顫後再次

除顫；糾正酸中毒、低血壓和電解質紊亂後再次除顫；有時電除顫要和利多卡因、普魯卡因醯胺、溴卞胺等藥物聯合應用時才能見效。

（2）同步電複律術

若患者正在用維持量洋地黃類藥物，停用洋地黃至少一天。電複律前一天予奎尼丁 0.2g（普魯卡因醯胺 0.25～0.5 g，普奈洛爾 10mg 或苯妥英鈉 0.1 g 亦可），每 6～8h 一次，使其血中藥物達一定的濃度，以防電複律後心律失常再發和其他心律失常發生，有時該藥濃度改變可轉複心律則可免於電除顫複律。方法：① 術前復查心電圖，應用心電示波器檢測除顫器的同步功能，即 R 波降支放電。② 術前停用利尿劑，化驗血清電解質。③ 準備復甦設備：吸引器、氧氣、氣管插管及各種急救藥品，建立靜脈液路。④ 手術當日清晨禁食，術前 1～2h 給予少量鎮靜劑如安定 2.5～5mg。⑤ 病人平臥在硬板床上，不與周圍金屬物接觸，選電除顫器的示波器上 R 波較高大的導聯進行觀察。⑥ 靜脈緩慢注射安定 0.3～0.5mg／kg 或氯胺酮 0.5～1mg／kg 麻醉，待病人睫毛反射消失的濃度停止注射。並予面罩給氧。⑦ 電極放置方法和部位與操作程式同前。⑧ 充電到 150～200 焦耳（心房撲動者則 100 焦耳左右）同步放電鈕放電。如示波未轉複為竇性心律，可增加電功率，再次電複律。⑨ 心律轉複後，要密切觀察病人的呼吸、 心律和血壓直到蘇醒，必要時給予氧氣吸入。以後每 6～8 小時口服奎尼丁 0.2g（或普魯卡因醯胺、普萘洛爾、苯妥英鈉）。有栓塞史者，術前術後宜給口服雙香豆素或苯茚二酮類抗凝治療兩週，以防栓子脫落。

（六）腦脊液檢查（腰椎穿刺術）

1. 適應證 ① 中樞神經系統炎症：如腦炎、腦膜炎、蛛網膜炎等。② 急性腦血管病：如腦出血、蛛網膜下腔出血、缺血

性腦血管病等。③顱腦外傷。④脊髓疾患：脊髓壓迫徵、脊髓血管病等。⑤原因未明之昏迷、抽搐等。

2. 禁忌症　①顱內占位病變或顱內壓高者，不做或慎做。②穿刺部位有感染者（如脊柱化膿性炎症、皮膚真菌病、褥瘡等）。③腦積水。④病情危重不能配合此項檢查者（如癲癇大發作期、危重的腦出血、休克狀態等）。

3. 操作方法

（1）被檢者側臥位、頭墊平枕、屈頸、彎腰、屈膝呈弓狀。

（2）檢查者戴無菌手套，以腰3～腰4部位為中心進行皮膚消毒，消毒範圍不少於 15cm2。

（3）後用 2%普魯卡因 2ml 局部麻醉，持穿刺針於腰3～腰4間隙垂直稍向臀部方向刺入，成人刺之深度約6～8cm，兒童2～3cm。但因被檢查者胖瘦程度差別，需因人而異，以感知有無落空感（進入蛛網膜下腔）為準。

（4）拔出針芯，待有腦脊液流出時立即接壓力計，收集標本後送檢，拔出穿刺針，穿刺部位貼敷紗布，固定。

4. 注意事項

（1）穿刺前應向家屬說明檢查之重要性，以期達到理解配合，不應只談「危險」，而不談較為安全。

（2）穿刺前要做詳細的神經系統檢查，特別是眼底水腫或腦中線移位應持慎重態度。

（3）穿刺前要暸解有無出血性疾病，必要時做出凝血時間及血小板計數。

（4）對有過敏患者要做普魯卡因過敏試驗。

（5）穿刺點位於感覺喪失平面以下者，可不做局麻。

（6）對可疑顱內壓增高患者，腰穿時要緩拔針芯，如壓力

過高則立即拔出穿刺針，僅將玻璃接頭內少許腦脊液送檢即可，並即時給脫水劑。

（7）如穿刺不順利造成血管損傷，最好更換椎間隙重新穿刺，以免混淆診斷。如不能更換穿刺部位時，在肉眼觀察下待血色消失後再收集標本送檢，化驗單上注明「請注意觀察紅細胞形態」。

（8）測壓力以壓力為標準，不應以滴數計算，如腦脊液流出不暢，可壓腹觀察壓力是否升高。

（9）為測量準確顱壓，穿刺應在兩次脫水劑中間進行，亦可在清晨進行。煩躁掙扎患者的顱內壓往往偏高，穿刺成功後雙下肢伸直，解除頸部和腹部壓力。

（10）個別患者，如髓腔積膿，雖針已進入蛛網膜腔但無腦脊液流出，此時可用 2～5ml 針管抽吸，可獲黏稠膿液。

（11）穿刺失敗原因除技術不夠熟練外，往往與被檢查者位置不當有關，如屈膝、低頸不夠，床面凹下不平，背部與床面不垂直等。

（12）穿刺後平臥，去枕 2～4h，如出現腰穿後頭痛，少給等張溶液輸入。

七、常用西藥

心血管系統藥物

（一）正性肌力藥

1. 洋地黃類藥

【作用與用途】① 加強心肌收縮性。② 減慢竇性頻率和抑制心臟傳導系統，增加冠脈供血，改善心功能。但心臟傳導系統遭過度抑制，則表現出各種心律失常。③ 對心功能不全者的間接外周血管舒張效應超過其直接收縮血管的效應，可使病人血管阻力下降。④ 減少腎小管對 Na^+ 的重吸收，增加 Na^+ 的排

泄量。

【適用證】適用於① 各種充血性心功能不全，對伴有快速室率的心功能不全療效尤其顯著。② 非洋地黃毒性作用所致的室上性快速性心律失常。③ 心臟病已伴心臟擴大而面臨分娩或手術時可預防性應用。

【劑量與用法】目前常用者有兩種方法：① 負荷量加維持量法：即在短期內（如 1～3 日）給予負荷量以取得最好的療效，以後每日用維持量以補充排泄的藥量藉以維持療效，適用於急性心力衰竭或需很快控制病情者；但在近二週內已用過洋地黃者，則不宜。② 維持量療法：選用地高辛，不用負荷量，每日 0.25～0.5mg，口服，經 6～8 日，蓄積的血濃度可達治療濃度水準，適用於慢性心功能不全者。

由於此類藥物的治療劑量與毒性劑量相接近，在用藥中均應密切觀察療效和毒性反應，有時也可測定血清濃度。一般地高辛的治療濃度在 0.5～2.0ng／ml。

【注意事項】① 副作用和毒性：A. 胃腸道反應，如食慾減退，噁心嘔吐，偶有腹瀉。B. 心臟方面可出現各種心律失常，最常見的為室性早搏或形成二聯律。C. 神經系統方面可出現頭痛、憂鬱、無力及黃視或綠視，視力模糊等。

② 洋地黃類藥物的選擇：A. 急性心力衰竭或嚴重心力衰竭而非洋地黃毒性作用所致，一般選用快速作用的製劑如毛花甙。B. 毒毛旋花甙 K 靜脈注射。C. 慢性心力衰竭宜選用口服製劑，目前常用地高辛。

③ 維持量的掌握：A.本類藥物維持量的個體差異較大，同一病人在不同時期和不同條件下也可有差異，在維持用量過程中需注意觀察並酌情調整劑量。B.維持量使用無一定期限，常需長期使用，在出現毒性作用時應暫時停藥觀察，並酌減劑

量。

（1）地高辛（強心素，Digoxin，Lanoxin）片劑：0.25mg
針劑：0.5mg～1.0mg

【劑量與用法】成人口服負荷量 0.75～1.5mg 在 1～2 日內
給予，以後給予維持量每日 0.125～0.5mg，對病情不太急而允
許逐漸控制的病人，可給予維持量療法。每日用地高辛 0.25～
0.5mg，6～8 日即可達治療濃度水準。兒童飽和量：小於二歲
者 0.04～0.06mg／kg，超過二歲者 0.03～0.04mg／kg，維持量為
飽和量的 1／5～1／4。

（2）洋地黃毒甙（digitoxin）片劑：0.1mg；針劑：0.1 mg

【劑量與用法】口服後作用開始時間 1～2h，最大作用時
間 4～6 h，負荷量 0.8～1.0 mg，成人一般 0.1 mg，每日 3 次，
3～5 日後改為維持量每日用 0.05～0.1 mg，兒童飽和量 2 歲以
下 0.03～0.04 mg／kg，2 歲以上 0.02～0.03 mg／kg，維持量為
飽和量的 1／10 ～1／5，每日 1 次，肌注本藥在嬰幼兒患者應用
的機會較多，飽和量 0.02 mg／kg，在 24h 內分次給予，並密切
觀察反應。

（3）毒毛旋花子甙 K（康毗丁，Strophanthin k）針劑：
0.25 mg

【劑量與用法】通常以 20%～50%葡萄糖液 20ml 稀釋後，
緩慢靜注，負荷量 0.25～0.5mg，首劑 0.25mg，其餘劑量在 24h
酌情分次使用，以後每日用 0.125～0.25mg 維持，病情穩定後
改為口服洋地黃製劑維持。

2. 非洋地黃類正性肌力藥

（1）普瑞特羅（Prenalterol）水針劑：5ml（5mg）；片
劑：10mg、20mg、30mg

【作用與用途】① 對衰竭心肌有明顯的正性肌力作用，使

心臟指數增加，可顯著降低肺動脈舒張末壓。② 可口服，能改善心輸出量，每搏量、射血分數、射血前期指數、射血前期與左室射血時間比率，不增加周圍循環阻力，適用於心力衰竭的長期治療。③ 具有改善心臟傳導系統功能作用。④ 與強心式合用，可增強其正性肌力作用而不增加其引起心律失常的可能。

【適應證】適用於① 慢性心力衰竭，尤以用洋地黃製劑發生心動過緩之難治性心衰。② 伴有傳導阻滯的心力衰竭。③ 冠心病有急慢性心力衰竭而伴低排血量者。④ 用 β 阻滯劑發生的心力衰竭。⑤ 腎功能衰竭或作血液透析的低血壓。

【劑量與用法】作用大小與劑量相關，口服每日 20～300mg。靜脈滴注每分鐘 15mg／kg，靜脈注射從 75mg／kg 增加到 150mg／kg，最大劑量為 225mg／kg，按心率調整劑量。

【注意事項】偶有心悸、早搏，停藥後可消失，個別用大劑量者可發生短陣室速。

（2）吡布特羅（吡丁醇，pirbuterol）片劑：10mg

【作用與用途】① 使心肌收縮力增強，心排出量增加，對心率影響不大。② 使心排出量、心搏作功、左心室射血分數均增加，平均肺動脈壓和肺楔嵌壓下降，體循環和肺循環血管阻力下降，心率和血壓不變或稍增，心肌耗氧不變，運動耐量增加。

適用於慢性心功能不全的長期治療，特別是頑固性心力衰竭。與洋地黃類及血管擴張劑合用療效更好。

【劑量與用法】口服：每次 20mg，每日 3 次，宜從小量開始（5mg 逐漸增加至 20mg）。

【注意事項】部分病人出現輕度一過性噁心、不安和震顫，如繼續用藥或減量時可消失，有耐藥性，連續用藥一個月後即不奏效。

（3）米力農（甲腈吡酮，Milrinone）片劑：5mg；注射液：0.05g，0.1g

【作用與用途】① 具強心及擴張外周血管作用，全身外周阻力下降。② 嚴重心力衰竭者靜注該藥後可顯著降低左室舒張末壓、肺楔嵌壓、右房壓及體循環血管阻力，明顯增加心臟指數，心率輕度上升，未見耐藥現象。③ 口服給藥可持久改善心功能。

【劑量與用法】口服：5～7.5mg，每 4～6h1 次，每日 30 mg。

【注意事項】① 長期用藥未見顯著的臨床毒性表現。② 該藥在人體半衰期較短，需較頻繁地給藥。

（4）多巴酚丁胺（Dobutamine，Dobutrex）水針劑：2ml（20mg）

【作用與用途】① 加強心肌收縮性，又不明顯加快心率。② 大劑量時也不引起血管收縮。用於各種急慢性心力衰竭、心源性休克及術後低排等。

【劑量與用法】靜滴：成人 20mg 加 5%葡萄糖液 250ml 靜滴，每分鐘 2～6μg/kg，療程 7～14 日，個別病例用至每分鐘 10μg/kg，療程可達 1 月以上。增加心排血量的劑量為每分鐘 2.5～10μg/kg，對緊急病例，須 24h 連續靜脈點滴，待症狀消失後遞減。

【注意事項】① 可出現房性或室性早搏、出汗、面部發熱，潮紅及噁心、頭痛、不安等。② 可產生耐藥性，連日應用可降低療效，加大劑量可克服，停藥 7 日後再用仍能恢復原有療效。③ 特發性肥厚梗阻性心臟病、高血壓、妊娠時忌用。④ 如用於心房顫動病人，應先予洋地黃製劑，以免加速房室傳導。⑤ 不宜與 β 受體阻斷劑合用。⑥ 配製溶液宜在 24h 內用

完，不宜與鹼性溶液混合，亦不宜加入全血或血漿中使用。

3. β 受體阻製劑

美托洛爾（美多心安，倍他樂克，Metoprolol，Betaloc，Lopressor）片劑：50mg、100mg；水針劑：5ml（5mg）

【作用與用途】為選擇性心臟 $β_1$ 受體阻滯劑，適用於治療高血壓、心絞痛，尚可用於心肌梗塞及擴張型心肌病。靜脈注射對室上性心律失常有效。

【劑量與用法】劑量宜個體化。

高血壓：每日 50～200mg，早晨頓服或每日分 2 次。

心絞痛：每次 50～100mg，每日 2 次。

心肌梗塞：開始用 5mg 加於葡萄糖液內靜脈注射，1mg／min，隔 5min 尚可重複，但總量不超過 10～15mg，以後改為口服每日 50～100mg，1 次或分 2 次服用。

擴張型心肌病心衰：開始以每次 6.25～12.5mg，每日分 2 次服用，逐漸增量可達每日 100mg。

【注意事項】① 偶有胃腸不適、腹痛、頭痛、眩暈、失眠、惡夢、勞力型呼吸困難、疲倦等。② 慎用於阻塞性肺部疾患。③ 糖尿病人慎用。

4. 血管緊張素轉換酶抑制劑

卡托普利（巰甲丙脯酸，開搏通，Captopril，capoten）片劑：12.5mg、25mg

【作用與用途】臨床上適用於腎性高血壓和各種類型的原發性高血壓，也可用於心力衰竭的治療。

【劑量與用法】口服：每次 12.5～25mg，每日 2～3 次，視藥物效應可逐步增加，劑量不超過每日 300mg。

【注意事項】小劑量副作用發生率很低，大劑量可致血流動力學改變、症狀性低血壓等。

5. 血管緊張素 II 受體阻滯劑

羅莎藤（洛沙坦，Losartan，Cozaar）片劑：25mg、50mg

【作用與用途】與 AT_1 受體選擇性地結合，可阻斷 Ang II 所有的藥理作用。抑制血管收縮和交感神經興奮，抑制醛固酮分泌產生降壓作用，可增加尿酸排泄，降低血尿酸水平。目前對於充血性心力衰竭的治療處於繼續評價階段。

【劑量與用法】開始 50mg／d，分 2 次服用，對合用利尿藥、肝功能損害者宜 25mg／d。

【注意事項】① 不宜用於妊娠中、晚期，而且早期妊娠一旦診斷，應儘早停止使用。② 授乳者不宜應用。③ 可顯著增強利尿藥的降壓作用。④ 可用於各種高血壓，若 3～6 週後，血壓下降仍不理想，可加用利尿藥。

6. 醛固酮拮抗劑

坎利酸鉀（Canrenoate potassium，Potassium Canrenoate）注射液：2ml（0.2g）

【作用與用途】在腎小管競爭性地對抗醛固酮作用，阻礙醛固酮與受體結合，抑制 K^+ – Na^+ 交換，增加 Na^+、Cl^- 的排泄，K^+ 的排泄減少。利尿作用緩慢、溫和而持久，主要用於肝硬化、腹水、頑固性心衰和腎臟性水腫等醛固酮增高的頑固性水腫，有抗雌激互作用，可治療婦女多毛症、男性禿髮、重症痤瘡等。

【劑量與用法】由靜脈途徑給藥，劑量為 0.05～0.3g／d，分 2～3 次靜脈注射，特殊病例可加大至 0.4～0.8g／d。

【注意事項】可引起心律失常，但緩慢靜注（0.2g／3min）或將本品加入 5%葡萄糖注射液或 0.9%NaCl 注射液中靜滴，則可避免；男子乳房女性化的發生率較螺內酯低。

（二）抗心律失常藥

1. 奎尼丁（Quinidine）片劑：0.2g

【作用與用途】延長心肌有效不應期與動作電位時間，抑制異位節律點自律性、減慢傳導，使單向阻滯變為雙向阻滯，而消除折返激動。劑量較大時抑制心肌收縮力。為廣譜抗快速心律失常藥。主要用於治療各種嚴重的室上性與室性心律失常，亦可用於轉複房顫與房撲並預防其復發，可防治預激綜合徵合併心律失常。

【劑量與用法】口服，成人先服 0.1～0.2g，觀察 1～2h，如無噁心等不良反應，以後每 2h1 次，每次 0.2g，連服 5 次，見效後用維持量每次 0.2g，每日 2～4 次。

【注意事項】① 老年患者應減少劑量。② 肝腎病患者劑量應緩增而偏小。③ 服藥過程中使血鉀保持在 4mmol／L 以上。④ 用藥過程中定期觀察血壓、心律改變。⑤ 西米替丁可抑制奎尼丁代謝，增加後者的血藥濃度。⑥ 與洋地黃合用時，洋地黃劑量應減少一半。⑦ 氯丙嗪等噻嗪類藥與奎尼丁合用可加重傳導阻滯。⑧ 奎尼丁可增強抗凝血藥作用。⑨ 大劑量抗組胺藥增強奎尼丁作用。

2. 普羅卡因胺（Procainamide）片劑：0.125g，0.25g；針劑：0.1g，1.0g

【作用與用途】與奎尼丁基本相同，但對心肌收縮力抑制作用較輕。

【劑量與用法】口服：成人首劑 0.5～1.0g，以後 0.5g，每 3 ～6h1 次，一日總量不超過 4g。心律失常控制後改為每次 0.25g，每日 4 次。注射：肌注劑量為 0.5g，每 6h1 次。靜注：以 100mg 稀釋後注射 5min，每 5min1 次，直至總量達 1g 或出現毒性反應時停用。亦可用 1g 稀釋於 5%葡萄糖液 100ml 內 1h

滴完。24h 內總量不超過 2g。

【注意事項】① 長期使用副作用發生率較高。② 導致心律失常發生率與奎尼丁基本相同。③ 心衰、腎功能不全時減量。④ 與地高辛合同，不增加後者血濃度。⑤ 與西米替丁合用，清除率可降低 30%～50%。

3. 利多卡因（賽羅卡因，Lidocaine，Xylocaine）水針劑：5ml（0.1g），20ml（0.4g）

【作用與用途】延長正常心肌傳導纖維有效不應期，輕度降低動作電位 0 相最大上升速率和幅度，輕度減慢傳導，不延長或縮短 APD 和 QT 間期。適用於急性室性心律失常，預防急性心肌梗塞病人室性心律失常，也用於洋地黃中毒、麻醉手術中發生的室性心律失常。

【劑量與用法】靜注：每次負荷量 1～2mg／kg（成人 50～100mg）於 90～120s 內注完，無效可再重複注射同樣劑量 1～2次，顯效後立即開始以 1～4mg／min 靜脈滴注，24h 最大總量不超過 5mg／kg。

【注意事項】① 必須先用負荷量，一旦顯效即使用靜脈滴注維持量。② 在用維持量中，如心律失常復發，可經靜脈追加負荷量 20～50mg，或加快靜滴速度。③ 心衰病人負荷量與維持量均應減少一半左右。④ 與 β 阻滯劑合用可增加本品血濃度。⑤ 甲氰咪呱減低本品清除率，增高血濃度，合用時酌減劑量。

4. 美西律（慢心律，脈律定，mexiletine）片劑：100mg；水針劑：1ml（50mg），2ml（100mg）

【作用與用途】作用與利多卡因相似，但口服有效，作用持久。主要用於治療急性、慢性室性心律失常，對室上性快速心律失常亦有相當療效。

【劑量與用法】口服：成人每次 0.1～0.2g，每日 3～4 次。靜注：每次 0.1～0.2g，於 10min 注完，如有效，繼以 1～2mg/min 滴注。

【注意事項】① 心或肝功能不全時清除率減慢。② 苯巴比妥、苯妥英鈉、利福平減弱本品療效。③ 與地高辛或西米替丁無相互作用。④ 小劑量美西律與奎尼丁合用有協同作用。

5. 維拉帕米（異博定，verapamil isoptin）片劑：40mg；水針劑：2ml（5mg）

【作用與用途】為鈣通道阻滯劑。適用於房室折返性與房室結折返性心動過速，亦可減慢房顫之心室率，對房性早搏與房性心動過速亦有效。

【劑量與用法】口服：成人每次 40～80mg，每日 3～4 次。靜注：5～10mg 稀釋後緩慢推注，靜脈維持量每分鐘 1.5 μ g/kg。

【注意事項】① 聯合用藥時可提高地高辛血濃度，故應減量，並警惕出現房室傳導阻滯症。② 本品有負性肌力與延緩房室傳導等作用，故禁與 β 阻滯劑合用。

6. 門冬氨酸鉀鎂（脈安定，Aspartate Potassium and Magnesium Panangin）片劑：每片含 Mg11.8mg，K36.2mg；水針劑：10ml（含鉀鹽及鎂鹽各 500 mg）

【作用與用途】改善心肌收縮力和心肌細胞的能量代謝。適用於低血鉀、低血鎂症、洋地黃中毒引起的心律失常。

【劑量與用法】口服：每次 1～2 片，每日 3～4 次。靜滴：10～20ml 加於 5%或 10%葡萄糖液 250～500ml 內緩慢靜滴。

【注意事項】嚴重腎功能不全、高血鉀症或嚴重房室傳導阻滯症忌用。

(三) 治療心絞痛藥

1.硝酸甘油（三硝酸甘油酯，Nitroglycerin，Glycdey-Itrinitrate，Trinitrum）片劑：0.3mg，0.4mg，0.5mg，0.6mg

緩慢定時釋放長效口服片劑（Nitrocontin）：2.6mg、6.4mg Nitro-Bid，Nitiospan，Nitroglyn：2.5mg，6.5mg

軟膏：2%硝酸甘油

水針劑：1ml（5mg），5ml（5mg），1ml（10mg），10ml（10mg）

噴霧劑（永保心靈，Nitrolinguel Soray）：每支 10g 每噴一次相當於 0.4mg。

經皮貼劑（定時釋放劑）：如 Nitro-Dur 5mg／24h（釋放 0.2mg／h），7.5／24h（釋放 0.3mg／h），10mg／24h（釋放 0.4mg／h），15mg／24h（釋放 0.6mg／h）Xitro-derm TTS：5mg／24h、10mg／24h、15mg／24h、20mg／24h，分別釋出 0.2mg／h、0.4mg／h、0.6mg／h、0.8mg／h

【作用與用途】降低心肌對氧的需求，抑制神經反射性冠狀動脈痙攣，主要用途為治療和預防心絞痛。

【劑量與用法】通常舌下含服，每次成人 0.3～0.6mg，一日內可多次應用。緩釋片，每片 2.6～6.4mg，口服；2%皮膚 2～5cm 直徑範圍，或作成皮膚緩釋製劑，小盤貼在皮膚上，或以薄膜每 24h 貼於胸壁等；靜注：以 5～10mg 加入 5%～10%葡萄糖液中，以 5～10μg／min 滴注，據治療反應每 10～15min 遞增劑量 25～50%。噴霧劑，每噴 1 次，相當於硝酸甘油 0.4mg。

【注意事項】①保存於棕色玻瓶內，每 2 月更新 1 次。②口服若有頭痛、頭昏、心跳、瞼充血、舌燒灼感可判定藥片有效。③長期應用需增加劑量及次數。④靜脈注射需嚴密監測血

壓、心率。

2. 硝酸異山梨酯（硝酸脫水山梨醇酯，消心痛，Isosorbide Dinitrate，Isordil，Sorbitrate）片劑：2.5mg 5.0mg

【作用與用途】作用與硝酸甘油相似，舌下含服可以治療心絞痛急性發作，口服、單獨用或其他藥物聯合應用可防止發作。

【劑量與用法】舌下含服：開始 2.5mg 漸增至 10mg；口服每次 10mg，每日 3～4 次。

【注意事項】副作用和毒性反應與硝酸甘油相似，個別病人有噁心、嘔吐、不安、蒼白、出汗、甚至虛脫，偶有皮疹，甚至剝脫性皮炎，乙醇可增加其副作用。長期用可產生耐藥性，且和其他硝酸酯有交叉耐受性。

3. 雙嘧達莫（駢嘧啶氨醇，潘生丁，Dipridemole，persantin）片劑：25mg、50mg；粉針劑：10mg

【作用與用途】對冠狀動脈有明顯而持久的擴張作用，能顯著地增加冠脈血流量，對心肌氧耗影響不大，很大劑量時還會引起其他血管擴張。

【劑量與用法】口服：每次 25～50mg，每日 3 次。

【注意事項】① 10%病人有右上腹不適或噁心，飯後應用可減輕此類反應。頭痛、頭暈較常發生，偶有過敏性皮疹、低血壓。② 急性心肌梗塞時慎用。

中樞神經系統藥物

（一）抗抑鬱藥

1. 氯丙咪嗪（氯米帕明，Chlorimipraminel clomipramine，Angfranil）片劑：10mg、25mg

【作用與用途】抗抑鬱、消除焦慮、抗恐怖性，臨床適用於各種抑鬱狀態、恐怖症、情緒困擾症、沮喪性情緒性疾病及

強迫症。

【劑量與用法】成人每日 3 次，初量 25mg，1 週內加到適量的治療量。最高成人量每日 250mg，兒童或青年患者每日 200mg。

【注意事項】① 嚴重心、肝、腎功能障礙者、癲癇、青光眼患者以及孕婦禁用或慎用。② 服單胺氧化酶抑制劑或甲狀腺製劑治療者禁用。

2. 馬普替林（路滴美，maprotyine，ludiomil）片劑：10mg，25mg

【作用與用途】有強的抗抑鬱作用，鎮靜、安定作用與利眠寧相當，對活動性及內源性抑鬱均十分有效，有抗妄想作用。適用於精神分裂症伴憂鬱者。

【劑量與用法】口服：開始治療劑量每日 75～150mg，每日 1～3 次，1～2 週後調整劑量，治療量每日 100～200mg，維持量每日 50～75mg（100mg 以下）。

【注意事項】① 常見口乾、眩暈、心動過速、視力模糊、嗜睡、震顫、便秘等。② 肝、腎有嚴重疾患及青光眼、尿瀦留者慎用。③ 凡有癲癇病史者需合用抗痙攣藥。

（二）抗躁狂藥

碳酸鋰（lithium carbonate）膠囊：300mg；片劑：0.25g；緩釋片：0.25g、0.5g

【作用與用途】改變神經傳導性，使興奮性降低，抑制去甲腎上腺素的釋放。主要適應證：情感性精神病躁狂症，尤對躁狂抑鬱症（雙相型）反覆發作有預防作用。

【劑量與用法】口服：用於躁狂症時 1 次 0.25g 鉀鹽，每日 3 次，根據病情及服藥反應逐日增加至 0.25～0.5g，每日不超過 1.5～2.0g，維持量每日不超過 1g，分 3～4 次服。奏效需

4～10 日，用初始劑量後每隔 1～2 日增加藥量，7～10 日加至治療量，用藥 3～4 週無效應改藥。

【注意事項】① 劑量必須個體化。② 每半月或 1 月測 1～2 次血鋰濃度。③ 增加藥量宜緩慢，應分次服。④ 治療期間用正常含鈉食物。⑤ 急慢性腎炎、腎功能損害及水、電解質失調者不宜使用，嚴重心血管、腦器質性疾患、急性感染、低鹽飲食者和青年人禁用。⑥ 妊娠早期忌用，哺乳期婦女不宜用。

(三) 鎮靜催眠藥

1. 苯巴比妥（魯米那，pHenobarbital，Luminal）片劑：0.01g，0.015g，0.03g，1ml（0.1g）

【作用與用途】小劑量鎮靜，一般劑量催眠，大劑量抗驚厥，亦用於麻醉前給藥。

【劑量與用法】口服，成人每次 0.015～0.03g，每日 3 次，0.03～0.09g 睡前服（催眠）。肌注，成人每次 0.1g（鎮靜）；每次 0.1～0.2g，極量每次 0.25g，每日 0.5g（抗驚厥）。

【注意事項】① 肝腎功能減退者及嚴重肺功能不全慎用。② 注射用鈉鹽，用注射用水或鹽水溶成 10%溶液。③ 不能與酸性藥配伍。④ 長期用於治癲癇不可突然停藥。⑤ 應注意與其他藥物的相互作用。⑥ 巴比妥作用與苯巴比妥相似，副作用較大，宜少用。

2. 司苯巴比妥（速可眠，西康樂，secobarital，seconal）膠囊劑：0.1g；粉針劑（鈉鹽）：0.05g

【作用與用途】為短暫時間作用的催眠藥（約 3h），服藥後 15min 即能入睡，適宜不宜入睡者。

【劑量與用法】口服，成人每次 0.1～0.2g（催眠），或每次 0.2～0.3g（麻醉前給藥），小兒每次 2～3mg／kg（鎮靜）。

3. 水合氯醛（chloral hydrate）10%溶液

【作用與用途】催眠效力較強，臨床常用的有效的催眠藥之一。

【劑量與用法】口服，成人每次 10～15ml；睡前灌腸，每次 15～20ml 稀釋 1～2 倍後一次灌入，極量每次 1.5g 每日 3g。小兒灌腸每歲 10%溶液 1ml 或 30～50mg／kg。

【注意事項】① 胃炎與胃潰瘍患者不宜用。② 大劑量抑制心肌收縮力，抑制延髓呼吸及血管運動中樞，對肝腎有損害。③ 長期用藥可引起依賴性、耐受性和成癮。

(四)抗癲癇藥

1.苯妥英鈉（大侖丁，pHenytoin sodium，dilantin）片劑：50mg，100mg；粉針劑：0.1g，0.25g

【作用與用途】能有效控制癲癇大發作，對精神運動性發作或顳葉癲癇也有效。

【劑量與用法】口服：成人每次 50～200mg，每日（2～3次）；小兒每日 5～10mg／kg，分 3 次。

【注意事項】① 有胃腸刺激症狀，與食物同服可減輕。② 常出現牙齦增生。③ 大量可使小腦功能失調。

2. 琥胺（柴郎丁，Ethosuximide，zarontin）琥胺糖漿：5%（100ml，500ml）

【作用與用途】對小發作療效好，對大發作及精神運動性發作無效。

【劑量與用法】成人每次 5～10ml，每日 3 次，小兒每日 5～10ml，分 2～3 次。

【注意事項】① 常見的副作用和毒性反應為胃腸道反應。② 偶可出現粒細胞減少，再生障礙性貧血等，應勤查血象。

3. 卡馬西平（酰胺咪嗪，卡巴咪嗪，通痙寧，carbamazepine，tegnetol）片劑：200mg

【作用與用途】主要用於精神運動性發作，對大發作和混合型癲癇也有效。

【劑量與用法】口服：成人 100～200mg（最高 400mg），每日 3 次。1～6 歲兒童 50～100mg，每日 2～3 次。

【注意事項】① 可有胃腸反應、皮炎及眩暈、共濟失調。② 妊娠初期慎用。

4.丙戊酸鈉（二丙基乙酸鈉，抗癲靈，valproate sodium，sodium dipropylacetate）膠囊：250mg；另有糖漿劑

【作用與用途】推薦劑量：成人每日 10～15mg／kg，兒童每日 5～10mg／kg，分 2 次服，隔週增加 1 次，視反應及副作用而定。

【注意事項】① 本藥應用不久，需仔細觀察，定期檢查肝功能，如有異常，應及時停藥並處理。② 宜控制使用本品。

腦血管病藥物

(一)腦血管擴張、抗血小板聚集的藥物

1. 桂利嗪（腦益嗪，Ginnarizine，midronal）片劑：25mg；水針劑：20ml（20mg）

【作用與用途】使血管擴張，增加腦血流量和氧供，顯著改善腦循環，對血管收縮物質有拮抗作用，緩解血管痙攣，防止血管脆化。適用於腦血管病、腦震盪後遺症、腦動脈硬化症、冠狀動脈硬化、腦循環障礙功能的精神病、記憶障礙、間歇性跛行、長期偏頭痛、暈機、迷路和前庭紊亂以及糖尿病性血管失調。

【劑量與用法】口服：每次 25～50mg，每日 3 次。靜脈注射：每次 20～40mg 緩慢注射。

【注意事項】① 偶有嗜睡、胃腸道障礙、皮疹等。② 孕婦慎用。

2. 川芎嗪（ligustrazing，tetramethylpyrazine）片劑：糖衣片，每片含川芎嗪酸鹽 50mg；水針劑：鹽酸鹽針劑，每支 2ml（40mg），磷酸鹽針劑，每支 2ml（50mg）。

【作用與用途】抗血小板聚集，擴張小動脈，降低血壓，改善微循環及腦血流，適用於閉塞性血管疾病、腦血栓形成、脈管炎。

【劑量與用法】口服：每次 100mg，每日 3 次，療程一個月。肌注：每次 1～2 支，每日 1～2 次，15 日為一療程。靜滴：鹽酸鹽針劑 1～2 支，每日 1 次；磷酸鹽針劑 50～150mg，每日 1 次，稀釋於 5%～10% 葡萄糖 250～500ml 中，緩慢點滴，3～4h 滴完，10～15 日為一療效。

【注意事項】① 對腦出血及有出血傾向者忌用。② 副作用和毒性反應有胃腸道不適、口乾、嗜睡。

（二）腦代謝活化劑

1. 甲氯芬酯（氯酯醒，遺尿丁，Heclofenoxate zucidril）片劑：100mg；粉針劑：250mg。

【作用與用途】促進腦細胞的氧化還原，對處於抑制狀態的中樞神經系統有興奮作用。適用於新生兒缺氧，顱腦外傷性昏迷，兒童精神遲鈍，小兒遺尿和酒精中毒。

【劑量與用法】口服：成人每次 0.2g，每日 3～4 次，至少一週；小兒每次 0.1g，每日 3 次。肌肉注射：成人每次 250mg，每 2h 一次；新生兒缺氧，每次 60mg，每 2h 一次。

【注意事項】可有血壓變化、失眠，注射時偶有血管痛。

2. 吡拉西坦（腦複康，piracetam，euvifor，ciclofalina，nootropil）片劑：400mg；膠囊：0.2g，0.4g；水針劑 10ml（2g）

【作用與用途】促進大腦對磷脂和氨基酸的利用，增加腦

血流量，改善腦缺氧及腦損傷。適於腦動脈粥樣硬化症、腦血管意外所致的記憶和思維障礙、腦外傷所致的記憶障礙、腦器質性癡呆及低能兒童等。

【劑量與用法】口服：成人每次 0.8～1.4g，每日 3 次；兒童每次 0.4～0.8g，每日 3 次。一般 6 週為一療程。靜脈點滴，每日可用 8g。

【注意事項】偶見口乾、食慾減退、睡眠不佳、蕁麻疹、嘔吐，停藥後症狀可消失。

3. 都可喜（Duxil）片劑：40mg

【作用與用途】大腦代謝促進劑，對大腦缺血性、缺氧性疾病都有治療價值。適於急性、亞急性及慢性腦血管病，老年性及血管性癡呆，血管性、退行性及外傷性耳蝸前庭疾病，眩暈，老年性耳聾，血管性及神經性視網膜病，繼發性精神病的智力減退，腦震盪後遺症等。

【劑量與用法】口服：每日 2 片，早晚各 1 片；維持量：每日 1 片。

【注意事項】① 過量可引起噁心、眩暈、心動過速、低血壓、呼吸急促及呼吸性鹼中毒。② 不可與單胺氧化酶抑制劑配伍。③ 孕婦忌服。

利尿藥物

（一）噻嗪類利尿藥

氫氯噻嗪（雙氫克尿塞，Hydroichlorothiazide）片劑：25mg，50mg

【作用與用途】利尿、降壓，抗利尿作用可增加血漿尿酸鹽濃度。適用於輕至中度的充血性心衰、慢性肝臟和腎源性水腫、高血壓、高尿鈣血症。

【劑量與用法】開始劑量每日 50～100mg，起效後減量至

每日 25～50mg，或隔日 1 次。兒童每日 2mg／kg，分 2 次口服。

【注意事項】本品毒性較低，長期服用可引起以下副反應：① 低血鉀，且常伴低血氯、低血鎂症。② 升高血糖，降低糖耐量。③ 高尿酸血症。④ 氮質血症，腎衰病人禁用或慎用。⑤ 肝功能不良時，可誘發肝昏迷。⑥ 可致高血鈣、低血磷症和甲狀旁腺增生。⑦ 其他：皮膚紅斑、光敏性皮炎、胰腺炎、肝內膽汁淤積、骨髓抑制，尤其血小板減少可致紫癜，中性粒細胞減少、新生兒溶血性貧血、血清抗核抗體陽性。

(二)髓袢利尿藥

呋噻米（呋喃苯胺酸、速尿、利尿磺胺，Furosemide，Lasix）片劑：20mg；水針劑：2ml （20mg）

【作用與用途】① 利尿。② 血液動力學作用：可能增加腎血流量。在肺水腫時，能增加全身靜脈容量，從而降低左心室充盈壓，這在出現利尿前就發生。

【劑量與用法】藥量個體差異很大，需區別對待。

① 水腫：腎病性、肝源性或心衰致水腫，口服成人開始量40mg，以後視病情可調整至每日 80～160mg，分 3～4 次服，獲利尿反應後，可以用每日 1～3 次維持。用 1～3 日，停 2～4日，持續用 7 日以上作用減弱。兒童每日 1～2mg／kg。老年人需小心觀察。緊急或不能口服者可肌注或靜注 20～40mg，第 2個劑量應根據利尿反應，至少等待 1～1.5h 再給。

② 腎功能衰竭：急性和慢性腎衰少尿水腫可用大劑量，250mg 加入生理鹽水 250ml 中靜滴 30～60min。 如無效，1h 後加大劑量至 500mg 靜滴，一日總量可達 1000mg，不致於蓄積。

【注意事項】① 用量過大或長期應用引起水電解質紊亂、脫水、低血壓、低血鈉、低血鉀、低血鎂、低氯性鹼中毒。②

其他代謝紊亂：高尿酸血症、高血糖、糖尿等。③ 劑量過大，當血藥濃度過高時，可引起暫時性耳聾和聽力減退。

與其他藥物的相互作用：① 呋噻米可抑制腎臟排泄慶大黴素、頭孢菌素和地高辛，在腎功能衰竭時，這種相互作用更易發生。② 呋噻米能加重氨基糖甙類抗生素腎毒性。③ 呋噻米利尿致低血鉀，更易加重洋地黃蓄積中毒。

(三) 留鉀利尿藥

1. **螺內酯**（安體舒通，螺旋內酯固醇，Spironolactone，Adactone）片劑或膠囊劑：每片或每粒 20mg（微粒）

【作用與用途】留鉀、排鈉和利尿。可用於肝硬化腹水、腎病綜合徵或慢性充血性心衰等，也用於原發性醛固酮增多症。

【劑量與用法】成人每日 40～120mg，分 1～2 次口服，2～3 日開始出現最大利尿效應。

【注意事項】① 一般與呋噻類利尿劑合用，很少單獨應用。② 服用本品同時補鉀可致高血鉀。③ 阿司匹林、水楊酸鹽或吲哚美辛可減弱螺內酯效應。④ 本品可縮短洋地黃甙半衰期，但延長地高辛半衰期。⑤ 糖尿病酸中毒時應慎用。⑥ 不宜於哺乳的婦女。

2. **氨苯蝶定**（三氨蝶呤，Triamtercne，Dytac）片劑：50mg

【作用與用途】效似螺內酯，有增加排尿酸作用，適於心力衰竭、肝硬變、腎炎引起的水腫和腹水，亦可用於痛風病人的利尿、特發性水腫等，常與排鉀利尿劑合用。

【劑量與用法】成人每次 50mg，1 日 3 次；或每次 100mg，每日 2 次，餐後服。兒童每日 4mg/kg，分 2 次，餐後服。

【注意事項】① 偶見噁心、嘔吐、嗜睡、輕度腹瀉、軟弱

無力、口乾、皮疹等。② 大劑量長期用可出現高血鉀。③ 服藥後多數出現淡藍色螢光尿。④ 嚴重肝腎功能減退者、有高血鉀傾向者忌用。⑤ 孕婦、哺乳期婦女慎用。

（四）滲透利尿藥

1. 甘露醇 Mannitol

【作用與用途】① 注入靜脈後使血漿滲透壓迅速提高，增加血容量。② 使集合管水的重吸收減少，尿量增加。可用於治療因溶血、創傷、出血等引起的腎前性少尿，腦水腫、青光眼等，並能利尿排毒。

【劑量與用法】① 預防急性腎衰：先用 20%甘露醇 50～100ml 於 3～5min 內靜脈注入，若尿量增加不到 40ml 時，則按照器質性腎衰處理。若尿量明顯增加則可繼續應用，使尿量達 100ml／h。

② 治療腦水腫：20%甘露醇 250～500ml，於 30～60min 靜滴，必要時 4～6h 1 次，也可與 50%葡萄糖 40～60ml 交替靜脈注射。

③ 降低眼壓：作青光眼術前準備。

④ 腎功能衰竭少尿浮腫：可口服 20%甘露醇 100～200ml 導瀉以排除水分。

⑤ 腎病綜合徵 I 型：20%甘露醇 100～200ml 靜脈滴注。

⑥ 急性中毒時利尿排毒：20g 靜脈滴注。

【注意事項】① 可有一過性頭痛、眩暈、頭熱、畏寒。② 低溫時易析出晶體，用前需用熱水浸泡藥瓶使其溶解後應用。③ 心力衰竭、器質性腎衰少尿水腫時禁用。

第四章　脾胃腸病證

脾胃腸病證是指在感受外邪，內傷飲食，情志不遂、臟腑失調等病因的作用下，發生在食管、脾胃、腸道的一類內科病證。常見病有胃痛、痞滿、腹痛、嘔吐、呃逆、噎膈、泄瀉、便秘等。

生理病理及病證分類如下：

1. 生理特點

脾主運化，胃主受納，脾主升清，胃主降濁，一納一化，一升一降，共同完成生化氣血之功。脾主統血，脾主肌肉、四肢，開竅於口，其華在唇。脾喜燥惡濕。小腸主受盛化物，泌別清濁，大腸傳化糟粕。腸為腑，以通為順，司傳導之能。

2. 病理特點及病證分類

（1）脾胃虛弱。

（2）脾陽虛衰。

（3）胃陰不足。

（4）寒邪客胃。

（5）胃腸積熱。

（6）食滯腸胃。

（7）濕邪困脾。

（8）肝氣犯胃。

（9）瘀血內停。

第一節 胃 痛

一、定義

胃痛，又稱胃脘痛，是由外感邪氣，內傷飲食情志，臟腑功能失調等導致氣機鬱滯，胃失所養，以上腹胃脘部近歧骨處疼痛為主症的病證。

二、病因病機要點

（1）寒邪客胃。

（2）飲食傷胃。

（3）肝氣犯胃。

（4）脾胃虛弱。

三、辨證論治

1. 診斷要點

（1）胃脘部疼痛，常伴有食慾不振，痞悶或脹滿，噁心嘔吐，吞酸嘈雜等。

（2）發病常與情志不遂，飲食不節，勞累，受寒等因素有關。

（3）起病或急或緩，常有反覆發作的病史。

（4）上消化道 X 光鋇餐透視、電子纖維胃鏡及病理組織學檢查等，可見胃、十二指腸黏膜炎症、潰瘍等病變。

2. 辨證要點

（1）辨急緩：凡胃痛暴作者，多因外感寒邪，或恣食生冷，或暴飲暴食，以致寒傷中陽，積滯不化，胃失和降，不通則痛。凡胃痛漸發，常由肝鬱氣滯，木旺乘土或脾胃虛弱，木壅土鬱，而致肝胃不和，氣滯血瘀。

（2）辨寒熱：寒性凝滯收引，故寒邪犯胃之疼痛，多胃痛

暴作，疼痛劇烈而拒按，並有喜暖惡涼，苔白，脈弦緊等特點。脾胃陽虛之虛寒胃痛，多隱隱作痛，喜溫喜按，遇冷加劇，四肢不溫，舌淡苔薄，脈弱。熱結火鬱，胃氣失和之胃痛，多為灼痛，痛勢急迫，伴煩渴喜飲，喜冷惡熱，便秘，溲赤，舌紅苔黃少津，脈弦數。

（3）**辨虛實**：胃痛且脹，大便秘結不通者多屬實；痛而不脹，大便溏薄者多屬虛；喜涼者多實，喜溫者多虛；拒按者多實，喜按者多虛；食後痛甚者多實，饑而痛增者多虛；痛劇固定不移者多實，痛緩無定處者多虛；新病體壯者多實，久病體虛者多虛；脈實者多實，脈虛者多虛。

（4）**辨氣血**：初痛在氣，久痛在血；在氣者胃脹且痛，以脹為主，痛無定處，時痛時止，此乃無形之氣痛；病屬血分者，持續刺痛，痛有定處，舌質紫暗，此乃有形之血痛。另外，食積、痰阻、濕停等，亦屬有形之痛，也當詳辨。

（5）**辨臟腑**：胃痛病變主要在胃，但由於胃與肝脾在生理、病理上的相互聯繫，所以在辨證時應弄清與胃痛相關病變臟腑的關係。如肝氣犯胃，肝胃鬱熱，則常兼見胸脇脹滿，心煩易怒，噯氣頻作，發病與情志有關等肝氣鬱滯的表現。如脾氣虛弱，中陽不振，則兼見神疲乏力，大便溏薄，四肢不溫，食少納呆等脾胃虛寒之徵象等。另外，有時亦與膽、腎等臟腑有關，當隨證辨之。

3．**分型論治**

（1）寒邪客胃

症狀：胃痛暴作，惡寒喜暖，得溫痛減，遇寒加重，口淡不渴，或喜熱飲，苔薄白，脈弦緊。

治法：溫胃散寒，理氣止痛。

方藥：良附丸。

若寒重者可加吳茱萸、乾薑；氣滯重者可加木香、陳皮；若見寒熱身痛等表寒證者，加紫蘇，生薑，或加香蘇散疏風散寒；若兼見胸脘痞悶不舒，噯氣嘔吐等寒挾食滯者，可加枳殼、神曲、雞內金，半夏以消食導滯，溫胃降逆；若鬱久化熱，寒熱錯雜，可用半夏瀉心湯，辛開苦降，寒熱並調；若胃寒較輕者，可局部溫熨，或服生薑紅糖湯即可止痛散寒。

（2）飲食停滯

症狀：胃脘疼痛，脹滿拒按，噯腐吞酸，或嘔吐不消化食物，其味腐臭，吐後痛減，不思飲食，大便不爽，得矢氣及便後稍舒，苔厚膩，脈滑。

治法：消食導滯，和胃止痛。

方藥：保和丸。

若脘腹脹甚者，可加枳殼、厚朴、檳榔行氣消滯；若食積化熱者，可加黃芩、黃連清熱瀉火；若大便秘結，可合用小承氣湯；若胃痛急劇而拒按，大便秘結，苔黃燥者，為食積化熱成燥，可合用大承氣湯通腑泄熱，蕩積導滯。還可辨證選用枳實導滯丸，木香檳榔丸等。

（3）肝氣犯胃

症狀：胃脘脹滿，攻撐作痛，脘痛連脇，胸悶噯氣，喜長歎息，大便不暢，得噯氣，矢氣則舒，遇煩惱鬱怒則痛作或痛甚，苔薄白，脈弦。

治法：疏肝理氣，和胃止痛。

方藥：柴胡疏肝散。

若脹重可加青皮、鬱金、木香助理氣解鬱之功；若痛甚者可加川楝子、延胡索理氣止痛；噯氣頻作者，可加半夏、旋覆花，亦可用沉香降氣散降氣解鬱。另外還可選用越鞠丸、金鈴子散等。

（4）肝胃鬱熱

症狀：胃脘灼痛，痛勢急迫，心煩易怒，泛酸嘈雜，口乾口苦，舌紅苔黃，脈弦數。

治法：疏肝理氣，泄熱和胃。

方藥：丹梔逍遙散。

若火熱內盛，灼傷胃絡，而見吐血，並出現脘腹灼痛痞滿，心煩便秘，面赤舌紅，脈弦數有力等症，此乃肝胃鬱熱，迫血妄行，可用《金匱要略》瀉心湯，苦寒泄熱，直折其火，使火降氣順，吐血自止。還可辨證選用化肝煎、滋水清肝飲等。

（5）瘀血停滯

症狀：胃脘疼痛，如針刺、似刀割，痛有定處，按之痛甚，痛時持久，食後加劇，入夜尤甚，或見吐血、黑便，舌質紫暗或有瘀斑，脈澀。

治法：活血化瘀，和胃止痛。

方藥：失笑散合丹參飲。

如痛甚者可酌加延胡索、三棱、莪朮，並可加理氣之品，如枳殼、木香、鬱金；若血瘀胃痛，伴吐血、黑便時，當辨寒熱虛實，應參考血證有關內容辨證論治。

（6）濕熱中阻

症狀：胃脘疼痛，嘈雜灼熱，口乾口苦，渴不欲飲，頭重如裹，身重肢倦，納呆噁心，小溲色黃，大便不暢，舌苔黃膩，脈象滑數。

治法：清熱化濕，理氣和胃。

方藥：清中湯。

熱盛便秘者加大黃、枳實；氣滯腹脹者加厚朴、大腹皮。若寒熱互結，乾噫食臭，心下痞硬，可用半夏瀉心湯。另外尚

可選用溫膽湯、三仁湯等。

（7）胃陰虧虛

症狀：胃脘隱隱灼痛，似饑而不欲食，口燥咽乾，五心煩熱，消瘦乏力，口渴思飲，大便乾結，舌紅少津，脈細數。

治法：滋陰益胃，和中止痛。

方藥：一貫煎合芍藥甘草湯。

若痛甚者可加香櫞、佛手；若脘腹灼痛，嘈雜反酸，可酌加左金丸；若胃熱偏盛，可加生石膏、知母、玉竹、蘆根清胃泄熱，或用清胃散；若日久肝腎陰虛可加山萸肉、玄參、丹皮滋補肝腎。還可選用益胃湯、玉女煎等。

（8）脾胃虛寒

症狀：胃痛隱隱，綿綿不休，喜溫喜按，空腹痛甚，得食則緩，勞累或受涼後發作或加重，泛吐清水，神疲納呆，四肢倦怠，手足不溫，大便溏薄，舌淡苔白，脈虛弱。

治法：溫中健脾，和胃止痛。

方藥：黃芪建中湯。

泛吐清水較重者，可加乾薑、吳茱萸、半夏溫胃化飲；如寒盛者可用大建中湯，或附子理中丸溫中散寒；若脾虛濕盛者，可合二陳湯；或兼見腰膝酸軟，頭暈目眩，形寒肢冷等腎陽虛證者，可加附子、肉桂、巴戟天、仙茅，或合用腎氣丸、右歸丸之類助腎陽以溫脾和胃。還可選用吳茱萸湯、厚朴溫中湯等。

四、其他療法

1. 針灸療法

（1）針刺：主穴取中脘、內關、足三里。配穴：虛寒證加針公孫穴，並針後加灸以加強溫中止痛之力；氣滯證加針章門穴以加強舒肝理氣之效。手法：實證用瀉法，虛證用補法。

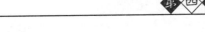

（2）耳針：取穴神門區、胃區、阿是穴。手法補虛瀉實。

2. 按　摩

用拇指在患者中脘穴、內關穴、足三里穴和至陽穴重壓按揉，用力由輕至重，由重到輕，直至胃脘痛緩解後再按壓 5 分鐘，適用於胃脘痛諸證。

3. 敷貼療法

食鹽適量炒熱，乘熱敷熨胃痛部位，民間用治胃寒作痛。

4. 刮痧療法

適用於胃脘痛實證、熱證。在患者上脘、中脘、下脘部和胸骨柄及脊椎兩側，用 75% 酒精消毒後，用湯匙或硬幣由上往下刮動，重複 20～30 次，用力適度，以皮膚出現紫紅色皮下出血點為度。

第二節　痞　滿

一、定義

痞滿是由外邪內陷，飲食不化，情志失調，脾胃虛弱等導致中焦氣機不利，或虛氣留滯，升降失常而成的胸腹間痞悶脹滿不舒的一種自覺症狀，一般觸之無形，按之柔軟，壓之無痛。按部位分有胸痞、心下痞等。心下即胃脘部，故心下痞又稱胃痞。本節主要討論胃痞。該病是脾胃腸病證中較為常見的病證。

二、病因病機要點

1. 表邪入裏

2. 食滯中阻

3. 痰濕阻滯

4. 七情失和

5. 脾胃虛弱

三、辨證論治

(一)診斷要點

（1）胃痞以胃脘部痞塞，滿悶不舒為主症，並有按之柔軟，壓之不痛，望無脹形的特點。

（2）起病緩慢，時輕時重，呈反覆發作的慢性過程。

（3）發病常與飲食、情志、起居、寒溫等誘因有關。

（4）上消化道 X 光檢查、胃液分析、纖維（或電子）胃鏡檢查等有助於本病的診斷。

（5）需除外胃癌，以及其他病證中出現的痞滿症狀。

(二)辨證要點

（1）**辨有邪無邪**：痞滿有虛實之異，有邪者為實，無邪者為虛，因此首當辨別邪之有無。如傷寒表邪未解，邪氣內陷，阻遏中焦所成之痞；食飲無度，積穀難消，阻滯胃脘所成之痞；情志不遂，氣機阻滯，升降失調而成之痞皆屬有邪。若脾胃氣虛，運化無力，升降失司所成之痞，則屬虛證。

（2）**辨虛實寒熱**：痞滿不能食，或食少不化，大便溏薄者為虛；痞滿能食，大便閉結者為實。痞滿時減，喜揉喜按者為虛；痞滿不減，按之滿甚者為實。痞滿急迫，渴喜冷飲，苔黃，脈數者為熱；痞滿綿綿，得熱則舒，口淡不渴，苔白，脈沉者屬寒。同時還應注意寒熱虛實的兼夾症狀。

(三)分型論治

1. 實　痞

（1）邪熱內陷

症狀：胃脘痞滿，灼熱急迫，按之滿甚，心中煩熱，咽乾口燥，渴喜飲冷，身熱汗出，大便乾結，小便短赤，舌紅苔黃，脈滑數。

治法：瀉熱消痞，和胃開結。

方藥：大黃黃連瀉心湯。

可酌加枳實、厚朴、木香等以助行氣消痞之力。

（2）飲食停滯

症狀：脘腹滿悶，痞塞不舒，按之尤甚，噯腐吞酸，噁心嘔吐，厭食，大便不調，苔厚膩，脈弦滑。

治法：消食和胃，行氣消痞。

方藥：保和丸

若食積較重，脘腹脹滿者，可加枳實、厚朴；若食積化熱，大便秘結者，可加大黃、檳榔；若食積脾虛，大便溏薄者，可加白朮、黃芪。尚可選用大安丸、平胃散、枳朮丸、枳實導滯丸等方辨證施用。

（3）痰濕內阻

症狀：脘腹痞滿，悶塞不舒，胸膈滿悶，頭暈目眩，頭重如裹，身重肢倦，咳嗽痰多，噁心嘔吐，不思飲食，口淡不渴，小便不利，舌體胖大，邊有齒痕，苔白厚膩，脈沉滑。

治法：除濕化痰，理氣寬中。

方藥：二陳湯。

若胃氣虛弱，痰濁內阻，氣逆不降，而見心下痞硬，噫氣不除者，可用旋覆代赭湯益氣和胃，降氣化痰。還可辨證選用甘遂半夏湯、三仁湯等。

（4）肝鬱氣滯

症狀：脘腹不舒，痞塞滿悶，胸脇脹滿，心煩易怒，喜長歎息，噁心噯氣，大便不爽，常因情志因素加重，苔薄白，脈弦。

治法：疏肝解鬱，理氣消痞。

方藥：越鞠丸。

若氣鬱較重，脹滿明顯者，可加柴胡、鬱金、枳殼；若氣鬱化火，口苦咽乾者，合左金丸，或加梔子、龍膽草、黃芩等。尚可選用四磨飲、化肝煎、柴胡疏肝散等。

2. 虛 痞

脾胃虛弱

症狀：脘腹痞悶，時緩時急，喜溫喜按，不知饑，不欲食，身倦乏力，四肢不溫，少氣懶言，大便溏薄，舌質淡，苔薄白，脈沉弱。

治法：補氣健脾，升清降濁。

方藥：補中益氣湯。

如脾陽不振，手足不溫者，可加附子、乾薑；若氣虛失運，滿悶較重者，可加木香、枳殼、厚朴以助脾運；若屬表邪內陷，與食、水、痰相合，出現虛實夾雜證候，心下痞滿，嘔吐下痢，用半夏瀉心湯，辛開苦降，補瀉並用；若中虛較甚，可用甘草瀉心湯；若水熱互結，心下痞滿，乾噫食臭，腸鳴下利者，用生薑瀉心湯。還可選用理中湯、大建中湯、吳茱萸湯等。

四、其他療法

(一)針灸療法

（1）體針療法：實證，取足厥陰，足陽明經穴為主，以毫針刺，採用瀉法，常取足三里、天樞、氣海、中脘、內關、期門、陽陵泉等穴。虛證，取背俞穴，任脈，足太陽，足陽明經穴為主，毫針刺，採用補法，常取脾俞，胃俞，中脘，內關，足三里等穴。

（2）耳針療法：取脾、胃、肝、交感、大腸，實證宜針刺法，一般刺入深度2～3分，按順時針方向中等幅度捻轉，留針5～10分鐘，1日1次。虛證宜採用埋針法，亦可用針刺法。埋針一般埋1～2個穴，採用針刺法時同上法，應按逆時針方向小

幅度捻轉，留針 10～20 分鐘，隔日 1 次，10 次為 1 療程。

(二) 按摩療法

患者取仰臥位，取中脘、天樞、氣海、關元等穴，以一指禪法緩慢從中脘推至氣海，往返 5～6 遍，每日一次，適用於痞滿屬實者。

患者取俯臥位，取脾俞、胃俞、大腸俞、長強等穴，用滾法，從上至下，往返 3～4 遍，至局部出現熱脹感為宜，適用於痞滿虛證。

(三) 貼敷療法

麥皮 30g，生薑渣 15g，拌勻炒熱後用布包裹，揉熨患處。適用於脾胃虛弱，中焦痞滿證。

第三節 腹 痛

一、定義

腹痛是指胃脘以下、恥骨毛際以上的部位發生疼痛為主要表現的病證，多由臟腑氣機不利，經脈失養而成。這裏所講的腹痛主要為內科腹痛，外科、婦科所致的腹痛不包括在內。

二、病因病機要點

(1) 外感時邪，內傳於裏。

(2) 飲食不節，腸胃受傷。

(3) 情志失調，氣滯血瘀。

(4) 陽氣素虛，臟腑失煦。

三、辨證論治

1. 診斷要點

(1) 凡是以胃脘以下，恥骨毛際以上部位的疼痛為主要表現者，即為腹痛。其疼痛性質各異，但一般不甚劇烈，且按之

柔軟，壓痛較輕，無肌緊張及反跳痛。

（2）起病多緩慢，其痛發或加劇常與飲食、情志、受涼等因素有關。

（3）腹部 X 光檢查、B 超檢查以及有關實驗室檢查有助於診斷及鑒別診斷。

（4）應排除外科、婦科腹痛，以及其他內科病證中出現的腹痛症狀。

2. 辨證要點

（1）**辨性質**：腹痛拘急，疼痛暴作，痛無間斷，堅滿急痛，遇冷痛劇，得熱則減者，則為寒痛；腹痛急迫，痛處灼熱，時輕時重，腹脹便秘，得涼痛減，痛在臍腹者，為熱痛；腹痛脹滿，時輕時重，痛處不定，攻撐作痛，得噯氣矢氣則脹痛減輕者，為氣滯痛；腹部刺痛，痛無休止，痛處不移，痛處拒按，入夜尤甚者，為血瘀痛；脘腹脹滿，噯氣頻作，噯後稍舒，痛甚欲便，便後痛減者，為傷食痛；痛勢急劇，痛時拒按，痛而有形，痛勢不減，得食則甚者，為實痛；痛勢綿綿，喜揉喜按，時緩時急，痛而無形，饑而痛增者，為虛痛。

（2）**辨急緩**：突然發病，腹痛較劇，伴隨症狀明顯者，多因外感時邪，飲食不節，蛔蟲內擾等，屬急性腹痛；發病緩慢，病程遷延，腹痛綿綿，痛勢不甚，多由內傷情志，臟腑虛弱，氣血不足，屬慢性腹痛。

（3）**辨部位**：大腹疼痛，多為脾胃、大小腸受病；臍腹疼痛，多為蟲積；脇腹、少腹疼痛，多為厥陰肝經受病；小腹疼痛，多為膀胱病變。

3. 分型論治

（1）**寒邪內阻**

症狀：腹痛急起，劇烈拘急，得溫痛減，遇寒尤甚，惡寒

身蜷，手足不溫，口淡不渴，小便清長，大便自可，苔白膩，脈沉緊。

治法：溫裏散寒，理氣止痛。

方藥：良附丸合正氣天香散

若腹中雷鳴切痛，胸脇逆滿，嘔吐，為寒氣上逆者，用附子粳米湯溫中降逆；若腹中冷痛，身體疼痛，內外皆寒者，用烏頭桂枝湯溫裏散寒；若少腹拘急冷痛，寒滯肝脈者，用暖肝煎暖肝散寒；若腹痛拘急，大便不通，寒實積聚者，用大黃附子湯以瀉寒積。另外，還可辨證選用附子理中丸、烏梅丸、溫脾湯等。

（2）濕熱壅滯

症狀：腹部脹痛，痞滿拒按，胸悶不舒，煩渴引飲，大便秘結，或溏滯不爽，身熱自汗，小便短赤，苔黃燥或黃膩，脈滑數。

治法：通腑泄熱。

方藥：大承氣湯。

若燥結不甚，濕熱較重，大便不爽者，可去芒硝，加梔子、黃芩、黃柏；若少陽陽明合病，兩脇脹痛，大便秘結者，可用大柴胡湯；若小腹右側疼痛，為腸癰者，可用大黃牡丹皮湯。另外還可辨證選用厚朴三物湯、枳實導滯丸等。

（3）中虛臟寒

症狀：腹痛綿綿，時作時止，喜熱惡冷，痛時喜按，饑餓勞累後加重，得食休息後減輕，神疲乏力，氣短懶言，形寒肢冷，胃納不佳，面色無華，大便溏薄，舌質淡，苔薄白，脈沉細。

治法：溫中補虛，緩急止痛。

方藥：小建中湯。

若腹中大寒痛，嘔吐肢冷，可用大建中湯溫中散寒；若腹痛下痢，脈微肢冷，脾腎陽虛者，可用附子理中湯；若大腸虛寒，積冷便秘者，可用溫脾湯；若中氣大虛，少氣懶言，可用補中益氣湯。還可辨證選用當歸四逆湯、黃芪建中湯等。

（4）飲食停滯

症狀：脘腹脹滿，疼痛拒按，噯腐吞酸，厭食，痛而欲瀉，瀉後痛減，糞便奇臭，或大便秘結，舌苔厚膩，脈滑。

治法：消食導滯。

方藥：枳實導滯丸。

若食滯較輕，脘腹滿悶者，可用保和丸消食化滯。

（5）氣機鬱滯

症狀：脘腹疼痛，脹滿不舒，攻竄兩脇，痛引少腹，時聚時散，得噯氣矢氣則舒，遇憂思惱怒則劇，苔薄白，脈弦。

治法：疏肝解鬱，理氣止痛。

方藥：柴胡疏肝散。

若氣滯較重，脇肋脹痛者，加川楝子、鬱金；若痛引少腹睾丸者，加橘核、荔枝核、川楝子；若腹痛腸鳴，氣滯腹瀉者，可用痛瀉要方；若少腹絞痛，陰囊寒疝者，可用天臺烏藥散。

（6）瘀血阻滯

症狀：少腹疼痛，痛勢較劇，痛如針刺，甚則尿血有塊，經久不癒，舌質紫暗，脈細澀。

治法：活血化瘀。

方藥：少腹逐瘀湯。

若腹部術後作痛，可加澤蘭、紅花；若跌仆損傷作痛，可加丹參、王不留行，或吞服三七粉、雲南白藥；若下焦蓄血，大便色黑，可用桃核承氣湯；若脇下積塊，疼痛拒按，可用膈

下逐瘀湯。

四、其他療法

1. 針灸療法

（1）體針

① 寒痛、虛痛：取天樞、氣海、足三里、內庭等穴，用補法，可溫中散寒止痛；或艾灸上述 4 穴，有同樣作用。

② 熱痛：取天樞、氣海、承山、足三里穴，用瀉法，可清熱通便止痛。

③ 氣滯血瘀痛：期門、中脘、氣海、足三里、血海、肝俞、膽俞等穴。用瀉法，可理氣活血止痛。

④ 食積痛：取中脘、足三里、脾胃俞、大腸俞。用瀉法，可健胃腸，消食止痛。

（2）耳針：取胃、脾、肝、大腸、交感、神門穴，每次取 3～5 穴，實性腹痛每次留針 20 分鐘，1 日 2 次；虛性腹痛，每次留針 20 分鐘，1 日 1 次，10 次為 1 療程。

2. 貼敷療法

（1）胡椒粉 10g，敷於臍上，膠布敷蓋，24 小時後取下，更新再敷，治虛寒性腹痛。

（2）食鹽 50g，炒熱用紗布包好，敷於臍部，主治寒性腹痛。

第四節　嘔　吐

一、定義

嘔吐是指胃失和降，氣逆於上，胃中之物從口吐出的一種病證。一般以有物有聲謂之嘔，有物無聲謂之吐，無物有聲謂之乾嘔。嘔與吐常同時發生，很難截然分開，故並稱為嘔吐。

二、病因病機要點

（1）外邪犯胃。

（2）飲食不節。

（3）情志失調。

（4）脾胃虛弱。

三、辨證論治

（一）診斷要點

1. 嘔吐以嘔吐食物、痰涎、水液諸物，或乾嘔無物為主症，一日數次不等，持續或反覆發作。常兼有脘腹不適，噁心納呆，泛酸嘈雜等症。

2. 起病或急或緩，常先有噁心欲吐之感，多由氣味、飲食、情志、冷熱等因素而誘發，或因服用化學藥物，誤食毒物而致。

3. 上消化道 X 光檢查及內窺鏡檢查，常有助於診斷及鑒別診斷。

（二）辨證要點

1. 辨實嘔與虛嘔

實證嘔吐，多因外邪、飲食、七情因素，病邪犯胃所致，發病急驟，病程較短，嘔吐量多，嘔吐物多酸腐臭穢，或伴有表證，脈實有力。虛證嘔吐，常為脾胃虛寒、胃陰不足而成，起病緩慢，病程較長，嘔而無力，時作時止，吐物不多，酸臭不甚，常伴有精神萎靡，倦怠乏力，脈弱無力。

2. 辨嘔吐物

吐物的性質常反映病變的寒熱虛實，病變臟腑等，所以臨證時應仔細詢問，甚至親自觀察嘔吐物。如酸腐難聞，多為食積內腐，黃水味苦，多為膽熱犯胃；酸水綠水，多為肝氣犯胃；痰濁涎沫，多為痰飲中阻；泛吐清水，多屬胃中虛寒，或

有蟲積；黏沫量少，多屬胃陰不足。

3. 辨可吐與止嘔

嘔吐一證，多為病理反應，一般可用降逆止嘔之劑，在祛除病因的同時，和胃止嘔，而收邪去嘔止之效。但有的嘔吐，如胃有癰膿、痰飲、食滯、毒物等有害之物時，不可見嘔止嘔，因為這類嘔吐是機體的保護性反應，是邪之去路，邪去則嘔吐自止。甚至當嘔吐不暢時，尚可用探吐之法，不可降逆止嘔，以免留邪。

4. 辨可下與禁下

嘔吐之病不宜用下法，病在胃不宜攻腸，以免引邪內陷，且嘔吐尚能排除積食、敗膿等，若屬虛者更不宜下，兼表者下之亦誤。仲景有「病人欲吐者不可下之」之訓。然並非絕對，若確屬胃腸實熱，大便秘結，腑氣不通，而致濁氣上逆，氣逆作嘔者，可用下法，通其便，折其逆，使濁氣下行，嘔吐自止。嘔吐原則上禁下，但在辨證上有靈活性，應審因論治。

(三) 分型論治

1. 實　證

(1) 外邪犯胃

症狀：突然嘔吐，起病較急，常伴有發熱惡寒，頭身疼痛，胸脘滿悶，不思飲食，舌苔白，脈濡緩。

治法：解表疏邪，和胃降逆。

方藥：藿香正氣散。

若風寒偏重，寒熱無汗，可加荊芥、防風以疏風散寒；若暑濕犯胃，身熱汗出，可用新加香薷飲解暑化濕；如穢濁犯胃，嘔吐甚劇，可吞服玉樞丹避穢止嘔；若風熱犯胃，頭痛身熱，可用銀翹散去桔梗之升提，加橘皮、竹茹清熱和胃；若兼食滯，脘悶腹脹，噯腐吞酸，可去白朮、甘草，加神曲、雞內

金、萊菔子以消積導滯；若暑熱犯胃，壯熱口渴，可用黃連解毒湯。

（2）飲食停滯

症狀：嘔吐酸腐，脘腹脹滿，噯氣厭食，得食愈甚，吐後反快，大便或溏或結，氣味臭穢，苔厚膩，脈滑實。

治法：消食化滯，和胃降逆。

方藥：保和丸。

若積滯化熱，腹脹便秘，可用小承氣湯通腑泄熱，使濁氣下行，嘔吐自止；若食已即吐，口臭乾渴，胃中積熱上沖，可用竹茹湯清胃降逆；若誤食不潔，酸腐敗物，而見腹中疼痛，欲吐不得者，可因勢利導，用燒鹽方或瓜蒂散探吐祛邪。還可辨證選用枳實導滯丸、枳朮丸等。

（3）痰飲內停

症狀：嘔吐多為清水痰涎，胸脘痞悶，不思飲食，頭眩心悸，或嘔而腸鳴有聲，苔白膩，脈滑。

治法：溫化痰飲，和胃降逆。

方藥：小半夏湯合苓桂朮甘湯。

若氣滯腹痛者，可加厚朴、枳殼行氣除滿；若脾氣受困，脘悶不食，可加砂仁、白豆蔻、蒼朮開胃健脾；若痰濁蒙蔽清陽，頭暈目眩，可用半夏白朮天麻湯；若痰鬱化熱，煩悶口苦，可用黃連溫膽湯清熱化痰。還可辨證選用二陳湯、甘遂半夏湯等。

（4）肝氣犯胃

症狀：嘔吐吞酸，噯氣頻作，胸脇脹滿，煩悶不舒，每因情志不遂而嘔吐吞酸更甚，舌邊紅，苔薄膩，脈弦。

治法：疏肝理氣，和胃止嘔。

方藥：四逆散合半夏厚朴湯。

　　若氣鬱化火，心煩口苦咽乾，可合左金丸清熱止嘔；若兼腑氣不通，大便秘結，可用大柴胡湯清熱通腑；若氣滯血瘀，脇肋刺痛，可用膈下逐瘀湯活血化瘀。還可辨證選用越鞠丸、柴胡疏肝散等。

2. 虛　證

（1）脾胃虛弱

　　症狀：飲食稍有不慎，即易嘔吐，時作時止，胃納不佳，食入難化，脘腹痞悶，口淡不渴，面白少華，倦怠乏力，大便溏薄，舌質淡，苔薄白，脈濡弱。

　　治法：益氣健脾，和胃降逆。

　　方藥：香砂六君子湯。

　　若脾陽不振，胃寒肢冷，可加附子、乾薑，或用附子理中丸溫中健脾；若胃虛氣逆，心下痞硬，乾噫食臭，可用旋覆代赭湯降逆止嘔；若中氣大虧，少氣乏力，可用補中益氣湯補中益氣；若病久及腎，腎陽不足，腰膝酸軟，肢冷汗出，可用附子理中湯加肉桂、吳茱萸等溫補脾腎。還可辨證選用參苓白朮散、七味白朮散等。

（2）胃陰不足

　　症狀：嘔吐反覆發作，但嘔量不多，或僅唾涎沫，時作乾嘔，口燥咽乾，胃中嘈雜，似饑而不欲食，舌紅少津，脈細數。

　　治法：滋養胃陰，降逆止嘔。

　　方藥：麥門冬湯。

　　若陰虛甚，五心煩熱者，可加石斛、花粉、知母養陰清熱；若嘔吐較甚，可加橘皮、竹茹、枇杷葉；若陰虛便秘，可加火麻仁、栝蔞仁、白蜜潤腸通便。還可辨證選用益胃湯、竹葉石膏湯等。

四、其他療法

1. 針灸療法

主穴：內關、中脘。配穴：足三里、公孫、豐隆、陽陵泉、肝俞、脾俞、隱白穴。先針主穴，中等強度刺激手法，宜留針。如食滯嘔吐加針公孫、足三里穴；痰多刺豐隆穴，肝逆犯胃刺肝俞、脾俞、陽陵泉穴。

灸法：脾胃虛寒宜灸隱白、脾俞穴。

2. 按摩療法

指壓內關穴法：穴位在腕關節掌側橫紋正中上 2 寸，兩筋之間。可自己用一手中指按壓另一手內關穴，也可用他人按壓，至有酸脹感，並持續 1 分鐘左右。

3. 按止吐穴　穴位在手掌面，腕橫紋正中直下 0.5 寸處，即大陵穴直下五分。

4. 貼敷療法

（1）生薑、半夏各等分，共炒熱，布包，熨胃脘、臍中及臍下等處。適宜於胃寒嘔吐。

（2）聞藥即吐者，取灶土（伏龍肝），用水做成圓柱形，塞入兩鼻孔內即效。

第五節　呃　逆

一、定義

呃逆是指胃氣上逆動膈，氣逆上沖，喉間呃呃連聲，聲短而頻，不能自止為主要表現的病證。呃逆古稱「噦」，又稱「噦逆」。

二、病因病機要點

（1）飲食不當。

（2）情志不遂。

（3）正氣虧虛。

三、辨證論治

（一）診斷要點

1. 呃逆以氣逆上沖，喉間呃呃連聲，聲短而頻，不能自止為主症，其呃聲或高或低，或疏或密，間歇時間不定。常伴有胸脘膈間不舒，嘈雜灼熱，腹脹噯氣等。

2. 多有受涼、飲食、情志等誘發因素，起病多較急。

3. 呃逆控制後，胃腸鋇劑 X 光透視及內窺鏡檢查有助於診斷。必要時查肝、腎功能及 B 超、CT 等有助於鑒別診斷。

（二）辨證論治

1. 辨生理病理

辨證時首先應分清是生理現象，還是病理反應。詳細詢問病史，瞭解以往的發作情況，查找病因，認真檢查主證與兼證。若一時性氣逆而作，無反覆發作史，且無明顯兼證者，屬暫時的生理現象，無需治療。若呃逆反覆發作，兼證明顯，或出現在其他急慢性病證過程中，因外感、飲食、情志，臟腑功能失調等原因而發，可視為呃逆病證，當辨證論治。

2. 辨虛實寒熱

呃逆初起，呃聲響亮，氣沖有力，連續發作，脈弦滑者，多屬實證；呃聲時斷時續，呃聲低長，氣出無力，脈虛弱者，多為虛證；呃聲沉緩有力，胃脘不舒，得熱則減，遇寒則甚，面青肢冷，舌苔白滑，多為寒證；呃聲短促，胃脘灼熱，口臭煩渴，面色紅赤，便秘溲赤，舌苔黃厚，多為熱證。

3. 辨病深臨危

老年正虛，重證後期，急危患者，呃逆斷續不繼，呃聲低微，氣不得續，飲食難進，脈細沉伏，是元氣衰敗、胃氣將絕

之危候。

（三）分型論治

1. 實　證

（1）胃中寒冷

症狀：呃聲沉緩有力，胸膈及胃脘不舒，得熱則減，遇寒更甚，進食減少，惡食冷涼，喜飲熱湯，口淡不渴，苔白，脈遲緩。

治法：溫中散寒，降逆止呃。

方藥：丁香散。

若寒氣較重，脘腹脹痛者，加吳茱萸、肉桂、烏藥散寒降逆；若寒凝食滯，脘悶噯腐者，加萊菔子、檳榔、半夏行氣導滯；若寒凝氣滯脘腹痞滿者，加枳殼、厚朴、陳皮；若氣逆較甚，呃逆頻作者，加刀豆子、旋覆花、代赭石以理氣降逆。還可辨證選用丁香柿蒂散、橘皮湯、橘皮乾薑湯等。

（2）胃火上逆

症狀：呃聲洪亮有力，沖逆而出，口臭煩渴，多喜冷飲，脘腹滿悶，大便秘結，小便短赤，苔黃燥，脈滑數。

治法：清熱和胃，降逆止呃。

方藥：竹葉石膏湯。

若腑氣不通，痞滿便秘，可用小承氣湯通腑泄熱，亦可加丁香、柿蒂，使腑氣通，胃氣降，呃自止；若胸膈煩熱，大便秘結，可用涼膈散。

（3）氣機鬱滯

症狀：呃逆連聲，常因情志不暢而誘發或加重，胸脇滿悶，脘腹脹滿，噯氣納減，腸鳴矢氣，苔薄白，脈弦。

治法：順氣解鬱，降逆止嘔。

方藥：五磨飲子。

若心煩口苦，氣鬱化熱者，加梔子、黃連泄肝和胃；若氣逆痰阻、昏眩噁心者，可用旋覆代赭湯降逆化痰；若痰涎壅盛，胸脇滿悶者，可用參蘆濃煎探吐；若瘀血內結，胸脇刺痛，久呃不止者，可用血府逐瘀湯加減。

2. 虛 證

（1）脾胃陽虛

症狀：呃聲低長無力，氣不得續，泛吐清水，脘腹不舒，喜溫喜按，面色㿠白，手足不溫，食少乏力，大便溏薄，舌質淡，苔薄白，脈細弱。

治法：溫補脾胃，和中降逆。

方藥：理中湯。

若噯腐吞酸，夾有食滯者，可加神曲、麥芽；若脘腹脹滿，脾虛氣滯者，可加香附、木香；若呃聲連續，氣短乏力，中氣大虧者，可用補中益氣湯；若病久及腎，腎失攝納，腰膝酸軟，呃聲難續者，可用腎氣丸、七味都氣丸。還可辨證選用附子理中丸、香砂六君子湯等。

（2）胃陽不足

症狀：呃聲短促而不得續，口乾咽燥，煩躁不安，不思飲食，或食後飽脹，大便乾結，舌質紅，苔少而乾，脈細數。

方法：益氣養陰，和胃止呃。

方藥：益胃湯。

若神疲乏力，氣陰兩虛者，可加人參、白朮、山藥；若咽喉不利，胃火上炎者，可用麥門冬湯；若日久及腎，腰膝酸軟，五心煩熱，肝腎陰虛，相火挾沖氣上逆者，可用大補陰丸加減。

四、其他療法

1. 針灸療法

取穴：胃俞、膈俞、內關、足三里、中脘、後谿、照海。

任選 1～2 穴。

2. 按摩療法

（1）指壓療法：取合谷、人迎、翳風、利膈（胸鎖關節上，天突穴旁開 2～3cm 凹陷中）穴中，任選 1 穴。

（2）耳穴按壓：膈點、神門、交感點。

第六節　噎膈

一、定義

噎膈是由於食管狹窄，食管乾澀而造成的以吞咽食物梗噎不順，甚則食物不能下嚥到胃，食入即吐為主要表現的一類病證。噎即噎塞，指食物下嚥時噎塞不順；膈為格拒，指食管阻塞，食物不能下嚥入胃，食入即吐。噎屬噎膈之輕證，可以單獨為病，亦可為膈的前驅表現，故臨床統稱為噎膈。

二、病因病機要點

（1）七情內傷。

（2）飲食所傷。

（3）年老腎虛。

三、辨證論治

1. 診斷要點

（1）初起咽部或食道內有異物感，進食時有停滯感，繼則咽下梗噎，甚至食不得入或食入即吐。常伴有胃脘不適，胸膈疼痛，甚則形體消瘦，肌膚甲錯，精神疲憊等。

（2）起病緩慢，常表現為由噎至膈的病變過程，常由飲食、情志等因素誘發，多發於中老年男性，特別是在高發地區。

（3）食管、胃的 X 光檢查、內窺鏡及病理組織學檢查、

食管脫落細胞檢查以及 CT 檢查有助於早期診斷。

2. 辨證要點

（1）辨明虛實：因憂思惱怒，飲食所傷，寒溫失宜，而致氣滯血瘀，痰濁內阻者為實；因熱飲傷津，房勞傷腎，年老腎虛，而致津枯血燥，氣虛陽微者屬虛。新病多實，或實多虛少；久病多虛，或虛中夾實。吞咽困難，梗塞不順，胸膈脹痛者多實；食道乾澀，飲食不下，或食入即吐者多虛。然而臨證時，多為虛實夾雜之候，尤當詳辨。

（2）分別標本：噎膈以正虛為本，夾有氣滯，痰阻，血瘀等標實之證。初起以標實為主，可見梗塞不舒，胸膈脹滿，噯氣頻作等氣鬱之證；胸膈疼痛，痛如針刺，痛處不移等瘀血之候；胸膈滿悶，泛吐痰涎等痰阻的表現。後期以正虛為主，出現形體消瘦，皮膚乾枯，舌紅少津等津虧血燥之候；面色㿠白，形寒氣短，面浮足腫等氣虛陽微之證。臨證時應仔細辨明標本的輕重緩急。

3. 分型論治

（1）痰氣交阻

症狀：吞咽梗阻，胸膈痞滿，甚則疼痛，情志舒暢可減輕，精神抑鬱則加重，噯氣呃逆，嘔吐痰涎，口乾咽燥，大便艱澀，舌質紅，苔薄膩，脈弦滑。

治法：開鬱化痰，潤燥降氣。

方藥：啟膈散。

若鬱久化熱，心煩口乾者，可加梔子、黃連、山豆根；若津傷便秘，可配增液湯加白蜜，以助生津潤燥之力；若胃失和降，泛吐痰涎者，加半夏、陳皮、旋覆花以和胃降逆。還可辨證選用四七湯、溫膽湯、導痰湯等方。

（2）津虧熱結

症狀：吞咽梗澀而痛，水飲可下，食物難進，食後復出，胸背灼痛，形體消瘦，肌膚枯燥，五心煩熱，口燥咽乾，渴欲冷飲，大便乾結，舌紅而乾，或有裂紋，脈弦細數。

治法：滋養津液，瀉熱散結。

方藥：沙參麥冬湯。

若腸燥失潤，大便乾結，可加火麻仁，瓜蔞仁、何首烏潤腸通便；若腹中脹滿，大便不通，胃腸熱盛，可用大黃甘草湯瀉熱存陰，但應中病即止，以免重傷津液；若食道乾澀，口燥咽乾，可飲五汁安中飲以生津養胃。

（3）瘀血內結

症狀：吞咽梗阻，胸膈疼痛，食不得下，甚則滴水難進，食入即吐，面色暗黑，肌膚枯燥，形體消瘦，大便堅如羊屎，或吐下物如紅豆汁，或便血，舌質紫暗，或舌紅少津，脈細澀。

治法：破結行瘀，滋陰養血。

方藥：通幽湯

若氣滯血瘀，胸膈脹痛者，可用血府逐瘀湯；若服藥即吐，難於下嚥，可先服玉樞丹，或用煙斗盛該藥，點燃吸入，以開膈降逆，其後再服湯劑。

（4）氣虛陽微

症狀：長期吞咽受阻，飲食不下，面色㿠白，精神疲憊，形寒氣短，面浮足腫，泛吐清涎，腹脹便溏，舌淡苔白，脈細弱。

治法：溫補脾腎，益氣回陽。

方藥：溫脾用補氣運脾湯；溫腎用右歸丸。

若中氣下陷，少氣懶言可用補中益氣湯；若脾虛血虧、心悸氣短可用十全大補湯加減。噎膈至脾腎俱敗階段，一般宜先

進溫脾益氣之劑，以救後天生化之源，待能稍進飲食與藥物，再以暖脾溫腎之方，湯丸並進，或兩方交替使用。

四、其他療法

1. 針灸療法

（1）體針：天鼎穴斜向天突穴，得氣後留針 45 分鐘，然後針耳針咽喉（雙）透食道（雙），即能進飲食和水。

（2）耳針：取咽喉（雙）透食道（雙），針刺。體針，取天突穴。

2. 割治　足心割開一小口，取出少量脂肪，並給予割開處強刺激，對吞咽困難有一定作用。

第七節　泄　瀉

一、定義

泄瀉是以排便次數增多，糞質稀薄或完穀不化，甚至瀉出如水樣為特徵的病證。

二、病因病機要點

（1）感受外邪。

（2）飲食所傷。

（3）情志失調。

（4）脾胃虛弱。

（5）命門火衰。

三、辨證論治

（一）診斷要點

1. 以大便糞質清稀為診斷的主要依據。或大便次數增多，糞質清稀；或次數不多，糞質清稀，甚則如水狀；或完穀不化。

2. 常兼有腹脹腹痛，起病或急或緩，常先有腹痛，旋即泄瀉，經常有反覆發作病史，多由寒熱、飲食、情志等因素誘發。

3. 大便常規、大便細菌培養、結腸 X 光及內窺鏡檢查有助於診斷與鑒別診斷。

4. 需除外某些生理習慣性的便次增多，以及其他病證中出現的泄瀉症狀。

(二)辨證要點

1. 辨輕重緩急

泄瀉而飲食如常，說明脾胃未敗，多為輕證，預後良好；瀉而不能食，形體消瘦，或暑濕化火，暴泄無度，或久泄滑脫不禁，均屬重證。急性泄瀉發病急，病程短，常以濕盛為主；慢性泄瀉發病緩，病程較長，易因飲食不當、勞倦過度即復發，常以脾虛為主。或病久及腎，導致命門火衰，脾腎同病而出現五更泄瀉。

2. 辨寒熱虛實

糞質清稀如水，腹痛喜溫，完穀不化，多屬寒證；糞便黃褐，味臭較重，瀉下急迫，肛門灼熱，多屬熱證；凡病勢急驟，脘腹脹滿，腹痛拒按，瀉後痛減，小便不利者，多屬實證；凡病程較長，腹痛不甚且喜按，小便利，口不渴，多屬虛證。

3. 辨瀉下之物

大便清稀，或如水樣，氣味腥穢者，多屬寒濕之證；大便稀溏，其色黃褐，氣味臭穢，多為濕熱之證；大便溏垢，臭如敗卵，完穀不化，多為傷食之證。

4. 辨久瀉的特點

久瀉遷延不癒，倦怠乏力，稍有飲食不當，或勞倦過度即

復發，多以脾虛為主；泄瀉反覆不癒，每因情志不遂而復發，多為肝鬱克脾之證；五更飱泄，完穀不化，腰酸肢冷，多為腎陽不足。

（三）分型論治

1. 暴　瀉

（1）寒濕泄瀉

症狀：泄瀉清稀，甚如水樣，腹痛腸鳴，脘悶食少，苔白膩，脈濡緩。若兼外感風寒，則惡寒發熱頭痛，肢體酸痛，苔薄白，脈浮。

治法：芳香化濕，解表散寒。

方藥：藿香正氣散。

若表邪偏重，寒熱身痛，可加荊芥、防風，或用荊防敗毒散；若濕邪偏重，腹滿腸鳴，小便不利，可用胃苓湯健脾利濕；若寒重於濕，腹脹冷痛者，可用理中丸加味。還可辨證選用純陽正氣丸、五苓散等。

（2）濕熱泄瀉

症狀：泄瀉腹痛，瀉下急迫，或瀉而不爽，糞色黃褐，氣味臭穢，肛門灼熱，煩熱口渴，小便短黃，苔黃膩，脈滑數或濡數。

治法：清熱利濕。

方藥：葛根黃芩黃連湯。

若偏濕重，宜加薏苡仁、厚朴；挾食滯者加神曲、山楂、麥芽；如有發熱、頭痛、脈浮等風熱表證，可加金銀花、連翹、薄荷；如在夏暑期間，證見發熱頭痛，煩渴自汗，小便短赤，脈濡數等，是暑濕入侵，表裏同病，可用新加香薷飲合六一散以解暑，清熱利濕止瀉。還可辨證選用平胃散、清中湯。

（3）傷食泄瀉

症狀：腹痛腸鳴，泄下糞便，臭如敗卵，瀉後痛減，脘腹脹滿，噯腐酸臭，不思飲食，苔垢濁或厚膩，脈滑。

治法：消食導滯。

方藥：保和丸。

若食滯較重，脘腹脹滿，可因勢利導，據「通因通用」的原則，用枳實導滯丸，以大黃、枳實為主，推蕩積滯，使邪有出路，達到祛邪正安的目的。還可辨證選用小承氣湯、木香檳榔丸等。

2.久　瀉

（1）脾虛泄瀉

症狀：大便時溏時瀉，遷延反覆，完穀不化，飲食減少，食後脘悶不舒，稍進油膩食物，則大便次數明顯增加，面色萎黃，神疲倦怠，舌淡苔白，脈細弱。

治法：健脾益氣。

方藥：參苓白朮散。

若脾陽虛衰，陰寒內盛，亦可選用附子理中湯以溫中散寒；若久瀉不癒，中氣下陷，而兼有脫肛者，可用補中益氣湯，併重用黃芪、黨參以益氣升清，健脾止瀉。還可辨證選用升陽益胃湯、黃芪建中湯等。

（2）腎虛泄瀉

症狀：黎明之前臍腹作痛，腸鳴即瀉，瀉下完穀，瀉後則安，形寒肢冷，腰膝酸軟，舌淡苔白，脈沉細。

治法：溫補脾腎，固澀止瀉。

方藥：四神丸。

若年老體弱，久瀉不止，中氣下陷，加黃芪、黨參、白朮益氣健脾，亦可合桃花湯固澀止瀉。還可辨證選用右歸丸、腎

氣丸等。

（3）肝鬱泄瀉

症狀：素有胸脇脹悶，噯氣食少，每因抑鬱惱怒，或情緒緊張之時，發生腹痛泄瀉，腹中雷鳴，攻竄作痛，矢氣頻作，舌淡紅，脈弦。

治法：抑肝扶脾。

方藥：痛瀉要方。

若肝鬱氣滯，胸脇脘腹脹痛者，可加柴胡、枳殼、香附；若脾虛明顯，神疲食少者，加黃芪、黨參、扁豆；若久瀉不止，可加酸收之品，如烏梅、訶子等。

四、其他療法

1. 針灸療法

（1）體針

① 腹泄特效穴：足外踝高點直下，赤白肉際交界處，將艾柱或艾條點火燃著後，溫和灸，左右兩穴每次各灸 15 分鐘，每日灸 2 次。

② 陰陵泉直下 5 寸，距脛骨後緣 1 寸，按壓有異樣感覺或疼痛感，即可針刺。對暴泄可單選此點，用泄法；久瀉配足三里，用補法，留針 30 分鐘，每 10 分鐘行針 1 次。

（2）耳針：取小腸、大腸、胃、脾、肝、腎、交感、神門。每次酌取 3～5 穴。暴瀉留針 5～10 分鐘，每日 1～2 次。久瀉留針 10～20 分鐘，隔日 1 次，10 次為 1 療程。

2. 按摩療法 每晚睡前和飯後，揉按腹部，向順時針和逆時針方向各揉 20～30 次，同時按摩脾俞、神厥、天樞、足三里穴，宜長期堅持，有增強消化功能，預防和治療泄瀉的作用。

3. 敷貼療法

（1）胡椒粉填滿肚臍，紗布覆蓋，隔日更換 1 次，主治寒

濕泄瀉。

（2）五倍子 6g，研末、醋調為糊狀，攤於紗布上，蓋在臍上，如瀉止，則去上藥，適用於久泄不止。

第八節　便　秘

一、定義

便秘是指由於大腸傳導失常，導致大便秘結，排便週期延長；或週期不長，但糞質乾結，排出艱難；或糞質不硬，雖有便意但便而不暢的病證。

二、病因病機要點

（1）腸胃積熱。

（2）氣機鬱滯。

（3）陰寒積滯。

（4）氣虛陽微。

（5）陰虧血少。

三、辨證論治

（一）診斷要點

1. 便秘，主要表現為排便次數減少，排便週期延長；或糞質堅硬，便下困難；或排出無力，出而不暢。

2. 常兼有腹脹、腹痛、納呆、頭暈、口臭、肛裂、痔瘡、排便帶血以及汗出氣短、頭暈心悸等兼雜證。

3. 發病常與外感寒熱、飲食情志、臟腑失調、坐臥少動、年老體弱等因素有關。起病緩慢，多表現為慢性病變過程。

4. 纖維（或電子）結腸鏡等有關檢查，常有助於部分便秘的診斷。

5. 應排除其他內科疾病中所出現的便秘症狀，本病證中老

年多發，女性多見。

（二）辨證要點

1.辨排便週期　便秘，多數排便週期延長，日數不定，且伴有腹脹、腹痛、排便艱難；也有排便週期不延長，但大便乾結，便下艱難；也有排便週期不延長，大便也不乾結，但排出無力或出而不暢，所以不能單依排便週期論便秘，應結合排便及糞質情況判斷，且更有常人大便週期延長，糞質並不堅硬，數日不大便而無所苦，此屬體質差異，不屬便秘病證。

2.辨排便糞質　糞質乾燥堅硬，便下困難，肛門灼熱，屬燥熱內結；糞質乾結，排出艱難，多為陰寒凝滯；糞質不甚乾結，排出斷續不暢多為氣滯；糞便不乾，欲便不出，便下無力，多為氣虛。

3.辨舌質舌苔　舌紅少津，無苔或少苔，為陰津虧少；舌淡少苔，係氣血不足；舌淡苔白滑，為陰寒內結；舌苔黃燥或垢膩，屬腸胃積熱。

（三）分型論治

1.實　秘

（1）腸胃積熱

症狀：大便乾結，腹脹腹痛，面紅身熱，口乾口臭，心煩不安，小便短赤，舌紅苔黃燥，脈滑數。

治法：瀉熱導滯，潤腸通便。

方藥：麻子仁丸

若津液已傷，可加生地、玄參、麥冬以滋陰生津；若兼鬱怒傷肝，易怒目赤者，加服更衣丸以清熱通便；若燥熱不甚，或藥後通而不爽者，可用青麟丸通腑緩下，以免再秘；若熱勢較甚，痞滿燥實堅者，可用大承氣湯急下存陰。另外尚可辨證選用當歸龍薈丸、黃龍湯、涼膈散等。

（2）氣機鬱滯

症狀：大便乾結，或不甚乾結，欲便不得出，或便而不爽，腸鳴矢氣，腹中脹痛，胸脇滿悶，噯氣頻作，食少納呆，舌苔薄膩，脈弦。

治法：順氣導滯。

方藥：六磨湯。

若氣鬱日久，鬱而化火，可加黃芩、梔子、龍膽草清肝瀉火；若氣逆嘔吐者，可加半夏、旋覆花、代赭石；若七情鬱結，憂鬱寡言者，加白芍、柴胡、合歡皮疏肝解鬱；若跌仆損傷，腹部術後，便秘不通，屬氣滯血瘀者，可加桃仁、紅花、赤芍之類活血化瘀。

（3）陰寒積滯

症狀：大便艱澀，腹痛拘急，脹滿拒按，脇下偏痛，手足不溫，呃逆嘔吐，舌苔白膩，脈弦緊。

治法：溫裏散寒，通便止痛。

方藥：大黃附子湯。

若心腹絞痛，口噤暴厥屬大寒積聚者，可用三物備急丸攻逐寒積。

2. 虛 秘

（1）氣虛

症狀：糞質並不乾硬，雖有便意，但臨廁努掙乏力，便難排出，汗出氣短，便後乏力，面白神疲，肢倦懶言，舌淡苔白，脈弱。

治法：補氣潤腸。

方藥：黃芪湯。

若氣虛較甚，可加人參、白朮；若氣虛下陷脫肛者，用補中益氣湯；若肺氣不足者，可加用生脈散；若日久腎氣不足

者，可用大補元煎。

（2）血虛

症狀：大便乾結，面色無華，心悸氣短，失眠多夢，健忘，口唇色淡，舌淡苔白，脈細。

治法：養血潤燥。

方藥：潤腸丸。

若血虛內熱，可加知母、胡黃連等以清虛熱；若陰血已複，大便仍乾燥者，可用五仁丸潤滑腸道。

（3）陰虛

症狀：大便乾結，如羊屎狀，形體消瘦，頭暈耳鳴，兩顴紅赤，心煩少眠，潮熱盜汗，腰膝酸軟，舌紅少苔，脈細數。

治法：潤腸通便。

方藥：增液湯。

若胃陰不足，口乾口渴者，可用益胃湯；若腎陰不足，腰膝酸軟者，可用六味地黃丸；若陰虧燥結，熱盛傷津者，可用增液承氣湯增水行舟。

（4）陽虛

症狀：大便乾或不乾，排出困難，小便清長，面色㿠白，四肢不溫，腹中冷痛，得熱則減，腰膝冷痛，舌淡苔白，脈沉遲。

治法：溫陽通便。

方藥：濟川煎。

若老人虛冷便秘，可用半硫丸；若脾陽不足，陰寒冷積，可用溫脾湯；若腎陽不足，尚可用腎氣丸。還可辨證選用理中丸、四神丸、右歸丸等。

四、其他療法

1. 針灸療法

（1）熱秘：瀉大腸俞、足三里、天樞、合谷、曲池；補照

海、支溝。

（2）冷秘：補大腸俞、腎俞、支溝、照海，灸關元、神厥、氣海。

（3）氣血虛弱：補脾俞、胃俞、氣海、足三里。

2. 敷貼療法

（1）熨臍法：大蔥 125g，搗爛做成餅狀，外敷臍部，外面以熱水袋熨蔥餅上，適用於冷秘。

（2）敷臍法：取皮硝 9g，加水溶解，再加皂角末 1.5g，調敷臍部，適用熱秘。

第九節　附　篇

一、常用方劑

1. 疏肝理氣劑

（1）四逆散（《傷寒論》）

【組成】甘草 6g、枳實 6g、柴胡 6g、芍藥 9g。

【功效與主治】透解鬱熱，疏肝理脾。用於熱厥證，症見手足厥冷，或脘腹疼痛，或泄利下重，脈弦。

（2）痛瀉要方（《景岳全書》）

【組成】白朮 90g、白芍 60g、陳皮 45g、防風 60g。

【功效與主治】疏肝補脾。用於肝鬱脾虛，症見腸鳴腹痛、大便泄瀉，便秘、腹痛、舌苔薄白，脈弦而緩。

（3）柴胡疏肝散（《景岳全書》）

【組成】柴胡 4.5g、陳皮 4.5g、芍藥 4.5g、枳殼 4.5g、炙甘草 1.5g、川芎 4.5g、香附 4.5g。

【功效與主治】疏肝行氣，活血止痛。用於肝氣鬱結，脅肋疼痛，寒熱往來等症。

（4）越鞠丸（《丹溪心法》）

【組成】蒼朮、香附、川芎、神曲、梔子各等分。

【功效與主治】行氣解鬱。用於氣、血、痰、火、濕、食等鬱結所致的胸膈痞悶、脘腹脹痛、吞酸嘔吐、飲食不化等症。

（5）逍遙散（《太平惠民和劑局方》）

【組成】炙甘草 15g、當歸 30g、茯苓 30g、芍藥 30g、白朮 30g、柴胡 30g。

【功效與主治】疏肝解鬱，健脾養血。用於肝鬱血虛所致的兩脇作痛，頭痛目眩、口燥咽乾、神疲食少，或見往來寒熱，或月經不調、乳房作脹、舌淡紅，脈弦而虛者。

（6）五磨飲子（《醫方集解》）

【組成】木香 6g、烏角沉香 6g、檳榔 9g、枳實 9g、台烏藥 9g。

【功效與主治】行氣降逆，寬胸散結。用於七情所傷，肝氣鬱結，橫逆胸膈之間致心下痞滿、不思飲食者。

2. 和胃降逆，清熱利濕劑

（1）半夏瀉心湯（《傷寒論》）

【組成】半夏 12g、黃芩 9g、乾薑 9g、人參 9g、炙甘草 6g、黃連 3g、大棗 4 枚。

【功效與主治】和胃降逆，開結除痞。用於胃氣不和，症見心下痞滿，或乾嘔，或嘔吐，腸鳴下利，舌苔薄黃而膩，脈弦數。

（2）藿香正氣散（《太平惠民和劑局方》）

【組成】藿香 90g、紫蘇 30g、白芷 30g、大腹皮 30g、茯苓 30g、白朮 60g、半夏曲 60g、陳皮 60g、厚朴 60g、桔梗 60g、甘草 75g。

【功效與主治】解表化濕，理氣和中。用於外感風寒，內

傷濕滯。症見發熱惡寒，頭痛，胸膈滿悶，脘腹疼痛，噁心嘔吐，腸鳴泄瀉，舌苔白膩等。

（3）竹葉石膏湯（《傷寒論》）

【組成】竹葉 9g、石膏 30g、制半夏 9g、麥門冬 18g、人參 5g、甘草 3g、粳米 8g。

【功效與主治】清熱生津，益氣和胃。用於：① 熱病之後，餘熱未清，氣陰兩傷者。② 暑熱證，氣津受傷者。

（4）葛根黃芩黃連湯（《傷寒論》）

【組成】葛根 15g、甘草 6g、黃芩 9g、黃連 9g。

【功效與主治】解表清熱。用於外感表證未解，熱邪入裏。身熱，下利臭穢，肛門有灼熱感，胸脘煩熱，口乾作渴，喘而汗出，苔黃脈數。

3. 消食導滯劑

（1）保和丸（《丹溪心法》）

【組成】山楂 180g、神曲 60g、半夏 90g、茯苓 90g、陳皮 30g、連翹 30g、蘿蔔子 30g。

【功效與主治】消食和胃。用於一切食積。症見脘腹痞滿脹痛，噯腐吞酸，惡食嘔逆，或大便泄瀉，舌苔厚膩，脈滑。

（2）枳實導滯丸（《內外傷辨惑論》）

【組成】大黃 30g、枳實 15g、神曲 15g、茯苓 9g、黃芩 9g、黃連 9g、白朮 9g、澤瀉 6g。

【功效與主治】消導化積，清熱祛濕。用於濕熱食積，內阻腸胃。症見脘腹脹痛，下痢泄瀉，或大便秘結，小便短赤，舌苔黃膩，脈沉有力。

4. 瀉下劑

（1）大承氣湯（《傷寒論》）

【組成】大黃 12g、厚朴 15g、枳實 15g、芒硝 9g。

【功效與主治】峻下熱結。用於：① 陽明腑實證；② 熱結旁流證；③ 熱厥、痙病或發狂屬於裏實熱證。

（2）麻子仁丸（《傷寒論》）

【組成】麻子仁 500g、芍藥 250g、枳實 250g、大黃 500g、厚朴 250g、杏仁 50g。

【功效與主治】潤腸通便。用於腸胃燥熱、大便乾結、小便頻數。

（3）濟川煎（《景岳全書》）

【組成】當歸 12g、牛膝 6g、肉蓯蓉 9g、澤瀉 4.5g、升麻 3g、枳殼 3g。

【功效與主治】溫腎益精，潤腸通便。用於老年腎虛。症見大便秘結，小便清長，頭目眩暈，腰膝酸軟。

（4）大黃附子湯（《金匱要略》）

【組成】大黃 9g、附子 9g、細辛 3g。

【功效與主治】溫陽散寒，瀉結行滯。用於寒積裏實，症見腹痛便秘，脅下偏痛，發熱，手足厥逆，舌苔白膩，脈緊弦。

（5）增液承氣湯（《溫病條辨》）

【組成】玄參 30g、麥冬 25g、細生地 25g、大黃 9g、芒硝 6g。

【功效與主治】滋陰增液，泄熱通便。用於陽明溫病，熱結陰虧。症見燥屎不行，下之不通者。

5. 理血劑

（1）少腹逐瘀湯（《醫林改錯》）

【組成】小茴香 1.5g、乾薑 3g、延胡索 3g、當歸 9g、川芎 3g、官桂 3g、赤芍 6g、蒲黃 9g、五靈脂 6g。

【功效與主治】活血祛瘀，溫經止痛。用於少腹瘀血積塊

疼痛或不痛，或痛而無積塊，或少腹脹滿，或經期腰酸少腹脹，或月經一月見三、五次，連續不斷，斷而又來，其色或紫或黑，或有瘀塊，或崩漏兼少腹疼痛等症。

（2）失笑散（《太平惠民和劑局方》）

【組成】五靈脂、蒲黃各等分

【功效與主治】活血化瘀，散結止痛。用於瘀血停滯。症見月經不調、少腹急痛、痛經、產後惡露不行等。

6.補益劑

（1）四君子湯（《太平惠民和劑局方》）

【組成】人參 12g、白朮 9g、茯苓 9g、炙甘草 4.5g。

【功效與主治】益氣補中，健脾養胃。用於脾胃氣虛、運化乏力。症見面色萎白，四肢無力，語言輕微，不思飲食，腸鳴泄瀉，吐逆，或大便溏軟，舌質淡，苔薄白，脈虛軟無力。

（2）參苓白朮散（《太平惠民和劑局方》）

【組成】人參、白朮、茯苓、甘草、山藥、白扁豆、蓮子肉、薏苡仁、縮砂仁、桔梗各 500g。

【功效與主治】健脾益氣，和胃滲濕。用於脾胃氣虛挾濕。症見四肢無力，形體虛羸，飲食不化，或吐或瀉，胸膈痞塞，面色萎黃，苔白膩，脈虛緩者。

（3）補中益氣湯（《脾胃論》）

【組成】黃芪15g、炙甘草 5g、人參 10g、當歸 10g、橘皮6g、升麻 3g、柴胡 3g、白朮 10g。

【功效與主治】益氣升陽，調補脾胃。用於脾胃氣虛，症見身熱有汗，頭痛惡寒，渴喜熱飲，少氣懶言，或飲食無味，四肢乏力。舌質淡苔白，脈虛軟無力，及脫肛、子宮下垂、胃下垂、久瀉久痢等證屬中氣虛陷者。

（4）腎氣丸（《金匱要略》）

【組成】乾地黃 240g、山藥 120g、山茱萸 120g、澤瀉 90g、茯苓 90g、牡丹皮 90g、桂枝 30g、附子 30g。

【功效與主治】溫補腎陽。用於腎陽不足。症見腰痛腳軟，下半身常有冷感，少腹拘急，小便不利，或小便反多。尺脈沉細，舌質淡而胖，苔薄白不燥，以及腳氣、痰飲、消渴、轉胞等證。

（5）右歸丸（《景岳全書》）

【組成】熟地 240g、山藥 120g、山萸 90g、枸杞 120g、鹿角膠 120g、菟絲子 120g、杜仲 120g、當歸 90g、肉桂 60g、制附子 60g。

【功效與主治】溫補腎陽，填精補血。用於腎陽不足，命門火衰，症見久病氣衰神疲，畏寒肢冷；或陽萎遺精，或陽衰無子，或大便不實，甚則完穀不化，或小便自遺，或腰膝軟弱，下肢浮腫等。

（6）麥門冬湯（《金匱要略》）

【組成】麥門冬 60g、半夏 9g、人參 6g、甘草 4g、粳米 6g、大棗 3 枚。

【功效與主治】滋養肺胃，降逆和中。用於① 肺陰不足。咳逆上氣，咯痰不爽，或咳吐涎沫，口乾咽燥，手足心熱，舌紅少苔，脈虛數。② 胃陰不足。氣逆嘔吐，口渴咽乾，舌紅少苔，脈虛數。

（7）四神丸（《證治準繩》）

【組成】肉豆蔻 60g、補骨脂 120g、五味子 60g、吳茱萸 30g。

【功效與主治】溫補脾腎，澀腸止瀉。用於脾腎虛寒。症見五更泄瀉，不思飲食，或久瀉不癒，腹痛腰痠肢冷，神疲乏

力等。

7. 溫裏劑

（1）理中丸（《傷寒論》）

【組成】人參、乾薑、甘草、白朮各 90g。

【功效與主治】溫中袪寒，補益脾胃。用於：① 脾胃虛寒，症見自利不渴，嘔吐腹痛，腹滿不食以及霍亂等。② 陽虛失血。③ 小兒慢驚，病後喜唾涎沫，及胸痹等證由中焦虛寒而致者。

（2）吳茱萸湯（《傷寒論》）

【組成】吳茱萸 9g、人參 9g、生薑 18g、大棗 4 枚。

【功效與主治】溫肝暖胃，降逆止嘔。用於：① 胃中虛寒，食穀欲嘔，或胃脘作痛，吞酸嘈雜。② 厥陰頭痛，乾嘔吐涎沫。③ 少陰吐利，手足厥冷，煩燥欲死者。

（3）小建中湯（《傷寒論》）

【組成】桂枝 6g、甘草 3g、大棗 4 枚、芍藥 12g、生薑 9g、飴糖 18g。

【功效與主治】溫中補虛，和裏緩急。用於虛勞裏急。症見腹中時痛，喜溫喜按，按之則痛減，或虛勞心中悸動，虛煩不寧，面色無華，或虛勞陽虛發熱。

二、調治與康復

1. 情志調護 醫護人員要觀察病人的精神狀態，傾心交談，充分瞭解其各方面的情況，讓病人對疾病有正確瞭解，對他們不利於病的思想予以開導，解除其精神負擔，對他們的要求，在不影響治療的情況下，儘量滿足，讓病人保持心情舒暢，積極配合治療。

2. 病室環境 病室整潔安靜、舒適，寒溫適宜，避免冷濕，防止外感。

3. 飲食護理

（1）**胃痛** 飲食以少食多餐，清淡易消化為原則，忌暴飲暴食，或饑飽無常；還應結合病情的寒熱虛實而選擇食物，慎食生冷、燥熱、硬膩之品，特別是產氣的食物如芋頭、白薯之類，尤當戒絕。胃酸多者忌食酸品及少食甜食；胃酸少者，適當進食少量酸味食品，但不宜過多。虛證可結合病情配合吃紅棗粥或糯米粥。

（2）**痞滿** 飲食有節，食宜清淡，忌貪涼飲冷、恣食肥甘之物，力戒菸酒。

（3）**腹痛** 宜進食易消化、富有營養的飲食。虛寒證宜進熱食，熱證宜進溫食，食積腹痛者宜暫禁食或少食。

（4）**嘔吐** 飲食易消化，富有營養，少量多餐，避免進食腥穢之物，不可暴飲暴食，忌食生冷、辛辣、香燥之品。起病急驟，暴吐不止者，須多飲淡鹽水以補充體液。

（5）**呃逆** 飲食宜清淡，忌食生冷、辛辣之品，避免饑飽失常。在呃逆發作時要進易消化食物，如麵條、饅頭、米粥、蔬菜等，可在粥麵中加入薑汁。

（6）**噎膈** 進食宜細嚼慢嚥，不可太快，不吃過燙、辛辣、變質食物，忌烈性酒，多吃新鮮蔬菜、水果。進食營養豐富的食物，如牛奶、羊奶、肉汁、蜂蜜、藕汁、梨汁等。

（7）**泄瀉** 飲食有節，定時定量，不偏食，進食時應細嚼慢嚥，不食不潔之物，不飲生水，不食生冷瓜果。在暴瀉時要多飲水，可飲用淡糖鹽開水、米粥等補充體液，溫養胃氣，飲食應以流質、半流質為主。

（8）**便秘** 宜多食富含纖維素的粗糧、蔬菜、水果、避免過食生冷辛辣厚味，或飲酒嗜茶無度。

4. 康復養生

（1）保持心情舒暢，避免情志刺激。

（2）起居有常，冷暖適宜，防止外邪犯胃。

（3）飲食清淡，富有營養，易消化，忌辛辣刺激肥甘厚味之品。細嚼慢嚥，進食不可太快；養成良好的飲食衛生習慣，不飲生水，不食生冷瓜果。可配合食療。

（4）勞逸結合，適當進行體育鍛鍊。如太極拳、太極劍、慢跑等運動，以增強體質。

（5）按照醫囑，定時服藥，定期復查身體。

三、護理要點

1. 胃　痛

【病情觀察】

（1）觀察胃痛的部位、性質、發作時間、誘發因素和舌象脈搏的變化並詳細記錄，並且觀察有無嘔血、黑便。

（2）胃痛劇烈時應臥床休息，疼痛緩解後方可下床適當活動，胃痛劇烈難忍嘔血黑便時，更應體貼關心照顧病人。

【給藥護理】

（1）虛寒證、寒證宜熱服；濕熱證或虛熱證宜涼服。

（2）伴有嘔吐者，藥宜少量多次服，服藥前用生薑片擦舌面或用藥調治，無論蜜丸或水丸都要用開水化開服。

2. 痞　滿

【病情觀察】觀察患者進食量多少，痞滿的性質，痞滿減輕或加重的因素。

【給藥護理】中病即止，不可過服。

3. 腹　痛

【病情觀察】

（1）密切注意患者的面色、腹痛部位、性質、程度、時

間、二便及其伴隨症狀，並觀察腹痛與飲食、寒溫、情緒等因素的關係。

（2）如見患者腹痛劇烈，冷汗淋漓，四肢不溫，嘔吐不止等症狀，須警惕急腹症及休克的存在，必須立即處理，以免貽誤病情。腹痛劇烈時，宜臥床休息。

【給藥護理】

（1）寒痛時方中良薑、附子為必用之藥，但要注意附子必須先煎 2 小時，倘若服藥後效果不明顯者可加用肉桂 6g，溫補命門之火以助脾陽；熱痛時，若熱盛傷津，無水舟停者可用麻仁、肉蓯蓉、當歸、瓜蔞等藥能通導大腸，以潤腸通腑。寒痛久服溫熱助陽藥易鬱而化熱成為熱痛；熱痛因久服寒涼藥易傷及中陽而形成寒痛，故用藥時需靈活變通，不可拘泥。

（2）氣滯痛時多選用理氣藥，因理氣藥氣味香燥，具有耗氣傷津之弊，故不能久用，藥也不宜久煎，久煎則藥味揮發，使療效降低。

4. 嘔　吐

【病情觀察】觀察嘔吐的時間、次數、誘因、嘔吐物的性狀、顏色、量、氣味，觀察病人的面色、血壓、脈搏並記錄。

【給藥護理】

（1）凡對胃有明顯刺激或具有腥臊膻臭的藥物應忌服或慎用，如乳香、沒藥、地龍、水蛭之類。

（2）服藥時宜少量多次頻服，以減輕藥物對胃的刺激，使其逐漸積累藥力，以達到治療的目的。

（3）熱嘔者，藥液應冷服；寒嘔者藥液易熱服。

5. 噎　膈

【病情觀察】注意觀察吞嚥食物發生困難的進展，初起僅表現為吞嚥食物噎塞不順，食物尚可嚥下，最後發展致湯水不

入，嚥後隨即吐出，表明病情已至危重階段。

【給藥護理】

（1）少量頻飲藥液。

（2）當噎膈病至由陰損及陽、脾腎俱敗階段，一般宜先進溫脾益氣之劑，以救後天生化之源，待能稍進飲食與藥物後，再以暖脾溫腎之方治療。

6. 泄　瀉

【病情觀察】觀察泄瀉的次數、性狀、量。暴瀉時應密切觀察血壓、脈搏、體溫、作好記錄，並且及時處理，以防虛脫。

【給藥護理】用藥不可太苦太甘，因太苦傷脾，太甘則生濕，最好選用滲濕淡利之品。中病即止，以顧護胃氣。

7. 便　秘

【病情觀察】

（1）觀察排便週期、糞便質地。

（2）舌苔、脈象變化。

【給藥護理】

（1）便秘而伴神疲氣短等氣虛見證者，當以補脾升清為主，忌亂投硝、黃、番瀉葉之類峻攻。

（2）若便難下而不乾結，或稀便者，當增加肉桂、附子、厚朴、乾薑等溫化之品，不必通便而便自爽利。

四、與現代醫學的聯繫及診斷治療方法

（1）中醫的胃痛病證多見於西醫以胃痛為主要症狀的病證，如急、慢性胃炎、消化性潰瘍、胃下垂、胃黏膜脫垂症、胃痙攣、胃神經官能症等疾病。

（2）痞滿是臨床上很常見的一個症狀，多見於西醫學的慢性胃炎、胃神經官能症、胃下垂、消化不良等疾病。

（3）中醫腹痛病證可見於西醫學的許多疾病之中，如急慢性胰腺炎、胃腸痙攣、結核性腹膜炎、腸道易激綜合徵、不完全性腸梗阻、消化不良性腹痛等病證。當以腹痛為主要表現，且排除外科、婦科疾病時。

（4）中醫的嘔吐病證可以出現於西醫學的多種疾病之中，如急性胃炎、胃黏膜脫垂症、賁門失馳緩症、幽門痙攣或梗阻、十二指腸壅積症、腸梗阻、胰腺炎、急性胃腸炎等病證。

（5）中醫呃逆病證可見於西醫學中的單純膈肌痙攣和其他疾病如胃腸神經官能症、胃炎、胃擴張、胃癌、腦血管病、尿毒癥及胃或食道手術後等所引起的膈肌痙攣。

（6）中醫噎膈病症多見西醫學中以吞嚥困難為主要表現的疾病，如食管癌、賁門癌、賁門痙攣、食管憩室、食管炎、彌漫性食管痙攣等疾病。

（7）中醫泄瀉與西醫腹瀉含義相同，可見於多種疾病，如急慢性腸炎、腸結核、腸道易激綜合徵、吸收不良綜合徵等疾病。

（8）以便秘為主要表現的病證多見於西醫學中的功能性便秘、腸道激惹綜合徵、腸炎恢復期、直腸或肛門疾病所致的便秘、藥物性便秘、內分泌及代謝性疾病的便秘、以及肌無力所致的排便困難等。

綜上所述，中醫的脾胃腸系病證與西醫消化系統疾病既有聯繫，又有區別；有相同，又有交叉。中醫脾胃腸系的某一個病證，可見於西醫消化系統多種疾病中；同時西醫消化系統中的一個病證也可見於中醫脾胃腸系多種病證中。下面著重論述反流性食道炎，食道賁門失馳緩症，食管癌，急、慢性胃炎，消化性潰瘍，胃癌，腸結核，克隆病，大腸癌，胃腸道功能紊亂，慢性腹瀉，急、慢性胰腺炎，胰腺癌等。

（一）反流性食道炎

【定義】反流性食道炎是因胃內容物反流進入食管而引起的食管黏膜炎症，可併發食管消化性潰瘍或狹窄。

【臨床表現】胃灼熱與反胃、嚥下疼痛與嚥下困難、消瘦、貧血、反流物可被吸入呼吸道，併發肺部感染、慢性咽炎等。

【診斷】根據臨床症狀與體徵，結合相關輔助檢查，如食管滴酸試驗、食管內壓力測定、食管內 pH 測定、X 光及內鏡檢查等可確定診斷。

【治療】分一般治療及對症治療，必要時可考慮手術治療。

二、食管賁門失弛緩症

【定義】食管賁門失弛緩症是食管神經肌肉功能障礙所致的疾病。其主要特徵是食管缺乏蠕動，食管下端括約肌（LES）高壓和在吞嚥時 LES 不能正常鬆馳，以致食物不能順利地進入胃。

【臨床分期】早期以吞嚥困難、反流和胸骨後疼痛為特徵，症狀常與情緒有關；代償期症狀係由食管膨脹所致；失代償期食管極度擴張，無足夠能力將食物推移入胃內，體重減輕，惡病質，胸部由於巨大食管引起持續性壓迫感。

【診斷】根據臨床症狀與體徵，結合 X 光檢查、食管測壓、乙醯膽鹼試驗一般可以確診。

【治療】包括一般治療、藥物治療（如硝酸甘油、消心痛等）。

（三）食管癌

【定義】食管癌是一種常見的惡性腫瘤，組織學上以鱗狀上皮細胞癌最多見，腺癌少見，多見於 40 歲以上的男性，病因

尚未完全闡明。

【臨床表現】早期：可無症狀或症狀輕微，吞嚥時有異物感；食物下行緩慢與瀦留感；咽喉部乾燥與緊縮感。

進展期：出現進行性嚥下困難，初期進乾食困難，繼之進半流質和流質也困難。並有食物反流、嘔吐、嘔血，當癌腫侵犯喉返神經則聲音嘶啞。並出現消瘦、貧血、營養不良、惡病質等。

【診斷】根據臨床症狀和體徵，結合 X 光檢查、內鏡檢查、食管脫落細胞學檢查等有助於確診。

【治療】包括儘早手術治療、放射治療和化學治療及對症支援治療。

（四）急性胃炎

【定義】急性胃炎是由於各種原因引起的急性胃黏膜炎症，臨床上可分為單純性、糜爛性、腐蝕性和化膿性胃炎，以單純性胃炎最常見。是消化道出血常見原因之一。

【分型】分為急性單純性胃炎、急性糜爛性胃炎、急性腐蝕性胃炎、急性化膿性胃炎。

【診斷】根據病史、臨床症狀、結合胃鏡檢查基本可以確診。

【治療】一般治療、病因治療、對症治療。

（五）慢性胃炎

【定義】慢性胃炎是指各種原因引起的胃黏膜慢性炎症性改變。一般無黏膜糜爛。病理特點為以淋巴細胞和漿細胞的黏膜浸潤為主，中性粒細胞和嗜酸粒細胞可存在，但量少。病變常呈片狀不規則分佈。

【分型】慢性淺表性胃炎、慢性胃竇炎、慢性萎縮性胃炎。

【診斷】根據病史、臨床症狀和體徵、結合內鏡檢查和病

理檢查可以確診。

【治療】包括一般治療、對症治療和中醫中藥治療，必要時可考慮手術治療。

（六）消化性潰瘍

【定義】消化性潰瘍主要是指發生在胃和十二指腸球部的慢性潰瘍，因潰瘍的形成與胃酸－胃蛋白酶的消化作用有關故名。潰瘍是指黏膜缺損超過黏膜肌層而言。慢性中上腹疼痛為主要症狀，可併發出血、穿孔、幽門梗阻和癌變。

【分型】根據潰瘍發生的部位不同，一般分為胃潰瘍、十二指腸潰瘍和複合性潰瘍；根據潰瘍發生的數目不同又可分為單發性潰瘍和多發性潰瘍。

【診斷】根據慢性中上腹疼痛病史和相應的臨床體徵基本上可臨床診斷，配合內鏡檢查、X光檢查及胃液分析等可以確診。

【治療】包括一般治療、藥物治療（制酸藥、胃黏膜保護藥、抗HP藥等）及手術治療。

（七）胃　癌

【定義】胃癌是常見的惡性腫瘤，居消化道癌腫的首位。病因至今尚未闡明，可能與地理環境、種族、遺傳、飲食性質等因素有關。男性多於女性，發病年齡多見於40～60歲之間，約占2/3，40歲以下占1/4，餘者在60歲以上。

【分期及分型】根據胃癌浸潤深度，不論其範圍大小和有無淋巴結轉移分為早期與進展期胃癌。

根據形態學特徵早期胃癌可分隆起型（Ⅰ型）、淺表型（Ⅱ型，又分Ⅱa、Ⅱb、Ⅱc）、凹陷型（Ⅲ型）和混合型，如Ⅱ$_c$＋Ⅲ，Ⅱ$_a$＋Ⅱ$_c$等；進展期癌Borrman分型息肉型（BorrmanⅠ型）、潰瘍型（BorrmanⅡ型）、潰瘍浸潤型（BorrmanⅢ型）

和彌漫浸潤型（BorrmanⅥ型）。

根據組織學分型腺癌（乳頭狀、管狀、低分化、印戒細胞）、黏液腺癌、未分化癌及腺棘癌、鱗癌、類癌。

【診斷】主要依賴於 X 光鋇餐檢查和胃鏡加病理組織活檢。

【治療】包括手術治療、化學治療、內鏡治療、免疫治療、對症支持治療及中醫中藥治療。

（八）腸結核

【定義】是結核桿菌侵犯腸道引起的慢性特異性感染。多由人型結核桿菌引起，約占 90% 以上。病變部位主要位於回盲部。

【分型】根據病理改變的不同，一般分為潰瘍型腸結核，增生型腸結核和潰瘍增生型腸結核。

【診斷】根據臨床表現和體徵、輔以相關檢查如 X 光、纖維結腸鏡檢查及活檢可以確診。

【治療】包括一般治療、抗結核化學藥物治療、對症治療及手術治療。

（九）克隆病

【定義】是病因未明的胃腸道慢性炎性肉芽腫性疾病。過去又稱局限性腸炎、節段性腸炎或肉芽腫性小腸結腸炎。本病與潰瘍性結腸炎統稱為炎症性腸病。病變多位於末端回腸及鄰近結腸，但整個消化道均可受累，病變常呈節段性分佈。本病病因未明，可能與感染、免疫反應、遺傳等因素有關。

【臨床表現】臨床上以腹痛、腹瀉、腹塊、瘻管形成和腸梗阻為特點，可伴有發熱、貧血、營養障礙及關節、皮膚、眼、口腔黏膜、肝臟等腸外損害。

【診斷】對於青壯年患者有慢性反覆發作性右下腹痛與腹

瀉、腹塊或壓痛、間歇性或持續性發熱者，經 X 光檢查、纖維結腸鏡檢查及活檢，且能排除有關疾病者，才能確診。

【治療】包括一般治療、柳氮磺胺吡啶、腎上腺糖皮質激素、免疫抑制劑及手術治療。

(十)潰瘍性結腸炎

【定義】本病又稱非特異性潰瘍性結腸炎，是一種原因不明的慢性結腸炎症性病變，主要限於結腸的黏膜與黏膜下層，以潰瘍病變為主。主要表現為腹痛、腹瀉、膿血便及裏急後重。病情輕重不等，呈反覆發作慢性病程。

【分型】按病程分為初發型、慢性復發型、慢性持續型及急性暴發型等；按病情程度可分輕、中、重三級；按病變範圍又可分為直腸炎、直腸乙狀結腸炎、左半結腸炎、右半結腸炎、區域性結腸炎或全結腸炎；按病期可分活動期和緩解期。

【診斷】根據臨床表現、X 光鋇劑灌腸、結腸鏡檢查及黏膜活檢，並真正排除了有關病因之後，確定屬於非特異性病變者，才可診斷為潰瘍性結腸炎。

【治療】包括一般治療、藥物治療（如糖皮質激素、柳氮磺胺吡啶、免疫抑制劑等）及外科治療。

(十一)大 腸 癌

【定義】大腸癌包括直腸癌與結腸癌，是常見的惡性腫瘤之一，其病因尚不明確，可能與高脂肪飲食、結腸息肉及慢性炎症、遺傳因素等有關。本病多見於中老年人，男性更常見。

【分期與分類】當病變只限於黏膜與黏膜下層時稱為早期大腸癌。

按內鏡下形態的不同，早期大腸癌可分為息肉樣癌，即隆起型（Ⅰ型），淺表型（Ⅱ型）和潰瘍型（Ⅲ型）。

當癌浸潤已達到或超過肌層時稱中晚期大腸癌，其大體形

態按 Borrman 分類共分四型：即息肉型（Ⅰ型）、潰瘍型（Ⅱ型）、浸潤潰瘍型（Ⅲ型）和彌漫浸潤型（Ⅳ型）。

　　按組織學分類大腸癌絕大多數為腺癌。其中管狀腺癌最多，黏液腺癌、乳頭狀腺癌其次，其餘為未分化癌。

　　【診斷】根據臨床症狀與體徵，結合相應的輔檢如直腸指檢、結腸鏡檢查、X光檢查及病理活檢等可以確診。

　　【治療】包括手術治療、化學治療、放射治療及一般支持對症治療。

（十二）小腸吸收不良綜合徵

　　【定義】本綜合徵是指各種原因引起的小腸消化、吸收功能障礙，以致對脂肪、蛋白質、維生素、礦物質等營養物質不能順利吸收，而從糞便中排泄，引起營養缺乏的臨床綜合障礙，亦稱消化吸收不良綜合徵或脂肪瀉。

　　【分類】按本病發生的病理生理角度來劃分，一般可分為腔內相、腸相（黏膜相）和輸送相三類。腔內相即消化不良，如胰酶的缺乏或活力降低以及膽鹽的缺乏所引起者；腸相如黏膜表面積減少，黏膜生化缺陷，黏膜損害，腸壁浸潤性病變所致者。輸送相與淋巴管或血液循環障礙有關。

　　【診斷】根據臨床表現及體徵，結合相應的檢查，如脂肪吸收試驗，D-木糖吸收試驗，X光檢查，小腸鏡檢查及黏膜活檢等可以確診。

　　【治療】首先應查明和消除病因，採用綜合替代療法。包括飲食治療、補充治療、抗生素的應用、糖皮質激素的應用及對症治療。

（十三）腸道易激綜合徵

　　【定義】是臨床上常見的一種腸道功能性疾病，係指腸道本身並無器質性病變而出現腸道功能失調的一種綜合徵。主要

表現為腹痛，便秘或腹瀉，或兩者交替，糞便帶黏液，但鏡檢及培養均無異常，常伴直腸神經功能紊亂症狀。

【分類】腸道易激綜合徵的臨床類型大致可歸納為以下三種：① 以運動障礙為主要表現；② 以分泌障礙為主要表現；③ 混合表現。

【診斷】本病的診斷一定要在排除腸道器質性病變的基礎上建立。根據臨床表現、體徵及相關輔檢，排除器質性病變後初步診斷為腸道易激綜合徵。之後應密切隨訪，經過較長時期的觀察後才能最後確診。

【治療】包括一般治療（飲食、心情的調節）、藥物治療及中醫中藥治療。

(十四) 急性胰腺炎

【定義】本病為常見急腹症之一。是指胰腺及其周圍組織被胰腺分泌的消化酶自身消化的化學性炎症。本病病因甚多，以膽道疾病和酗酒最多見。臨床上以急性腹痛、發熱伴有噁心、嘔吐、血與尿澱粉酶增高為特點。

【分型】根據病理組織學及臨床表現，急性胰腺炎一般分為急性水腫型胰腺炎和急性出血壞死型胰腺炎。以前者多見，約占本病的 90%。

【診斷】根據臨床表現、體徵及相關的輔助檢查，如血、尿澱粉酶測定，X 光檢查等一般可以確診。

【治療】內科治療採取綜合性治療措施，包括重症監護、抑制胰液的分泌，糾正休克與水電解質平衡失調、鎮痛、防治繼發感染及各種併發症等。另外，還有外科治療及中醫中藥治療。

(十五) 慢性胰腺炎

【定義】係指胰腺腺泡和胰管慢性進行性炎症、破壞和纖

維化的病理過程，常伴有鈣化假性囊腫及胰島細胞減少或萎縮。主要臨床表現為反覆發作或持續腹痛、消瘦、腹瀉或脂肪瀉，後期可出現腹部囊性包塊、黃疸和糖尿病等。

【分型】根據臨床表現可分為慢性復發性和慢性持續性胰腺炎兩種類型。

【診斷】慢性胰腺炎的診斷常有困難，根據臨床症狀與體徵、配合適當的相關檢查，如 X 光腹部攝片，胰腺外分泌功能檢測、組織病理學改變等可以確立診斷。

【治療】包括一般治療、病因治療、補充、對症治療及外科手術治療。

（十六）胰腺癌

【定義】胰腺癌主要來自腺管上皮，是惡性程度高、發展較快、預後極差的惡性腫瘤。臨床上主要表現為腹痛、食慾不振、消瘦及黃疸等。發病年齡以 45～70 歲為最多見。60 歲左右多為高峰。

【分型】根據癌腫發生的部位不同一般分為胰頭癌、胰體癌和胰尾癌。晚期可侵犯全胰腺。

【診斷】本病早期診斷異常困難，當出現典型症狀往往已屬晚期。根據臨床症狀與體徵，並作相關檢查，如 CEA、超聲顯像、X 光鋇劑造影、ERCP、CT、超聲內鏡等一般可以確診。必要時應考慮剖腹探查。

【治療】包括手術治療、化療、放療和各種對症治療。

五、實驗室檢查及特檢方法

（一）實驗室檢查

1. 胃液檢查

【正常值】正常胃液：呈無色、少量黏液，聞之略帶酸味。空腹胃液量 20～100ml，平均 50ml 左右，pH 值 1.5～2.0。顯微

鏡下無紅細胞及上皮細胞，白細胞計數 $100 \sim 1000 / mm^2$。

【臨床意義】空腹胃液超過 100ml，無食物殘渣，提示分泌過多；有食物殘渣及臭味，應考慮胃排空障礙或梗阻。顏色呈黃色、黃綠色提示膽汁返流；胃出血時胃液呈紅色、暗紅色、褐色，提示胃黏膜病變、潰瘍病、腫瘤等。

2. **基礎胃酸分泌測定（BAO 測定）**

【正常值】正常 BAO 值為：$0 \sim 8mmol / L$，均值 5mmol / L。

【臨床意義】① 部分胃切除術後 BAO 減少；② 十二指腸潰瘍患者 BAO 多增多，胃泌素瘤患者 BAO 極度增高。③ BAO 可用來估價抗潰瘍藥物的療效。

3. **最大胃酸分泌測定（MAO 測定）**

【正常值】MAO 的正常值為 $5 \sim 20mmol / h$，均值為 15mmol /h。

【臨床意義】① 胃炎、胃潰瘍及胃癌，MAO 常低於正常，顯著減少則發生在胃切除術後。② MAO 增高常見於十二指腸潰瘍、幽門前區潰瘍或複合性潰瘍；MAO 異常增高見於胃泌素瘤。③ BAO / MAO 的比值對某些疾病的診斷有重要意義，潰瘍病在 $35\% \sim 43\%$ 之間，胃泌素瘤 BAO 明顯增加，MAO 變化不大，故比值常大於 60%。

4. **高峰胃酸分泌測定（PAO 測定）**

【正常值】$60 \sim 130\ mmol / h$，均值 100 mmol / h。

【臨床意義】同 MAO。

5. **胃液 pH 測定**

【正常值】為 $1.5 \sim 2.0$。

【臨床意義】pH 小於 1.5 為胃酸過多；pH 為 $2.4 \sim 4.0$ 為胃酸過少；pH 在 4 以上為胃酸缺乏；pH 在 7 以上為混入大量

的唾液、膽汁或腸液。

6. 十二指腸引流液檢查

【臨床意義】① 在空腹狀態下，用十二指腸管引流術所獲得的十二指腸液（D）、膽總管液（A 膽汁）、膽囊液（B 膽汁）、和肝膽管液（C 膽汁）的總稱為 ABC 十二指腸液。包含膽汁、胰液、腸液及胃液，對食物消化吸收有重要作用。檢查十二指腸引流液，可瞭解肝、膽、胰的分泌情況。瞭解肝膽系統有無梗阻、炎症、結石、寄生蟲、腫瘤等。② 正常的 B 膽汁無致病菌存在，ABC 膽汁有時可培養出大腸桿菌，若膽汁中有傷寒桿菌生長有助於傷寒的診斷。③ 膽汁呈血色應考慮膽道癌腫；膽囊炎、膽石症時或許不能獲得 B 膽汁；膽管炎症時膽汁混濁；肝內小膽管炎時 C 膽汁見有大量的細胞；膽石症的膽汁可含有膽紅素鈣鹽、膽固醇結晶，或兩者並存，尤以 B 膽汁更為顯著。④ 肝膽道有寄生蟲感染時，膽汁中可找到相應的蟲體及蟲卵，如鞭毛蟲、肝血吸蟲等。

7. 食管測壓術

【正常值】食管測壓術是診斷與研究食管動力性障礙的一個重要手段。正常值因方法不同而異。

【臨床意義】食管疾病的壓力變化：① 反流性食管炎可見 LES 壓力下降；② 食管失馳緩症見 MES 壓力上升，LES 壓力正常或上升；③ 彌漫性食管痙攣見 MES 壓力上升，LES 壓力正常或上升；④ 硬皮病累及食管見 LES 壓力下降。

8．食管腔 pH 測定

測定食管腔 pH 是協助診斷是否存在胃食管反流的一種方法。

【正常值】正常食管腔 pH 值＞6。

【臨床意義】當食管腔 pH 低於 4 即提示反流存在。

9. 滴酸試驗

【操作方法】先送入鼻飼管至食管下段，首先滴注生理鹽水 100～120 滴／min，需 5min，再以同一滴速滴注 0.1 mmol 鹽酸至病人出現症狀，如果 30min 仍無症狀出現即中止。再滴注生理鹽水 4～5min 症狀應消失。

【臨床意義】正常者食管滴酸試驗陰性。有症狀（燒心感或疼痛）即陽性，提示食管疾患存在，可能是反流性食管炎。

10. 血清胃泌素測定

胃泌素的主要生理作用為促進壁細胞分泌鹽酸，並能促進主細胞產生和分泌胃蛋白酶。

【正常值】應低於 100pg／ml。

【臨床意義】血清胃泌素增高見於：胃泌素瘤、殘留胃竇、慢性腎功能衰竭、A 型萎縮性胃炎、胃癌、惡性貧血、幽門梗阻、甲亢等；胃泌素降低見於十二指腸球部潰瘍、B 型萎縮性胃炎。

11. 血清胰泌素測定

胰泌素主要生理功能為促進胰液中 HCO_3 分泌，增加膽汁分泌，加強膽囊收縮素引起的胰酶分泌，拮抗胃泌素的泌酸作用。

【正常值】低於 100mg／L。

【臨床意義】血清胰泌素升高見於胃泌素瘤、乳糜瀉患者。

12. 血清腸血管活性（VIP）測定

VIP 的主要生理作用為抑制胃酸、胃泌素分泌，減緩胃運動；促進胰酶、胰島素、碳酸氫鹽和腸液的分泌；加強膽汁的分泌並鬆弛膽囊；有較強烈的擴血管和降血壓作用；並能升高血糖濃度。

【正常值】低於 100mg／L。

【臨床意義】VIP 升高見於腸血管活性酶瘤，肝功能衰竭。

13. 血清膽囊收縮素－胰酶素（CCK-PE）測定

CCK-PE 主要生理功能為促進膽汁、胰酶的分泌，加強膽

囊的收縮，並使總膽管括約肌鬆馳，胃排空時間延長，小腸平滑肌收縮等作用。

【正常值】約為 60.4mg／L。

【臨床意義】血清濃度增加見於慢性胰腺炎，胃泌素瘤、乳糜瀉、胰島細胞瘤。

14. 脂肪吸收試驗

【方法】每日攝入脂肪 80～100g，共 3 日，並收集 72h 全部糞便，測其糞脂量，取每日平均值。

【正常值】人糞脂量每日＜5g，脂肪吸收率＞95%。

【臨床意義】若糞脂量每日＞6g 或脂肪吸收率＜90%，提示脂肪吸收不良。

15. D- 木糖吸收試驗

【方法】空腹口服 D- 木糖 25g（溶於 250ml 水中），再飲水 250ml 以便促進排尿，收集 5 小時的尿量，測定尿中木糖含量。因 D- 木糖經口服後在空腸段吸收，不在體內代謝而主要經腎臟排泄，在腎功能正常時測定尿中木糖含量可反映空腸的吸收功能。

【正常值】5 小時尿中排出量在 4.5 克以上。

【臨床意義】若為 3～4.5 克為可疑；＜3 克肯定為小腸吸收不良。

16. 維生素 B_{12} 吸收試驗（Schilling 試驗）

本試驗是測定回腸吸收功能。

【方法】先肌注 $VitB_{12}$ 0.1mg，使體內庫存飽和，然後口服 [60] 鈷或 [57] 鈷標記的 $VitB_{12}$ 2mg，收集 48h 尿，測定尿內放射素含量。

【正常值】人 48h 尿內排出量大於 8～10%。

【臨床意義】尿中排出量降低見於回腸功能不良或腸道內

細菌過度繁殖及惡性貧血。

17. ¹⁴C-甘氨膽酸呼氣試驗

【方法】口服 ^{14}C-甘氨膽酸 10ucd 後，測定其肺部排出量和糞內排出量。

【正常值】人口服 ^{14}C-甘氨膽酸 4h 內 $^{14}CO_2$ 的排出量低於總量的 1%，24h 糞內 ^{14}C 排出量小於 8%。

【臨床意義】若肺內 $^{14}CO_2 > 1$%，糞內 $^{14}C > 8$%時，提示小腸內有大量細菌繁殖，回腸功能失調或切除術後。若排出量大於 10 倍時更具有臨床意義。

18. Lundh 試餐試驗　測定胰腺外分泌功能的一種試驗。

【方法】試驗前晚飯後禁食，檢查當日空腹，經口腔插入十二指腸引流管，經 X 光確實在十二指腸降段或空腸內，隨後將標準試餐由引流管在 3～5min 注完。此時囑患者平臥位，以低於 5.32Kpa 負壓持續抽吸，每 30min 為一份標本，共 4 份，測定各標本中的胰蛋白酶濃度。

【正常值】每小時 36.97 ± 14.28n／rg，最低值為 19.33n／rg。

【臨床意義】其值降低見於慢性胰腺炎、胰腺癌等胰功能不全疾病。其值顯著降低見於胰源性脂肪瀉。

19. 血尿澱粉酶測定　當急慢性胰腺炎發作時，胰管排出不暢，大量澱粉酶返流入血，致使血清、尿澱粉酶升高，故測定血尿澱粉酶活性有助於胰腺炎的診斷。

【正常值】血清澱粉酶8～64u（稀釋法，即溫氏單位）；70～250u（比色法）；60～60u（Somogyi 法，即蘇氏單位）。尿澱粉酶8～32u（稀釋法）；65～210u（比色法）；Somogyi 法＜500u。

【臨床意義】當血清澱粉酶＞500 Somogyi，尿澱粉酶＞

1000 Somogyi，可確診為急性胰腺炎或慢性胰腺炎急性發作。慢性胰腺炎、膽囊管阻塞、胰腺外傷、胰頭癌等疾病，血、尿澱粉酶均可升高，但常以尿澱粉酶升高主為。

20. **X 光檢查** X 光檢查，如胃腸道鋇餐造影、鋇劑灌腸、胃腸道雙重造影等，透過鋇劑的顯影，可以瞭解胃腸道的位置、外形、運動形態、黏膜皺襞的改變，有否充盈缺損及龕影等，對於胃腸道的炎症、潰瘍、憩室、占位性病變、胃腸道的狹窄等有輔助診斷意義。

(二) 特檢方法

1. 選擇性腹腔動脈造影

【操作方法】採用 Seldinger 法，即經股動脈或肱動脈插管，將導管插入腹主動脈第一級分支內進行造影，優點是可減少重疊，提高影像清晰度。穿刺點在腹股溝韌帶下方 1cm 左右股動脈搏動最強處。

常規消毒後局麻下將穿刺針與皮膚成 45°角，向動脈中心穿刺，貫穿動脈的前後壁，拔出針芯，緩慢退針，見有鮮血噴出即退出套管，送入導絲，用導管擴張器擴張後，送入導管至腹主動脈，即退出導絲，按上導管接頭，注入含肝素的生理鹽水，關閉接頭。在電視螢屏下監視導管位置，進入腹腔動脈後導管有嵌頓感，此時可注入少許造影劑以證實。

【適應證】① 腹腔臟器出血：主要用於消化道出血的診斷和定位，其次為膽道和肝脾破裂出血等。② 內臟系統的血管性病變，如動脈瘤、動靜脈瘺、血管栓塞等。③ 胃腸道、胰腺、肝臟的腫瘤和炎症。

【禁忌證】① 嚴重的心肝腎功能不全者。② 嚴重的出血傾向者。③ 急性感染者。④ 對含碘造影劑過敏者。

【併發症及處理】① 造影劑過敏反應：反應輕者一般在停

藥後症狀可自行消失。如病人有周圍循環衰竭休克時，需立即給以升壓藥和大量糖皮質激素。心跳驟停者應立即作氣管內插管，正壓給氧及體外心臟按摩。煩躁者可給鎮靜劑。② 穿刺部位血腫或出血：拔管後在穿刺部位必須壓迫止血。術後動脈穿刺點因漏血皮下出現大血腫時，最好切開皮膚取出血塊縫合動脈穿刺口。有時穿刺點太高，超過腹股溝韌帶上方。拔出導管後應想到穿刺口出血有可能流入盆腔內，如病人同時伴有休克現象，應立即切開皮膚進行止血。③ 穿刺動脈破裂：原因是操作時用力過猛或在動脈痙攣時強行推插導管所致。一旦發生，應立即切開皮膚進行修補。④ 動脈內血栓形成或栓塞：其原因主要是插管時損傷了動脈內膜，或因造影劑對動脈內膜的刺激，使動脈長時間的痙攣所致。為防止血栓形成，目前主張在造影中用「亞臨床全身肝素化」，即肝素用量不超過 6000u，用藥途徑各異。⑤ 感染：其原因為導管沖洗液內含有致熱原，操作時污染或造影劑反應等。因此操作時應注意預防感染，一旦發生應積極抗感染治療。

2. 食管、胃、十二指腸鏡檢查

【適應證】① 臨床上有上消化道症狀，未經檢查或一般檢查未發現病變者。② 經 X 光鋇餐檢查發現有潰瘍、息肉、炎症、腫瘤等，但不能確定其性質者。③ 對某些上消化道癌前病變的定期復查及藥物療效評價。④ 上消化道腫瘤術前檢查，瞭解其類型、分期、進展、浸潤範圍，有利於手術方案制定及術後復查，制定治療方案。⑤ 不明原因的上消化道出血，可立即在出血 24～48h 內急診檢查，以辨別出血部位、性質。⑥ 胃內異物的夾取、電凝電切等治療。

【禁忌證】① 嚴重心肺功能障礙或極度衰竭不能耐受者。② 咽、食道的腐蝕及化膿性炎症的急性期。③ 嚴重的脊柱畸形

或嚴重食道賁門梗阻，內鏡無法通過者。④ 精神病患者有不合作者。

【術前準備】① 術前詢問病史、做必要的體檢，瞭解 X 光檢查結果。② 檢查前禁食 6～12h，有幽門梗阻者檢查前日充分洗胃，鋇餐檢查後應過 3 天再行內鏡檢查。③ 術前不用藥或術前 15～30min 肌注阿托品 0.5mg，亦可在術前 10～30min 用 2% 利多卡因作咽部噴霧麻醉。

【操作方法】① 患者左側臥位，面向檢查者，咬好牙墊，插鏡時內鏡對準咽部正中，作吞嚥動作，迅速將內鏡插入食道，切忌使用暴力。② 循腔進鏡。在直視下通過賁門，沿胃腔經幽門進入十二指腸，操作動作要輕柔、適量注氣。③ 退鏡時應依次仔細觀察十二指腸、幽門、胃竇、胃角、胃體、胃底、賁門、食道，對病變部位做活檢、刷檢或攝影。④ 術後 1h 可進食，囑活檢病人如有腹痛，出血立即就診。

3. 結腸鏡檢查

【適應證】① 原因不明的下消化道出血。② 各種原因的腹瀉，疑有炎症性腸病，經其他檢查不能確診者。③ 鋇劑灌腸發現異常，需進一步明確病變的性質和範圍。④ 不能排除大腸及回腸末端疾病所致的腹部腫塊。⑤ 結腸手術前確定病變範圍及術後復查。⑥ 原因未明的低位腸梗阻。⑦ 結腸息肉摘除，腸腔狹窄的擴張、乙狀結腸扭轉的復位等治療。

【禁忌證】① 嚴重大腸炎症性疾病的急性活動期。② 疑有腸穿孔或腹膜炎。③ 嚴重心肺功能不全或盆腔、腹腔手術後廣泛粘連者應慎重。④ 妊娠及精神病患者。

【術前準備】① 瞭解病情，閱讀 X 光片，向患者說明注意事項。② 腸道準備：術前 2～3d 宜進少渣半流質或流質飲食，並清潔腸道。③ 術前 15–30min 肌注安定 10mg，阿托品

0.5mg，必要時肌注杜冷丁 50mg。

【操作方法】① 患者左側臥位，背向檢查者，先檢查肛門有否病變，進鏡應循腔進，盡可能避免滑進。② 進鏡中少量注氣，間隔應待注氣吸收，保持腹壁柔軟。③ 當進鏡反退，退鏡反進時，患者劇烈腹痛，說明已形成腸袢，應立即退鏡，抽氣，輔以鉤拉旋鏡，變換體位，取直腸袢，直到進入回盲部或回腸末端。④ 退鏡時應詳細觀察，採取退進手法，防止驟退。並逐步抽氣降低內壓，減輕檢查後腹脹和防止遲發性穿孔。⑤ 活檢時，原則上應退鏡時進行，但在進鏡時發現微小病變，也可先活檢，以免退鏡時遺漏及不易尋找。⑥ 息肉摘除等治療後，應適當休息，如發生腹痛、血便，囑患者立即來院就診。

【併發症】① 腸壁穿孔，發生率約 0.11%～0.26%。腸道出血率約 0%～0.07%，且多發生於高頻電治療後。② 腸絞痛，腸系膜撕裂，菌血症，心血管意外等。

六、常用診療技術

(一)腹腔穿刺術

常用於檢查腹腔積液的性質，協助確定病因，或行腹腔內給藥；或放液減輕症狀。

1. 操作方法　① 術前須排尿以防穿刺損傷膀胱。② 患者可取適當體位如半臥位、平臥位或側臥位等。③ 選擇適宜的穿刺點，一般選左下腹臍與髂前上棘連線中外 1/3 交點，或 B 超指導下定位穿刺。④ 常規消毒，戴無菌手套，蓋消毒洞巾，自皮膚至腹腔層以 2%利多卡因作局部麻醉。⑤ 術者左手固定穿刺部皮膚，右手持針經麻醉處垂直刺入腹壁，待針鋒抵抗感突然消失時，亦針尖已穿過腹膜壁層，即可抽取腹水，並留樣送檢。⑥ 放液後拔出穿刺針，覆蓋消毒紗布，以手指壓迫數分鐘，再用膠布固定。大量放液後需束以多頭腹帶，以防腹壓驟

降，內臟血管擴張引起血壓下降或休克。

2. 注意事項 ① 術中應密切觀察患者，如有頭暈、心悸、氣短、脈搏增快及面色㿠白等，應立即停止操作，並做適當處理。② 放液不宜過快、過多。③ 放腹水時若流出不暢，可將穿刺針稍作移動或稍變換體位。④ 術後囑患者平臥，並使穿刺孔位於上方以免腹水繼續漏出；對腹水量較多者，為防止漏出，在穿刺時即應注意勿使自皮到腹膜壁層的針眼位於一條直線上，如仍有漏出，可用蝶形膠布或火棉膠黏貼。⑤ 放液前、後均應測量腹圍、脈搏、血壓，檢查腹部體徵，以觀察病情變化。⑥ 有肝性腦病先兆、結核性腹膜炎粘連包塊、包蟲病及卵巢囊腫者禁忌穿刺。

(二)胃液採集術

是用胃管經鼻或口送入胃內抽取胃液進行檢查的一種方法，其目的是為了瞭解胃的分泌功能和排空狀況，以及胃內有無出血及細菌繁殖等，此外，也可利用胃管進行胃灌洗和胃腸減壓。

1. 操作方法 ① 術前禁食、禁藥、禁菸 8h 以上，一般多在晨間進行。② 將消毒的胃管經鼻或口插入胃內，約 50～55cm 深度即可到達胃大彎黏液池。③ 以 50ml 注射器接於胃管外端抽吸胃液，抽滿後注入容器內，再接管繼續抽吸。④ 囑患者變換體位，儘量將胃內液體抽吸乾淨，然後拔管。⑤ 記錄抽出的胃液量，貼標籤於容器上送檢，自己檢查需將胃液中稠厚黏液用紗布濾掉，然後按要求專案進行胃液分析。⑥ 如做五肽胃泌素胃液分析，需於注藥前留取 1h 胃液（插管後最初抽出的胃液棄去），注藥後繼續抽取 1h，每 15min 胃液裝一瓶，將上述 5 瓶胃液記量送檢。

2. 注意事項 ① 於吞嚥腐蝕性毒物（強酸、強鹼等）及食管靜脈曲張出血後，禁忌插管。② 如有胃擴張或幽門梗阻，

胃內常有大量食物，此時需用較粗胃管，接以負壓吸引器抽吸。

(三)腹腔灌洗法

腹腔灌洗法是用灌洗液將腹腔內遺留的致病因數清洗流至體外，達到清潔腹腔，糾正腹腔內環境的一種治療方法。

1. 適應證 需要清除腹腔內遺留的細菌、胃腸液、膽汁、血液、壞死組織、毒素、消化酶等，以助診斷或／和治療，如各種急慢性腹膜炎、壞死性胰腺炎、穿透性肝膿腫，穿透性胃腸病變、盆腔炎等。

2. 禁忌證 ①腹腔內有廣泛粘連者；②心肺功能衰竭及出血性疾病等病情不允許者；③病人不合作者。

3. 灌洗方法

（1）配液：一般為 6000ml／d，應根據患者的血容量、血漿蛋白、滲透壓、電解質、菌種及菌時等病情，盡可能配製成治療性灌洗液，常用的為平衡液或等滲液，並加入敏感的抗生素防治感染。

（2）置管：主張多管灌洗，一般輸入管與輸出管為 1：2，直徑為 6～8mm。輸入導管安置：取腹部等位，常經左季肋下腋前線位皮膚，用導管針穿刺入腹腔。導入多孔導管，橫越前正中線，管端置入右季肋下。輸出導管安置：取腹部低位，常在髂腹部左右分別穿刺，右側導管插入盆腔，左側導管位置在結腸旁溝。

（3）灌洗：灌洗時病人取半臥位，將輸入導管連接灌洗液點滴裝置，滴速為 60～80 滴／min。

分次灌洗法：每輸入 2000ml，暫停 20～30min，此時並放輸出導管引流。引流完再灌注再引流。如此往復，晝夜進行。這樣灌洗液中的抗生素有一定的作用時間，且輸入、出導管間不易形成粘連性通道。

持續灌洗法：輸入、輸出導管同時並放，持續不斷地灌注和引流，利於腹腔內致病因數的排出。但灌洗液中的抗生素停留時間過短，不能充分發揮其作用，如此已過久，易於輸入、出管間形成粘連性通道，有礙於充分灌洗。

4. **注意事項** ① 適應證明確，病初應儘早使用本療法，效果為好。② 灌洗時間視病情而定，一般為 2～15d，終止灌洗指徵為：腹部體徵消失，引流液中致病因數消除，胃腸內引流減壓管拔出後其功能恢復，全身情況好轉。③ 必要時配合灌洗加用利尿劑，可防治肺水腫、水腫、氮質血症和毒血症等。

5. **併發症** ① 感染：傷口感染率達 25%。本療法應在嚴格無菌操作下進行，及時進行監護，予以防治。② 毒血症：腹膜吸收灌洗液，攜帶了腹腔內的毒素，致使或加重機體毒血症。故應注意灌洗液的電解質、滲透壓、抗生素等配製，以防毒素的吸收。③ 肺水腫：大量灌洗液被腹膜吸收，增加了血容量，致使心臟負荷加重引起。④ 呼吸困難：多見於灌洗與引流不當，影響膈肌運動所致，儘量保證引流量＞灌洗量。⑤ 腹膜粘連，腸麻痹，蛋白質和電解質丟失等。

七、常用西藥

（一）抗酸藥及治療消化性潰瘍藥

1. **西咪替丁**（甲氰咪呱，泰胃美，cimetidine）片劑：0.2g；0.4g；0.8g；膠囊：0.2g；注射液：0.2g（2ml）

【作用與用途】對基礎胃酸分泌及組胺、五肽胃泌素、胰島素、食物等刺激引起的胃酸分泌均有較強的抑制作用，對因化學刺激引起的腐蝕性胃炎有預防和保護作用，對應激性潰瘍亦有明顯療效。臨床用於治療十二指腸潰瘍、胃潰瘍、反流性食管炎及上消化道出血等。亦用於治療和預防應激性潰瘍。另據報導，亦可用於治療帶狀疱疹及疱疹性感染。

【劑量與用法】口服：每次 200mg，一日 3 次，飯後服，睡前服 400mg。或每晚睡前服 800mg，這樣可不影響白天的胃內酸度，符合人體生理特徵，療效佳且副作用少。

靜滴：用葡萄糖注射液或葡萄糖氯化鈉注射液稀釋後靜滴，每次 200～600 mg；或用上述溶液 20ml 稀釋後緩慢靜注，每次 200mg，4～6h 一次。

【注意事項】① 可能由於突然停藥引起泌酸反跳，故偶可能引起慢性消化性潰瘍穿孔；② 嚴重的心臟及呼吸系統疾患、器質性腦病、腎功能中度或重度損害者慎用；③ 慢性腎功能不全者注意減量或調整給藥間隔；④ 用藥期間應注意檢查血象。

2. 雷尼替丁（呋喃硝胺，善胃得，Ranitidine）片劑：150mg；膠囊：150mg；注射劑：50mg（2ml）；50mg（5ml）

【作用與用途】能有效地抑制組胺、五肽胃泌素及食物刺激所引起的胃酸分泌，降低胃酸和蛋白酶的活性。對胃泌素及性激素的分泌幾無影響。抑制作用比西咪替丁強 5～8 倍，具有速效和長效的特點，副作用小而且安全。

臨床主要用於治療十二指腸潰瘍，吻合口潰瘍、反流性食管炎、卓－艾綜合徵及應激性潰瘍，對於消化性潰瘍引起的出血，口服可取得療效，靜注可用於急性胃黏膜病變導致的上消化道出血的治療。

【劑量與用法】口服：每日 2 次，每次 150mg，早晚飯時服。療程為 8 週。對於消化性潰瘍，為了避免復發應採取維持治療，維持劑量為每日 150mg，睡前服。一般應進行 6 個月至一年的維持治療。

肌注：每日 2 次或每 6～8h 1 次，每次 50mg。

靜注：以每小時 25mg 的速度間歇靜脈滴注 2h，每日 2 次或每 6～8h 一次。

【注意事項】① 肝腎功能不全者慎用。② 孕婦及哺乳期婦女慎用。③ 對懷疑癌性潰瘍患者，使用前應先明確診斷，以免延誤治療。

3. 法莫替丁（高舒達，Famotidine）片劑：每片 20mg；注射液：每支 20mg（2ml）

【作用與用途】作用強度比西咪替丁大 30～100 倍，比雷尼替丁大 6～10 倍。作用時間較西咪替丁和雷尼替丁長約 30%，口服 20mg 對胃酸分泌的抑制作用能持續 12h 以上。長療程大劑量治療時無雄激素拮抗的副作用，對心血管系統及腎功能無不良影響。

口服用於胃及十二指腸潰瘍；吻合口潰瘍及反流性食管炎等；口腔或靜注用於消化性潰瘍、急性應激性潰瘍，出血性胃炎等所致的上消化道出血、卓 – 艾綜合徵等。

【劑量與用法】口服，每次 20mg，一日 2 次（早餐後、晚餐後或臨睡前）。或 40mg，每晚一次。療程 8 週，緩慢靜注或靜滴 20mg（溶於生理鹽水或葡萄糖注射液 20ml 中），一日 2 次。維持治療：每日 20mg，睡前服。為了避免或減少消化性潰瘍的復發，應服用 6 個月以上。

【注意事項】① 腎衰竭或肝病患者、有藥物過敏史患者慎用；② 哺乳婦女使用時應停止授乳；③ 疑為惡性潰瘍病者，應在排除腫瘤後再用藥。

4. 奧美拉唑（洛賽克，Omeprazoie）膠囊：20mg；注射液：40mg

【作用與用途】該藥可特異性地作用於胃黏膜壁細胞中 H^+–K^+–ATP酶的活性，抑制基礎胃酸分泌和各種刺激引起的胃酸分泌，本品對組胺、五肽胃泌素及刺激迷走神經引起的胃酸分泌有明顯的抑制作用，具有顯效快、作用強而持久的特點。

臨床上主要適用於十二指腸潰瘍和卓－艾綜徵，也可用於胃潰瘍和反流性食管炎。

【劑量與用法】本品可口服或靜脈給藥。治療十二指腸潰瘍和胃潰瘍，每日 1 次，每次 20mg，療程 2～4 週，為防止或減少潰瘍病的復發，應繼續維持治療 2～3 個月，隔日 1 次或每週 3 次，每次 20mg，口服。治療卓－艾綜合徵，初始劑量為每次 60mg，每日 1 次。劑量視病情加以調整，療程視臨床情況而定。維持量為每日 20～120mg，若劑量超過每日 80mg，則應分 2 次給藥。治療反流性食管炎，每次 20～60mg，口服，每日 1 次，療程為 4 週。

【注意事項】① 孕婦及哺乳期婦女應慎用本品。② 可疑惡性腫瘤者，應首先排除腫瘤後再考慮應用本品，避免延誤治療。

5. 呱倉西平（呱吡氮平，必舒胃，Piremzepine）片劑：每片 50mg

【作用與用途】本品為一種具有選擇性的抗膽鹼能藥物，對胃壁細胞的毒蕈鹼受體（M_3 受體）有高度親合力，主要是使胃液（包括胃蛋白酶原和胃蛋白酶）分泌量減少，從而使胃最大酸分泌和最高酸分泌下降。可以抑制基礎胃酸及外源性五肽胃泌素、胰島素引起的胃酸分泌。

臨床上主要適用於治療胃及十二指腸潰瘍，能明顯緩解病人的疼痛，與西咪替丁合用可增強抑制胃酸分泌。

【劑量與用法】口服：每次 50mg，每日 2 次，早晚飯前一個半小時服用。療程以 4～6 週為宜。症狀嚴重者，每日 150mg，分 3 次口服。需長期服用者可連續服用 3 個月。

【注意事項】婦女在妊娠期禁用。對超劑量而引起的中毒者，只作對症治療，無特殊解毒藥。

6. 丙谷胺（二丙谷酰胺，Proglumide）片劑：0.2g

【作用與用途】本品具有抗胃泌素作用，能有效地控制胃酸和抑制胃蛋白酶的分泌，對胃黏膜有保護和促進癒合的作用。臨床上用於治療胃潰瘍、十二指腸潰瘍及胃炎。對消化性潰瘍臨床症狀的改善、潰瘍的癒合有較好的效果。

【劑量與用法】口服，每次 0.4g，每日 3～4 次，飲前 15 分鐘服用，可根據病情連續服用 1～2 個月，臨床上為了提高其療效，常與 H_2 受體拮抗劑合用。

7. 硫糖鋁（胃潰寧，Sucralfate）片劑：0.5g

【作用與用途】本品能與胃黏膜的蛋白質結合形成保護膜，覆蓋於潰瘍面，阻止胃酸、胃蛋白酶和膽汁酸的滲透、侵蝕，從而有利於黏膜再生和潰瘍癒合。本品無抑制胃酸分泌及抗酸作用。臨床上用於治療胃及十二指腸潰瘍。亦可用於治療慢性淺表性胃炎和反流性胃炎。

【劑量與用法】口服，每次 1g，每日 3～4 次，飯前 1h 服及睡前服。

【注意事項】在治療消化性潰瘍時，為避免復發，應連續服藥數月。

8. 米索前列醇（喜克潰，Misoprostol）片劑：200ug

【作用與用途】本品除了抑制胃酸分泌外，尚具有強大的細胞保護作用。是重要的胃黏膜保護因數。本品對基礎胃酸或組胺，胃泌素及食物所引起的胃酸分泌量和酸排出量均可顯著降低，也可減少胃蛋白酶排出量。

臨床上主要用於胃及十二指腸潰瘍的治療，其次亦應用於防治非甾體抗炎藥引起的胃黏膜損害。

【劑量與用法】口服：每次 200ug，每日 4 次，於餐前和睡前口服，療程為 4～8 週。

【注意事項】① 本品對妊娠子宮有收縮作用，故對懷孕婦女禁用。② 對前列腺素類過敏者禁用。③ 對腦血管或冠狀動脈病變的患者應慎用。

9. 膠體次枸櫞酸鉍（枸櫞酸鉍鉀、得樂、德諾，Colloidal，Bismuth，Subcitrate）片劑：120mg

【作用與用途】本品為水溶性膠體大分子化合物，無中和胃酸及抑制胃酸分泌的作用，在胃液 pH（酸性）條件下，於潰瘍表面或潰瘍基底肉芽組織形成一種堅固的氧化鉍膠體沉澱，成為保護性薄膜，從而隔絕胃酸、酶及食物對潰瘍的侵蝕作用，促進潰瘍組織的修復和癒合。

本品適用於胃及十二指腸潰瘍的治療，復發率明顯低於 H_2 受體拮抗劑。近年來，臨床上更重視本品對幽門螺旋桿菌的清除作用，常以單獨或聯合用藥應用於抗幽門螺旋桿菌感染的治療。

【劑量與用法】片劑：一次 240mg，每日 2 次，早飯前半小時及睡前服，4～8 週為一療程。

【注意事項】嚴重腎臟病患者禁用。

10. 替普瑞酮（施維舒，Teprenone）膠囊劑：50mg；顆粒劑：100mg／g

【作用與用途】本品是屬於增強防禦因素的藥物，是一種胃黏膜保護劑。可以維持胃黏液層和黏液屏障的結構和功能，黏蛋白是胃上皮外黏液的重要組成部分，該藥可增加黏液表面層大分子糖蛋白。本品還可增加局部內源性前列腺素的生成，防止非留體類抗炎藥所引起的胃黏膜損害。

臨床上主要用於胃黏膜的保護、增強胃黏膜的防禦機能，適用於慢性淺表性胃炎、慢性萎縮性胃炎及胃潰瘍的治療，若與 H_2 受體拮抗劑合併用藥，則能明顯提高對胃炎和胃潰瘍的治

癒率。

【劑量與用法】每粒施維舒膠囊含替普瑞酮 50mg，每日 3 次，每次 50mg，飯後 30min 口服。

【注意事項】妊娠期婦女應慎用。

(二)胃腸解痙藥

1. 溴丙胺太林（普魯本辛，Probanthme）片劑：15mg

【作用與用途】本品具有與阿托品相似的抗 M 膽鹼作用，也有較弱的神經節阻斷作用，其特點為選擇性抑制胃腸平滑肌。

臨床上用於胃及十二指腸潰瘍的輔助治療，也用於胃炎、胰腺炎、膽汁排泄障礙、多汗症、妊娠嘔吐及遺尿等。

【劑量與用法】一日 3～4 次，每次 15mg，飯前服，睡前服 30mg。

【注意事項】① 手術前及青光眼患者忌用；② 心臟病、肝功能損害、高血壓、前列腺肥大、腎功能損害、尿瀦留、呼吸道疾患者慎用。

2. 丁溴東莨菪鹼（解痙靈，Scopolamine Butylbromide）注射液：20mg（1ml）

【作用與用途】本品為阻斷 M 膽鹼受體的抗膽鹼藥。作用與阿托品相似，除對平滑肌有解痙作用外，尚有阻斷神經節及神經肌肉接頭的作用，對呼吸中樞有興奮作用，對大腦皮質有抑制作用。

臨床用於消化系統內鏡檢查術前準備、消化道造影、鋇劑灌腸造影、CT 掃描等檢查的術前準備。亦用於治療各種病因引起的胃腸道痙攣、膽絞痛、腎絞痛及胃腸道蠕動亢進等。

【劑量與用法】肌注：每次 20～40mg；靜脈注射或靜脈滴注；將本品溶於葡萄糖注射液或 0.9%氯化鈉注射液中，速度不

宜過快，每次 20～40mg。

【注意事項】①出現過敏反應時應及時停藥。②肌注時應注意避開神經與血管。③青光眼者、前列腺肥大所致排尿困難、嚴重心臟病、器質性幽門狹窄或麻痹性腸梗阻者禁用。

3. 辛戊胺（戊胺庚烷，新握克丁，Octamylamine）注射液：1ml

【作用與用途】本品為擬腎上腺素解痙藥。具有解除平滑肌痙攣的作用，作用強而迅速。臨床用於消化道、泌尿道括約肌的痙攣、偏頭痛、呃逆及泌尿系、胃腸道器械檢查。

【劑量與用法】口服：複方滴劑每次 25～40 滴，每日 3～4 次；肌注：複方注射液每次 1～2ml，每日 3～4 次。

【注意事項】本品可引起血壓升高，故不宜用於高血壓患者。

4. 貝那替秦（胃複康，Benactyzine）片劑：1mg

【作用與用途】本品為抗膽鹼藥，有緩解內臟痙攣，減少胃酸分泌及中樞安定作用。用於焦慮患者而患有胃、十二指腸潰瘍、胃炎、胃痙攣、膽石症者。

【劑量與用法】口服：每次 1～3mg，每日 3 次，飯前服。

【注意事項】青光眼患者禁用。

5. 甲胺痙平（苯羥甲胺，痛痙平，DipHemin）片劑：1mg；注射劑：2mg（1ml）

【作用與用途】抗膽鹼藥，有胃腸解痙、抑制腺體分泌，鎮痛、抗組胺作用，並有類似罌粟鹼樣平滑肌鬆馳作用。臨床用於解痙、鎮痛及過敏性鼻炎。

【劑量與用法】口服：每次 1～3mg，每日 3～4 次。

【注意事項】有口乾、口苦、便秘等不良反應。

(三)助消化藥

1. 胃蛋白酶（pepsin）片劑：0.1g

【作用與用途】本品為消化酶，是一種蛋白水解酶，能使經胃酸作用後凝固的蛋白質分解成膠及腖，其消化力以含 0.2%～0.4%鹽酸（pH 為 1.6～1.8）時為最強，故臨床上常與稀鹽酸合用。

臨床常用於食用蛋白質性食物過多所致的消化不良，消化機能減退以及各種病因所致的胃蛋白酶缺乏。

【劑量與用法】口服：每次 0.3～0.6g，每日 3 次，飯時或飯後，同時服稀鹽酸 0.5～2ml。

【注意事項】本品遇熱不穩定，溫度至 70℃以上將失效。

2. 胰酶（Pencreatin）片劑：0.3g；0.5g

【作用與用途】為多種消化酶的混合物，主要含胰蛋白酶、胰澱粉酶和胰脂肪酶。在中性或弱鹼性環境中活性較強。

臨床用於消化不良、食慾不振及肝、胰腺疾病引起的消化障礙。

【劑量與用法】口服：每次 0.3～0.6g，每日 3 次，飯前服。

【注意事項】口服時不可嚼碎，以免發生嚴重的口腔潰瘍等損害。

(四)促胃腸動力藥

1. 甲氧氯普胺（胃複安，Mepoclopramide）片劑：5mg；針劑：10mg（1ml）

【作用與用途】本品可經由阻滯多巴胺受體而作用於延腦催吐化學感受區，具有強大的中樞性鎮吐作用。可以加強胃及上部腸段的運動、促進小腸蠕動和排空，鬆馳幽門竇，提高食物的通過率，加快胃內容物的排空。

臨床用於各種病因及藥物所引起的嘔吐、食慾不振、上腹部飽脹、噯氣、噁心等消化功能障礙；胃腸道 X 光鋇劑造影檢查前用藥，以利促進鋇劑通過及插管順利；糖尿病性胃輕癱，膽道疾病和慢性胰腺炎的輔助治療。

【劑量與用法】口服：每次 5～10 mg，飯前半小時服，肌注：每次 10～20mg，每日劑量不宜超過 0.5 mg／kg 體重，否則易引起錐體外系反應。

【注意事項】① 禁用於嗜鉻細胞瘤、癲癇，進行放療或化療的乳癌患者、機械性腸梗阻及胃腸出血的患者等。② 孕婦一般不宜應用。③ 注射給藥可能引起直立性低血壓。

2. 多潘立酮（嗎丁啉，Domperidone）片劑：10mg；栓劑：60mg；注射液：10mg（2ml）

【作用與用途】為作用較強的外周性多巴胺受體拮抗劑，不透過血腦屏障。可以增加下食管括約肌壓力，防止胃食管反流，可增加胃的收縮力，抑制胃鬆弛，使幽門擴張，促進胃的排空，改善胃和十二指腸協調性。

臨床用於因偏頭痛、痛經、顱外傷及顱內病灶放療及左旋多巴、非甾體抗炎藥等引起的噁心和嘔吐；以上腹部飽脹、噯氣、早飽為主要表現的功能性消化不良，慢性胃炎、反流性胃炎所致的飽脹，噁心及嘔吐等消化功能障礙症狀。

【劑量與用法】口服：每次 5～10mg，每日 3 次，飯前半小時服。直腸給藥：每次 60mg，每日 2～3 次。肌注：每次 10mg，必要時可重複給藥。

【注意事項】孕婦慎用。

3. 西沙必利（普瑞博恩，優尼必利，Cisapride）片劑：5mg

【作用與用途】本品為一種新型的全胃腸促動力藥，為不具有抗多巴胺能特徵的苯甲醯胺替代物，無抗嘔吐作用，其作

用機制與位於中間神經元和腸肌叢終末（運動）神經元受體間的相互作用有關。

臨床用於治療胃食管反流性疾病、功能性消化不良、胃輕癱、術後胃腸麻醉、慢性便秘等。此外，一些腸易激綜合徵及部分假性腸梗阻也對本品的治療有效。

【劑量與用法】口服：每次 5～10mg，每日 3 次，飯前半小時服。

【注意事項】同時進行抗凝治療時，應注意監查凝血時間。

（五）止吐藥和催吐藥

1. 硫乙拉嗪（硫乙哌丙嗪，吐來抗，Thiethylperazine）片劑：10mg

【作用與用途】本品能抑制催吐化學敏感區和嘔吐中樞而產生顯著的止吐作用，並有較弱的鎮靜作用。對於全身麻醉、嗎啡和呱替啶等所致的噁心嘔吐有止吐作用，對因放射線照射或應用氮芥等細胞毒性藥物所致的噁心嘔吐亦有較好療效。國內臨床實驗證明，對類似內耳眩暈症的療效也較好，但不適用於防止暈動症。

【劑量與用法】口服：每次 10mg，每日 1～3 次。

【注意事項】① 患癲癇的孕婦、兒童、昏迷者及患有嚴重抑鬱病者禁用，孕婦慎用；② 若用於預防全麻後噁心嘔吐，應在麻醉終止後使用，避免麻醉蘇醒延遲。

2. 奧丹西隆（樞複寧，Omdansetron）片劑：4mg；8mg；注射劑：4mg（2ml）；8mg（2ml）

【作用與用途】本品為高選擇性 $5-HT_3$ 受體拮抗劑。能拮抗外周和中樞的神經元 $5-HT_3$ 受體，緩解由細胞毒性化療藥及放射治療引起的噁心嘔吐。

臨床用於治療由於化療和放療引起的噁心嘔吐反應。

【劑量與用法】化療所致嘔吐：於化療前緩慢靜注或輸注8mg；或於化療前 1～2h 口服 8mg，接著每 8h 口服 8mg，連服5d。

放療所致嘔吐：於放療前 1～2h 口服 8mg，接著每 8h 服8mg，療程視放療的療程而定。

【注意事項】① 對本品過敏者禁用；② 孕婦及哺乳期婦女慎用。

3. 格雷西隆（康泉，Gronisetron）注射液：3mg（3ml）

【作用與用途】本品為 5-HT₃ 受體拮抗劑，其作用機制與奧丹西隆相同，但對 5-HT₃ 具有更高的選擇性。臨床用於化療和放療引起的嚴重噁心和嘔吐患者。

【劑量與用法】化療或放療前靜脈注射一次，每次 3mg，最高日劑量為（24h 內）9mg，每療程連續使用 5d。

【注意事項】腎功能不全，肝功受損或肝轉移癌時，血漿清除率下降，應慎用。

4. 托普西龍（嘔必停，Tropisetron）膠囊：5mg；注射劑：5mg（5ml）

【作用與用途】本品為高效、高選擇性的 5-HT₃ 受體拮抗劑，可以口服，胃腸道吸收迅速且吸收完全。臨床用於抗腫瘤藥物或放療引起的噁心嘔吐患者。

【劑量與用法】臨床推薦劑量為每日 5mg，總療程為 6d，第一天靜脈給藥，第 2～6d 口服給藥或根據化療方案酌情調整，於進食前至少 1h 前服用。膠囊應在早上起床時立即用水服用。輕症者可適當縮短療程。

【注意事項】① 哺乳期婦女不宜應用；② 高血壓未控制者，可能引起血壓進一步升高，每日劑量不宜超過 10mg。

5. 乙乳膽銨萘二磺鹽（阿克吐，Aclatonium，Napadisilate）膠囊：25mg；50 mg

【作用與用途】為平滑肌及消化道運動機能增強藥，對胃、腸及膽道有興奮作用，促進胃排空，使膽囊內壓增高，促進膽汁向十二指腸排出。適用於消化道功能異常、膽道運動障礙。

【劑量與用法】口服：每次 25～50mg，每日 3 次。

【注意事項】① 哮喘、甲亢、消化性潰瘍、癲癇者不宜應用。② 與抗膽鹼酯酶藥聯用時本品作用增強，應酌情減量。

（六）瀉藥和止瀉藥

1. 硫酸鎂（Magnesium，Sulfate）注射液：1g（10ml）；2.5g（10ml）；白色合劑：100ml；一二三灌腸劑：180ml

【作用與用途】本品給藥途徑不同而呈現不同的藥理作用。臨床用於：① 便秘。② 慢性膽囊炎和阻塞性黃疸。③ 用於驚厥、子癇、尿毒症、破傷風、高血壓腦病、急性腎炎時高血壓危象等。④ 發作頻繁而其他治療效果不好的心絞痛。⑤ 外用消炎消腫。

【劑量與用法】① 導瀉：每日口服 5～20g，同時飲 100～400ml 水，一般為清晨空腹服用。② 利膽：每次 2～5g，一日 3 次，飯前或兩餐間服，也可用 33%的溶液，每次 100ml，每日 3 次。③ 抗驚厥、降血壓等：肌注 25%硫酸鎂，每次 4～10ml，靜滴：25%硫酸鎂 10ml／次，用 5%～10%葡萄糖注射液稀釋成 1%濃度後滴注，直至驚厥停止。④ 治療心絞痛：靜注：10%硫酸鎂，每次 10ml，用 5～10%葡萄糖注射液 10ml 稀釋後，緩慢注入，每日 1 次，連用 10d。

【注意事項】① 腸道出血者、孕婦、經期婦女禁用本品導瀉；② 中樞抑制藥中毒者不宜使用本品導瀉。

2. 地芬諾酯（苯乙哌啶，止瀉寧，DipHenoxylate）鹽酸地芬諾酯片劑：2.5mg。複方地芬諾酯片：每片含鹽酸地芬諾酯2.5mg，硫酸阿托品 0.025mg。

【作用與用途】對腸作用類似嗎啡，可直接作用於腸道平滑肌，由抑制腸黏膜感受器，消除局部黏膜的蠕動反射而減弱腸道蠕動，同時也增加腸的節段性收縮，使腸內容物通過延遲，有利於腸內水分的吸收。

臨床用於急、慢性功能性腹瀉及慢性腸炎。

【劑量與用法】口服每次 2.5～5mg，一日 2～4 次，至腹瀉被控制時，應立即減少劑量。

【注意事項】① 肝病患者及正在服成癮性藥物患者宜慎用。② 過量服用可引起呼吸抑制。

3. 洛哌丁胺（氯苯哌酰胺，易蒙停，Loperamide）膠囊：2mg

【作用與用途】本品對腸道平滑肌的作用與阿片類及苯乙呱啶相似。可對抗腸道平滑肌的收縮，抑制腸蠕動，還可減少腸壁神經末梢釋放乙酰膽鹼。由膽鹼能和非膽鹼能神經元局部的相互作用，直接抑制蠕動反射。本品可延長食物在小腸停留的時間，促進水、電解質及葡萄糖的吸收。

臨床用於急性腹瀉以及各種病因引起的慢性腹瀉，如潰瘍性結腸炎、克隆病、非特異性腸炎、腸易激綜合徵、短腸綜合徵等。對胃腸部分切除術後和甲亢引起的腹瀉也有較好的療效。本品尤其適用於臨床上應用其他止瀉藥效果不滿意的慢性功能性腹瀉。

【劑量與用法】口服：首次 4mg，以後每腹瀉一次再服2mg，直至腹瀉停止，一日用量可 16～20mg，連續 5d 若無效則停服。空腹或飯前半小時服藥可提高療效。慢性腹瀉待顯效後

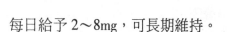

每日給予 2～8mg，可長期維持。

【注意事項】① 嚴重中毒性感染性腹瀉慎用，以免止瀉後加重中毒症狀。② 重症肝損害者慎用。③ 因用抗生素而導致的偽膜性腸炎患者不宜服用。

(七) 益生素製劑

1. 樂托爾（Lactel Fort）膠囊：含滅活菌 50 億和凍乾培養基 80mg；散劑：每小袋含滅活菌 50 億和凍乾培養基 160mg。

【作用與用途】本品是一種微生物原的止瀉劑。它的有效成分是一種特殊的菌株——嗜酸乳桿菌所產生的代謝物。本品有：① 抑菌作用；② 免疫刺激作用；③ 刺激防護性產酸菌叢的生長。臨床用於急性與慢性腹瀉的對症治療。

【劑量與用法】膠囊：第一天服 2～4 粒，第 2 天起每日 2 粒。散劑：第一天服 1～2 袋，以後每天 1 袋。膠囊和袋裝內散粉均可混合於水中服用。

2. 麗珠腸樂（Bitidobiogen）

【作用與用途】本品為雙歧桿菌活菌製劑。主要作用：① 屏障作用；② 營養作用；③ 增強機體的非特異性和特異性免疫反應；④ 控制內毒素血症的作用。

臨床用於：① 調整腸道菌群失調；② 治療腸功能紊亂，乳糖不耐受症，脂肪瀉，急、慢性腸炎（包括痢疾）。③ 嬰兒保健。④ 肝臟疾病的輔助治療。

【劑量與用法】口服：每次 1～2 粒，早晚餐後各服 1 次。

3. 整腸生　膠囊：0.25g

【作用與用途】本品為地衣芽孢桿菌微生態製劑。服用本品後以活菌的形式進入腸道，產生抗菌活性物質，對致病菌和內原性感染的條件致病菌有明顯的生物拮抗作用。臨床用於各種腸炎、腹瀉、腸道菌群失調等腸道疾病，對肝炎、肝硬化引

起的腹瀉、腹脹也有滿意的治療作用。

【劑量與用法】口服,每次 0.5g,每日 3 次。

【注意事項】服用本品時應停用抗生素。本品常溫下可保存兩年。

(八)抗幽門螺旋菌藥

1. 甲硝唑（滅滴靈,Metronidazole）片劑:0.25g;注射劑:0.5g（5%葡萄糖液 100ml）。

【作用與用途】本品對厭氧菌包括脆弱擬桿菌有強大的抗菌作用,細菌不易產生耐藥性,其作用明顯優於氯林可黴素。對滴蟲、阿米巴原蟲及蘭氏鞭毛蟲也有很好的殺滅作用。臨床主要用於厭氧菌感染的治療,也用於婦科滴蟲性陰道炎的治療。

【劑量與用法】口服成人每次 0.2～0.4g,每日 2～3 次,或靜脈滴注每次 1g,每日 2～3 次。兒童每日 20～50 mg／kg,分 2～3 次用藥。

【注意事項】① 肝功能不全者慎用。② 孕婦慎用。③ 注意念珠菌感染。

2. 阿莫西林（羥氨苄青黴素,Amoxicillin）膠囊:0.25g

【作用與用途】本品為半合成廣譜青黴素,其抗菌作用與抗菌譜與氨苄青黴素相似,對腸球菌和沙門菌的作用較氨苄青黴素強,但對痢疾桿菌的作用較氨苄青黴素差。本品的殺菌作用較氨苄青黴素強,可能與特殊的殺菌作用機制有關。本品主要用於由敏感菌引起的呼吸系統感染,優於氨苄黴素,治療敏感菌引起的尿路感染也可獲滿意療效。

【劑量與用法】口服:成人每次 0.5～1g,每日 3～4 次,兒童每日 40～80mg／kg,分 3～4 次服用。

【注意事項】① 用藥前應進行青黴素 G 皮試。② 青黴素過敏者禁用。

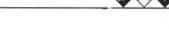

第五章　肝膽病證

　　肝膽病證是指在外感或內傷等因素影響下，造成肝與膽功能失調和病理改變的一類病證。主要包括黃疸、脇痛、膽脹、鼓脹等。

　　生理病理及病證分類如下：

1. 生理特點

　　肝主疏泄，調暢氣機、情志，主藏血，在志為怒，在液為淚，在體合筋，其華在爪，在竅為目。肝與膽相連，經脈相互絡屬，而為表裏。膽的主要生理功能是貯存和排泄膽汁。

2. 病理特點及病證分類

　　（1）肝鬱氣滯。

　　（2）肝血虧虛。

　　（3）肝陰不足。

　　（4）肝火上炎。

　　（5）肝膽濕熱。

第一節　黃　疸

一、定義

　　黃疸是感受濕熱疫毒，肝膽氣機受阻，疏泄失常，膽汁外溢所致，以目黃、身黃、尿黃為主要表現的常見肝膽病證。

二、病因病機要點

　　（1）感受時邪疫毒。

（2）飲食所傷。

（3）脾胃虛弱。

三、辨證論治

1. 診斷要點

（1）目黃、身黃、尿黃。以目睛發黃為主。

（2）患病初期，目身黃往往不一定出現，而以惡寒發熱，食慾不振，噁心嘔吐等類似感冒的症狀表現為主，三五日以後，才逐漸出現目黃、尿黃與身黃。而急黃，黃疸急起，迅即加深，甚則內陷心包。因此，典型病史，可作為早期診斷的依據。

（3）有飲食不節、肝炎患者接觸或輸注血液製品、使用化學製品、藥物等病史。

（4）實驗室檢查：血清總膽紅素、血清谷丙轉氨酶、谷草轉氨酶、尿二膽及 B 超、CT、膽囊造影等，有助於診斷與鑒別診斷。

2. 辨證要點

（1）辨陽黃、陰黃、急黃

陽黃由濕熱所致，起病急，病程短，黃色鮮明如橘色，口乾發熱，小便短赤，大便秘結，舌苔黃膩，脈弦數，一般預後良好；陰黃由寒濕所致，起病緩，病程長，黃色晦暗如煙薰，脘悶腹脹，畏寒神疲，口不渴，舌淡紅，苔白膩，脈濡，一般病情纏綿，不易速愈；急黃為濕熱夾毒，鬱而化火所致，起病急驟，病勢兇險，變化多端，黃疸迅速加深，身黃如金，舌質紅降，苔微黑或灰黑，或黃而膩，脈弦滑，預後多不良。

（2）辨虛實

病程短，來勢急者屬實；病程長，來勢緩者屬虛。陽黃、急黃多為實證，陰黃為虛證或虛實夾雜之證。

3. 分型論治

（1）濕熱兼表

症狀：黃疸初起，目白睛微黃，小便黃，脘腹滿悶，不思飲食。伴惡寒發熱，頭身重痛，乏力，苔薄膩，脈浮弦或弦數。

治法：清熱化濕，佐以解表。

方藥：麻黃連翹紅豆湯合甘露消毒丹。一般表證輕者，麻黃、薄荷用量宜輕，取其微汗之意，目白睛黃甚者，茵陳用量宜大，可用至 15～30g；熱重者酌加金銀花、栀子。

（2）熱重於濕

症狀：初起目白睛發黃，迅速至全身發黃，黃疸較重，色澤鮮明，壯熱口渴，心中懊惱，噁心嘔吐，納呆，小便赤黃短少，大便秘結，脅脹痛拒按，舌紅苔黃膩或黃糙，脈弦數。

治法：清熱利濕，佐以通腑。

方藥：茵陳蒿湯。

本方可酌加解毒藥如升麻、連翹、大青葉、虎杖、田基黃等以清熱解毒；酌加車前子、豬苓、澤瀉等以滲利濕邪，使濕熱分消，從二便而去。

（3）濕重於熱

症狀：身目發黃如橘，無發熱或身熱不揚，頭重身困，嗜臥乏力，胸脘痞悶，納呆嘔噁，厭食油膩，口粘不渴，小便不利，便稀不爽，舌苔厚膩微黃，脈濡緩。

治法：除濕化濁，泄熱除黃。

方藥：茵陳四苓湯加味或甘露消毒丹。

若濕困脾胃，便秘尿少，口中甜者，可加厚朴、蒼朮；納呆或無食慾者再加炒麥芽、雞內金以醒脾消食。

（4）疫毒發黃

症狀：起病急驟，黃疸迅速，身目呈金黃色。壯熱煩渴，嘔吐頻作，尿少便結，脘腹滿脹，疼痛拒按，煩躁不安，或神昏譫語，或衄血尿血，皮下發斑，或有腹水，繼之嗜睡昏迷，舌質紅絳，苔黃褐乾燥，捫之乾，脈弦數或洪大。

治法：清熱解毒，涼血開竅。

方藥：千金犀角散合五味消毒飲。

熱毒熾盛，乘其未陷昏迷，急以通滌胃腸熱毒為要務，不可猶豫，宜加大劑量清熱解毒藥如金銀花、連翹、大青葉、黃連、黃柏、生大黃；如已出現躁擾不寧或伴出血傾向，需加清營涼血解毒藥，如神犀丹之類，以防內陷心包，出現昏迷；如熱入營血，心神昏亂，肝風內動，法宜清熱涼血，開竅熄風，急用「溫病三寶」：躁擾不寧，瘛瘲者用紫雪丹；熱邪內陷心包，譫語或昏憒不語者用至寶丹；濕熱蒙蔽心神，時清時昧用安宮牛黃丸。

（5）寒濕證

症狀：身目俱黃，黃色晦暗不澤，或如煙薰，痞滿食少，神疲畏寒，腹脹便溏，口不渴，舌淡苔白膩，脈濡緩。

治法：溫中化濕，健脾和胃。

方藥：茵陳朮附湯。

脇痛者加澤蘭、鬱金、赤芍；便溏者加茯苓、澤瀉、車前子。

（6）脾虛證

症狀：多見於黃疸久鬱者。症見身目發黃，黃色較深而不鮮明，食慾不振，肢體倦怠乏力，心悸氣短，食少腹脹，大便溏薄，脈濡細。

治法：補養氣血，健脾退黃。

方藥：小建中湯。

可酌加淡滲利濕之品如茯苓，澤瀉等，但用量宜少。若氣虛者可加黃芪、黨參補其氣；血虛者可加當歸、地黃養其血；陽虛外寒者，可酌加巴戟、仙靈脾，且桂枝改用肉桂。

四、其他療法

1. 單方驗方

（1）《證類本草》用瓜蒂、丁香、紅豆各 7 枚，共為細末備用，每次取少許，吹入鼻中，須臾有少量黃液流出。隔日吹 1 次。

（2）茵陳 15～30g，板藍根 30g，膽草 15g，水煎服，連服 15 日左右。

（3）退黃散　明礬、青黛、黃連按 1：4：3 研製，裝入膠囊，劑量每次 11.5g，每日 2 次，宜於黃疸後期難以退淨者。

（4）茵梔黃注射液　每次 20～50ml 加入 10% 葡萄糖液 250ml 中靜滴，日 1 次。

（5）清開靈注射液 60～80ml，加入 5% 葡萄糖溶液中靜滴，每日 1 次，連用 2～3 週。

2. 針灸治療

（1）黃疸較深者，可針刺太衝，足三里，1 日 1 次，15 日為 1 療程。

（2）黃疸後期，脾腎虧虛，寒濕內盛，可採用隔薑艾條灸膽俞、三焦俞及脾俞、腎俞。

第二節　脅　痛

一、定義

脅痛是以一側或兩側脅肋疼痛為主要表現的病證。

二、病因病機要點

1. 肝氣鬱結
2. 瘀血阻絡
3. 濕熱蘊結
4. 肝陰不足

三、辨證論治

1. 診斷要點

（1）一側或兩側脅肋疼痛為主要臨床表現。

（2）疼痛性質可表現為刺痛、脹痛、隱痛、悶痛或竄痛。

（3）反覆發作的病史。

（4）結合實驗室檢查：血常規、肝功能、膽囊造影、B超等有助於診斷。

2. 辨證要點

脅痛當辨氣血、虛實。從疼痛的不同情況來分辨屬氣屬血，在病證上脅痛有虛有實，而以實證為多見。實證以氣滯、血瘀、濕熱為主，三者又以氣滯為先，虛證多屬陰血虧損，絡脈失所養。

3. 分型論治

（1）肝氣鬱結

症狀：脅痛以脹痛為主，走竄不定，疼痛每因情志而增減，胸悶喜歡息，苔薄，脈弦。

治法：疏肝理氣。

方藥：柴胡疏肝散。

若氣鬱化火，症見脅肋掣痛，心急煩躁，口乾口苦者，可加川芎、丹皮、山梔、黃連、玄胡等清肝理氣，活血止痛；若氣鬱化火傷陰，症見脅肋隱痛，遇勞加重，睡眠欠佳，舌紅苔薄少苔，脈弦細，可去川芎，加當歸、何首烏、枸杞子、丹

皮、菊花等滋陰清熱；若肝氣橫逆，脾運失常，症見脇痛腹鳴腹瀉者，可加白朮、茯苓、澤瀉、苡仁以健脾止瀉；若胃失和降，症見噁心嘔吐者，可加陳皮、半夏、藿香、砂仁以和胃止嘔。

（2）瘀血阻絡

症狀：脇肋刺痛，痛有定處，入夜更甚，脇肋下或見癥塊，舌質紫暗，脈象沉澀。

治法：袪瘀通絡。

方藥：旋覆花湯。

若瘀血較重者，可用復元活血湯以活血袪瘀，通經活絡；若脇肋下有癥塊，而正氣未衰者，可加用三棱、莪朮、地鱉蟲等以增強破瘀消堅之力。

（3）濕熱蘊結

症狀：脇痛口苦，胸悶納呆、噁心嘔吐、目赤或目、身、尿黃，舌苔黃膩，脈弦滑數。

治法：清熱利濕

方藥：龍膽瀉肝湯

若發熱，黃疸者，可加茵陳、黃柏以清熱利濕除黃；若脇肋劇痛，嘔吐蛔蟲者，先以烏梅丸安蛔，繼則除蛔；若濕熱熬煎，結成砂石，阻滯膽道，症見脇肋劇痛，連及肩背者，可加金錢草、海金砂、鬱金及硝石礬石散等利膽排石；若熱盛傷津，大便秘結，腹部脹滿者，可加大黃、芒硝泄熱通便。

（4）肝陰不足

症狀：脇肋隱痛，悠悠不休，遇勞加重，口乾咽燥，心中煩熱，頭暈目眩，舌紅少苔，脈弦細。

治法：養陰柔肝。

方藥：一貫煎。

心中煩熱可加炒梔子、酸棗仁以清熱安神；頭暈目眩可加黃精、女貞子、菊花以益腎清肝。

四、其他療法

針灸療法

主穴取期門、肝俞、內關、足三里、陽陵泉，實證用瀉法，虛證宜平補，可配合針灸。

第三節　膽　脹

一、定義

膽脹是指膽腑氣機通降失常所引起的以右脇脹痛為主要臨床表現的一種病證。

二、病因病機要點

（1）飲食偏嗜。

（2）情志不調。

（3）外邪侵襲。

（4）濕熱久蘊。

三、辨證論治

1. 診斷要點

（1）以右脇脹痛，脘腹脹滿，善太息，口苦噁心，噯氣為主症。

（2）起病緩慢，多反覆發作，病發多有誘因，如飽餐油膩、惱怒、勞累等。好發年齡多在 40 歲以上。

（3）實驗室檢查如十二指腸引流、B 超檢查、腹部 X 光平片、CT 等有助診斷。

2. 辨證要點

（1）膽脹以右脇痛為主症，臨床以辨虛實為要點，尤以辨

氣滯、瘀血、結石、氣血不足、陰虧火灼為關鍵。持續性脹痛、遇怒加重，痛連肩背，多為氣滯膽腑；右脇下疼痛較重，如刺如割，痛處固定而拒按，多為瘀血痹阻；右脇部絞痛，陣發加劇，且竄至肩背者，多為結石已成，膽腑不通；若痛隱隱或綿綿不休，多為氣血不足，邪氣潛伏；脇下灼痛，時休時止，厭食油膩，多為陰虧火灼。

（2）膽脹病程較長，所以要善辨邪氣輕重，正氣盛衰，以及虛中夾實，虛實互見。一般根據脇痛的情況結合症狀、舌、脈情況來辨別。

3. 分型論治

（1）肝膽氣鬱

症狀：右脇脹滿疼痛，連及右肩，遇怒加重，胸悶善太息，噯氣頻作，吞酸噯腐，苔白膩，脈弦大。

治法：疏肝利膽，理氣通降。

方藥：柴胡疏肝散。

可加蘇梗、青皮、鬱金行氣止痛；若大便乾燥加大黃、檳榔；腹部脹滿加川朴、草蔲；口苦、心煩加黃芩、梔子；噯氣嘔吐加代赭石、炒萊菔子；伴膽結石加雞內金、金錢草、海金砂。

（2）氣滯血瘀

症狀：右脇部刺痛較劇，痛有定處而拒按，面色晦暗，口乾口苦，舌質紫暗或邊有瘀斑，脈弦細澀。

治法：利膽通絡，活血化瘀。

方藥：四逆散合失笑散。

可酌加鬱金、元胡、川楝子、大黃以增強行氣化瘀止痛之效。口苦心煩者加龍膽草、黃芩；脘腹脹甚者加檀香、木香；噁心嘔吐者加半夏、竹茹。

（3）膽腑鬱熱

症狀：右脅部灼熱疼痛，口苦咽乾，面紅目赤，大便秘結，小溲短赤，心煩失眠易怒，舌紅，苔黃厚而乾，脈弦數。

治法：清瀉肝膽，解鬱止痛。

方藥：清膽湯。

心煩失眠者加丹參、炒棗仁；黃疸加茵陳、枳殼；口渴喜飲加天花粉、麥冬；噁心欲吐加半夏、竹茹。方中金錢草用量宜大，可用 30～60g。

（4）肝膽濕熱

症狀：右脅脹滿疼痛，胸悶納呆，噁心嘔吐，口苦心煩，大便黏滯，或見黃疸，舌紅苔黃膩，脈弦滑。

治法：清熱利濕，疏肝利膽。

方藥：茵陳蒿湯。

加柴胡、黃芩、半夏、鬱金疏肝利膽而止痛。膽石者加雞內金、穿山甲、海金砂、金錢草；小便黃赤者加滑石、車前子、白通草；苔白膩而濕重者去大黃、梔子、加茯苓、白蔻仁、砂仁。

（5）陰虛鬱滯

症狀：右脅隱隱作痛，或略有灼熱感，口燥咽乾，急躁易怒，胸中煩熱，頭暈目眩，午後低熱，舌紅少苔，脈細數。

治法：滋陰清熱，疏肝利膽。

方藥：一貫煎。

心煩失眠者加棗仁、柏子仁、夜交藤；灼熱痛者加白芍、甘草；急躁易怒者加梔子、青皮、珍珠母。

（6）陽虛鬱滯

症狀：右脅隱隱脹痛，時作時止，脘腹脹悶，嘔吐清涎，畏寒肢涼，神疲氣短，乏力倦怠，苔白膩，脈弦弱無力。

治法：溫陽益氣，調肝利膽。

方藥：理中湯加味。

可加柴胡、白芍、木香、砂仁、法夏、陳皮調肝利膽。脘腹冷痛加吳茱萸、烏藥；結石者加金錢草、雞內金；氣血兩虧可選用八珍湯。

四、其他治療

膽結石屬肝膽氣滯者，可用消石散：鬱金粉 0.6g，白礬末 0.45g，硝石粉 1g，滑石粉 1.8g，甘草梢 0.3g，以上為 1 日量，分 2 次吞服；屬肝膽濕熱者，可用利膽丸：茵陳 12g，龍膽草、鬱金、木香、枳殼各 6g，共研細末，加豬膽汁、羊膽汁各 50g，先將膽汁熬濃至 25g，拌入藥麵中，加適量蜂蜜，做丸藥，每丸重 10g，早晚各服 1 丸。

第四節 鼓 脹

一、定義

鼓脹，是根據腹部膨脹如鼓而命名。以腹脹大，皮色蒼黃，脈絡暴露為特徵。

二、病因病機要點

（1）酒食不節。

（2）情志所傷。

（3）血吸蟲感染。

（4）黃疸積聚等病，遷延日久而成鼓脹。

三、辨證論治

1. 診斷要點

（1）初起脘腹作脹，腹膨大，食後尤甚。叩之呈鼓音或移動性濁音。

（2）繼則腹部脹滿高於胸部，重者腹壁青筋暴露，臍孔突出。

（3）常伴乏力、納呆、尿少、浮腫、出血傾向等。可見面色萎黃，黃疸，肝掌，蜘蛛痣。

（4）血漿白蛋白降低，球蛋白增高，白球蛋白比值降低或倒置，白細胞及血小板降低，凝血酶原時間可延長。

（5）腹部 B 超或 CT 檢查，可見腹腔內大量積液，肝臟縮小，脾臟增大及門脈增寬。X 光食道鋇餐造影及胃鏡檢查，可見食管、胃底靜脈曲張，腹水檢查符合漏出液。

（6）本病要與腹腔內腫瘤及結核性腹膜炎等疾病相鑒別。

2. 辨證要點

（1）辨虛實

鼓脹雖屬虛中夾實，虛實錯雜，但虛實在不同階段各有側重。一般初起為肝脾失調，肝鬱脾虛；繼則肝脾損傷，正虛邪實；終則肝脾腎三臟俱損。

（2）辨部位

即鼓脹病應辨病變部位在氣血。若偏於氣分，腹部膨隆，臍突反光，叩之如鼓，症狀的輕重每與情緒變化有關；若偏於血分，腹大堅滿，脈絡怒張，面頸胸臂部有血痣，呈絲紋狀，入夜尤其。

3. 分型論治

（1）氣滯濕阻

症狀：腹脹按之不堅，脅下脹痛，飲食減少，食後作脹，噯氣不適，小便短少。舌苔白膩，脈弦。

治法：疏肝理氣，利濕消水。

方藥：柴胡疏肝散合胃苓湯。

若苔膩微黃，口乾而苦，脈弦數，為氣鬱化火，可酌加丹

皮、梔子以清熱。

（2）寒濕困脾

症狀：腹部脹滿，按之如囊裹水，顏面微浮，下肢浮腫，脘腹痞脹，精神困倦，怯寒懶動，食少便溏，尿少。苔白滑，脈緩。

治法：溫中健脾，行氣利水。

方藥：實脾飲。

若水腫重者可加桂心、豬苓、澤瀉以溫陽利水；氣虛少氣者可酌加黃芪、黨參以健脾益氣。

（3）濕熱蘊結

症狀：腹大堅滿，脘腹撐急，煩熱口苦，渴不欲飲，小便短黃。舌邊尖紅，苔黃膩或灰黑，脈弦滑或數。

治法：清熱利濕，攻下逐水。

方藥：中滿分消丸合茵陳蒿湯，舟車丸。

腹脹甚，大便秘結者可加商陸、大黃通下逐水。

（4）肝脾血瘀

症狀：腹大堅滿，按之不陷而硬，青筋怒張，脇腹刺痛拒按，面色晦暗，頭頸胸臂等處可見紅點赤縷，唇色紫褐，舌質紫暗或邊有瘀斑，脈細澀。

治法：活血化瘀，行氣利水。

方藥：調營湯。

大便色黑，可加參三七、側柏葉以活血止血；癥塊甚者加穿山甲、蟅蟲、水蛭以活血破血散結；瘀痰互結者加白芥子、半夏等化痰；水脹滿過甚可用十棗湯以攻逐水飲。

（5）脾腎陽虛

症狀：腹大脹滿，形如蛙腹，撐脹不甚，朝寬暮急，面色蒼黃，胸悶納呆，便溏，畏寒肢冷，浮腫，小便不利。舌淡邊

有齒痕，苔厚膩水滑，脈沉弱。

治法：溫補脾腎，行氣利水。

方藥：附子理中湯合五苓散。

納呆腹脹，食後尤甚可加黃芪、山藥、苡仁、白扁豆以健脾利濕；畏寒神疲，面色青灰，脈弱無力酌加仙靈脾、巴戟天、仙茅等溫補腎陽；腹筋暴露者加桃仁、赤芍、三棱、莪朮等活血化瘀。

（6）肝腎陰虛

症狀：腹大堅滿，甚則腹部青筋暴露，形體消瘦，面色晦滯，小便短少，口燥咽乾，心煩少寐，齒鼻時衄血，舌紅絳少津，脈弦細數。

治法：滋養肝腎，涼血化瘀。

方藥：六味地黃丸或一貫煎合膈下逐瘀湯。

若津傷口乾，重用石斛加花粉、蘆根、知母以養陰清熱；午後有熱，酌加銀柴胡、地骨皮、鱉甲、白薇、青蒿以養陰退虛熱；鼻齒出血加梔子、蘆根、藕節炭涼血止血。

四、其他療法

1. 貼敷療法

消脹散（二醜、甘遂、萊菔子、檳榔、厚朴、沉香、黃芪等適量共研細末），醋調外敷神厥，具有消脹逐水之攻。

2. 灌腸療法

由大黃、公英、桃仁、芒硝、枳實、厚朴各適量濃煎至100ml，再加芒硝，食醋50ml，保留灌腸，1日1次，5～7日為1療程。

3. 單方驗方

（1）牽牛子粉：每次吞服 1.5～3g，每天 1～2 次。

（2）禹功散：牽牛子 120g，小茴香 30g，共研細末，每次

吞服 1.5～3g，每天 1～2 次。

（3）甘遂末：每次吞服 0.5～1g，裝入膠囊，每日吞服 1～2 次。

第五節　附　篇

一、常用方劑

1. 解表清裏劑

麻黃連翹紅豆湯（《傷寒論》）

【組成】麻黃 30g、杏仁 20g、生梓白皮 200ml、連翹 30g、紅豆 200ml、甘草 30g、生薑 30g、大棗 12 枚。

【功效與主治】發汗解表，清熱利濕。陽黃兼表證，發熱惡寒，無汗身癢，周身黃染如橘色，脈浮滑。

2. 調和肝脾劑

（1）四逆散（《傷寒論》）

【組成】甘草 6g、枳實 6g、柴胡 6g、芍藥 9g

【功效與主治】透邪解鬱，疏肝理脾。少陰病，四逆之證。或咳，或悸，或小便不利，或腹中痛，或泄利下重。

（2）柴胡疏肝散（《景岳全書》）

【組成】陳皮 6g、柴胡 6g、川芎 4.5g、香附 4.5g、枳殼 4.5g、芍藥 4.5g、炙甘草 1.5g。

【功效與主治】疏肝行氣，和血止痛。脅肋疼痛，往來寒熱。

3. 和解少陽劑

蒿芩清膽湯（《重訂通俗傷寒論》）

【組成】青蒿 6g、淡竹茹 9g、仙半夏 5g、赤茯苓 9g、黃芩 6g、生枳殼 5g、廣陳皮 5g、碧玉散 9g。

【功效與主治】清膽利濕，和胃化痰。寒熱如瘧，寒輕熱重，口苦胸悶，吐酸苦水，或嘔黃涎而黏，甚則乾嘔呃逆，胸脇脹疼，舌紅苔白，間現雜色，脈數而右滑左弦者。

4. **溫中祛寒劑**

附子理中丸（《閻氏小兒方論》）

【組成】人參 6g、白朮 6g、乾薑 6g、炙甘草 6g、黑附子 6g。

【功效與主治】溫陽祛寒，益氣健脾。脾胃虛寒，風冷相乘，心痛，霍亂吐利轉筋。

5. **清熱解毒劑**

（1）五味消毒飲（《醫宗金鑒》）

【組成】銀花 20g、野菊花 15g、蒲公英 15g、紫花地丁 15g、紫背天葵子 15g。

【功效與主治】清熱解毒，消散疔瘡。火毒結聚的癰瘡癤腫。初起局部紅腫熱痛或發熱惡寒，瘡形如粟，堅硬根深，狀如鐵釘，舌紅苔黃，脈數。

（2）犀黃丸（《外科全生集》）

【組成】犀黃 15g、麝香 75g、乳香 500g、沒藥 500g、黃米飯 30g。

【功效與主治】解毒消癰，化痰散結，活血祛瘀。乳癌、橫痃、瘰癧、痰梳、流注、肺癰、小腸癰等證。

6. **氣血兩清劑**

（1）神犀丹（《溫熱經緯》）

【組成】烏犀角尖 180g、石菖蒲 180g、黃芩 180g、真懷生地 500g、銀花 500g、金汁 300g、連翹 300g、板藍根 270g、香豉 240g、元參 210g、花粉 120g、紫草 120g。

【功效與主治】清熱開竅，涼血解毒。溫熱暑疫，邪入營

血，熱深毒重、耗液傷陰。症見高熱昏譫，斑疹色紫，口咽糜爛，目赤煩躁，舌紫絳等。

（2）千金犀角散（《備急千金要方》）

【組成】犀角、黃連、升麻、山梔、茵陳。

【功效與主治】清熱解毒，涼血開竅。用於急黃，發病急驟，黃疸迅速加深，其色如金，高熱煩渴，脇痛腹滿，神昏譫語，或見衄血、便血，或膚塊出現瘀斑，舌紅絳苔黃燥，脈弦滑數或細數。

7. 逐水劑

舟車丸（《景岳全書》）

【組成】黑醜 120g、甘遂 30g、芫花 30g、大戟 30g、大黃 60g、青皮 15g、陳皮 15g、木香 15g、檳榔 15g、輕粉 3g。

【功效與主治】行氣逐水。適用於水熱內壅，氣機阻滯，水腫水脹，口渴，氣粗，腹堅，大小便秘，脈沉數有力。

8. 補氣劑

（1）六君子湯（《婦人良方》）

【組成】陳皮 9g、半夏 12g、人參 10g、白朮 9g、茯苓 9g、甘草 6g。

【功效與主治】健脾止嘔。適用於脾胃氣虛兼有痰濕，不思飲食，噁心嘔吐，胸脘痞悶，大便不實，或咳嗽痰多，稀白等症。

（2）香砂六君子湯（《醫方集解》）

【組成】香附（木香）6g、砂仁 6g、陳皮 9g、半夏 12g、茯苓 9g、人參 10g、白朮 6g、甘草 6g。

【功效與主治】健脾和胃，理氣止痛。適用於脾胃氣虛，寒濕滯於中焦。納呆，噯氣，脘腹脹滿或疼痛，嘔吐泄瀉等症。

9. 氣血雙補劑

八珍湯（《正體類要》）

【組成】當歸 10g、川芎 5g、白芍藥 8g、熟地黃 15g、人參 3g、白朮 10g、茯苓 8g、甘草 5g。

【功效與主治】補益氣血。適用於氣血兩虛。面色㿠白或萎黃，頭暈眼花，四肢倦怠，氣短懶言，心悸怔忡，食慾減退，舌質淡，苔薄白，脈細虛。

10. 補陰劑

（1）六味地黃丸（《小兒藥證直訣》）

【組成】熟地黃 24g、山茱萸 12g、乾山藥 12g、澤瀉 9g、茯苓 9g、丹皮 9g。

【功效與主治】滋補肝腎。適用於肝腎陰虛，腰膝酸軟，頭目眩暈、耳鳴耳聾，盜汗遺精，以及小兒囟門不合之症。或虛火上炎而致骨蒸潮熱，手足心熱，或消渴，或虛火牙痛，口燥咽乾，舌紅少苔，脈細數。

（2）一貫煎（《柳州醫話》）

【組成】生地黃 30g、北沙參 10g、麥冬 10g、當歸身 10g、枸杞子 12g、川楝子 5g。

【功效與主治】滋陰疏肝。適用於肝腎陰虛，血燥氣鬱，胸脘脅痛，吞酸吐苦，咽乾口燥，舌紅少津，脈細弱或虛弦及疝氣瘕聚。

11. 開竅劑

（1）安宮牛黃丸（《溫病條辨》）

【組成】牛黃 30g、鬱金 30g、犀角 30g、黃連 30g、黃芩 30g、山梔 30g、朱砂 30g、雄黃 30g、梅片 7.5g、麝香 7.5g、珍珠 15g、金箔衣 15g、蜂蜜。

【功效與主治】清熱開竅，豁痰解毒。適用於溫熱病，熱

邪內陷心包，痰熱壅閉心竅，高熱煩躁，神昏譫語，以及中風昏迷，小兒驚厥屬邪熱內閉者。

（2）紫雪丹（《外台秘要》）

【組成】石膏 1.5kg、寒水石 1.5kg、滑石 1.5kg、磁石 1.5kg、犀角屑 150g、羚羊角屑 150g、青木香 150g、沉香 150g、玄參 500g、升麻 500g、炙甘草 240g、丁香 30g、朴硝 5kg、硝石 96g、麝香 1.5g、朱砂 90g、黃金 3.1kg。

【功效與主治】清熱開竅，鎮痙安神。適用於溫熱病，熱邪內陷心包，高熱煩躁，神昏譫語，痙厥，口渴唇焦，尿赤便閉，以及小兒熱盛驚厥。

（3）至寶丹（《太平惠民和劑局方》）

【組成】生烏犀屑 30g、朱砂 30g、雄黃 30g、生玳瑁屑 30g、琥珀 30g、麝香 7.5g、龍腦 7.5g、金箔 15g、銀箔 15g、牛黃 15g、安息香 45g。

【功效與主治】清熱開竅，化濁解毒。適用於中暑、中風及溫病痰熱內閉，神昏譫語，身熱煩躁，痰盛氣粗，舌紅苔黃垢膩，脈滑數，以及小兒驚厥屬於痰熱內閉者。

12. 活血祛瘀劑

（1）膈下逐瘀湯（《醫林改錯》）

【組成】五靈脂 9g、當歸 9g、川芎 6g、桃仁 9g、丹皮 6g、赤芍 6g、烏藥 6g、延胡索 3g、甘草 9g、香附 3g、紅花 9g、枳殼 5g。

【功效與主治】活血祛瘀，行氣止痛。適用於瘀在膈下，形成積塊；或小兒痞塊；或肚腹疼痛，痛處不移；或臥則腹墜似有物者。

（2）復元活血湯（《醫學發明》）

【組成】柴胡 15g、栝蔞根 9g、當歸 9g、紅花 6g、甘草

6g、大黃 30g、穿山甲 6g、桃仁 6g。

【功效與主治】活血袪瘀，散結止痛。適用於跌打損傷，瘀血留於脅下，痛不可忍。

（3）失笑散（《太平惠民和劑局方》）

【組成】五靈脂 6g、蒲黃 6g

【功效與主治】活血袪瘀，散結止痛。適用於瘀血停滯，心腹劇痛，或產後惡露不行，或月經不調，少腹急痛等。

（4）大黃䗪蟲丸（《金匱要略》）

【組成】大黃 300g、黃芩 60g、甘草 90g、桃仁 60g、杏仁 60g、芍藥 120g、乾地黃 300g、乾漆 30g、虻蟲 60g、水蛭 60g、䗪蟲 30g。

【功效與主治】袪瘀生新。適用於五勞虛極，形體羸瘦，腹滿不能飲食，肌膚甲錯、兩目黯黑者。

（5）旋復花湯（《金匱要略》）

【組成】旋復花 45g、新絳少許、蔥十四莖。

【功效與主治】理氣通陽，活血散瘀。適用於① 肝著，胸悶不舒，甚至脹痛，用手按捺捶擊稍舒，喜熱飲。② 婦人半產漏下，脈弦大。

（6）調營飲（《證治準繩》）

【組成】莪朮、川芎、當歸、延胡、赤芍藥、瞿麥、大黃、檳榔、陳皮、大腹皮、葶藶、赤茯苓、桑白皮、細辛、官桂、炙甘草、薑、棗、白芷。

【功效與主治】活血化瘀，行氣利水。適用於鼓脹，肝脾血瘀型。症見腹大堅滿，脈絡怒張，脅腹刺痛，面色黯黑，面頸胸臂有血痣，呈絲紋狀，手掌赤痕，唇色紫褐，口渴飲水不能下，大便色黑，舌質紫紅或有瘀斑，脈細澀或芤。

（7）化積丸（《類證治裁》）

【組成】三棱、莪朮、阿魏、海浮石、香附、雄黃、檳榔、蘇木、瓦楞子、五靈脂。

【功效與主治】活血破瘀軟堅。適用於氣血凝滯於內，痞積疼痛。

13. 清熱袪濕劑

（1）茵陳蒿湯（《傷寒論》）

【組成】茵陳 30g、梔子 15g、大黃 9g。

【功效與主治】清熱，利濕，退黃。適用於濕熱黃疸，一身面目俱黃，黃色鮮明，腹微滿，口中渴，小便不利，舌苔黃膩，脈沉數者。

（2）甘露消毒丹（《溫熱經緯》）

【組成】飛滑石 450g、綿茵陳 330g、淡黃芩 300g、石菖蒲 180g、川貝母 150g、木通 150g、藿香 120g、射干 120g、連翹 120g、薄荷 120g、白豆蔻 120g。

【功效與主治】利濕化痰，清熱解毒。適用於濕溫時疫，邪在氣分，發熱困倦，胸悶腹脹，肢酸咽腫，身黃，頤腫口渴，小便自顧不暇赤，吐瀉、淋濁，舌苔淡白或厚膩或乾黃者。

（3）龍膽瀉肝湯（《醫方集解》）

【組成】車前子 9g、龍膽草 6g、黃芩 9g、梔子 9g、澤瀉 12g、木通 9g、當歸 3g、生地黃 9g、柴胡 6g、生甘草 6g。

【功效與主治】瀉肝膽實火，清下焦濕熱。適用於肝膽實火上擾，症見頭痛目赤，脅痛口苦，耳聾，耳腫；或濕熱下注，症見陰腫，陰癢，筋痿陰汗，小便淋濁，婦女濕熱帶下等。

（4）硝石礬石散（《金匱要略》）

【組成】硝石、礬石各 20g 燒等份。

【功效與主治】消瘀清熱。適用於女勞疸，身目皆黃，發

熱惡寒，少腹滿急，小便難，額上黑，足下熱者。

（5）中滿分消丸（《蘭室秘藏》）

【組成】厚朴 37.3g、枳實 18.7g、黃連 18.7g、黃芩44.8g、知母 15g、半夏 18.7g、陳皮 12g、茯苓 7.5g、豬苓 3.7g、澤瀉 12g、砂仁 7.5g、乾薑 7.5g、薑黃 3.7g、人參 3.7g、白朮 3.7g、炙甘草 3.7g。

【功效與主治】健脾和中，清熱利濕。適用於熱脹，腹大堅滿，脘腹脹痛，口苦納呆，大便秘結，小便短赤，苔黃膩，脈弦數。

14. 溫化水濕劑

（1）茵陳朮附湯（《醫學心悟》）

【組成】茵陳蒿 3g、白朮 6g、附子 1.5g、乾薑 1.5g、炙甘草 3g、肉桂 1.5g。

【功效與主治】健脾和胃，溫化寒濕。適用於陰黃。症見身目俱黃，黃色晦暗，或如煙薰，納少脘悶，或見腹脹，大便不實，神疲畏寒，口淡不渴，舌質淡苔膩，脈濡緩或沉遲。

（2）實脾飲（《濟生方》）

【組成】附子、乾薑、白朮、甘草、厚朴、木香、草果、檳榔、木瓜、生薑、大棗、茯苓。

【功效與主治】溫脾暖腎，利水消腫。適用於陽虛陰水。下半身腫較甚，胸腹脹滿，身重食少，手足不溫，大便溏，小便短。

15. 利水滲濕劑

（1）茵陳五苓散（《金匱要略》）

【組成】茵陳蒿末 10g、白朮 5g、茯苓 5g、豬苓 5g、澤瀉 5g、桂枝 5g。

【功效與主治】利濕退黃。適用於濕熱黃疸，濕重於熱，

小便不利者。

（2）五苓散（《傷寒論》）

【組成】桂枝 6g、白朮 9g、茯苓 9g、澤瀉 15g、豬苓 9g。

【功效與主治】利水滲濕，溫陽化氣。適用於 ① 外有表證，內停水濕，頭痛發熱，煩渴欲飲，或水入即吐，小便不利，舌苔白，脈浮。② 水濕內停，水腫，泄瀉，小便不利，以及霍亂吐瀉等證。③ 痰飲，臍下動悸，吐涎沫而頭眩，或短氣而咳者。

（3）胃苓湯（《丹溪心法》）

【組成】桂枝 6g、白朮 6g、茯苓 6g、豬苓 6g、澤瀉 6g、蒼朮 6g、厚朴 6g、陳皮 6g、甘草 6g。

【功效與主治】祛濕和胃。適用於夏秋之間，脾胃傷冷，水穀不分，泄瀉不止，以及水腫，腹脹，小便不利者。

16. 驅蟲劑

烏梅丸（《傷寒論》）

【組成】烏梅 480g、細辛 180g、乾薑 300g、黃連 480g、當歸 120g、附子 180g、蜀椒 120g、桂枝 180g、人參 180g、黃檗 120g、白蜜、米。

【功效與主治】溫臟安蛔。適用於蛔厥證，心煩嘔吐，時發時止，食入吐蛔，手足厥冷，腹痛；又治久痢、久瀉。

17. 鱉甲煎丸（《金匱要略》）

【組成】鱉甲 90g、烏扇 22.5g、黃芩 22.5g、鼠婦 22.5g、乾薑 22.5g、大黃 22.5g、桂枝 22.5g、石葦 22.5g、厚朴 22.5g、瞿麥 22.5g、紫葳 22.5g、阿膠 22.5g、柴胡 45g、蜣螂 45g、芍藥 37g、牡丹 37g、䗪蟲 37g、蜂巢 30g、赤硝 90g、桃仁 15g、人參 7.5g、半夏 7.5g、葶藶 7.5g。

【功效與主治】補氣活血，祛濕化痰，軟堅消癥。適用於

瘧疾日久不癒，脅下痞成塊，結成瘧母。以及症積結於脅下，推之不移，腹中疼痛，肌肉消瘦，飲食減少，時有寒熱，女子月經閉止等。

二、調治與康復

1. 情志調護

肝膽系病人情志調護最為重要，肝氣調達，令其心情舒暢，胸懷寬廣，消除病因。根據《內經》「喜勝憂」的原則，應勸其主動參加社會及文娛活動，控制情緒波動，特別是大怒或久鬱不解均可明顯加重肝膽系病人的病情。醫護工作者當耐心細緻地「告之以其敗，誘之以其善，導之以其便，開之以其苦。」

2. 病室環境

病室環境應安靜、舒適、優雅，使人心曠神怡，切忌病室黑暗低矮、潮濕。

3. 飲食護理

（1）飲食以蔬菜為主，避免膩滯之品，宜蒸煮食用，尤其黃疸病人少進油膩、辛辣、禁飲酒；鼓脹患者禁食油煎、堅硬、粗纖維飲食，以免引起上消化道大出血。

（2）肝病多偏熱，飲食性涼為好，少吃多餐，合理營養，謹和五味。宜食動物肝臟、瘦肉、魚類、乳類、豆製品等，勿多食酸味，過則損傷肝氣。對肝膽系疾病引起神志障礙者，應嚴格限制蛋白質食物，以免加重昏迷。

（3）飲食清潔衛生，不食腐敗、變質、過期食物。飯前便後要洗手，避免發生腸道感染而加重病情。

（4）肝膽系疾病重證患者，應給予流質、半流或糊狀食物，易消化。神昏者鼻飼飲食。

4. 康復養生

（1）保持心情舒暢，怡情悅志，避免情志不暢，七情內

傷，以免疾病復發。

（2）起居有常，勿過度勞累，重症病人應臥床休息。

（3）宜高蛋白、高維生素、高能量、低脂肪飲食，禁飲酒，少吃辛辣刺激之食物。

（4）加強身體鍛鍊，增強體質，即所謂「正氣存內，邪不可幹；邪之所湊，其氣必虛。」

三、護理要點

1.黃　疸

【病情觀察】

（1）黃疸的色澤：黃色鮮明如橘子色為陽黃，多起病急，病程短，多屬熱證、實證；黃色晦暗如煙薰為陰黃，多起病緩，病程長，多屬寒證、虛證；黃色如金為急黃，多起病急驟，變化迅速，屬熱毒熾盛，後期氣陰絕傷，也會出現虛實夾雜證。

（2）大便顏色變化，對疾病診斷有幫助。

（3）黃疸同時是否伴有皮膚搔癢；察看白睛黃染，應在自然光線下。

（4）注意患者神志變化，睡眠好壞，飲食量多少，小便顏色深淺等，這些對判斷疾病的預後大有幫助。

（5）患者注意臥床休息，飲食宜清淡，保持樂觀情緒，這些都有利於疾病的康復。

【給藥護理】黃疸病人飲藥量適中，分多次飲入，以免嘔吐。陽黃飲藥宜偏涼，陰黃飲藥宜偏溫；昏迷患者鼻飼給藥。

2.脇　痛

【病情觀察】注意觀察疼痛的部位與性質，若疼痛劇烈，出現高熱、黃疸或神識不清，煩躁譫妄，或汗出肢冷，血壓下降，應立即做好搶救準備。若有膽道蛔蟲，食醋50～100ml頓服或烏梅10枚水煎服以達驅蛔之目的。脇痛尤其注意情志調暢

與飲食有節。

【給藥護理】藥物寒溫適中，服藥時間按時。

3.膽　脹

【病情觀察】觀察右脇脹痛發作時間，持續長短，與飲食、勞累及氣候變化的關係，疼痛是否有牽掣、放散。

【給藥護理】湯藥一般溫服。疼痛劇烈時可配合針刺治療。

4.鼓　脹

【病情觀察】仔細觀察患者腹脹程度，尿量多少，是否有腹痛，矢氣情況；若見嗜睡、懶言、或神志不清、抽搐煩躁者報告醫生，早做處理，有否出血傾向，警惕大出血的發生。

【給藥護理】

（1）藥宜研碎服下，或予湯劑，濃煎，溫開水送服。

（2）宜針不宜灸，忌溫熱療法，如藥熨、薰蒸等。

四、與現代醫學的聯繫及診斷治療方法

（1）中醫黃疸病多見於西醫以黃疸為主要表現的病證，如病毒性肝炎、膽囊炎、膽石症等。

（2）脇痛是肝膽疾病中常見的症狀，可與西醫多種疾病相聯繫，如病毒性肝炎、肝癌、急慢性膽囊炎、膽石症、膽道蛔蟲症等。

（3）膽脹為肝膽系病證中的常見疾病，其臨床表現與西醫所稱慢性膽囊炎、慢性膽管炎、膽石症相似。

（4）鼓脹就西醫而言，肝硬化、腹腔內腫瘤、結核性腹膜炎等形成的腹水均可參照鼓脹辨證論治。

（一）病毒性肝炎

【定義】病毒性肝炎是由多種肝炎病毒引起的，以肝臟炎症和壞死病變為主的一組傳染病。臨床上以疲乏，食慾減退，肝腫大，肝功能異常為主要表現，部分病例出現黃疸，無症狀

感染常見。

【分型】按病原分類：目前已明確的病毒性肝炎共五型，其中 A 型和 E 型主要表現為急性肝炎，B、C、D 型主要表現為慢性肝炎並可發展為肝硬化和肝細胞癌。

按臨床分類可分為急性肝炎（急性黃疸型肝炎和急性無黃疸型肝炎）、慢性肝炎（輕度慢性肝炎、中度慢性肝炎、重度慢性肝炎）、重型肝炎（急性重型肝炎、亞急性重型肝炎、慢性重型肝炎）、淤膽型肝炎（急性淤膽型肝炎、慢性淤膽型肝炎）、肝炎肝硬變（活動性肝硬變、靜止性肝硬變）。

【診斷】根據流行病學資料；症狀與體徵；實驗室檢查如免疫學檢查、肝功能試驗以及影像學如超聲波、CT 等檢查、病理學檢查等進行診斷。

【治療】可分為護肝降酶、抗病毒、調節免疫功能、抗肝纖維化及對症支援治療等。

(二) 急性膽囊炎

【定義】本病係膽囊管阻塞和細菌感染引起的膽囊急性炎症。女性多見。主要表現為上腹痛、發熱、黃疸及噁心、食慾不振和腹脹等消化道症狀。

【診斷】根據臨床症狀及體徵，結合實驗室血常規檢查，肝膽超聲波和腹部 X 光檢查即可診斷。

【治療】分內科及外科治療。前者以飲食治療，控制感染，解痙鎮痛治療為主。後者即有手術指徵者可行膽囊切除術。

(三) 慢性膽囊炎

【定義】本病係最常見的膽囊疾病。多與結石、膽固醇代謝紊亂和細菌感染有關。臨床常見上腹部不適或右上腹隱痛，多伴有腹脹、噁心和噯氣等，進食油膩食物後加重。當膽囊管梗阻而引起急性膽囊炎時，可出現膽絞痛或黃疸等表現。

【診斷】根據臨床症狀、體徵及 X 光檢查、膽囊造影、十二指腸引流及肝膽 B 超即可診斷。

【治療】已確診為慢性膽囊炎並經久不癒者可考慮手術切除膽囊。對膽囊功能正常或未確診者可進行內科治療，即低脂肪飲食，利膽藥物的應用等。

(四)膽石症

【定義】膽石症包括膽囊、膽總管及肝內膽管結石。臨床症狀取決於結石所在部位、大小、膽石的動態和併發症。

【診斷】依據症狀、體徵以及 X 光檢查、超聲波檢查、十二指腸引流術、實驗室檢查即可診斷。

【治療】主要可採用飲食治療、促膽汁分泌、抗感染、溶解結石、排結石、體外震波碎石、十二指腸乳頭切開術、手術治療等。預防和治療腸道寄生蟲和腸道感染可降低膽石症的發病率。

(五)原發性肝癌

【定義】原發性肝癌是指肝細胞或肝內膽管細胞發生的癌腫，為我國常見惡性腫瘤之一。臨床常有肝區疼痛、食慾減退、乏力、消瘦和肝腫大等症狀。原發性肝癌的病因尚未完全肯定，可能與多種因素的綜合作用有關，如病毒性肝炎 B 型、C 型；黃麴黴素 B_1 和其他化學致癌物質。

【分型】肝癌分 3 型。單純型：臨床和實驗性檢查無明顯肝硬化表現者；硬化型：有明顯肝硬化的臨床和化驗表現者；炎症型：病情發展迅速，並伴有持續性癌性熱或谷丙轉氨酶升高一倍以上者。

【診斷】具有典型臨床表現的病例不難診斷但往往已屆晚期。因此，對凡有肝病史的中年人，尤其是男性患者，如有不明原因的肝區疼痛、消瘦、進行性肝腫大者，應作 AFP 測定和

選作超聲顯像、CT、磁共振顯像等檢查，爭取早期診斷。對高危人群檢測 AFP，結合超聲顯像檢查，每年 1~2 次，是發現早期肝癌的基本措施。AFP 持續低濃度增高但轉氨酶正常，往往是亞臨床期肝癌的主要表現。在排除活動性肝病、妊娠、生殖腺胚胎瘤的情況下，如 AFP＞500ng／L 持續一個月，或 AFP＞200ng／L 持續 8 週，可診斷為原發性肝癌。

【治療】可分為內科及外科治療，又可分為對症治療和病因治療，每種治療均有一定局限性，故強調綜合性治療。具體包括手術治療、放射治療、化學抗癌藥物治療、中醫治療、生物和免疫治療及併發症的治療。

五、實驗室檢查及特檢方法

(一)實驗檢查

1. 血液一般檢驗 參照肺病症章節。

2. 肝功能檢查

肝功能試驗有利於各種肝病的診斷，並對各種實驗檢查結果臨床意義的分析判斷有參考價值。

（1）血清酶試驗：與肝細胞損害有關的酶有谷丙轉氨酸（ALT）、谷草轉氨酶（AST）、鹼性磷酸酶（ALP）、r- 谷氨酶轉肽酶（G-GT）、膽鹼酯酶（che）等。

①血清轉氨酶測定

【正常值】ALT：46U／L；AST：46U／L

【臨床意義】轉氨酶廣泛存在於人體的肝、心、骨骼、腎、胰、肺等組織中，而以肝細胞內含量最高。當肝細胞腫脹或壞死時轉氨酶就逸入血液，引起血清轉氨酶增高，有助於早期急性肝炎和慢性肝炎的診斷以及對病情的估計，對輕型、隱性感染、潛伏期肝炎病例的發現亦有一定價值。

② 血清鹼性磷酸酶（ALP）測定

【正常值】30～133U／L

【臨床意義】正常成人血清中 ALP 來源於骨、肝膽系統和腸道，在肝細胞內形成後從肝內膽道系統返流入血循環，肝內外任何原因引起膽汁排泄障礙和膽汁淤滯時 ALP 均可升高。臨床上每測定此肽以區別肝細胞性與梗阻性黃疸。

③ 血清 r- 谷氨酰轉肽酶（G-GT）測定

【正常值】0～50U／L

【臨床意義】G-GT 在診斷中價值基本同 ALP，其優點為不受骨骼系統疾病的影響。急性病毒性肝炎時其變動一般與轉氨酶平行，但恢復較緩慢，可持續數週；慢性肝炎和活動期肝硬化 G-GT 可升高，淤膽型肝炎則明顯升高，但 G-GT 在肝癌、膽道阻塞以及藥物性肝炎、酒精性肝病中亦可升高，應予注意。

④ 血清膽鹼酯酶（che）測定

【正常值】2800～13200

【臨床意義】血清 che 為肝臟合成的一種非特異性酯酶。酶值下降提示肝臟功能有明顯損害，在重症肝炎時酶值顯著下降。

（2）血清蛋白質測定

【正常值】TP：60～80g／L；Alb：35～55g／L；G1b：20～30g／L

【臨床意義】肝臟能合成白蛋白，慢性肝炎和肝硬化患者血清白蛋白降低，白蛋白半衰期約 20 天，故低白蛋白血症並非急性肝功能衰竭的早期特徵，而提示亞急性或慢性肝臟損害。球蛋白主要由網狀內皮細胞產生，r 球蛋白增加者，肝間質中常有較多的淋巴細胞和漿細胞浸潤，因此，r 球蛋白增高可作為慢性肝炎、肝硬化活動的指標。

（3）血清膽紅素測定

【正常值】TBIL：3.4～20.5umol／L；DBIL：0.0～6.8umol／L

【臨床意義】可瞭解肝細胞損害程度和判斷預後。在肝臟疾病時，膽紅素濃度明顯升高，常常反映了較嚴重的肝細胞損害。病毒性肝炎時，血清膽紅素愈高，肝細胞損害往往愈嚴重，病程也愈長，但也不全如此。分別測定血清非結合膽紅素和結合膽紅素有利於黃疸的鑒別。在理論上，肝細胞性黃疸時，結合膽紅素在總膽紅素中所占比例低於阻塞性黃疸，一般認為肝細胞性黃疸時比值為 40～50%，而梗阻性黃疸時常在50%以上，在鑒別診斷上有一定參考價值。

（4）凝血酶原時間的測定（PT）

【正常值】PT：13 秒

【臨床意義】在肝臟內合成的凝血因數有纖維蛋白元、凝血酶原、Ⅵ、Ⅶ、Ⅷ因子等。在肝實質細胞損害時，這些凝血因子可有不同程度的減少，臨床上以凝血酶原時間測定應用最廣。凝血酶原時間明顯延長表示肝細胞損害嚴重，預後較差。在部分肝細胞或阻塞性黃疸病人中，都可有凝血酶原時間延長，如肌注足量維生素 K 後，恢復正常，提示阻塞性黃疸的可能性大。

3. 甲胎蛋白（AFP）測定

【正常值】AFP＜25ng／ml

【臨床意義】現已廣泛用於肝細胞癌的普查、診斷、判斷治療效果，預測復發。普查中陽性發現可早於症狀出現 8～11 個月。肝細胞癌 AFP 陽性率為 70%～90%。目前多用放射免疫法（RIA）或 AFP 單克隆抗體酶免疫（EIA）快速測定法檢測。慢性肝炎和肝硬化病例有 20%～45% 的 AFP 呈低濃度陽性，多不超過 200ng/ml，常先有 ALT 明顯升高，AFP 呈同步關係，一

般在 1～2 月內隨病情好轉，ALT 下降而下降。如 AFP 呈低濃度陽性持續達 2 個月或更久，ALT 正常，應特別警惕亞臨床肝癌的存在。

4.病毒性肝炎病原學檢測

【臨床意義】用於病毒性肝炎病原學診斷。血清抗 –HAVIgM 陽性，可確診為 A 型肝炎病毒近期感染。有以下任何一項陽性，可診斷為現症 HBV 感染，① 血清 HbsAg 陽性；② 血清 HBVDNA 陽性；③ 血清抗 –HBCzmg 陽性；④ 肝內 HBCAg 或 HBSAg 陽性，或 HBVDNA 陽性。血清或肝內 HCVRNA 或抗 HCV 陽性可診斷為 C 型肝炎病毒感染。血清抗 –HDVzgG、HDVRNA 或 HDAg 陽性，可判斷為 D 型肝炎病毒感染。血清抗 –HEV 陽性或 PCR 檢測血清或糞便 HEV–RNA 陽性可判斷為 E 型肝炎病毒感染。

5.腹水常規檢查

【臨床意義】一般為漏出液，如併發自發性腹膜炎，則腹水透明度降低，比重介於漏出液與滲出液之間，Riralta 試驗陽性，白細胞數增多，常在 300／ml 以上，分類以中性粒細胞為主，併發結核性腹膜炎時，則以淋巴細胞為主；腹水呈血性應高度懷疑癌變，宜作細胞學檢查。當疑診自發性腹膜炎時，須床邊作腹水細菌培養，可提高陽性率，並以藥物敏感試驗作為選用抗生素的參考。

(二)特檢方法

1.肝穿刺檢查

(1)適應證

① 診斷性肝穿刺術：將肝內容物吸出經塗片染色或直接塗片鏡檢，以協助或確定診斷。

② 肝抽膿術：透過抽膿以治療肝膿腫。

（2）注意事項

① 術前應讓病人作幾次屏止呼吸的練習，以便配合手術。② 穿刺點的選擇是保證手術成功的重要條件。③ 若需經腹部進行穿刺，肝臟需增大至肋下緣 5cm 以上時方可採用。穿刺點肋下緣鎖骨中線處，病人仍仰臥，但右腰應墊一薄枕。④ 局麻的深度應視病人胖、瘦等而定，切忌過深，以免刺入肝內。⑤ 一定要在病人屏止呼吸的情況下，進行穿刺或拔針，以免針尖達肝表面時由於呼吸將肝臟劃裂而致大出血。有時局麻過深亦可發生這一嚴重的併發症。⑥ 針入肝後不得改變穿刺方向，僅可前後移動，改變深度但最深不得超過 8cm，成人胸廓任何點距下腔靜脈均約為 10cm。⑦ 穿刺後局部的疼痛，必要時可給索米痛等口服，劇烈的右肩痛及氣促多傷及膈肌所致，口服可待因或注射度冷丁，且應嚴密觀察。⑧ 術後應注意發生併發症的可能，要及早發現並給相應的處理。

2. 纖維胃鏡檢查術

（1）適應證：（肝病患者胃鏡檢查目的）

① 有肝病史，消化道症狀明顯，瞭解胃部病變情況。

② 有肝硬化並門脈高壓症，施行胃鏡檢查以瞭解食道、胃底靜脈曲張情況及程度，門脈高壓胃病，指導下階段治療。

③ 慢性肝病，通過胃鏡檢查可瞭解胃底、食道下段是否有靜脈曲張，有助於肝硬化診斷。

（2）注意事項：

① 嚴格掌握檢查禁忌症，凡是有急性上呼吸道感染、食道狹窄或受壓、心臟病等，均不宜作胃鏡檢查或暫緩進行。

② 嚴格遵守操作規程，插鏡動作要輕，嚴禁暴力插入，以防止插鏡引起上消化道出血、穿孔等嚴重併發症。

③ 術後若有明顯不適或鉗取活體組織標本出血較多，應暫

留病人觀察。如發生上消化道出血或腹痛劇烈等嚴重反應，要迅速明確診斷並作相應處理。

3. 逆行胰膽管造影（ERCP）

（1）適應證：

① 慢性胰腺疾病。② 梗阻性黃疸鑒別。③ 疑有肝內結石。④ 肝膽腫瘤疑有膽道、胰腺轉移癌。⑤ 某些檢查提示胃、十二指腸有受壓徵象。

（2）注意事項：

① 如胰管顯影，術後 2h 及第二天早晨分別測定血、尿澱粉酶。② 術後清淡飲食 2 天。③ 急性胰腺炎、化膿性膽管炎是最常見的併發症，操作不熟練還可以引起乳頭部組織損傷、膽道穿孔、胰管破裂等，應對症處理。

六、常用診療技術

（一）腹腔穿刺術

1. 適應證

① 取腹腔積液送檢，以便明確病變性質。② 大量腹水時，為緩解症狀，適量放水。③ 腹腔內給藥。

2. 操作方法

① 穿刺前排空小便，以免誤傷膀胱。

② 病人可取臥位、半臥位或坐於靠背椅上，腹水量少者，可採取側臥位。

③ 穿刺點可選擇左下腹部與髂前上棘連線的中、外三分之一交界處，此處不易損傷腹壁動脈，或選臍的水平線與腹前線或腹中線交叉處，此處較安全，常用於診斷性穿刺；還可選臍與恥骨聯合連線的中點兩旁，距中線 1–2cm，此處無重要器官，且易癒合。

④ 常規消毒皮膚，戴無菌手套，鋪巾，用 1% 普魯卡因在

穿刺點自皮膚至腹膜壁層作局部麻醉。

⑤ 術者左手固定穿刺點皮膚，右手持針垂直刺入腹壁，待感到針尖抵抗感突然消失，表示針尖已穿過腹壁，即可抽取腹水。

⑥ 放液後拔出穿刺針，蓋上消毒紗布，用手輕壓數分鐘，囑病人向對側臥，以防腹水漏出。若為腹腔減壓，放水後用多頭帶將腹部包紮，以防腹壓驟降，內臟血管擴張引起昏厥。

3. 注意事項

① 注意嚴格無菌操作。② 初次放腹水一般不宜超過1500ml，並在2小時以上緩慢放出。放液中逐漸緊縮已置於腹部之多頭帶，以防休克。③ 當抽出肉眼血性腹水，留標本後應停止放液。④ 操作中注意病人的面色、呼吸、脈搏及血壓變化，必要時停止放液並作適當處理。

(二)十二指腸引流術

1. 適應證

用於慢性膽道炎症、膽道結石、腸道寄生蟲以及十二指腸、胰腺疾病的診斷、鑒別診斷。

2. 操作方法

① 檢查前一日晚餐後不再進食，次日空腹時進行，先將十二指腸引流管插入胃內，並將胃液全部抽出。

② 囑病人右側臥，髖部用枕墊高。

③ 囑病員將引流管徐徐吞進，每次吞進時，引流管內注少量溫開水，以增進胃壁蠕動，將管端送入十二指腸，通常在管壁的第三記號（75cm）抵達病員門齒時，表明管端已進入十二指腸，此時抽取少許液體，使引流管產生虹吸作用，用石蕊紙檢驗應呈鹼性。

④ 如引流管已進入十二指腸，可採取少量十二指腸液裝入

「U」字滅菌瓶中，留作檢驗。

⑤ 從管中注入微溫的 33%硫酸鎂 50ml，使膽管口括約肌鬆弛。夾住引流管末端 5～10min 後，再次抽液，將流出膽汁分別採集於 3 個無菌瓶，分別送檢。

3. 注意事項

食管狹窄、食道靜脈曲張、活動性上消化道出血等禁忌。

(三) 體外衝擊波碎石術

1. 適應證

膽系結石：① 症狀性膽囊結石；② 口服造影劑表明膽囊功能正常的膽囊結石；③ 膽囊陰性結石；④ 4–25mm 單顆或 5–15mm2 至 5 顆膽囊結石；⑤ 肝外膽管結石。本術可作為輔助治療，碎石後再用其他方法取出結石碎片。

2. 操作方法

① 此術必須在具有沖擊波碎石機的專科治療室進行，術前準備包括術前用藥、腸道清潔準備與充盈臟器。充盈液體的臟器是超聲波的良好透聲窗，有利於結石的超聲定位。此外，在液體的環境中結石容易粉碎。

② 多採用硬膜外麻醉或全麻。如使用水囊或碎石機可不需要麻醉。

③ 檢查碎石機各部件是否運轉正常，並核對病人 X 光片，詳細瞭解結石位置、大小、形態及與周圍臟器的關係。

④ 結石定位。

⑤ 選擇工作電壓和沖擊次數。膽系結石病人治療後，碎石顆粒大多不能自行排出，必須配合溶石排石治療，甚至經內鏡取石。

3. 注意事項

① 若需多次治療，應注意間隔期，不同部位的沖擊波治療

應間隔 4～6 天，同一部位以隔兩週左右為宜。

② 沖擊波碎石治療後可能出現出血、高血壓、心血管疾病等併發症，故應嚴密觀察，及時處理併發症。

(四)經導管栓塞術

1. **適應證** 原發性肝細胞癌。

2. **操作方法**

栓塞術分單純栓塞和化療栓塞、雙重栓塞。栓塞操作技術：應先行肝血管造影（包括門靜脈造影），瞭解腫瘤的部位、範圍、數目、供血動脈以及門靜脈是否通暢，如門靜脈主幹為瘤栓大部或全部閉塞，則為栓塞禁忌證。栓塞可重複進行。

3. **注意事項**

① 原發性肝細胞癌特別是大肝癌栓塞後，可出現噁心、嘔吐、腹痛及發熱等所謂栓塞後綜合徵。對症處理，3～7 天後可消失。

② 栓塞後出現肝功能衰竭，甚至死亡。

③ 肝動脈栓塞時，栓子可逆流進入正常組織和器官，造成缺血壞死。

④ 可出現化療藥物造成胃腸道損傷。

(五)經導管灌注藥物治療

1. **適應證**

適於行選擇性插管部位的惡性腫瘤均可作灌注化療。

2. **操作方法** 肝惡性循環性腫瘤常採用以下三種方法：

① 一次性灌注法，以股動脈插管進入肝固有動脈，用絲裂黴素 –C（10～20mg）、順鉑（60～80mg）、阿黴素（20～40mg）等溶於生理鹽水或 5% 葡萄糖液，緩慢點滴 30～60min，2～4 週可重複。

②肝固有動脈內留管連續滴注是化療肝內廣泛轉移的有效方法，可連續滴注 1～2 週。

③球囊導管阻斷血流灌注化療藥物，可增加腫瘤局部濃度。

3. 注意事項

經導管灌注藥物治療常見的併發症有血栓形成、血管閉塞、動脈瘤形成、胃、十二指腸潰瘍、膽囊炎、胰腺炎等。

七、常用西藥

(一)抗生素（參照「肺病證」有關章節。）

(二)肝膽系統用藥

1. 護肝降酶利膽退黃藥

（1）甘利欣（甘草酸二銨，Diammonium Glycyrrhijinate）針劑：50mg；膠囊劑：50mg

【作用與用途】具有較強的抗炎、保護肝細胞膜及改善肝功能的作用。適用於伴有谷丙轉氨酶升高的慢性肝炎。

【劑量和用法】靜脈滴注本品 150mg 用 10%葡萄糖注射液 250ml 稀釋後緩慢滴注，1 日 1 次，口服 100mg，每日 2 次。

【注意事項】①針劑未經稀釋不得進行注射；②治療過程中，應定期測血壓和血清鉀、鈉濃度；③在治療過程中出現高血壓、水鈉滯留、低血鉀等情況，應暫停給藥或適當減量。

（2）門冬氨酸鉀鎂（Potassium Magnesium Aspartate）針劑：10ml

【作用與用途】為電解質補充藥。可提高細胞內鉀鎂離子的濃度，同時加速肝細胞內三羧酸循環，對改善肝功能、降低血清膽紅素濃度有一定作用。用於病毒性肝炎高膽紅素血症。對肝硬化併發肝昏迷亦有一定的清醒作用。

【劑量和用法】靜脈滴注。本品 30ml 加入 10%葡萄糖液

250ml 緩慢滴注，一日一次。

【注意事項】① 本品未經稀釋不得進行注射；② 腎功能不全者慎用；③ 房室傳導阻滯者慎用。

（3）還原型谷胱甘肽（古拉定、泰特、阿托莫蘭，Glulhion）針劑：600mg

【作用與用途】本品是人類細胞質中自然合成的一種肽，有重要的生理功能。能保護肝臟的合成、解毒、滅活激素等功能，並促進膽酸代謝，有利於消化道吸收脂肪及脂溶性維生素。用於肝臟疾病，包括病毒性、藥物毒性、酒精性及其他化學物質毒性引起的肝臟損害。

【劑量和用法】靜脈滴注，0.6～2.4g 加入 10%葡萄糖注射液 100～250ml 中，1 日 1 次，肌注 0.6g，每日 1 次。

【注意事項】在醫生的監護下，在醫院內使用本品。

（4）易善復 針劑：5ml

【作用與用途】可提供高劑量容易吸收利用的高能「必需」磷脂，它們主要進入肝細胞，並以完整的分子與肝細胞膜及細胞器膜相結合，另外，這些磷脂分子尚可分泌入膽汁。用於脂肪肝、肝硬化。

【劑量和用法】每日緩慢靜注 1～2 安瓿，嚴重病例每日注射 2～4 安瓿。膠囊口服，2 粒，每日 2 次。

【注意事項】① 只可使用澄清的溶液；② 嚴禁用電解質溶液稀釋；③ 過了失效期後不可使用。

（5）思美泰（腺苷蛋氨酸）針劑：500mg；片劑：500mg

【作用與用途】腺苷蛋氨酸是存在於人體所有組織和體液中的一種生理活性分子。參與體內重要的生化反應。在肝內，由皮質膜磷脂甲基化而調節肝臟細胞膜的流動性，而且由轉硫基反應可以促進解毒過程中硫化產物的合成。只要肝內苷貳蛋

氨酸的生物利用度在正常範圍內，這些反應就有助於防止肝內膽汁鬱積。用於治療肝炎所致膽汁鬱積。

【劑量和用法】初始治療每天 500～1000mg，肌肉或靜脈注射，共二週；維持治療：每天 1000～2000mg，口服。

【注意事項】① 注射用粉末須在臨用前用所附溶劑溶解。② 靜脈注射必須非常緩慢；③ 思美泰口服片劑為腸溶性，必須整片吞服，不得嚼碎。為使本藥更好地吸收和發揮療效，建議在兩餐之間服用。

（6）阿波莫斯　針劑：10ml

【作用與用途】本品特別適用於重度肝病。能直接參與肝細胞的代謝，並能啟動肝臟解毒功能中的兩個關鍵酶，因而能夠協助清除對人體有害的自由基，增強肝臟的排毒功能，迅速降低血氨，改善肝功能。用於治療急、慢性肝病引起的血氨升高。

【劑量和用法】急性肝炎，每天 1～2 安瓿，靜脈滴注。慢性肝炎或肝硬化，每天 2～4 安瓿，靜脈滴注。肝昏迷早期和肝昏迷第一天，可視病情輕重，最多使用不超過 20 安瓿的阿波莫斯，靜脈滴注。

【注意事項】在大量使用本品時，注意監測血及尿中的尿素指標。

（7）聯苯雙酯（Bifendate）片劑：25mg；滴丸：1.5mg

【作用與用途】本品是在五味子降轉氨酶作用基礎上合成的五味子丙素類似物。能誘導肝微粒體細胞色素 P-450酶活性，提高肝臟解毒功能，降低轉氨酶。適用於急、慢性病毒性肝炎以及藥物性肝炎轉氨酶升高者。

【劑量和用法】口服成人每次 25～50mg，每日 3 次，療程3～6 個月。

【注意事項】轉氨酶復常後，不可突然停藥，應逐漸減量

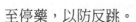

至停藥，以防反跳。

（8）促肝細胞生長素（因必斯、肝復肽、肝樂寧）針劑 20mg

【作用與用途】本品是以動物肝臟中提取的多肽類活性物質，能促進肝細胞 DNA 的合成及肝細胞再生。用於治療慢性肝炎、重型肝炎、肝硬化。

【劑量和用法】靜脈滴注：每次取本品 40～80mg（重型肝炎 80～120mg）溶於葡萄糖 250～500ml 中滴注，80～120 分鐘滴完，每日 1 次，1 個月為 1 療程。

【注意事項】少數病人用後可能出現一過性低熱反應，不必停藥，但應注意觀察。發燒嚴重者應停用。開瓶後及時使用，凍乾粉已變棕黃色忌用。

(三) 抗病毒及免疫調節劑

1. 干擾素（Interferon）注射液或凍乾粉針劑：100 萬單位，200 萬單位，300 萬單位

【作用與用途】干擾素是機體正常細胞被病毒感染或其他刺激後分泌的一族細胞因子，屬糖蛋白類，它們除抑制病毒生長和複製外，可由受體介導，增強單核 – 巨噬細胞的功能和免疫調節作用；具有調節抗體生成、增強特異性細胞毒作用和自然殺傷細胞對病原體的殺傷作用。供臨床應用的主要品種有三，即人白細胞干擾素（IFN-α），人體纖維細胞干擾素（IFN-β）和人體細胞干擾素（IFN-γ），其中 IFN-α 最常用，現已可用 DNA 重組技術生產純 IFN。適用於病毒性疾病，如病毒性肝炎等。

【劑量和用法】皮下或肌肉注射，每日 300～500 萬 U，隔日 1 次或每週 3 次，具體療程隨病情而定，慢 B 肝療程以 6 個月為宜，慢 C 肝療程以 12 個月為宜。

【注意事項】① 心肌梗塞，重症高血壓症患者忌用；② 本品應貯存於 2-10℃，水針劑為澄清透明液體，無色或帶橘黃色。如發現混濁或搖不散的沉澱，不可使用；凍乾製品的外觀應為白色或淡黃色海綿狀疏鬆體，如發現製品萎縮或安瓿有裂紋，也不宜使用。

2. 拉米呋定（賀普丁）片劑：100mg

【作用與用途】本品是核苷類抗病毒藥，對體外及實驗性感染動物體內的 B 型肝炎病毒有較強的抑制作用。能迅速抑制 HBV 複製，同時使血清轉氨酶降至正常，長期應用可顯著改善肝臟壞死炎症性改變並減輕或阻止肝臟纖維化的進展。適用於 B 型肝炎病毒複製的慢性 B 型肝炎。

【劑量和用法】口服，成人每次 100mg，每日 1 次。

【注意事項】① 治療期間應由有經驗的肝炎專科醫生對患者的臨床情況及病毒學指標進行定期檢查。② 少數患者停止使用本品後，肝炎病情可能加重。③ 對於肌酐清除率＜30ml／分患者，不建議使用本品。④ 妊娠期間一般不宜使用本品。⑤ 目前尚無資料顯示孕婦服用本品後可抑制 B 型肝炎病毒的母嬰傳播。故仍應對新生兒進行常規的 B 型肝炎疫苗接種。

3. 膦甲酸鈉（可耐，Foscarnet Sodinm）針劑：2.4g（100ml）

【作用與用途】本品為廣譜抗病毒藥，作用機制為直接抑制病毒特異的 DNA 多聚酶和逆轉錄酶。適於治療病毒性疾病，如慢性 B 型肝炎、重型肝炎等。

【劑量和用法】靜脈滴注：2.4g 加入 5% 葡萄糖液 500ml 中，每日二次，療程 28 天。

【注意事項】① 本品必須由專科醫生嚴格按使用說明書使用。② 使用本品期間必須密切監測腎功能。③ 本品不能採用快速靜脈推注方式給藥。靜脈滴注速度每分鐘不得大於 1mg／

kg。④除非必須時，孕婦一般不宜使用本品。⑤為減少本品腎毒性，使用以前及使用期間患者應水化，靜脈輸液量為 2.5 升／日，並可適當使用噻嗪類利尿藥。⑥避免與皮膚、眼接觸，若不慎接觸，應立即清水洗淨。

4. 胸腺肽（胸腺素，Thymosin） 針劑：10～20mg/2ml

【作用與用途】本品為一種多肽類激素，可使骨髓產生的幹細胞轉變成 T 淋巴細胞，因而具有增強細胞免疫功能的作用，適用於病毒性肝炎。

【用法與用量】靜脈滴注，每次 40～100mg 加入 10%葡萄糖液 100～250ml 中，日 1 次，30 天為 1 療程；肌肉注射 20～40mg，每日 1 次。

【注意事項】注射前檢查，如發現安瓿破裂或藥液混濁勿用。

5. 胸腺肽 α_1（日達仙） 針劑：1.6mg／瓶

【作用與用途】日達仙治療慢性 B 型肝炎或在增進免疫系統反應性方面的作用機理尚未完全查明。適用於慢性 B 型肝炎患者。

【劑量和用法】治療慢 B 肝的推薦量是 1.6mg 皮下注射，每週二次，兩劑量大約相隔 3～4 日。治療應連續 6 個月，期間不得中斷。若作為病毒性疫苗增強劑使用，推薦劑量是 1.6mg 皮下注射，每週二次，每次相隔 3 至 4 天。療程應持續 4 週。

(四)改善微循環

1. 丹參注射液 針劑：10ml

【作用與用途】丹參為唇形科鼠尾草屬植物，具有活血化瘀、養心安神的作用。現代藥理研究表明，丹參具有改善微循環、抗血小板凝集及血栓形成作用，降低血液黏度。保護肝細胞，促進肝細胞再生和抗纖維化作用。用於慢性肝炎肝纖維化。

【劑量和用法】靜脈滴注，一次 20～30ml 加入 5～10%葡萄糖液中，一日 1 次。

【注意事項】不宜在同一容器中與其他藥物混用。本品是純中藥製劑，保存不當可能影響產品品質，所以使用前必須對光檢查，發現藥液出現混濁、沉澱、變色、漏氣等現象時不能使用。

2. 川芎嗪注射液　針劑：40mg/（2ml）；50mg/（2ml）

【作用與用途】川芎嗪為川芎的有效成分，能抗血小板聚集，擴張小動脈，降低血壓，改善微循環及腦血流。用於慢性肝炎肝纖維化等。

【劑量和用法】靜脈滴注：80～160mg 加入 10%葡萄糖液中，緩慢點滴，10～15 日為 1 療程。

（五）抗腫瘤藥

1. 順鉑（Cisplatin）　粉針劑：每瓶 10mg；20mg

【作用與用途】本品為鉑的金屬絡合物，可抑制 DNA 合成，並能與 DNA 交叉聯結，破壞 DNA 功能，也可抑制細胞的有絲分裂，為細胞週期非特異性藥物。用於治療食道癌、胃癌等。

【劑量和用法】① 靜滴：每次 20～30mg 加於 5%葡萄糖鹽水 500ml 內滴注，每日 1 次，連用 4～5 日為 1 療程，療程間隔 3～4 週，可連用 4～6 個療程；或大劑量 60～80mg／m²，每 4 週 1 次，共 3～4 次，應同時配合「水化」；② 動脈注射：每日 20～30mg，溶於 40～50ml 等滲鹽水中，由插管推注，連用 5 日為一療程，間隔 3 週後重複用藥，也可以 100mg 溶於 200ml 等滲鹽水中，緩慢推注，間隙 3～4 週重複應用；③ 腔內注射：抽胸、腹水後注入 40～60mg，每週 1 次，3～5 次為一療程。

【副作用和毒性】① 消化道反應：噁心、嘔吐比較明顯，

偶有腹瀉；②腎臟損傷：表現為血尿及管型 5 個（高倍鏡視野下）以上者，或血清肌酐＞132μmmol／L（1.5mg／dl）者，就停用本品；③神經毒性：主要表現為耳毒性，可有耳鳴及高頻段聽力減退，亦可引起周圍神經炎；④偶見骨髓抑制、變應反應，出現皮疹、哮喘、水腫等；⑤少數病人尚可引起心電圖改變及心力衰竭；⑥部分患者出現低鎂血症。

【注意事項】①大劑量時，為了減輕腎毒性，可將順鉑溶於 5%葡萄糖液 2000ml 中，加甘露醇 37.5g，靜脈滴 6～8 小時，用藥前也可先給呋塞米 40mg；②用藥期間注意檢查腎功能、聽力及血象；③藥物宜避光、涼暗處保存。

2.阿黴素（Doxornbicin）　粉針劑：每瓶 20mg

【作用與用途】為蒽環類抗腫瘤抗生素，是一廣譜抗腫瘤藥物，根據不同腫瘤與相應的抗腫瘤藥聯合運用。

【劑量和用法】只宜靜脈注射或滴注：60～75mg／m²，21 日重複 1 次。防止藥物溢出血管外，因其可致組織壞死。用藥時可有尿色發紅。

【副作用和毒性】①骨髓抑制，一次用藥後 2 週白細胞下降達低谷，需 4 週恢復；②噁心、嘔吐、食慾下降、消化道黏膜炎、口腔潰瘍；③注射部位可有紅斑（ADM 大），為良性局部過敏反應；④心臟毒，因此心臟病患者，老年病人應慎用或禁用。

（六）解痙鎮痛

1.阿托品（Atropine）　片劑：0.3mg；針劑：1ml（0.5mg）

【作用與用途】為抗膽鹼能藥物，有解除節後膽鹼能神經支配效應器的功能，使多種平滑肌鬆弛、多種腺體分泌抑制。適用於平滑肌痙攣引起的疼痛、胃痛、膽絞痛等，尤其是緩解胃腸痙攣的療效較好，可用於治療消化性潰瘍、慢性胃炎的疼

痛以及胃酸過多,幽門痙攣等。

【劑量和用法】口服:成人每次 0.3～0.5mg,每日 3 次,飯前服。極量每次 1mg,每日 3mg。皮下或靜脈注射:成人每次 0.3～0.5mg,極量每次 1 mg。抗菌素休克和治療有機磷中毒用藥劑量大,請見有關章節。

【副作用和毒性】常規劑量可有口乾反應,有的病人出現視力模糊及心率加快等。藥量過大可發生煩躁不安,心律紊亂甚至死亡。

【注意事項】① 青光眼、器質性幽門梗阻和腸梗阻時忌用;② 前列腺肥大、上消化道出血、急腹症診斷未明時慎用。

2. 鹽酸山莨菪鹼(654-2) 片劑:5mg;針劑:5mg

【作用與用途】本品係中國合成的抗膽鹼藥,作用與阿托品相似,但對平滑肌解痙作用較強,而散瞳與抑制唾液分泌的作用比阿托品弱。用途同阿托品。

【劑量和用法】口服:成人每次 5～10mg,每日 3 次,飯前服。肌注或靜脈注射,每次 5～10mg。

【副作用和毒性】與阿托品相似,但對中樞神經系統的興奮作用低於阿托品,擴瞳和抑制腺體分泌作用較弱。

3. 杜冷丁(Dolantin) 針劑:100mg(2ml)

【作用與用途】用於一般手術的靜脈複合麻醉時,用量 3～5mg/kg,分次靜注或靜滴。複合應用其他鎮痛藥或吸入全麻藥時,劑量酌減。

【副作用和注意】① 禁用於接受單胺氧化酶抑制藥(如異丙煙肼等)的患者;② 不宜用於心功能低下的患者,因為 100mg 呱替啶對心臟的抑制作用約為 10mg 的嗎啡的 100 倍,嚴重肝功能損害者慎用;③ 呼吸抑制和心率增快。

（六）溶石利膽藥

1. 熊脫去氧膽酸（Ursodeoxycholic acid）　片劑：50mg、150mg

【作用與用途】本品促進膽汁分泌，可使乙酸轉化成膽固醇的速度減慢，降低膽汁中膽固醇的飽和度，從而使膽固醇結石溶解、縮小或消失。可用於膽固醇性膽結石，但對色素性結石和混和性含鈣結石無效。

【劑量和用法】口服：成人溶石，每次 150mg，每日 4 次（餐後和睡前服），療程 12～24 個月。成人利膽，每次 50mg，每日 3 次。

【副作用和毒性】輕度腹瀉，一過性血轉氨酶增高。

【注意事項】孕婦、急性膽囊炎、膽道完全阻塞、嚴重肝、腎功能減退、糖尿病、潰瘍病及腸炎患者忌用。不宜與制酸藥和消膽胺合用。

2. 膽通（膽立克，Eulektrol）　膠囊：100mg

【作用與用途】本品係 Hederae 屬植物的得取物製劑。為一種膽石溶解藥物，對早期膽固醇結石和孤立性、混合性結石有效。可用於治療膽固醇結石預防術後復發。

【劑量和用法】口服：成人每次 100～200mg，每日 3 次，飯後服。

【注意事項】孕婦忌用。

3. 膽維他　片劑：每片 12.5mg

【作用與用途】係人工合成利膽藥，具有促進膽汁、膽酸和膽色素的分泌，並能直接作用於肝細胞增強肝臟解毒功能。可用於膽囊炎、膽石症、急性和慢性肝炎等。

【劑量和用法】口服：成人每次 25mg，每日 3 次。

【副作用和毒性】少數出現蕁麻疹樣紅斑，應即停藥，長

期應用可引起甲亢。膽道阻塞者忌用。

4. 熊膽膠囊　膠囊：0.25mg

【作用與用途】經現代先進生產工藝製成的純中藥製劑。本品經動物試驗證明與獵殺熊膽作用相同。具有抑菌、解痙、鎮咳、抗驚厥、利膽溶石、降血脂、降血壓、呼吸興奮及心臟抑制等多種藥理活性，功能有清熱、解毒、利膽、明目等。適用於急慢性肝炎、膽囊炎、膽結石、胃腸炎、消化不良、高血壓、高血脂、糖尿等病。

【劑量和用法】口服，一日三次，每次 2 粒，兒童酌減。

【注意事項】密封。避光，置陰涼乾燥處。

第六章　腎膀胱病證

　　腎膀胱病證是指在外感或內傷等因素的影響下，造成腎與膀胱功能失調和病理變化的一類病證。涉及腎膀胱的病證較為複雜，本章僅就病位主要在腎和膀胱的水腫、淋證、癃閉、關格、遺精、陽痿等展開討論，病位主要反應在其他臟俯的，則分別在有關章節或其他學科中論述。

　　生理病理及病證分類如下：

1. 生理特點

　　腎為先天之本，藏真陰而寓真陽；宜固藏，不宜洩露；腎藏精，主水液；腎與膀胱相通。

2. 病理特點及病證分類

　　（1）腎氣不固。

　　（2）腎陽虛衰。

　　（3）陽虛水泛。

　　（4）陰虛火旺。

　　（5）膀胱濕熱。

第一節　水　腫

一、定義

　　水腫是指因感受外邪、飲食失調或勞倦過度，使肺失通調、脾失轉輸、腎失開合、膀胱氣化不利，導致體內水液瀦留，泛溢肌膚，表現為頭面、眼瞼、四肢、腹背，甚至全身浮

腫為特徵的一類病證。

二、病因病機要點

（1）風邪外襲，肺失通調。

（2）濕毒浸淫，內歸脾肺。

（3）水濕浸漬，脾氣受困。

（4）濕熱內盛，三焦壅滯。

（5）飲食勞倦，傷及脾胃。

（6）房勞過度，內傷腎元。

三、辨證論治

（一）診斷要點

1. 水腫先從眼瞼或下肢開始，繼及四肢和全身。輕者僅眼瞼或足脛浮腫，重者全身皆腫，甚者腹大脹滿，氣喘不能平臥。更嚴重者可見尿閉、噁心嘔吐、口有穢味、鼻衄牙宣，甚則頭痛、抽搐、神昏、譫語等危象。

2. 可有乳蛾、心悸、瘡毒、紫癜以及久病體虛病史。

3. 應作尿常規、24 小時尿蛋白定量、血常規、血沉、血漿白蛋白、血尿素氮、肌酐、體液免疫以及心電圖、心功能測定、腎 B 超等實驗室檢查，以助明確診斷。

（二）辨證要點

1. 辨陽水和陰水

陽水：多因風邪外襲，水濕浸漬導致肺不宣降，脾不健運而成。發病較急，每成於數日之間，腫多由上而下，繼及全身，腫處皮膚繃急光亮、按之凹陷即起，兼見煩熱、口渴、小便赤澀、大便秘結等表、熱、實證，一般病程較短。

陰水：多因脾腎虧虛，氣化不利所致。病多逐漸發生，日積月累或由陽水轉化而來。腫多由下而上，繼及全身，腫處皮膚鬆弛、按之凹陷不易恢復、甚則按之如泥，兼見不煩渴、小便少，

但不赤澀、大便溏薄、神疲氣怯等裏、虛、寒證,病程較長。

陰水和陽水雖有區別,但在一定程度上又可相互轉化。如陽水久延不退,正氣日漸耗傷,水邪日盛,可轉為陰水;若陰水複感外邪,水腫劇增,也可急則治其標,先按陽水論治。

2. 辨外感和內傷

外感常有惡寒、發熱、頭疼、身痛、脈浮等表證,病程短,起病急,以邪實為主;內傷多由於內臟虧虛,正氣不足,或反覆感邪,失治或誤治,損傷正氣所致。水腫的同時多伴有氣虛、陽虛甚或有陰傷見症,病程長,遷延反覆,虛中夾實,以本虛為主。

(三) 分型論治

1. 陽　水

(1) 風水氾濫

症狀:眼瞼浮腫,繼則四肢及全身皆腫,來勢迅速,多有惡寒、發熱、肢節酸楚、小便不利等症。偏於風熱者,伴咽喉紅腫疼痛,舌質紅,脈浮滑數。偏於風寒者,兼惡寒,咳喘,舌苔薄白,脈浮滑或浮緊,如水腫較甚,亦可見沉脈。

治法:疏風清熱,宣肺行水。

方藥:越婢加朮湯。

若屬風熱偏盛,可加連翹、桔梗、板藍根、鮮茅根,以清熱利咽,解毒散結;若風寒偏盛,去石膏加蘇葉、桂枝、防風,以助麻黃辛溫解表之力;若咳喘較甚,可加杏仁、前胡,以降氣定喘;若見汗出惡風,衛陽已虛,則用防己黃芪湯加減,以助衛行水;若表證漸解,身重而水腫不退者,可按水濕浸漬論治。

(2) 濕毒浸漬

症狀:眼瞼浮腫,延及全身,小便不利,身發瘡痍,甚則

潰爛，惡風發熱，舌質紅，苔薄黃，脈浮數或滑數。

治法：宣肺解毒，利濕消腫。

方藥：麻黃連翹紅豆湯合五味消毒飲。

若膿毒甚者，當重用蒲公英、紫花地丁；若濕盛而糜爛者，加苦參、土茯苓；若風盛而瘙癢者，加白鮮皮、地膚子；若血熱而紅腫，加丹皮、赤芍；若大便不通，加大黃、芒硝。

（3）水濕浸漬

症狀：全身水腫，按之沒指，小便短少，身體困重，胸悶，納呆，泛惡，苔白膩，脈沉緩，起病緩慢，病程較長。

治法：健脾化濕，通陽利水。

方藥：五皮飲合胃苓湯。

若腫甚而喘，可加麻黃、杏仁、葶藶子宣肺瀉水而平喘。

（4）濕熱壅盛

症狀：遍體浮腫，皮膚繃急光亮，胸脘痞悶，煩熱口渴，小便短赤，或大便乾結，舌紅苔黃膩，脈沉數或濡數。

治法：分利濕熱。

方藥：疏鑿飲子。

若腹滿不減，大便不通者，可合己椒藶黃丸，以助攻瀉之力，使水從大便而泄；若症見尿痛、尿血，乃濕熱之邪下注膀胱，傷及血絡，可酌加涼血止血之品，如大薊、小薊、白茅根等；若腫勢嚴重，兼見氣粗喘滿，倚息不得臥，脈弦有力者，轉用葶藶大棗瀉肺湯合五苓散加杏仁、防己、木通，以瀉肺行水，上下分消；若濕熱久羈，化燥傷陰，症見口燥咽乾，大便乾結，可用豬苓湯以滋陰利水。

2. 陰　水

（1）脾陽虛衰

症狀：身腫，腰以下為甚，按之凹陷不起，脘腹脹悶，納

減便溏，面色不華，神倦肢冷，小便短少，舌質淡，苔白膩或白滑，脈沉緩或沉弱。

治法：溫運脾陽，以利水濕。

方藥：實脾飲。

若症見氣短聲弱，氣虛甚者，可加人參、黃芪以健脾益氣；若小便短少，可加桂枝、澤瀉，以助膀胱氣化而行水。

尚有一種浮腫，由於長期飲食失調，脾胃虛弱，精微不化，而見面色萎黃，遍體輕度浮腫，晨起頭面較甚，動久下肢腫脹，能食而倦怠乏力，大便如常或溏，小便反多，舌苔薄膩，脈軟弱。此與上述脾陽不振、水溢莫制有所不同，乃由脾氣虛弱、氣失舒展所致，治宜益氣健脾、行氣運濕，可用參苓白朮散加減。兼陽虛者，或加桂枝、黃芪益氣通陽；或加補骨脂、附子溫腎助陽，以加強氣化。並應適當注意營養，可用黃豆、花生佐餐，作為輔助治療，多可調治而癒。

（2）腎陽衰微

症狀：面浮身腫，腰以下尤甚，按之凹陷不起，心悸，氣促，腰部酸重，尿量減少，四肢厥冷，怯寒神疲，面色㿠白或灰滯，舌質淡胖，苔白，脈沉細或沉遲無力。

治法：溫腎助陽，化氣行水。

方藥：濟生腎氣丸合真武湯。

若心悸、唇紫紺、脈虛或結或代，乃水邪上逆，心陽被遏，瘀血內阻，宜重用附子，再加桂枝、炙甘草、丹參以溫陽化瘀；若見喘促、汗出、脈虛浮而數，是水邪淩肺，腎不納氣，宜重用人參、蛤蚧、五味子、山萸肉、牡蠣、龍骨，以防喘脫之變。

本證纏綿不癒，正氣日衰，復感外邪，症見發熱惡寒，腫勢增劇，小便短少，此時可按風水論治，但應顧及正氣虛衰一

面，不可過用表藥，以越婢湯為主，酌加黨參、菟絲子等補氣溫腎之藥，扶正與祛邪併用。

若病至後期，因腎陽久衰，陽損及陰，可導致腎陰虧虛，症見水腫反覆發作，精神疲憊，腰酸遺精，口燥咽乾，五心煩熱，舌紅，脈細數等，治宜滋補腎陰為主，兼利水濕，但滋陰不宜過於涼膩，以防匡助水邪，傷害陽氣，可用左歸丸加澤瀉、茯苓等。

若腎陰久虧，水不涵木，肝腎陰虛，肝陽上亢，上盛下虛，症見面色潮紅，頭暈頭痛，心悸失眠，腰酸遺精，步履飄浮無力，或肢體微顫等，治當育陰潛陽，用左歸丸加介類重鎮潛陽之品，如珍珠母、龍骨、牡蠣、鱉甲等。

脾陽虛衰證與腎陽衰微證往往同時出現，而表現為脾腎陽虛，水濕氾濫，因此，健脾與溫腎兩法常同時並進，但需區別脾腎的輕重主次，施治當有所側重。

水腫日久，瘀血阻滯，其治療常配合活血化瘀法，取血行水亦行之意，如《醫門法律·脹病諸方》中指出用當歸、大黃、桂心、赤芍等藥。近代臨床上常用益母草、澤蘭、桃仁、紅花等，實踐證明可加強利尿效果。

四、其他療法

針刺療法 主穴取水分、氣海、三焦、足三里。配穴：陽證配肺俞、合谷、人中；陰證配脾俞、腎俞、陰陵泉。

第二節 淋 證

一、定義

淋證是因腎、膀胱氣化失司、水道不利而致的以小便頻急、淋瀝不盡、尿道澀痛、小腹拘急、痛引腰腹為主要臨床表

現的一類病證。

二、病因病機要點

1. 膀胱濕熱

2. 脾腎虧虛

3. 肝鬱氣滯

三、辨證論治

1. 診斷要點

（1）小便頻急，淋瀝澀痛，小腹拘急，腰部酸痛為各種淋證的主症，是診斷淋證的主要依據。根據各種淋證的不同臨床特徵，確定不同的淋證。

（2）病久或者反覆發作後，常伴有低熱、腰痛、小腹墜脹、疲勞等症。

（3）多見於已婚女性，每因疲勞、情志變化、感受外邪而誘發。

（4）結合有關檢查，如尿常規、尿細菌培養、X線腹部攝片、腎盂造影、B超、膀胱鏡等，可明確診斷。

2. 辨證要點

（1）辨明淋證類別：

由於每種淋證都有不同的病機、臨床表現以及相應的發展變化規律，所以辨別不同的淋證，就抓住了辨證的要領，有利於指導辨證，採取不同的治療措施。以熱淋為例，它是濕熱蘊結膀胱所致，屬於實證，應用清熱通淋利尿之法，以祛其邪；而血淋的病機雖與熱淋有相似之處，均屬於下焦有熱，但它是由於熱盛灼傷血絡，治療除清熱利尿外，還須參以涼血止血之品，且血淋尚有屬於陰虛火旺、虛火擾動陰血所致者，故與熱淋不同。

（2）審察證候虛實：

在區別各種不同淋證的基礎上，還需審察證候的虛實。一

般說來，初起或在急性發作階段屬實，以膀胱濕熱、沙石結聚、氣滯不利為主；久病多虛，病在脾腎，以脾虛、腎虛、氣陰兩虛為主。同一淋證，由於受各種因素的影響，病機並非單純劃一，如同一氣淋，既有實證，又有虛證，實證由於氣滯不利，虛證緣於氣虛下陷，一虛一實，迥然有別；又如同一血淋，由於濕熱下注，熱盛傷絡者屬實；由於陰虛火旺，擾動陰血者屬虛；再如熱淋經過治療，有時濕熱尚未去盡，又出現腎陰不足或氣陰兩傷等虛實並見的證候；石淋日久亦可傷及正氣，陰血虧耗，而表現為氣血俱虛的證候。

（3）注意標本緩急：

因為各種淋證之間可以互相轉化，也可以同時存在，所以辨證上就有一個標本緩急的問題。一般是按照正氣為本，邪氣為標；病因為本，證候為標；舊病為本，新病為標等標本關係，來進行分析判斷。以勞淋轉為熱淋為例，從邪與正的關係看，勞淋正虛是本，熱淋邪實為標；從病因與證候關係看，熱淋的濕熱蘊結膀胱為本，而熱淋的證候為標，根據急則治標，緩則治本的原則，當以治熱淋為急務，從而確立清熱通淋利尿的治法，選用相應的方藥，待濕熱漸清，轉以扶正為主。同樣在石淋並發熱淋時，如尿道無阻塞等緊急病情，仍應先治熱淋，再治石淋；此外，若石淋不癒，則熱淋仍有再發之可能，故治療熱淋以後，必須根治石淋。

3. 分型論治

（1）熱淋

症狀：小便短數，灼熱刺痛，溺色黃赤，少腹拘急脹痛，或有寒熱，口苦，嘔噁，或有腰痛拒按，或有大便秘結，苔黃膩，脈滑數。

治法：清熱利濕通淋。

方藥：八正散。

若大便秘結，腹脹者，可重用生大黃，並加枳實以通腑泄熱；若伴見寒熱口苦嘔噁者，可合用小柴胡湯以和解少陽；若濕熱傷陰者，去大黃，加生地、知母、白茅根以養陰清熱；若熱毒彌漫三焦，入營入血，又當急則治標，用黃連解毒湯合五味消毒飲，以清熱瀉火解毒。

（2）石淋

症狀：尿中時夾砂石，小便艱澀，或排尿時突然中斷，尿道窘迫疼痛，少腹拘急，或腰腹絞痛難忍，尿中帶血，舌紅，苔薄黃，脈弦或帶數。若痛久砂石不去，可伴見面色少華，精神萎頓，少氣乏力，舌淡邊有齒印，脈細而弱；或腰腹隱痛，手足心熱，舌紅少苔，脈細帶數。

治法：清熱利濕，通淋排石。

方藥：石韋散。

若腰腹絞痛者，可加芍藥，配甘草以緩急止痛；若見尿中帶血，可加小薊草、生地、藕節以涼血止血；若兼有發熱，可加蒲公英、黃柏、大黃以清熱瀉火。石淋日久，證見虛實夾雜，當標本兼顧，氣血虧虛者，宜二神散合八珍湯；陰液耗傷者，宜六味地黃丸合石韋散；腎陽不足者，宜金匱腎氣丸合石韋散。

（3）氣淋

症狀：實證表現為小便澀滯，淋瀝不宣，少腹滿痛，苔薄白，脈多沉弦。虛證表現為少腹墜脹，尿有餘瀝，面色㿠白，舌質淡，脈虛細無力。

治法：實證宜利氣疏導，虛證宜補中益氣。

方藥：實證用沉香散，虛證用補中益氣湯。

若胸悶脇脹者，可於沉香散中加青皮、烏藥、小茴香以疏

通肝氣；日久氣滯血瘀者，於沉香散中加紅花、赤芍、川牛膝以活血行瘀。若兼血虛腎虧者，可用八珍湯倍茯苓加杜仲、枸杞、懷牛膝，以益氣養血，脾腎雙補。

（4）血淋

症狀：實證表現為小便熱澀刺痛，尿色深紅；或夾有血塊，疼痛滿急加劇；或見心煩，苔黃，脈滑數。虛證表現為尿色淡紅，尿痛澀滯不顯著，腰膝酸軟，神疲乏力，舌淡紅，脈細數。

治法：實證宜清熱通淋，涼血止血；虛證宜滋陰清熱，補虛止血。

方藥：實證用小薊飲子；虛證用知柏地黃丸。

若血多痛甚者，可另吞參三七、琥珀粉，以化瘀通淋止血。知柏地黃丸滋陰清熱，亦可加旱蓮草、小薊草、阿膠等以補虛止血。

（5）膏淋

症狀：實證表現為小便渾濁如米泔水，置之沉澱如絮狀，上有浮油如脂，或夾有凝塊，或混有血液，尿道熱澀疼痛，舌紅，苔黃膩，脈虛數。虛證表現為病久不已，反覆發作，淋出如脂，澀痛反見減輕，但形體日漸消瘦，頭昏無力，腰酸膝軟，舌淡，苔膩，脈細弱無力。

治法：實證宜清熱利濕，分清泄濁；虛證宜補虛固澀。

方藥：實證用程氏萆薢分清飲；虛證用膏淋湯。

實證，若少腹脹，尿澀不暢者，加烏藥、青皮；小便挾血者，加小薊草、藕節、茅根。虛證，若脾腎兩虛，中氣下陷，腎失固澀者，可用補中益氣湯合七味都氣丸益氣升陷、滋腎固澀。

（6）勞淋

症狀：小便不甚赤澀，但淋瀝不已，時作時止，遇勞即

發，腰酸膝軟，神疲乏力，舌質淡，脈虛弱。

治法：健脾益腎。

方藥：無比山藥丸。

若脾虛氣陷，症見少腹墜脹、小便點滴而出者，可合補中益氣湯同用，以益氣升陷；若腎陰虧虛，症見面色潮紅、五心煩熱、舌質紅、脈細數者，可合知柏地黃丸同用，以滋陰降火；若腎陽虛衰，症見面色少華、畏寒怯冷、四肢欠溫、舌淡苔薄白、脈沉細者，可合右歸丸以溫補腎陽，或用鹿角粉 3g，分 2 次吞服。

【附】尿　濁

【定義】尿濁是以小便渾濁，白如泔漿，排尿時並無疼痛為主症。

【病因病機要點】① 濕熱內蘊；② 脾虛氣陷；③ 腎元虧虛。

【辨證論治】

1. 濕熱內蘊

症狀：小便混濁或夾凝塊、上有浮油，或帶血色，或夾有血絲、血塊，或尿道有澀熱感，口渴，苔黃膩，脈濡數。

治法：清熱利濕。

方藥：程氏萆薢分清飲。

2. 脾虛氣陷

症狀：尿濁反覆發作，日久不癒，小便混濁如白漿，小腹墜脹，尿意不暢，面色無華，神疲乏力，勞倦或進食油膩則發作或加重，舌淡，脈虛數。

治法：健脾益氣，升清固澀。

方藥：補中益氣湯合蒼朮難名丹。

若尿濁夾血者，酌加小薊草、藕節、阿膠、墨旱蓮；若脾

虛及腎，而見肢冷便溏者，可加附子、炮薑。

3. 腎元虧虛

症狀：尿濁遷延日久，小便乳白如凝脂或凍膠，精神萎頓，消瘦無力，腰酸膝軟，頭暈耳鳴。偏於陰虛者，見煩熱，口乾，舌質紅，脈細數；偏於陽虛者，面色㿠白，形寒肢冷，舌質淡白，脈沉細。

治法：偏腎陰虛者，宜滋陰益腎；偏腎陽虛者，宜溫腎固澀。

方藥：偏腎陰虛者，用知柏地黃丸合二至丸；偏腎陽虛者，宜用鹿茸補澀丸。

第三節　癃　閉

一、定義

癃閉是由於腎與膀胱氣化失司而導致尿量減少，排尿困難，甚則小便閉塞不通為主症的一種病證。其中又以小便不利，點滴而短少，病勢較緩者稱為「癃」；以小便閉塞，點滴全無，病勢較急者稱為「閉」。癃和閉雖有區別，但都是指排尿困難，只有程度上的不同，因此多合稱為癃閉。

二、病因病機要點

（1）濕熱蘊結。
（2）肺熱氣壅。
（3）脾氣不升。
（4）腎元虧虛。
（5）肝鬱氣滯。
（6）尿路阻塞。

三、辨證論治

1. 診斷要點

（1）小便不利，點滴不暢，或小便閉塞不通，尿道無澀痛，小腹脹滿。

（2）多見於老年男性，或產後婦女及手術後患者。

（3）凡小腹脹滿，小便欲解不出，觸叩小腹部膀胱區明顯脹滿者，是為尿瀦留；若小便量少或不通，無排尿感覺和小腹脹滿，觸叩小腹部膀胱區也無明顯充盈徵象，多屬腎功能衰竭引起的少尿或無尿。

（4）詳細詢問病史，瞭解發病經過，以及伴隨症狀，再結合體檢和有關檢查，如肛門指診、B 超、腹部 X 光攝片、膀胱鏡、腎功能檢查等，以確定是腎、膀胱、尿道還是前列腺等疾病引起的癃閉。

2. 辨證要點

（1）細審主因

若尿熱赤短澀、舌紅、苔黃、脈數者屬熱；若口渴欲飲、咽乾、氣促者，為熱壅於肺；若口渴不欲飲、小腹脹滿者，為熱積膀胱；若時欲小便而不得出、神疲乏力者屬虛；若年老排尿無力、腰膝酸冷，為腎虛命門火衰；若小便不利兼有少腹墜脹、肛門下墜者，為脾虛中氣不足；若尿線變細或排尿中斷、腰腹疼痛、舌質紫黯者，屬濁瘀阻滯。

（2）詳辨虛實

癃閉有虛實的不同，因濕熱蘊結、濁瘀阻塞、肝鬱氣滯、肺熱氣壅所致者，多屬實證；因脾氣不升、腎陽虧虛、命門火衰、氣化不及州都者，多屬虛證。即使同一中焦病變，也有虛實之異，中焦濕熱不解，下注膀胱，氣化不利者屬實證；而中氣不足，脾氣不升，濁陰不降，導致小便不利者屬虛證。辨別

虛實的主要依據：若起病較急，病程較短，體質較好，尿流窘迫，赤熱或短澀，苔黃膩或薄黃，脈弦澀或數，屬於實證；若起病較緩，病程較長，體質較差，尿流無力，精神疲乏，舌質淡，脈沉細弱，屬於虛證。

3. 分型證治

（1）膀胱濕熱

症狀：小便點滴不通，或量少而短赤灼熱，小腹脹滿，口苦口黏，或口渴不欲飲，或大便不暢，苔根黃膩，舌質紅，脈數。

治法：清熱利濕，通利小便。

方藥：八正散。

若舌苔厚膩者，可加蒼朮、黃柏，以加強其清化濕熱的作用；若兼心煩，口舌生瘡糜爛者，可合導赤散，以清心火、利濕熱；若濕熱久戀下焦，又可導致腎陰灼傷而出現口乾咽燥，潮熱盜汗，手足心熱，舌光紅，可改用滋腎通關丸加生地、車前子、牛膝等，以滋腎陰、清濕熱而助氣化；若因濕熱蘊結日久，三焦氣化不利，小便量極少或無尿，面色晦滯，舌質暗紅有瘀點、瘀斑，胸悶煩躁，小腹脹滿、噁心嘔吐等，治宜降濁和胃，清熱化濕，加入活血化瘀之品，方用黃連溫膽湯加大黃、丹參、生蒲黃、澤蘭葉、白茅根、木通等。

（2）肺熱壅盛

症狀：小便不暢或點滴不通，咽乾，煩渴欲飲，呼吸急促或咳嗽，苔薄黃，脈數。

治法：清肺熱，利水道。

方藥：清肺飲。

若患者出現心煩、舌尖紅或口舌生瘡等症，乃為心火旺盛之徵象，可加黃連、竹葉等以清心火；若大便不通，可加杏

仁、大黃以宣肺通便；若兼表證而見頭痛、鼻塞、脈浮者，可加薄荷、桔梗以解表宣肺。

（3）肝鬱氣滯

症狀：小便不通，或通而不爽，脇腹脹滿，多煩善怒，舌紅，苔薄黃，脈弦。

治法：疏利氣機，通利小便。

方藥：沉香散。

若肝鬱氣滯症狀重，可合六磨湯加減，以增強其疏理肝氣的作用；若氣鬱化火，而見舌紅，苔薄黃者，可加丹皮、山梔等以清肝瀉火。

（4）尿道阻塞

症狀：小便點滴而下，或尿如細線，甚則阻塞不通，小腹脹滿疼痛，舌紫暗或有瘀點，脈細澀。

治法：行瘀散結，清利水道。

方藥：代抵當丸。

若瘀血現象較重，可加紅花、川牛膝以增強其活血化瘀的作用；若病久血虛，面色不華，治宜養血行瘀，可加黃芪、丹參之類；若一時性小便不通，脹閉難忍，可加麝香 0.09～0.15g 置膠囊內吞服，以急通小便，此藥芳香走竄，能通行十二經，傳遍三焦，藥力較猛，切不可多用，以免傷人正氣；若由於尿路結石而致尿道阻塞、小便不通，可加用金錢草、雞內金、冬葵子、瞿麥、萹蓄以通淋排石利尿，或參考「淋證」節治療。

（5）脾氣不升

症狀：時欲小便而不得出，或量少而不爽利，氣短，語聲低微，小腹墜脹，精神疲乏，食慾不振，舌質淡，脈弱。

治法：升清降濁，化氣利尿。

方藥：補中益氣湯合春澤湯。

若氣虛及陰,脾陰不足,清氣不升,氣陰兩虛,症見舌質紅,可改用補陰益氣煎;若脾虛及腎,而見腎虛證候者,可加用濟生腎氣丸以溫補脾腎,化氣利尿。

（6）腎陽衰憊

症狀:小便不通或點滴不爽,排出無力,面色㿠白,神氣怯弱,畏寒怕冷,腰膝冷而酸軟無力,舌質淡,苔白,脈沉細而弱。

治法:溫補腎陽,化氣利尿。

方藥:濟生腎氣丸。

若兼有脾虛證候者,可合補中益氣湯或春澤湯同用;若老人精血俱虧,病及督脈,而見形神萎頓,腰脊酸痛,治宜香茸丸,以補養精血,助陽通竅;若因腎陽衰憊,命火式微,致三焦氣化無權,濁陰內蘊,症見小便量少,甚至無尿、嘔吐、煩躁、神昏者,治宜千金溫脾湯合吳茱萸湯溫補脾腎,和胃降逆。

四、其他療法

1. 針刺療法

主穴取中極、關元、足三里、三陰交、氣海。腎氣不足配以陰谷、腎俞、三焦、委陽,毫針刺用補法或用灸;濕熱下注配以陰陵泉、膀胱俞,毫針刺用瀉法,不灸;外傷主穴取中極、三陰交,配以血海用瀉法。

2. 電 針

刺雙側維道,針尖向曲骨,約 2～3 寸,採用斷續波,刺激量逐漸加強,通電 15～30 分鐘。

第四節　關　格

一、定義

關格是指由於脾腎陰陽衰憊，氣化不利，濁邪內蘊而致小便不通與嘔吐並見的病證。多見於水腫、癃閉、淋證等病的晚期。

二、病因病機要點

（1）脾腎虧虛，濕熱內蘊。

（2）脾腎陽虛，寒濕內蘊。

（3）肝腎陰虛，肝風內動。

（4）腎病及心，邪陷心包。

三、辨證論治

1.診斷要點

（1）臨床出現嘔吐和小便不通的主症。

（2）有慢性腎病史。

（3）結合腎功能、B超、CT等檢查有助於明確診斷。

2.辨證要點

主要應分清本虛標實的主次。若以本虛為主者，又應分辨脾腎陽虛還是肝腎陰虛；以濁邪為主者，應區分寒濕與濕熱的不同。

3.分型論治

（1）脾腎虧虛，濕熱內蘊

症狀：小便短少黃赤，面色晦滯，腰膝酸軟，倦怠乏力，不思納食，晨起噁心，偶有嘔吐，頭痛，夜寐不安，苔薄黃膩而乾燥，脈細數或濡數。

治法：健脾益腎，清熱化濁。

方藥：無比山藥丸合黃連溫膽湯。

若尿少或小便不通，可合滋腎通關丸。

（2）脾腎陽虛，寒濕內蘊

症狀：小便不通、短少、色清，面色晦滯，畏寒怕冷，下肢欠溫，腹瀉或大便稀溏，嘔吐清水，苔白滑，脈沉細或濡細。

治法：溫補脾腎，化濕降濁。

方藥：溫脾湯合吳茱萸湯。

若嗜睡，神識昏昧，可加菖蒲、遠志、鬱金，甚則用蘇合香丸。

（3）肝腎陰虛，肝風內動

症狀：小便短少，嘔噁頻作，面部烘熱，牙宣鼻衄，頭暈頭痛，目眩，手足搐搦，舌暗紅有裂紋，苔黃膩或焦黑而乾，脈弦細數。

治法：滋補肝腎，平肝熄風。

方藥：六味地黃丸合羚羊鉤藤湯。

若大便秘結，可加生大黃清熱降濁。

（4）腎病及心，邪陷心包

症狀：小便短少，甚則無尿，胸悶、心悸或心前區疼痛，神識昏蒙，循衣摸床，或神昏譫語，噁心嘔吐，面白唇暗，四肢欠溫，痰涎壅盛，苔白膩，脈沉緩。

治法：豁痰降濁，辛溫開竅。

方藥：滌痰湯合蘇合香丸。

若狂躁痙厥，可改服紫雪丹；若症見汗多、面色㿠白、手足逆冷、舌質淡、脈細微，為陽虛欲脫，急宜回陽固脫，用參附湯加龍骨、牡蠣；若汗多、面色潮紅、口乾、舌質紅、脈細數，為陰液耗竭，應益氣斂陰，重用生脈散或生脈注射液靜脈滴注救治。

第五節 遺 精

一、定義

遺精是指不因性生活而精液頻繁遺泄的病證。多因腎虛精關不固，或君相火旺，濕熱下注等，擾動精室所致。有夢而遺精，稱為夢遺；無夢而遺精，甚至清醒時精液流出，稱滑精。

二、病因病機要點

1. 腎虛不藏

（1）恣情縱慾。

（2）稟賦不足。

2. 君相火旺

（1）勞心過度。

（2）妄想不遂。

3. 濕熱痰火下注

三、辨證論治

1. 診斷要點

（1）已婚男子不因性生活而排泄精液，多在睡眠中發生，每週超過 1 次以上；或未婚男子頻繁發生精液遺泄，每週超過 2 次以上者，伴有耳鳴、頭昏、神倦乏力、腰酸膝軟等症，持續 1 個月以上，即可診斷為本病證。

（2）直腸指診、前列腺 B 超及精液常規等檢查，可協助病因診斷。

2. 辨證要點

（1）審察臟腑

一般說來，用心過度，或雜念妄想，君相火旺，引起遺精的多為心病；精關不固，無夢滑泄的多為腎病。同時，還必須

結合患者的健康狀況，發病的新久，以及脈證的表現等，進行正確辨證。

（2）分清虛實

初起以實證為多，日久則以虛證為多。實證以君相火旺及濕熱痰火下注，擾動精室者為主；虛證則屬腎虛不固，封藏失職，若虛而有熱象者，多為陰虛火旺。

（3）辨別陰陽遺精屬於腎虛不藏者，又當辨別偏於陰虛還是偏於陽虛。偏於陰虛者，多見頭昏目眩、腰酸耳鳴、舌質紅、脈細數；偏於陽虛者，多見面白少華、畏寒肢冷、舌質淡、脈沉細。

3. 分證論治

（1）君相火動，心腎不交

症狀：少寐多夢，夢則遺精，伴有心中煩熱，頭暈目眩，精神不振，倦怠乏力，心悸不寧，善恐健忘，口乾，小便短赤，舌質紅，脈細數。

治法：清心安神，滋陰清熱。

方藥：黃連清心飲合三才封髓丹。

若心火獨亢而夢遺者，用黃連清心飲；若相火妄動，水不濟火者，可用三才封髓丹；若久遺傷腎，陰虛火旺明顯者，可用知柏地黃丸或大補陰丸以滋陰瀉火。

（2）濕熱下注，擾動精室

症狀：遺精頻作，或尿時少量精液外流，小溲熱赤渾濁，或尿澀不爽，口苦或渴，心煩少寐，口舌生瘡，大便溏臭，或見脘腹痞悶，噁心，苔黃膩，脈濡數。

治法：清熱利濕。

方藥：程氏萆薢分清飲。

若飲食不節，醇酒厚味損傷脾胃，釀痰化熱，宜清化痰

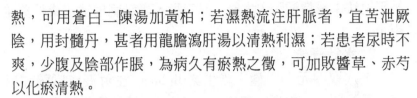

熱，可用蒼白二陳湯加黃柏；若濕熱流注肝脈者，宜苦泄厥
陰，用封髓丹，甚者用龍膽瀉肝湯以清熱利濕；若患者尿時不
爽，少腹及陰部作脹，為病久有瘀熱之徵，可加敗醬草、赤芍
以化瘀清熱。

（3）勞傷心脾，氣不攝精

症狀：勞則遺精，心悸不寧，失眠健忘，面色萎黃，四肢
困倦，食少便溏，舌質淡，苔薄，脈細弱。

治法：調補心腎，益氣攝精。

方藥：妙香散。

若中氣不升，可加升麻、柴胡或改用補中益氣湯以升提中
氣。

（4）腎虛滑脫，精關不固

症狀：夢遺頻作，甚至滑精，腰膝酸軟，咽乾，心煩，眩
暈，耳鳴，健忘，失眠，低熱，顴赤，形瘦盜汗，髮落齒搖，
舌紅少苔，脈細數。部分病人久遺滑精，可兼見形寒肢冷，陽
萎早洩，精冷，夜尿多或尿少，浮腫，溲色清白，或餘瀝不
盡，面色㿠白或枯槁無華，舌淡嫩有齒痕，苔白滑，脈沉細。

治法：補益腎精，固攝止遺。

方藥：左歸飲合金鎖固精丸、水陸二仙丹。

若腰膝酸軟者，可用左歸丸；若陰虛及陽，腎中陰陽俱虛
者，治當陰中求陽，用右歸丸。

若病由心腎不交發展而來，在補益腎精時，還應佐以寧心
安神之法，可選用斑龍丸、桑螵蛸散加減。若由濕熱下注發展
而來，不宜早施固澀，應予泄熱分利。

四、其他療法

1. 針刺療法

主穴取關元、大赫、志室。夢遺配心、神門，毫針刺用平

補平瀉法；滑精配腎、太谿、足三里，毫針刺用補法或針灸並用。

2. 水針療法

主穴取關元、中極。維生素 B_1 50mg 注射液或當歸注射液，選注關元、中極，每穴 0.5～1.0ml，進針後針感傳向前陰時再推藥，隔日一次，10 次為一療程。

3. 皮膚針療法

主穴選腎、心、志室、關元、三陰焦、神門、中極、會陰、夾脊。配穴選太谿、京門、太衝、中封、大赫、氣海，以皮膚針叩刺每次約 15 分鐘，每日或隔日 1 次。

【附】早洩

【定義】早洩是指在性交之始即行排精，甚至性交前即泄精的病證。

【病因病機要點】①陰虛火旺；②陰陽兩虛。

【辨證論治】

1. 陰虛火旺

症狀：慾念時起，陽事易舉，或舉而不堅，臨房早洩，夢遺滑精，頭暈目眩，心悸耳鳴，口燥咽乾，舌質紅，脈細數。

治法：滋陰降火。

方藥：知柏地黃丸、大補陰丸、三才封髓丹等。

遺精甚者，又當參考遺精病證進行治療。

2. 陰陽兩虛

症狀：畏寒肢冷，面㿠氣短，腰膝酸軟，陽痿精薄，舌淡，脈微。

治法：滋腎陰，溫腎陽。

方藥：金匱腎氣丸。

第六節 陽 痿

一、定義

陽痿是指青壯年男子，由於虛損、驚恐或濕熱等原因，致使宗筋弛縱，引起陰莖萎軟不舉，或臨房舉而不堅的病證。

二、病因病機要點

1. 命門火衰
2. 心脾受損
3. 恐懼傷腎
4. 肝鬱不舒
5. 濕熱下注

三、辨證論治

1. 診斷要點

（1）青壯年男子性交時，由於陰莖不能有效地勃起，無法進行正常的性生活，即可診斷本病。

（2）多有房事太過，久病體虛；或青少年頻犯手淫史，常伴有神疲乏力，腰酸膝軟，畏寒肢冷，或小便不暢，滴瀝不盡等症。

（3）排除性器官發育不全，或藥物引起的陽痿。

2. 辨證要點

（1）辨別有火無火：

陽痿而兼見面色㿠白，畏寒肢冷，舌淡苔白，脈沉細者，是為無火；陽痿而兼見煩躁易怒，小便黃赤，苔黃膩，脈濡數或弦細數者，是為有火。其中辨證的依據，以脈象、舌苔為主。

（2）分清臟腑虛實

由於恣情縱慾，思慮憂鬱，驚恐所傷者，多為脾腎虧虛，

命門火衰，屬於虛證；由於肝鬱化火，濕熱下注，宗筋弛縱者，屬於實證。

3. 分證論治

（1）命門火衰

症狀：陽事不舉，精薄清冷，頭暈耳鳴，面色㿠白，精神萎靡，腰膝酸軟，畏寒肢冷，舌淡苔白，脈沉細。

治法：溫補下元。

方藥：右歸丸、贊育丹。

若火不甚衰，只因氣血薄弱者，治宜左歸丸。

（2）心脾受損

症狀：陽事不舉，精神不振，夜寐不安，胃納不佳，面色不華，苔薄膩，舌質淡，脈細。

治法：補益心脾。

方藥：歸脾湯。

（3）恐懼傷腎

症狀：陽痿不振，舉而不剛，膽怯多疑，心悸易驚，寐不安寧，苔薄膩，脈弦細。

治法：益腎寧神。

方藥：大補元煎加味。

方中可加棗仁、遠志養心安神；因恐則氣下，還可加升麻、柴胡以升陽。

（4）肝鬱不舒

症狀：陽痿不舉，情緒抑鬱或煩躁易怒，胸脘不適，脇肋脹悶，食少便溏，苔薄，脈弦。

治法：疏肝解鬱。

方藥：逍遙散加減。

可加香附、川楝子、枳殼理氣調肝；還可加補骨脂、菟絲

子、枸杞子補益肝腎。

（5）濕熱下注

症狀：陰莖萎軟，陰囊潮濕、臊臭，下肢酸困，小便黃赤，苔黃膩，脈濡數。

治法：清化濕熱。

方藥：龍膽瀉肝湯。

若症見夢中陽舉，舉則遺精，寐則盜汗，五心煩熱，腰酸膝軟，舌紅少津，脈弦細數，為肝腎陰虛，虛火妄動，治宜滋陰降火，方用知柏地黃丸合大補陰丸加減。

四、其他療法

1. 針刺療法

主穴取腎俞、命門、三陰焦、關元，毫針刺用補法或針灸並用。

2. 電針療法

取穴：① 八髎、然谷；② 關元、三陰焦，用低頻脈沖電，通電 $3 \sim 5$min

3. 水　針

主穴選關元、中極、腎俞。取維生素 B_1 注射液 50mg 或丙酸睾丸素 5mg 輪流注入上穴，每隔 $2 \sim 3$ 天一次，4 次為一療程。

第七節　附　篇

一、常用方劑

1. 補益劑

（1）六味地黃丸（《小兒藥證直訣》）

【組成】熟地黃 24g、山茱萸 12g、山藥 12g、茯苓 9g、丹

皮 9g、澤瀉 9g。

【功效與主治】滋補肝腎。用於肝腎陰虛。症見腰膝酸軟，頭目眩暈，耳鳴耳聾，盜汗遺精，以及小兒囟門不合之症。或虛火上炎而致骨蒸潮熱，手足心熱，或消渴，或虛火牙痛，口燥咽乾，舌紅少苔，脈細數。

（2）七味都氣丸（《醫貫》）

【組成】熟地黃 24g、山茱萸 12g、山藥 12g、茯苓 9g、丹皮 9g、澤瀉 9g、五味子 6g。

【功效與主治】滋腎納氣。用於腎陰虛氣喘，症見呃逆之證。

（3）八珍湯（《正體類要》）

【組成】人參 3g、白朮 10g、茯苓 8g、當歸 10g、白芍藥 8g、川芎 5g、熟地黃 15g、炙甘草 3g、生薑 3 片、大棗 2 枚。

【功效與主治】補益氣血。用於氣血兩虛。面色㿠白或萎黃，頭暈眼花，四肢倦怠，氣短懶言，心悸怔忡，食慾減退，舌質淡，苔薄白，脈細虛。

（4）左歸丸（《景岳全書》）

【組成】熟地黃 240g、山茱萸 120g、山藥 120g、菟絲子 120g、枸杞子 120g、川牛膝 90g、鹿角膠 120g、龜版膠 120g

【功效與主治】滋陰補腎。用於真陰不足。症見頭目眩暈，腰酸腿軟，遺精滑泄，自汗盜汗，口燥咽乾，渴欲飲水，舌光少苔，脈細或數。

（5）左歸飲（《景岳全書》）

【組成】熟地黃 9g、山茱萸 5g、山藥 6g、茯苓 4g、枸杞子 6g、炙甘草 3g。

【功效與主治】補陰益陽。用於腰酸遺泄，盜汗，口燥咽乾，口渴欲飲，舌尖紅，脈細數。

（6）右歸丸（《景岳全書》）

【組成】熟地黃 240g、山茱萸 90g、山藥 120g、菟絲子 120g、枸杞子 120g、杜仲 120g、附子 60g、肉桂 60g、當歸 90g、鹿角膠 120g。

【功效與主治】溫補腎陽，填精補血。用於腎陽不足，命門火衰。久病氣衰神疲，畏寒肢冷；或陽萎遺精，或陽衰無子；或大便不實，甚則完穀不化；或小便自遺；或腰膝軟弱，下肢浮腫等。

（7）參附湯（《校注婦人良方》）

【組成】人參 9g、附子 6g、生薑 6g、大棗 2 枚。

【功效與主治】回陽固脫。用於陽氣暴脫。手足逆冷，頭暈氣短，汗出脈微弱。

（8）參苓白朮散（《太平惠明和劑局方》）

【組成】人參 10g、茯苓 10g、白朮 10g、桔梗 5g、山藥 10g、甘草 10g、白扁豆 8g、蓮子肉 5g、砂仁 5g、薏苡仁 5g。

【功效與主治】益氣健脾，滲濕止瀉。用於脾胃虛弱。症見食少，便溏，或瀉，或吐，四肢乏力，形體消瘦，胸脘悶脹，面色萎黃，舌質淡紅，苔白，脈細緩或虛緩。

（9）生脈散（《醫學啟源》）

【組成】人參 10g、麥冬 15g、五味子 6g。

【功效與主治】益氣生津，斂陰止汗。用於① 暑熱汗多，耗氣傷液。體倦氣短，咽乾口渴，脈虛數。② 久咳肺虛，氣陰兩傷。乾咳少痰，氣短自汗，口乾舌燥，苔薄少津，脈虛細。

（10）補中益氣湯（《脾胃論》）

【組成】人參 10g、黃芪 15g、白朮 10g、甘草 5g、當歸 10g、陳皮 6g、升麻 3g、柴胡 3g。

【功效與主治】補中益氣，升陽舉陷。用於① 脾胃氣虛。

發熱，自汗出，渴喜溫飲，少氣懶言，體倦肢軟，面色㿠白，大便稀溏，脈洪而虛，舌質淡，苔薄白。② 氣虛下陷。脫肛，子宮下垂，久瀉，久痢，久瘧等，以及清陽下陷諸證。

（11）濟生腎氣丸（《濟生方》）

【組成】熟地黃 15g、山茱萸 30g、山藥 30g、茯苓 30g、丹皮 30g、澤瀉 30g、炮附子 30g、官桂 15g、川牛膝 15g、車前子 30g。

【功效與主治】溫補腎陽，利水消腫。用於腎陽不足。腰重腳腫，小便不利。

（12）大補陰丸（《丹溪心法》）

【組成】知母 120g、黃柏 120g、熟地黃 180g、龜板 180g、脊髓 100g。

【功效與主治】滋陰降火。用於肝腎陰虛，虛火上炎。骨蒸潮熱，盜汗遺精，咳嗽咯血，心煩易怒，足膝疼熱或萎軟，舌紅少苔，尺脈數而有力。

（13）金匱腎氣丸（《金匱要略》）

【組成】桂枝 30g、附子 30g、熟地黃 240g、山萸肉 120g、山藥 120g、茯苓 90g、丹皮 90g、澤瀉 90g。

【功效與主治】溫補腎陽。用於腎陽不足。腰痛腳軟，下半身常有冷感，少腹拘急，小便不利，或小便反多。舌質淡而胖，苔薄白不燥，尺脈沉細。以及腳氣、痰飲、消渴、轉胞等證。

2. 和解劑

（1）小柴胡湯（《傷寒論》）

【組成】柴胡 12g、黃芩 9g、半夏 6g、人參 6g、甘草 5g、生薑 9g、大棗 4 枚。

【功效與主治】和解少陽。用於① 傷寒少陽證。往來寒

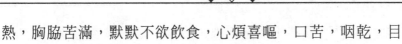

熱，胸脇苦滿，默默不欲飲食，心煩喜嘔，口苦，咽乾，目眩，舌苔薄白，脈弦者。②婦人傷寒，熱入血室，以及瘧疾、黃疸與內傷雜病而見少陽證者。

（2）逍遙散（《太平惠明和劑局方》）

【組成】柴胡 9g、白朮 9g、白芍藥 9g、當歸 9g、茯苓 9g、炙甘草 6g、薄荷 4g、煨薑 5g。

【功效與主治】疏肝解鬱，健脾和營。用於肝鬱血虛，而致兩脇作痛，寒熱往來，頭痛目眩，口燥咽乾，神疲食少，月經不調，乳房作脹，脈弦而虛者。

3. 理血劑

（1）小薊飲子（《濟生方》）

【組成】生地黃 30g、小薊 15g、滑石 15g、木通 9g、炒蒲黃 9g、淡竹葉 9g、藕節 9g、當歸 6g、山梔 9g、炙甘草 6g。

【功效與主治】涼血止血，利水通淋。用於下焦瘀熱，而致血淋，尿中帶血，小便頻數，赤澀熱痛，或尿血，而見舌紅，脈數等。

4. 祛濕劑

（1）麻黃連翹紅豆湯（《傷寒論》）

【組成】麻黃 6g、杏仁 6g、生梓白皮 9g、連翹 6g、紅豆 9g、甘草 6g、生薑 6g、大棗 5 個。

【功效與主治】發汗解表，清熱利濕。用於濕熱內鬱，症見外有風寒，身發黃者。

（2）實脾飲（《重訂嚴氏濟生方》）

【組成】附子 6g、乾薑 6g、白朮 6g、炙甘草 3g、厚朴 6g、木香 6g、草果仁 6g、檳榔 6g、木瓜 6g、生薑 10g、大棗 1 枚、茯苓 6g。

【功效與主治】溫陽健脾，行氣利水。用於陽虛水腫。症

見身半以下腫甚，手足不溫，口中不渴，胸腹脹滿，大便溏薄，舌苔白膩，脈沉遲者。

（3）八正散（《太平惠明和劑局方》）

【組成】木通 6g、車前子 9g、扁蓄 6g、瞿麥 6g、滑石 6g、甘草梢 6g、大黃 6g、山梔子仁 6g、燈心草 6g。

【功效與主治】清熱瀉火，利水通淋。用於濕熱下注。熱淋，血淋，小便渾赤，溺時澀痛，淋漓不暢，甚或癃閉不通，小腹急滿，口燥咽乾，舌苔黃膩，脈滑數。

（4）五皮散（《華氏中藏經》）

【組成】桑白皮 9g、陳皮 9g、生薑皮 9g、大腹皮 9g、茯苓皮 9g。

【功效與主治】利濕消腫，理氣健脾。用於脾虛濕盛，皮水。一身悉腫，肢體沉重，心腹脹滿，上氣喘急，小便不利，以及妊娠水腫等，苔白膩，脈沉緩。

（5）真武湯（《傷寒論》）

【組成】炮附子 9g、白朮 6g、茯苓 9g、芍藥 9g、生薑 9g。

【功效與主治】溫陽利水。用於① 脾腎陽虛，水氣內停。小便不利，四肢沉重疼痛，腹痛下利，或肢體浮腫，苔白不渴，脈沉。② 太陽病。發汗，汗出不解，其人仍發熱，心下悸，頭眩，身瞤動，振振欲擗地。

（6）胃苓湯（《丹溪心法》）

【組成】蒼朮 15g、厚朴 9g、陳皮 9g、甘草 4g、生薑 5g、大棗 2 枚、白朮 9g、桂枝 6g、豬苓 9g、澤瀉 15g、茯苓 9g。

【功效與主治】祛濕和胃，行氣利水。用於夏秋之間，脾胃傷冷。見水穀不分，泄瀉不止以及水腫，腹脹，小便不利者。

（7）程氏萆薢分清飲（《醫學心悟》）

【組成】萆薢 10g、車前子 7g、茯苓 5g、蓮子心 4g、石菖

蒲 3g、黃柏 3g、丹參 7g、白朮 5g。

【功效與主治】清熱利濕，分清化濁。用於濕熱滲入膀胱。白濁，膏淋，尿有餘瀝，小便混濁，舌苔黃膩者。

（8）五苓散（《傷寒論》）

【組成】桂枝 6g、白朮 9g、茯苓 9g、豬苓 9g、澤瀉 15g。

【功效與主治】利水滲濕，溫陽化氣。用於① 外有表證，內停水濕。症見頭痛發熱，煩渴欲飲，或水入即吐，小便不利，舌苔白，脈浮。② 水濕內停。水腫，泄瀉，小便不利，以及霍亂吐瀉等證。③ 痰飲。臍下動悸，吐涎沫而頭眩，或短氣而咳者。

5. 癰瘍劑

（1）五味消毒飲（《醫宗金鑒》）

【組成】金銀花 20g、野菊花 15g、蒲公英 15g、紫花地丁 15g、紫背天葵 15g。

【功效與主治】清熱解毒，消散疔瘡。用於火毒結聚的癰瘡癤腫。症見初起局部紅腫熱痛或發熱惡寒；各種疔毒、瘡形如粟，堅硬根深，狀如鐵釘，舌紅，苔黃，脈數。

6. 清熱劑

（1）龍膽瀉肝湯（《醫方集解》）

【組成】龍膽草 6g、澤瀉 12g、木通 9g、車前子 9g、當歸 3g、生甘草 6g、柴胡 6g、生地黃 9g、黃芩 9g、梔子 9g。

【功效與主治】瀉肝膽實火，清下焦濕熱。用於肝膽實火上擾，症見頭痛目赤，脅痛，口苦，耳聾、耳腫；或濕熱下注，症見陰腫、陰癢，筋痿，陰汗，小便淋濁，婦女濕熱帶下等。

（2）黃連解毒湯（《外台秘要》）

【組成】黃連 9g、黃柏 6g、黃芩 6g、梔子 9g。

【功效與主治】瀉火解毒。用於一切實熱火毒，三焦熱盛

之證。

7. 溫裏劑

吳茱萸湯（《傷寒論》）

【組成】吳茱萸 3g、人參 6g、生薑 18g、大棗 4 枚。

【功效與主治】溫中補虛，降逆止嘔。用於① 胃中虛寒，食穀欲嘔，胸膈滿悶，或胃脘痛，吞酸嘈雜。② 厥陰頭痛，乾嘔吐涎沫。③ 少陰吐利，手足逆冷，煩燥欲死。

8. 固澀劑

（1）桑螵蛸散（《本草衍義》）

【組成】桑螵蛸 10g、遠志 10g、菖蒲 10g、龍骨 10g、人參 10g、茯神 10g、當歸 10g、龜版 10g。

【功效與主治】調補心腎，澀精止遺。用於心腎兩虛。症見小便頻數，或尿如米泔色，心神恍惚，健忘食少，以及遺尿，滑精等。

（2）金鎖固精丸（《醫方集解》）

【組成】沙苑蒺藜 60g、芡實 60g、蓮鬚 60g、龍骨 30g、牡蠣 30g、蓮肉 30g。

【功效與主治】補腎澀精。用於遺精滑泄，神疲乏力，四肢酸軟，腰酸耳鳴。

9. 祛痰劑

（1）滌痰湯（《證治準繩》）

【組成】製半夏 8g、製南星 8g、陳皮 6g、枳實 6g、茯苓 6g、人參 3g、石菖蒲 3g、竹茹 2g、甘草 2g、生薑 4g。

【功效與主治】滌痰開竅。用於中風痰迷心竅，舌強不能言。

（2）黃連溫膽湯（《備急千金要方》）

【組成】半夏 9g、陳皮 9g、茯苓 5g、枳實 6g、甘草 3g、

竹茹 6g、黃連 6g、大棗 1 枚。

【功效與主治】理氣化痰，清膽和胃。用於膽胃不和，痰熱內擾之證。

10. 治風劑

（1）羚羊鉤藤湯（重訂《通俗傷寒論》）

【組成】羚羊角 4.5g、鉤藤 9g、桑葉 6g、川貝 12g、鮮生地 15g、菊花 9g、白芍藥 9g、生甘草 2.4g、淡竹茹 15g、茯神 9g。

【功效與主治】涼肝熄風，增液舒筋。用於肝筋熱盛，熱極動風。症見高熱不退，煩悶躁擾，手足抽搐，發為痙厥，甚則神昏，舌質絳而乾，或舌焦起刺，脈弦而數。

11. 瀉下劑

（1）溫脾湯（《備急千金要方》）

【組成】附子 9g、人參 9g、大黃 12g、甘草 3g、乾薑 6g、芒硝 3g、當歸 6g。

【功效與主治】溫補脾陽，攻下冷積。用於脾陽不足。症見冷積便秘，或久利赤白，腹痛，手足不溫，脈沉弦。

（2）疏鑿飲子（《濟生方》）

【組成】商陸 6g、澤瀉 12g、紅豆 15g、椒目 9g、木通 12g、茯苓皮 30g、大腹皮 15g、檳榔 9g、生薑 12g、羌活 9g、秦艽 9g。

【功效與主治】瀉下逐水，疏風發表。用於水濕壅盛。遍身水腫，氣喘，口渴，二便不利。

二、調治與康復

1. 情志調護

腎系疾病均應避免七情過極，應保持精神樂觀、寧靜，使心情舒暢。同時對水腫、淋證、癃閉、關格、遺精、陽痿病

人，給與安慰解除患者的思想顧慮和後顧之憂，使其全身心配合醫療而早日康復。

2. 病室環境

病室環境應保持整潔、安靜、舒適，陽光充足，溫度適宜；室內應保持空氣流通，定時通風，但應注意適時增減衣被，避風寒侵襲；禁止吸菸，防止特殊氣味的刺激。

對水腫病人，應保持室內陽光充足，溫度、濕度均適宜，防止感冒而加重水腫，病室定期紫外線消毒；對癃閉病人，應絕對臥床休息，減少體力消耗，避風保暖，避免不良刺激。

3. 飲食護理

（1）水腫　飲食應予以低鹽或無鹽飲食，飲食宜清淡，營養豐富，忌食辛辣、肥甘之物，忌菸酒。同時還可飲食調補。

（2）淋證　應清淡飲食，少食肥甘，忌辛辣、刺激之品，適量多飲水，多吃新鮮水果、蔬菜。也可以飲食調補。

（3）癃閉　應平時節制飲食，忌煙酒，忌辛辣、厚味、生冷之品，防止濕熱內生。飲食以清淡為宜，富含維生素及纖維素。

（4）關格　飲食宜高熱量低蛋白富含維生素易消化，要合理搭配。動物蛋白攝入量每日不應超過 20～40g，禁食豆製品，忌生冷牛羊肉及海味等發性食物。兼水腫者宜低鹽飲食。

（5）陽痿、遺精　飲食均應忌辛辣、肥甘厚味，忌煙酒，另可予飲食調護。

4. 康復養生

（1）保持心情舒暢，避免情志過激。

（2）起居有常，避外邪侵襲，防止外傷，節制房事，重視個人衛生。水腫病人還須不忘勞作，適當活動，增強抗病能力；淋證病人須注意適當臥床休息，勞逸結合；癃閉病人應避

免久坐少動，注意適當活動，增強體質；關格病人應儘量臥床休息，以防耗傷正氣。

（3）飲食宜清淡易消化。忌食辛辣生冷肥甘厚膩之品。

（4）戒菸酒。

（5）適當鍛鍊身體，但應注意量力而行。

（6）按照醫囑，定時服藥，定期復查身體。

三、護理要點

1. 水　腫

【病情觀察】

（1）陽水者注意保暖防止感冒，病室定期紫外線消毒。

（2）風水氾濫者須觀察水腫、尿量、尿色、血壓等情況，準確記錄 24h 出入量。

（3）水腫盛者宜絕對臥床，取臥位或半臥位。

（4）加強皮膚護理。

（5）陰水者須臥床休息，可取臥位或半臥位。

（6）密切觀察患者生命體徵的變化，出現尿毒症早期表現或水氣凌心之危候者，即時對症處理。

【給藥護理】陽水者見惡寒，湯藥宜熱服，以助汗出表解。

2. 淋　證

【病情觀察】

（1）淋證須適當臥床休息，保持心情舒暢，加大飲水量，避免過度疲勞寒涼侵襲。

（2）定時測量體溫，觀察病情變化。

【給藥護理】

（1）沉香散適用於氣淋實證，若虛證則用補中益氣湯補中益氣。

（2）血淋實證用小薊飲子加減，虛證時忌用，應用知柏地

黃丸加減。

（3）膏淋也須辨清虛實用藥，實證用程氏萆分清飲；虛證則用膏淋湯。

3. 癃　閉

【病情觀察】

（1）絕對臥床休息，減少體力消耗，避風保暖。

（2）觀察排尿難易程度、尿色、尿量，並做好記錄，及時留取標本送驗。

（3）密切觀察生命體徵，面色，神志，水腫程度，舌脈，有無腹脹、噁心嘔吐、心悸氣短等證。

（4）嚴格記錄 24h 出入量。

（5）急性腎功能衰竭者應限制入水量，必要時行人工血液透析療法排出毒素改善腎功能。

（6）注意觀察透析後患者全身症狀改善情況及排尿情況，做好記錄。

【給藥護理】膀胱脹滿拒按，給行導尿術，以緩其急。

4. 關　格

【病情觀察】

（1）絕對臥床休息，減輕腎臟負擔，降低體力消耗。

（2）宜住搶救室或監護病房，做好搶救準備。

（3）準確記錄 24h 出入量，尿量少於 50ml 立即通知醫生及時處理。

（4）對躁動不安、驚厥病人應加床檔，防止墜床。

（5）嚴密觀察患者生命體徵、神志、嘔吐、舌脈變化、有無出血傾向。

（6）注意口腔清潔，每日口腔護理 1～2 次，防止感染。

（7）做好皮膚護理，每天用溫水擦洗。勤剪指甲，以免皮

膚騷癢時抓破皮膚造成感染。

（8）飲食原則是低鹽、低蛋白高熱量，忌含鉀高的食物。

（9）加強心理護理，給予心理支持和鼓勵，勸慰病人有條件則進行血液透析療法。

【給藥護理】溫服中藥湯劑。藥汁應煎濃，少量多次服用。噁嘔頻作者，可用生薑片咀嚼或薑汁滴舌緩解症狀。

四、與現代醫學的聯繫及診斷治療方法

（1）中醫水腫多見於現代醫學中的急慢性腎小球腎炎、腎病綜合徵、充血性心力衰竭、內分泌失調以及營養障礙等疾病。

（2）中醫淋證屬於現代醫學的泌尿系感染、泌尿系結石、泌尿系結核、泌尿系腫瘤、前列腺疾病、乳糜尿等。

（3）中醫學癃閉可見於現代醫學各種原因引起的尿瀦留（如尿路結石、尿路腫瘤、尿路損傷、尿道狹窄、前列腺增生、神經性尿閉、膀胱括約肌痙攣）、腎功能衰竭無尿證。

（4）關格可見於現代醫學的慢性腎功能衰竭（如腎系疾病及全身性疾病所致的尿毒症），腎前性、腎後性、腎性因素所致的急性腎功能衰竭。

（5）陽痿、遺精與西醫學中的陽痿、遺精相類同。

由上可知，中醫腎膀胱系病證與現代醫學的泌尿系疾病既有聯繫，又有區別；有相同，又有交叉。中醫腎系某一病證，可見於西醫泌尿系統多種疾病中；同時西醫泌尿系統中一個病證也可見於中醫腎系多種病證中。為突出重點，以下著重論述急性、慢性腎小球腎炎，腎病綜合證，泌尿系感染，急性慢性腎功能衰竭。

（一）急性腎小球腎炎

【定義】急性腎小球腎炎是急性起病，以血尿、蛋白尿、

水腫和高血壓為主要表現，並可有一過性氮質血症的一組疾病。多見於鏈球菌感染後，其他細菌、病毒及寄生蟲感染也可能引起。

【診斷】鏈球菌感染後 1～3 週發生血尿、蛋白尿、水腫、高血壓，甚至少尿及氮質血症，血清補體 C_3 下降（發病 8 週內恢復正常），即可臨床診斷急性腎炎。

【治療】以休息及對症為主。少數急性腎功能衰竭病例應予透析，待其自然恢復。不宜用激素及細胞毒藥物。

治療一般治療、治療感染灶、對症治療、中醫藥治療和透析治療。

(二)急進性腎小球腎炎

【定義】急進性腎小球腎炎是臨床以急性腎炎綜合徵，腎功能急劇壞轉，早期出現少尿性急性腎功能衰竭為特徵，病理呈新月體腎炎為表現的一組疾病。

【分型】根據免疫病理表現分為三型。I 型為抗腎小球基膜抗體型，II 型為免疫複合物型，III 型為非體液免疫介導型。

【診斷】凡呈急性腎炎綜合徵的患者腎功能急劇壞轉無論是否已達到少尿性急性腎功能衰竭，均應疑及此病，並即時進行腎活檢。若病理證實為新月體腎炎，又能除外是由系統性疾病引起時，診斷即成立。

【治療】須盡早開始治療。分強化血漿置換療法；甲基潑尼松龍沖擊療法；四聯療法；透析治療及腎移植。

(三)慢性腎小球腎炎

【定義】慢性腎小球腎炎是病情遷延、病變緩慢進展、最終將發展成慢性腎功能衰竭的一組腎小球疾病。臨床以水腫、高血壓、蛋白尿、血尿及腎功能損害為基本表現，但由於病理類型及病期不同它們的主要表現可相異，疾病表現多樣化。

【分型】據引起的病理類型可分為系膜增生性腎炎、系膜毛細血管性腎炎、膜性腎病及局灶性節斷性腎小球硬化等。

【診斷】若尿化驗異常（蛋白尿、血尿、管型尿）、水腫及高血壓病史達一年以上，無論有無腎功能損害均應考慮此病，再進一步除外繼發性腎炎（如狼瘡性腎炎、過敏性紫癜腎炎）及遺傳性腎炎（如遺傳性進行性腎炎）後，臨床即可診斷慢性腎炎。

但典型的慢性腎炎不應等病史達一年以上才確診，應力爭在起病初即識別。以下兩種情況，於病初即應考慮慢性腎炎：

① 起病呈急性腎炎綜合徵表現，但潛伏期較短，血清補體 C_3 始終正常（如系膜增生性腎炎）或血清 C_3 持續降低，於起病 8 週後也不恢復（如大部分系膜毛細血管性腎炎）；

② 起病不呈急性腎炎綜合徵，無血尿，僅表現中度蛋白尿及輕、中度水腫（如部分膜性腎病）。此時，腎活檢病理檢查對確診意義很大。

【治療】治療應以防止或延緩腎功能進行性減退為主要目的，而不以消除蛋白尿及血尿為目標。因此，一般不主張給予激素及細胞毒藥物，而且用藥後多無效。可採用下列綜合措施：限制食物中蛋白及磷入量；積極控制高血壓；應用血小板解聚藥；避免有害於腎的因素。

(四)腎病綜合徵

【定義】腎病綜合徵由以下臨床表現組成：① 尿蛋白多於 3.5g／24h 尿；②血漿白蛋白低於 30g／L；③ 水腫；④ 血脂升高。其中①②兩條為診斷所必需，亦即①②③、①②④或①②③④三或四項齊備時，腎病綜合徵診斷即成立。

【分型】腎病綜合徵按其病因分為原發型及繼發型兩大類。原發型腎病綜合徵按病理類型分為微小病變病；系膜增生

性腎炎；系膜毛細血管性腎炎；膜性腎病；局灶性節段性腎小球硬化。

【診斷】步驟如下：① 是否腎病綜合徵？前文已敘，主要依據尿蛋白含量和血漿白蛋白濃度，並參考有無水腫及高血脂作出診斷；② 是否原發性腎病綜合徵？需仔細除外全身系統疾病及先天遺傳疾病所致之繼發性腎病綜合徵，才能診斷；③ 是哪種腎小球疾病引起，必須作腎活檢。

【治療】一般治療：休息，飲食；對症治療：利尿消腫，減少尿蛋白；主要治療：抑制免疫與炎症；糖皮質激素，細胞毒藥物，環孢素 A；中醫藥治療；併發症防治。

(五) 腎盂腎炎

【定義】腎盂腎炎是尿路感染中的一種主要臨床表現，是由細菌（極少數為真菌、病毒、原蟲等）直接引起的腎盂腎盞和腎實質的感染性炎症。本病好發於女性，尤以婚育齡女性、女幼嬰和老年婦女患病率更高。

【分型】臨床上將本病分為急性或慢性兩型。

【診斷】

（1）急性腎盂腎炎　典型病例有全身症狀，尿路局部表現和尿液變化診斷不難。

（2）慢性腎盂腎炎　腎盂腎炎多次發作或病情遷延不癒、病程達一年以上，又有腎盂腎盞變形、縮窄、兩腎大小不等、外形凹凸不平或腎小管功能持續減退者可診斷慢性腎盂腎炎。

【治療】

（1）急性腎盂腎炎：一般治療；抗菌藥物治療。

（2）慢性腎盂腎炎：一般治療；抗菌藥物治療；腎盂腎炎再發，須去除易感因素；無症狀性菌尿，一般選用抗菌藥治療，無效或再發可調整用藥再治，若仍無效或再發則可選用長

期低劑量抗菌治療，以保持尿無菌狀態。

（3）中醫治療。

（六）急性腎功能衰竭

【定義】急性腎功能衰竭是由於各種病因引起腎功能急驟、進行性減退而出現的臨床綜和徵。臨床主要表現為腎小球濾過率明顯降低所致的氮質瀦留，以及腎小管重吸收和排泌功能障礙所致的水、電解質和酸鹼平衡失調。

【分型】傳統分為腎前性、腎實質性、腎後性；根據尿量減少與否，分為少尿（無尿）型和多尿型。

【診斷】根據原發病因，急驟進行性氮質血症伴少尿，結合相應臨床表現和實驗室檢查，一般不難作出診斷。

【治療】

（1）少尿期的治療：

治療重點為調節水、電解質和酸鹼平衡，控制氮質瀦留，提供足夠營養和治療原發病。具體包括：①臥床休息；②飲食與維持水平衡治療；③高鉀血症的處理；④代謝性酸中毒的處理；⑤感染的處理；⑥營養支持；⑦血液透析或腹膜透析治療。

（2）多尿期治療：

治療重點仍為維持水、電解質和酸鹼平衡，控制氮質血症，治療原發病和防止各種併發症。

（3）恢復期治療：

一般無需特殊處理，定期隨訪腎功能，避免使用腎毒性藥物。

（七）慢性腎功能衰竭

【定義】慢性腎功能衰竭是慢性腎功能不全的嚴重階段，為各種腎臟疾病持續發展的共同轉歸，主要表現為代謝產物瀦

留，水、電解質、酸鹼平衡失調和全身各系統症狀，又稱為尿毒症。

【分型】按腎小球濾過功能（GFR）降低的進程，可將慢性腎功能不全分為三階段：

① 腎功能不全代償期：腎小球濾過率大於 50ml／min；血肌酐小於 178 μ mol／L；血尿素氮小於 9mmol／L。

② 腎功能不全失代償期：腎小球濾過率降至 25～50 ml／min；血肌酐大於 178 μ mol／L；血尿素氮大於 9mmol／L。

③ 腎功能衰竭期：腎小球濾過率降至 25ml／min；血肌酐大於 445 μ mol／L；血尿素氮大於 20mmol／L。當 GFR 降至 10 ml/min 以下時，稱為尿毒症晚期或終末期。

【診斷】要盡可能明確病原診斷。基礎診斷主要根據病史、實驗室檢查以及特殊檢查加以確定。

如基礎疾病已不可逆，則應著重檢查有無促使腎功能惡化的可逆因素：① 血容量不足；② 感染；③ 尿路梗阻；④ 慢性心力衰竭和嚴重心律失常等；⑤ 腎毒性藥物的使用；⑥ 急性應激狀態；⑦ 血壓波動；⑧ 低鈣血症、高磷血症或轉移性鈣化症。

【治療】① 治療基礎疾病和防治腎功能惡化；② 飲食治療；③ 必需氨基酸療法；④ 中醫藥療法；⑤ 併發症的治療；⑥ 藥物的使用；⑦ 追蹤隨訪；⑧ 透析療法；⑨ 腎移植。

五、實驗室檢查及特檢方法

(一)實驗室檢查

1. 尿液一般檢查

(1)尿 量

【正常值】成人為 1000～2000ml／24h

【臨床意義】① 多尿：常見於糖尿病尿崩症慢性腎炎之腎

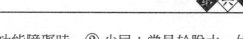

功能障礙時。② 少尿：常見於脫水，休克，急慢性腎炎及心臟病伴心力衰竭等。③ 夜尿：夜間尿多於日間尿 500ml 以上，且比重在 1.014 左右多見於慢性腎炎。④ 無尿：見於尿毒症及嚴重休克。

（2）顏　色

【正常值】為淺黃。若攝入液體較少，尿量濃縮呈深黃色。灰白色見於磷酸鹽沉澱後的鹼性尿。

【臨床意義】血尿見於急性腎炎、腎結核、腎腫瘤、泌尿系結石及出血性疾病等；血紅蛋白尿見於溶血性貧血；黃疸尿見於黃疸性肝炎及膽道梗阻，膿尿見於泌尿系化膿性疾患。

（3）透明度

【正常值】新鮮尿透明，放置後有鹽類結晶析出時，則混濁。

【臨床意義】新鮮尿混濁，見於泌尿系疾患，如腎炎、膀胱炎、腎盂腎炎等，血尿和乳糜尿均混濁。

（4）酸鹼度

【正常值】為弱酸性，一般在 pH 值 5～7 之間

【臨床意義】強酸性尿常見於酸中毒糖尿病腎炎及服用氯化銨等；強鹼性尿見於嚴重嘔吐膀胱炎服用鹼性藥物等。

（5）比　重

【正常值】1.002～1.030。

【臨床意義】增高：見於糖尿病、急性腎炎、發熱、嚴重嘔吐、腹瀉等；降低：見於尿崩症及慢性腎炎。

（6）尿蛋白

【正常值】0～120mg／24h 尿（雙縮尿比色法）

【臨床意義】蛋白量增加：見於生理性蛋白尿，如進高蛋白飲食、精神激動、劇烈運動、妊娠期等；腎臟實質性急病，

如急慢性腎炎腎盂腎炎腎結核腎腫瘤等；腎臟血循環障礙，如慢性充血性心力衰竭；腎外疾患，如前列腺炎尿道炎膀胱炎等；腎臟受毒素或藥物刺激，如白喉猩紅熱及汞鉛中毒等；高熱也可出現蛋白尿。

（7）尿　糖

【正常值】陰性（班氏法）。結果判斷：－（藍色）；＋（綠色）；＋＋（黃綠色）；＋＋＋（土黃色）；＋＋＋＋（紅棕色）

【臨床意義】尿糖陽性見於：糖尿病、腎性糖尿病、甲狀腺功能亢進等，內服、注射大量葡萄糖及精神激動也可致陽性反應。

（8）酮　體

【正常值】見表5

【臨床意義】正常尿液中不含酮體；嚴重未經治療的糖尿病患者，酮體可呈陽性反應；妊娠嘔吐、長期饑餓、營養不良、劇烈運動後可呈陽性反應。

（9）尿沉渣檢查

【正常值】紅細胞：0～3／HP；白細胞0～5／HP；管型：每低倍視野平均值0～1／全片。

表5　尿酮體判斷標準（朗格法）

（單位：mg/dL）

定性	反應情況	乙酰乙酸	丙　酮
陰性	10分鐘後無紫色環	－	－
微量	10分鐘內出現淡紫色環	5	20～40
＋	10分鐘內逐漸出現紫環	10	100
＋＋	較快出現紫環	20～100	250～500
＋＋＋～＋＋＋＋	立即出現紫環	100～300	800～4000

【臨床意義】尿中出現較多紅細胞時，見於泌尿系結石及慢性腎炎急性發作、腎結核、腎外傷、腎腫瘤、腎瘀血、腎梗塞、尿路炎症、膀胱腫瘤、出血性疾患等。白細胞多時常見於泌尿系感染，如腎盂腎炎、膀胱炎、尿道炎、前列腺炎、腎結核等。上皮細胞：扁平上皮，臨床意義不大；大圓形上皮大量出現，常見於膀胱炎偶見於正常尿；尾狀上皮，見於腎盂腎炎；小圓形上皮，尿中出現，表示腎小管病變。

出現透明管型見於急、慢性腎炎，高熱，腎瘀血等。出現顆粒管型表示腎實質病變，如急性腎炎、腎病等。蠟樣管型出現尿中，表示腎小管有嚴重壞死，多見於重症腎炎，特別是慢性腎炎的終末期或澱粉樣病變。脂肪管型出現尿中，多見於類脂性腎病及慢性腎小球腎炎。上皮細胞管型出現尿中，表示腎小管細胞有變性，多見於腎病、毒素反應、長期高熱、子癇等。

紅細胞管型出現在尿中，多見於急性腎炎。白細胞管型出現在尿中多見於腎盂腎炎及腎臟化膿性疾病。服磺胺類藥物過量時，尿中可出現磺胺類結晶。亮氨酸及酪氨酸結晶，見於急性暴發型肝炎及磷中毒。

2. 腎功能檢查

（1）腎小球濾過功能試驗

① 內生肌酐清除率測定

【正常值】109～148L／24h（或80～120ml／min）

【臨床意義】常用以判斷腎小球損害程度，當腎實質破壞達50%以上時，試驗結果才表現為異常。腎功能輕度損害，清除率 51～70ml／min；腎功能中度損害，清除率 31～50ml／min；腎功能衰竭，清除率＜30ml／min。

② 血漿肌酐測定

【正常值】88～177μmol／l（1～2mg／dl）

【臨床意義】腎小球受損早期或輕度損害時，血中濃度可正常。當血肌酐含量明顯增高，常表示腎臟功能以已嚴重受損。如其濃度超過 5mg／dl，病情不能改善，則有發展成尿毒症的危險。急性腎小球腎炎時，可增高至 2～4mg／dl。慢性腎小球腎炎時，可增至 4～5mg／dl，尿毒症時可達 20mg／dl 以上。

③ 血漿尿素氮測定

【正常值】3.2～7.0mmol／L（成人：9～20mg／dl；兒童：5～18mg／dl）

【臨床意義】分生理性和病理性。病理性的又分三個方面。腎前性：見於劇烈嘔吐、幽門梗阻、腸梗阻和長期腹瀉等，引起血漿尿素氮增高。腎性：急性腎小球腎炎、腎病晚期、腎功能衰竭、慢性腎盂腎炎及中毒性腎炎都可出現血尿素氮增高。腎後性：前列腺腫大、尿路結石、尿道狹窄、膀胱腫瘤致使尿道受壓等都可能使尿路阻塞引起血尿素氮增高。

血尿素氮減少較為少見，常表示有嚴重的肝病，如肝炎合併廣泛肝壞死。

④ 血漿尿酸測定

【正常值】120～240 μ mol／L（2～4mg／dl）

【臨床意義】血中尿酸增高見於：腎臟疾病：急、慢性腎炎並有非蛋白氮增高者，血漿尿酸含量都可有明顯增高。且其增高程度較之非蛋白氮、尿素氮、肌酐等顯著，出現的也較早，一般可達 4～10mg／dl，甚至高達 25mg／dl。此外，其他腎臟病的晚期如腎結核、腎盂腎炎、腎盂積水等血尿酸濃度也可增加。由於腎外因素對血中尿酸值影響較大，故尿酸增高程度與腎功能損害程度可不平行。

此外，也可見於痛風、子癇、白血病、腫瘤、慢性鉛中毒以及其他如飲食中脂肪過多、肥胖、長期禁食和糖尿病患者。

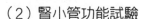

（2）腎小管功能試驗

① 酚紅排泌試驗

【正常值】15 分鐘排出量達 25%或以上，60min 達 35%～40%，120 分鐘達 55%～75%。

【臨床意義】本試驗主要反映腎臟近曲小管功能，凡小時排出量＜50%，提示腎小管功能減退；排出量 40%～50%，示腎小管功能輕度損害；排出量 25%～39%，示腎小管功能中度損害；排出量 11%～24%，示腎小管功能重度損害；排出量 0～10%，示腎小管功能嚴重損害。慢性腎小球腎炎、腎盂腎炎、腎小動脈硬化症及腎瘀血時排出量均可降低。阻塞性肝病時，可致排泌量增多。

② 莫氏濃縮稀釋試驗

【正常值】夜尿量＜750ml，晝、夜尿量之比為 3～4：1，最高比重＞1.018，最高與最低比重差＞0.009。

【臨床意義】夜尿量＞750ml，提示腎濃縮功能不全。若晝尿最高一次比重不及 1.018，晝尿最高與最低比重之差降至 0.001～0.002 之間，或比重恒定在 1.010 左右，均說明腎臟已喪失濃縮能力。晝尿每次尿比重固定在 1.018 以上，常見於急性腎炎、腎被動性充血及出汗過多等。

③ 腎小管葡萄糖最大重吸收量試驗

【正常值】男　300～450mg／min；女　250～350mg／min

【臨床意義】腎小管葡萄糖最大重吸收量與雙腎有效腎單位的數量有關。當某些腎單位的腎小球閉塞時，則葡萄糖不能濾過，當腎小管缺血或損壞時，則葡萄糖不能重吸收，二者都可使腎小管葡萄糖最大重吸收量減少。故可根據其減少的程度估計有效腎單位的數量，但不能鑒別損害是在腎小管還是在腎小球。

（3）酸鹼平衡功能試驗

二氧化碳結合力測定

【正常值】23～31mmol／L（50％～70％容積）

【臨床意義】二氧化碳結合力增高：① 各種原因所致的呼吸性酸中毒，如慢性支氣管炎、阻塞性肺氣腫、慢性肺源性心臟病、支氣管哮喘喘息狀態、支氣管擴張、廣泛性肺纖維化、嗎啡中毒等慢性患者。② 代謝性鹼中毒：常見於各種原因所致頻繁嘔吐，使胃酸大量丟失，如急性胃炎、幽門梗阻或痙攣、妊娠嘔吐等。

　　二氧化碳結合力減低：① 代謝性酸中毒：常見於糖尿病酮症酸中毒和饑餓性酮中毒；急、慢性腎功能不全，腎小管性酸中毒；劇烈腹瀉、嚴重腸瘻、腸吸引術；大面積燒傷等。② 呼吸性鹼中毒：常見於各種原因所致的呼吸加深加快，如腦溢血、腦炎、腦膜炎、支氣管哮喘、癔病等。

3. 尿蛋白圓盤電泳測定

（1）電泳後尿蛋白類型

可分為 5 型。① 正常類型：在白蛋白區帶上下兩側從高分子到低分子都有蛋白區帶分佈，白蛋白為單獨的主要組成成分，但並不突出。② 低分子蛋白尿：尿蛋白分子量 1～7 萬道爾頓。主要蛋白區帶在白蛋白及白蛋白以下。③ 中分子蛋白尿：尿蛋白分子量 5～10 萬道爾頓。主要蛋白帶在白蛋白上下附近。④ 高分子蛋白尿：尿蛋白分子量 5～100 萬道爾頓。主要蛋白帶在白蛋白及白蛋白以上。⑤ 混合性蛋白尿：尿蛋白分子量 1～100 萬道爾頓。特徵為低分子與高分子蛋白質同時存在，白蛋白為主要蛋白區帶。

（2）臨床意義

① 低分子蛋白尿：常提示腎小管及間質病變或溢出性蛋白

尿，如急、慢性腎盂腎炎、間質性腎炎、腎小管性酸中毒、腎化學物質或重金屬中毒等。②中分子、高分子蛋白尿：主要反映腎小球病變，見於急、慢性腎小球腎炎及腎病綜合徵，妊娠高血壓，糖尿病腎病等。③混合性蛋白尿：往往提示病變累及腎小球、腎小管及間質，見於各種腎炎晚期、慢性腎功能不全及急性腎功能衰竭等。

4. 血清、尿 β_2 – 微球蛋白含量測定

【正常參考值】正常成人血清 β_2 – MG 參考值為 $0.8 \sim 2.0$mg/L，超過 2.5mg/L 為異常。正常成人尿液 β_2 – MG 含量極微，平均為 100ug/L 肌酐左右。40 歲以上者尿 β_2 – MG 有增高的趨勢，這與腎小管功能逐漸衰退有關。

【臨床意義】

（1）血清 β_2 - MG 升高

①反映腎小球濾過功能：腎小球濾過率（GFR）及腎血流量降低，則血清 β_2 – MG 升高。在對數紙上，β_2 – MG 與 GFR 呈直線負相關。β_2 – MG < 2.0mg/L，GFR 常在 80ml/min 以上。當腎小球濾過功能減退，β_2 – MG 即將上升。故測定血清 β_2 – MG 能較好地瞭解腎小球濾過功能，並且較血肌酐濃度增加更早，更顯著。

②腎移植：腎移植成功後血清 β_2-MG 很快下降，甚至比血肌酐下降更早，當發生排異反應時，由於腎功能下降及排異引早的淋巴細胞增多而使 β_2 – MG 合成增加，血清 β_2 – MG 常升高，且往往較血肌酐升高更早更明顯。但必須注意，免疫抑制劑可影響 β_2 – MG 的合成，當採用此類藥物抗排異時，對血清 β_2 – MG 改變的意義則難以評價。

③在 IgA 腎病患者，且反映腎小球損害的嚴重程度及觀察預後的指標之一。IgA 腎病患者血 β_2 – MG 較正常人明顯升

高，免疫螢光檢查 IgA 強度與 β_2-MG 有關；伴有局灶和節段性硬化者，β_2-MG 與蛋白尿呈正相關。

④ 自身免疫性疾病如紅斑性狼瘡、類風濕性關節炎、乾燥綜合徵、結節病、愛滋病、肝硬化，惡性腫瘤如多發性骨髓瘤、慢性淋巴胞白血病等，血 β_2-MG 也明顯增高。

（2）尿液 β_2-MG 升高

① 是反映近端小管受損的非常靈敏和特異性指標。近端小管是 β_2-MG 在體內處理的唯一場所，故近端小管受損時尿 β_2-MG 濃度明顯增加。可見范可尼綜合徵、Bayttey 綜合徵、胱氨酸尿症、Wilson 病、慢性鎘中毒及其他重金屬中毒性腎病、糖尿病腎病、低鉀性腎病、鎮痛劑腎病、子癇等。此外，可測氨基甙類抗生素及其他化學藥物對腎小管的毒性；

② 鑒別上、下尿感染：上尿路感染時，尿 β_2-MG 明顯增高，而下尿路感染時則正常；

③ 鑒別蛋白尿：β_2-MG 清除率特別是 β_2-MG 清除（Cβ_2-MG）與白蛋白清除率（CAlb）的比值是鑒別蛋白尿來源於腎小管或腎小球損傷的敏感指標。腎小管損傷時，Cβ_2-MC／CAlb 明顯上升，而腎小球損傷時則呈低值；

④ 腎移植：無排異反應者，尿 β_2-MG 不高，當出現急性排異反應，在排異期前數天即見尿 β_2-MG 明顯升高，在排異高危期定期檢測有一定價值；

⑤ 鑒別肝腎綜合徵與肝病合併腎衰；前者血 β_2-MG 增高（6 倍），尿 β_2-MG 正常；當 LE-veen 分流建立後，隨著腎功能改善而大大增加尿 β_2-MG；後者則否。但當病人重度黃疸時，因黃疸可增加尿 β_2-MG 排出，故本測定可能價值不大。

值得注意的是：在判斷尿 β_2-MG 升高的臨床意義時，必須考慮血 β_2-MG 濃度。在腎小球損傷、惡性腫瘤及自身免疫

性疾病等致血清 β_2 - MG 明顯升高時，當其超過 4.5mg／L，由於超過腎小管重吸收極限，尿中 β_2 - MG 均增加。

5. 血、尿補體測定

【正常參考值】CH50 為 50～100ug／ml，C3 為 1200～1600ug／ml，C4 為 430～640ug／ml。

【臨床意義】① C3、C4 和 CH50 均降低時，提示啟動了補體的經典途徑；C3 低伴有正常的 C4 常提示啟動了補充途徑。② 各種腎病時補體變化可不同，鏈球菌感染後的急性增生性腎小球腎炎，約 85%病人在炎症早期血清補體多明顯下降，以 CH50 和 C3 下降最顯著，C4 可正常，如無併發症，C3 約在 8～12 週恢復正常；但病毒性腎炎則 85%以上病例 C3 含量正常，故測定 C3 含量有助於鑑別分型。膜增生性腎小球腎炎，由於病人血清記憶體在 C3 致腎炎因數（C3NeF），激活了補充途徑，引起 C3 持續而明顯的降低。此外，狼瘡性腎炎（約 78%）及腎移植排異反應，C3、C4 及 CH50 通常降低。病情穩定後，則恢復正常，故 C4 測定有助於診斷及觀察、判斷療效。

6. 尿 C3 水準測定

檢測方法：常用單向免疫擴散法。

【臨床意義】① 正常人及非腎小球疾病患者尿中 C3 為陰性。② 膜增生性腎炎。狼瘡性腎炎尿 C3 幾乎全為陽性；膜性腎病和局灶性節段性腎小球硬化尿 C3 陽性率也很高，而微小病變常為陰性。可作為原發性腎病綜合徵 I 型與 II 型的鑑別診斷。③ 由於尿 C3 排泄主要反映腎小球基底膜的破壞，故其含量測定可作為判斷預後的指標之一。尿 C3 陽性者較陰性患者病性重，預後差，含量越高病情越重。

7. 血清免疫球蛋白測定

【正常參考值】IgG 為 760～1660mg／dl，IgA 為 71～335mg

/dl，IgM 為 48～212mg／dl，IgD 為 0.1～0.4mg／dl， IgE0.01～0.09mg／dl。

【臨床意義】血清 Ig 濃度取決於其合成和分解代謝的速率以及體內丟失的程度。免疫球蛋白增高，可分為以下兩種：①多克隆性增高，血中 IgG、IgM、IgA 等增高，血清蛋白電泳 $\alpha 1$、α、β、γ 各種球蛋白均可增高。常見於系統性紅斑狼瘡、類風濕性關節炎、慢性肝病、慢性感染、肝癌、淋巴癌等。②單克隆性增高：血中僅有一種 Ig 增高，主要見於免疫增殖性疾病、如部分 IgA 腎病、紫癜性腎炎患者，血中 IgA 濃度可明顯增高。此外，分泌型多發性骨髓瘤，可有 IgC、IgA、IgD、IgE 增高，而分為相應各類型骨髓瘤。原發性巨球蛋白血症，可見 IgM 明顯增高。過敏性皮炎、哮喘、寄生蟲病可見 IgE 增高。③免疫球蛋白減低：見於各類先天性和獲得性體液免疫缺陷病、長期應用免疫抑制劑患者。腎病時，由於腎小球通透性增加，Ig 從腎丟失；尿毒症患者，尿毒素可抑制 Ig 的合成，導致血清 Ig 含量減少。

8. 尿 Tamm-Horsfall 蛋白包裹游離細胞檢測

【臨床意義】尿 THP-CFC＜12%為陰性：＞12%為陽性。正常人下尿路疾病及腎或輸尿管結石（無伴發尿路感染者）為陰性；而腎實質性疾病（如腎小球病或慢性間質性腎病等）則明顯陽性（占 83.6%）。對腎實質性疾病的定位診斷有較大的臨床意義，方法簡便、迅速。

(二)特檢方法

1. 腎活檢

【適應證】

（1）急性腎功能衰竭

不明原因的急性腎功能衰竭，而腎大小正常，且無尿路梗

阻者，為了明確診斷，決定適當的治療，判斷預後，腎活檢是十分必要的。

（2）腎病綜合徵

成人原發性腎病綜合徵，應在治療前做腎活檢，主要目的是明確病理類型，確定治療方案，以免盲目使用腎上腺皮質激素及細胞毒性藥物，而出現不必要的副作用，特別是治療無效或反覆發作的病人更需進行腎活檢。GiassocK 認為，對＞16 歲的成人在進行糖皮質激素治療前，應進行腎活檢，其理由有：① 對熟練的操作者來說，腎活檢是安全的（在 3061 例活檢病例中，僅 1 例死亡，2 例大出血，發生率分別為 0.03% 和 0.06%）；② 有些病變，用糖皮質激素治療無效，有些甚至有害，例如澱粉樣變；③ 明確病理組織類型，以利於調整治療方案，例如，用環磷酰胺，環孢黴素或血小板聚集抑制劑；④ 提供有關預後（IgA 腎病、局灶硬化）、併發症（膜性腎小球腎炎易發生腎靜脈血栓形成或其他部位栓塞）和疾病復發可能性等的資料。

小兒腎病綜合徵中大多數（80%～90%）為微小病變病，因此多主張先用大劑量激素治療，經 8 週治療而效欠佳，才考慮作腎活檢，以減少患兒的痛苦。而對小於 1 歲的幼兒，有家族史，考慮先天性腎病綜合徵的可能則應行腎活檢。

（3）原因不明的蛋白尿

一過性蛋白尿及真正的體位性蛋白尿，是一良性過程，其診斷與治療均不需腎活檢。

（4）血尿伴有或不伴有蛋白尿

無症狀性血尿是常見的臨床表現，尤其在兒童及年輕人。

（5）腎炎綜合徵

下列情況應做腎活檢：① 腎炎綜合徵的病因不明，考慮是繼發於全身性疾病者；② 腎小球腎炎，腎功能減退較快者，需

腎活檢以確定其腎病損的病理類型；③臨床表現不典型的原發性急性腎炎或急性腎炎數月後不癒或出現腎功能下降者；④急進性腎炎綜合徵；腎活檢可發現炎症及免疫沉積物的存在，及其程度和形態。

（6）結締組織疾病

結締組織病會損害腎。較常見的有紅斑性狼瘡、過敏性紫癜、結節性多動脈炎、韋格內肉芽腫等。

（7）腎移植

腎活檢對鑒別移植腎的排異、環孢素中毒或急性腎小管壞死有重要價值。

此外，下述幾種情況亦需行腎活檢：①移植術後 2～3 週移植腎仍沒有功能；②術後腎功能好，以後出現不明原因腎功能迅速下降；③擬診為排異反應，經充分抗排異治療無效者；④不明原因的腎病綜合徵或持續性蛋白尿，以明確是否原發腎疾病復發或其他原因。

（8）糖尿病腎病

大多數糖尿病腎病，經由病史、臨床體徵、實驗室檢查即可確定診斷，無需行腎活檢。糖尿病者，特別糖尿病 II 型者，在病程中突然發生的腎衰、血尿。或腎病綜合徵，腎活檢有助於明確原因。

（9）慢性小管 - 間質性腎病

間質性腎病有各種表現，如輕度蛋白尿、膿尿、原因不明的腎小管功能緩慢地進行性減退，臨床上有時難於與腎小球疾病鑒別，在雙腎大小正常時可行腎活檢輔助診斷。

（10）妊娠期間的腎病

一般不宜進行活檢，盡可能延期在分娩後才作，但在妊娠早期突然出現大量蛋白尿及／或腎功能改變，關係到病人健康

和胎兒的存活者,則根據病情可考慮腎活檢。對疑有家族性遺傳性腎疾病的婦女進行腎活檢(如 Alport's 綜合徵,Fabry 病)有利於優生優育。

（11）其　他

經過詳細的檢查,仍未能確定腎功能衰竭的原因,而病人的腎仍未縮小者,可考慮腎活檢以明確診斷；疑為家族性遺傳性腎病(如 ALPORT'S 綜合徵)作腎活檢有助於診斷。總的原則是要慎重權衡腎活檢的利弊而作出決定。

腎活檢對下述情況沒有價值的:① 腎衰且腎已萎縮者;② 囊性腎疾病;③ 急性腎間質感染性疾病;④ 惡性高血壓等。

【禁忌證】經皮腎活檢的絕對禁忌證只有一個:即臨床上有明顯的出血性疾患,且不能糾正者。因這種病人作腎活檢後很可能出血不止。

① 精神異常或不能合作者;② 心力衰竭,周圍循環衰竭,或全身情況很差者;③ 妊娠晚期,重度肥胖或嚴重水腫者;④ 獨腎,或一側腎功能已喪失;⑤ 腎血管瘤;⑥ 腎積水,梗阻解除,腎積水消除後才考慮做;⑦ 活動性腎感染,炎症控制後可活檢;⑧ 嚴重高血壓,血壓控制至正常後可作腎活檢。

【 經皮腎活檢的操作技術 】

（一）術前準備

術前準備是否完善,手術者是否熟練,與手術成功率和合併症發生率有密切關係。在術前應先詳細詢問病史和體檢,以及作好解釋工作,取得病人合作。事先應測凝血時間、出血時間、凝血酶原時間、血小板計數、紅細胞壓積、血型、血常規、尿常規、及肝、腎功能,作 B 超或腹部平片檢查雙腎形態、大小、位置,並配血備用。

（二）方法和步驟

1. 經皮穿刺的定位方法

穿刺體位一般採用俯臥位，穿刺右腎下極，因右腎位置較低，易於進針，定位方法有 3 種：

（1）解剖位置定位：腰椎棘突聯線外 6.5～7.5cm，第 12 肋下 0.5～1cm 交點作穿刺，國內已實踐多年，但常失敗，合併症亦較多見，現已少用。

（2）X 光螢屏直視下定位：用 76%泛影葡胺 20～40ml，一次快速靜脈推注，腎顯影後在腎下極選取下腎盞至下極邊緣的中點，腎外緣內 1cm 處為定點穿刺，此法成功率在 95%以上，併發症少，肉眼血尿發生率也低，但病人需要接受造影劑及 X 光的照射。術者亦受 X 光照射。

（3）B 超定位：用穿刺探頭顯示腎縱切、橫切聲像圖，選取腎下極處實質較寬厚的部分，避開腎竇回聲，穿刺深度不宜超過腎的前緣。

2. 穿刺針的選擇

主要是用切割法及負壓吸引，常用的有：Menghini 型穿刺針和 Trucut 穿刺針。

3. 腎穿刺活檢操作步驟

不同的定位方法，不同的穿刺針，穿刺步驟上略有不同。

（1）以國產 Menghini 穿刺針，B 超定位為例介紹如下：取國產 15G 腎穿刺針 1 支，30ml 與 2ml 注射器各 1 支，橡皮或硬塑膠管 1 條，鋼尺 1 把，尖刀 1 柄，囑患者排空膀胱，俯臥於硬板床上，雙手放於頭的兩側，劍突下墊一 10cm 直徑，40～50cm 長的布卷，以壓迫腹部固定腎，常規皮膚消毒，鋪孔巾，用滅菌生理鹽水作耦合劑，用穿刺探頭選取右腎下極實質較寬厚處，避開腎竇回聲，探測皮膚至腎表面深度，及腎前後緣長

度，定點部用 1% 普魯卡因依層麻醉至腎囊，用尖刀切開皮膚
小口，穿刺針上用龍膽紫標出皮膚至腎囊深度及進腎深度，進
針時腎會退避，應增加深度 1～1.5cm，插入帶芯的穿刺針，在
超聲引導下把針推進至腎囊內，取出針芯，換入小針芯，接上
預先充滿生理鹽水的膠管和 30ml 注射器，選定最佳穿刺點，囑
病人屏氣，接受穿刺。

　　穿刺活檢由 3 人進行，1 人超聲定位，測定穿刺深度和指
揮，1 人負責穿刺，另 1 人負責抽吸，必需配合默契，抽吸與
進針同步進行，如取出的組織不夠滿意，可重複穿刺 2～3 次，
穿刺完畢，局部用手壓迫或沙袋壓迫 15～30 分鐘後，然後包紮
傷口，外加棉墊壓迫。上腹帶，車床送回病室。

　　（2）X 光螢屏直視定位，用 Tru-Cut 穿刺針穿刺為例介紹
如下：備小鉛片 1 塊 0.3 × 0.3cm²，中號止血鉗 1 把，22 號腰
穿針 1 支，鋼尺 1 把，囑病人排空膀胱後，仰臥床上，即靜注
76% 泛影葡胺 20～40ml，快速注射畢，即取俯臥位，劍突下墊
一 10cm 直徑，長約 50cm 布卷，以壓迫腹部固定腎，常規皮膚
消毒，鋪孔巾，在 X 光螢屏直視下用止血鉗鉗取鉛片做定位指
引，定位於理想點，即用 1% 普魯卡因依層局麻至腎囊，用腰
穿針探測皮膚至腎囊深度，拔針用鋼尺測量深度，用龍膽紫刻
劃皮膚至腎囊深度在 Tru-Cut 針上，用尖刀於定位點上切一小
口，用 Tru-Cut 針推進至腎囊，可見針尾上下擺動，螢光直視
針是否在理想位置，如偏離則拔針再進行調整，如已在理想位
置，即囑病人屏氣，推進針芯，一手固定針柄上，一手把針鞘
推進，隨後雙手同時把針拔出，組織完整成條在針芯槽內，如
組織不理想可再穿 1～2 次。局部傷口加壓 30 分鐘，消毒包
紮，加腹帶，車床送回病室。

　　（3）移植腎活檢；一般情況下移植腎於腹壁已能清楚觸

及，無需 B 超定位，可用 Tru-Cut 針或 Menghini 針在腎體或腎上極穿刺，方法同上。近年採用細針穿刺活檢技術（fineneedle aspiration biopsy，FNAB），並已廣泛的應用，其操作方法，為局部消毒後，用 9cm（3.5 英寸），22 號或 25 號探針穿刺，送入腎內時，可見探針的擺動，接上裝有組織培養液的注射器，在保持一定負壓下，探針轉動和上下移動 1～2cm，以獲得適當的細胞及間質液，隨後在保持負壓下拔出探針。

4. 術後處理

仰臥硬板床上 6 小時，以後可翻身，臥床 24 小時，注意血壓，脈搏及每次尿色改變，囑多飲水，以免血塊阻塞尿路，注意有否肉眼血尿，腎周血腫，附近器官損傷等徵象。

5. 活檢組織處理

用解剖顯微鏡或放大鏡觀察標本，腎小球呈針尖大小的紅色小點，分佈不規則，標本兩頭各切一小塊送電鏡檢查，用 2% 戊二醛固定，其餘標本用生理鹽水濕紗布包裹放於培養皿內，冰藏之，並即送病理室作光鏡及病理免疫螢光檢查。

6. 注意事項

（1）定位非常重要，為成敗的關鍵，穿刺點如偏腎盞部位，則標本含髓質多而皮質少，且易損傷腎盞引起嚴重血尿，穿刺點如太偏於腎的邊緣，穿刺時易使穿刺針擦邊而過，導致失敗。最好取腎下極至腎下盞杯口間中點，並稍偏外側。

（2）取標本不宜太長，否則合併症多，標本 0.8～1cm 已足夠，如標本不夠理想時，可多取 1～2 次。

【開放性腎活檢】

此法安全，成功率亦高，但需於手術室中進行，病人經受痛苦較經皮穿刺大得多，一般情況下不用此法，只適用於不宜作經皮腎活檢者，例如不合作的患者等。本法由外科大夫在手

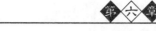

術室進行，多用 Tru-Cut 針在腎下極避開腎盞，針取 2～3 條組織，或用小彎剪刀在腎下極取一楔形小塊組織，然後縫合止血，本法取得的腎小球數目較經皮穿刺法多。

【併發症】一般來說，腎穿刺活檢為比較安全的手術。若能嚴格掌握指徵及按操作步驟進行，極少發生嚴重的併發症，併發症的發生率似乎與操作者的經驗、病人的一般情況及合作程度、有無相對禁忌證等情況而有所差異。常見的併發症有：

（1）出　血

幾乎所有病人在腎活檢後都有鏡下血尿，偶可有肉眼血尿，多為一過性的、輕度或中度的出血，不需特殊處理，在3000 多例腎活檢中，因大出血而需要手術處理者僅占 0.06%。B 超或 CT 檢查，腎穿刺後的每個病人幾乎均有腎周血腫，但多數為小血腫，可自行痊癒而無後遺症。與活檢有關的死亡，極為罕見，在 3000 例中，僅占 0.03%。

（2）疼　痛

腎穿後的疼痛程度因人而異，通常在活檢部位有輕微鈍痛，一般 3～5 天內消失，如果疼痛的時間持續較長，應予關注，可能是腎周圍血腫在增大，或腎周血腫機化牽拉鄰近組織所致。

（3）動靜脈瘺

發生率可達 10%，通常無症狀，偶然可以發生持續性血尿，腎穿後在腎區聽到低調雜音，提示有動靜脈瘺形成，但很少能聽到，確診有賴於腎動脈造影。對於大的瘺或者為了控制出血，可能需要在動脈造影時，作瘺閉塞術。多數動靜脈瘺可自行癒合。

（4）其　他

包括腎盞瘺及腎破裂，偶爾穿刺針可誤刺入其他器官，如胰、脾、肝或小腸。若腎定位不當，可誤穿主動脈或腎動脈，

引起嚴重後果。

六、常用診療技術

(一)膀胱沖洗排尿法

1. 適應證

膀胱沖洗排尿法是用配製好藥液注入膀胱，借此以反覆沖洗膀胱，而達到治療膀胱某些疾病的方法。多用來治療膀胱炎，清洗膀胱內異物（如膿液、血液、精液）以及維持尿液引流通暢，防止感染等。

2. 操作方法

膀胱沖洗排尿法，分為一般開放沖洗法和輸液瓶沖洗法。

（1）放性沖洗法　① 在留置導尿管的基礎上，拔開玻璃接管、用乙醇棉球消毒導尿管及玻璃接管，並用無菌紗布保護。② 用無菌膀胱沖洗器或 50ml 注射器，吸取無菌沖洗液，連接導尿管將沖洗液緩緩注入膀胱。③ 沖洗時應讓沖洗液自行流出或輕加抽吸，如此反覆沖洗，直到流出的沖洗液清淨為止。④ 沖洗畢，將導尿管用無菌紗布包好。

（2）輸液瓶沖洗法

① 將輸液瓶連接膠管和 Y 形管，Y 形管的另兩個開口，一個接沖洗管與導尿管相連，另一個接引流管與尿瓶相連。② 倒沖洗液於輸液瓶內，掛在輸液架上。沖洗前先引流使膀胱排空，然後夾住引流管，開放沖洗管，使溶液滴入膀胱，待患者有尿意或注入 200～300ml 後，夾住引流管。每日沖洗 3～4 次。引流時 Y 形管須低於恥骨聯合，以使引流徹底。

【附】沖洗藥液配製：1：8000 高錳酸鉀，3%硼酸溶液，1：5000，呋喃西林，1：5000 利凡諾爾，0.2%洗必泰或等滲鹽水 1000～1500ml。消毒滅菌，應用時溫度 37℃～37.5℃。

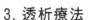

3. 透析療法

透析療法是利用透析膜或腹膜將機體內蓄積的代謝產物，多餘的水分、電解質、藥物、毒物等排出體外，從而使機體「內環境」保持了穩定性，尤其對急性腎衰起著積極的治療作用。

本療法包括血液透析、腹膜透析、結腸透析等。目前主要開展血液透析和腹膜透析。

（二）血液透析

1. 適應證

（1）急性腎功能衰退竭：① 由於體內過多水瀦留而造成的急性肺水腫、腦水腫。② 高鉀血症③ 血尿素氮為 28. 6～35.7mmol／L（80～100mg／dl）。④血肌酐＞530.4 μ mol／L（6mg／dl）⑤ 無法糾正的酸中毒，CO_2 CP＜15mmol／L。

（2）慢性腎功能衰竭：① 血尿素氮 ≥35.07mmol／L（100mg／dl）；② 血肌酐≥707.2 μ mol／L（8mg／dl）；③ 內生肌酐清除率在 10ml／min 以下；④ 尿毒症性心包炎；⑤高磷血症；⑥腎移植前的透析準備。

（3）急性藥物或毒物中毒：在內科常規治療的同時，爭取在中毒後 16 小時內進行透析治療。

（4）其他適應證：糖尿病腎病尿毒症，難治性充血性心力衰竭，梗阻性黃疸患者術前準備，肝硬化昏迷，牛皮癬等。

2. 相對禁忌症

無絕對禁忌症，但為避免透析中發生意外，下列情況應列為禁忌症：① 休克或低血壓；② 嚴重出血；③ 嚴重心腦併發症；④ 精神病或精神狀態不穩定者。

3. 併發症

（1）失衡綜合徵　透析後患者出現頭痛、嘔吐、煩躁不安、昏迷、嚴重患者可致死亡。其原因是由於透析使血尿素氮

等物質下降很快，而腦脊液中尿素氮等物質下降比血液中的要慢，因而腦脊液或腦細胞內液滲透升高、血液中的水分可移向腦細胞內，產生腦水腫。

（2）溶血反應　由於誤輸異型血；透析監視報警失靈；透析液溫度過高；透析液濃度配錯；血液運轉不穩也可引起機械性溶血。

（3）出血傾向　由於肝素應用過多而引起。

（4）發熱或過敏反應　透析機控制系統故障使透析液溫度過高；穿刺部位成動靜脈痛處感染引起。

（5）空氣栓塞。

（6）血壓降低或血壓升高、心絞痛發作、急性心肌梗塞發病、心力衰竭或心律失常。

（三）腹膜透析

腹膜透析是利用腹膜作為透析膜，把含有一定成分和滲透壓的透析液輸入腹腔，由腹膜與體內的物質互相進行擴散，使體內蓄積的代謝產物經透析液而排出體外。

1. **適應證**　一般同血液透析。

2. **禁忌症**

（1）絕對禁忌症　腹膜廣泛粘連，炎症或纖維化。

（2）相對禁忌症　① 腹部手術 3 日之內；② 橫膈有裂孔；③ 全身性血管疾病：多發性血管炎綜合徵；硬皮病；動脈硬化；④ 晚期妊娠或腹內巨大腫瘤；⑤ 高位腸梗阻；⑥ 出血性疾病。

3. **併發症**

（1）腹膜炎。

（2）蛋白質、氨基酸和維生素的丟失。

（3）腹痛由於透析管的刺激或感染造成。

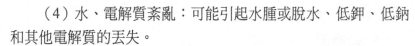

（4）水、電解質紊亂：可能引起水腫或脫水、低鉀、低鈉和其他電解質的丟失。

4.透析方法

（1）插管部位　可用 Fenchoff 管的套管針插管或外科手術切開後插管。選擇在腹正中線或正中旁線臍下 3cm 處，將矽膠透析管插入腹腔，直至膀胱直腸窩（女性為子宮直腸窩）。插入腹腔內的長度，約相當於臍至恥骨聯合距離，如病人感覺到陰部有墜脹感或便意，則表示放入導管的位置是對的。透析開始向腹腔內灌注 37℃ ～37.5℃ 的透析液，成人每次約灌注 1000～2000ml，在腹腔內停留 60 分鐘，然後通過三管將液體引出，計量後棄去。如此反覆進行透析，每日可進行 3～5 次。

（2）透析液的配方　① 葡萄糖 27.8～236.3mmol／L，鈉 132～141 mmol／L，氯 101～107mmol／L，乳酸或醋酸根 35～45mmol／L，鎂 0.25～0.75 mmol／L，鈣 1.5～1.75 mmol／L。透析液滲透壓為 340～490mosm／kg。pH 為 5.0～5.8。② 1 升透析液內含氯化鈉 5.67g，氯化鈣 0.26g，氯化鎂 0.15g，乳酸鈉 3.92g，等滲液含葡萄糖 15g；高滲液含葡萄糖 42.5g，等滲液的滲透壓是 34.7mosm／kg，高滲液是 486mosm／kg，兩者 pH 值均為 5.5。③ 在緊急的情況下，若無現成的透析液，則可用靜脈注射液配製，其組成為 5%氯化鈣 5ml。配成的透析液滲透壓是 480mosm／kg。透析液的滲透壓可由液中的葡萄糖含量來調節。

（3）注意事項　① 嚴格執行無菌操作，每次透析應注意液體量的出入平衡。② 如腹腔內有感染，透析液內可加入抗菌素。③ 肝素的應用。④ 根據患者血鉀水平，酌情加入氯化鉀，血鉀正常者，每 1000ml 透析液中加 10%氯化鉀 3ml。⑤ 水腫明顯者，若要增加超濾，可加入 50%葡萄糖 20～60ml。

(四)導尿術

1. 適應證

常用於尿瀦留、留尿作細菌培養、準確記錄尿量、測量殘餘尿、膀胱容量，以便膀胱測壓或注入造影劑等。此外還用於探測尿道有無狹窄及膀胱沖洗等。

2. 操作方法

（1）病人仰臥，兩腿屈曲外展，臀下墊以油布及床單，並置一便盆，先用肥皂水清洗外陰部及尿道口，男病人則需翻開包皮沖洗陰莖頭，再用乾棉球拭乾。

（2）用2%紅汞由內向外環行消毒陰道口與外陰部，也可用0.1%新潔爾滅或0.1%洗必太溶液局部消毒。消毒後外陰部蓋以無菌洞布，男病人則用消毒巾裹住陰莖，露出尿道口。

（3）術者戴無菌手套站於病人右側，以左手拇、食指持陰莖或分開小陰唇露出尿道口，右手將塗有無菌潤滑油的導尿管慢慢插入尿道，男性約進入15～20cm，女性約進入6～8cm，並將導尿管外端開口置於消毒彎盤中。

（4）需作尿液細菌培養者，應留取中段尿於無菌試管中送檢。

（5）術後將導尿管夾住後再徐徐拔出，以免管內尿液流在檢查床或衣服上，如需留置導尿管時，應以膠布固定尿管，以免脫出。

3. 注意事項

（1）應嚴格無菌操作，預防尿路感染。

（2）插入尿管時動作要輕柔，以免損傷尿道黏膜，若插管有阻擋感可更換方向再插，見有尿液流出後方可再插入1～2cm，切勿插入過淺或過深，尤忌反覆抽動尿管。

（3）導尿管的粗細要適宜，對小兒或疑有尿道狹窄者應選

用較細導尿管。

(4) 膀胱過度膨脹時排尿須緩慢，以免膀胱驟然減壓引起出血或暈厥。

(5) 測定殘餘尿時，先囑病人自解小便，然後導尿。剩餘尿量一般為 5～10ml，如超過 100ml 可考慮留置導尿管。

(6) 留置導尿管時應 5～7 天更換一次，並在更換插管前使尿道鬆弛數小時再重新插入，必要時應接上膀胱沖洗裝置，以預防尿路感染。

(五) 睪丸鞘膜積液穿刺術

1. 適應證

睪丸鞘膜積液有原發和繼發兩種，繼發性者原因很多，透過睪丸鞘膜積液穿刺（tunicae vagealis payacentesis）可檢查積液的性質，有助病因診斷，並施行穿刺注射藥物進行治療。

2. 操作方法

① 在剃毛和清洗陰囊皮膚等術前準備完畢後，病人仰臥於手術臺上，進行透光檢查，確定穿刺部位。

② 用 2%紅汞、1%洗必太溶液或 1%新潔爾滅等消毒陰囊皮膚。醫師戴無菌手套，鋪好消毒洞巾。

③ 在選好的穿刺部位處用 2%普魯卡因作局部麻醉。

④ 用 7～9 號注射針頭在麻醉處進行穿刺，抽取積液並留標本送檢，如要注射治療性藥物，則需另換無菌注射器。

⑤ 術後用無菌紗布敷蓋穿刺部位，如陰囊明顯脹大時應用丁字帶托扶。

3. 注意事項

① 穿刺前應仔細檢查，勿使進針時穿破大血管。

② 在穿透陰囊皮膚時，應控制進針的深度，避免刺傷睪丸。

（六）前列腺檢查及按摩術

1. 適應證

前列腺檢查（examination of prostate）主要以直腸指診進行。檢查時應注意前列腺的大小、形狀、硬度、結節、觸痛、波動感以及正中溝的情況等。若懷疑為慢性前列腺炎，則須進行前列腺按摩（massage of prostate）以取得前列腺液送細菌培養和實驗室檢查。

2. 操作方法

（1）囑病人取膝胸位，若病人病情嚴重或體質虛弱，也可取側臥位。

（2）醫師戴橡皮手套或指套，指端塗凡士林或液體石蠟。

（3）左手扶持病人左肩或臀部，以右手食指先在肛門口進行輕微按摩，使病人適應，以免肛門括約肌驟然緊張。然後將食指徐徐插入肛門，當指端進入距肛門口約 5cm 的直腸前壁處即可觸及前列腺，並注意前列腺的性狀及改變。

（4）按摩前列腺時，以食指的末節作向內、向前徐徐按摩，每側約四～五次，然後再將手移至腺體的上部順正中溝向下擠壓，這樣前列腺液即可由尿道排出，留取標本送檢。

3. 注意事項

（1）前列腺按摩指徵要明確，一般用於慢性前列腺炎症，如懷疑結核、膿腫或腫瘤則禁忌按摩。

（2）按摩時用力要均勻適當，太輕時不能使前列腺液排出，太重則會引起疼痛。

（3）按摩時要按一定方向進行，不應往返按摩。不合理的手法往往會使檢查失敗。

（4）一次按摩失敗或檢驗結果陰性，如有臨床指徵，需隔3～5 天後再重複按摩。

七、常用西藥

（一）泌尿系統用藥

1. 利尿類藥

（1）主要作用於髓袢的利尿藥

1）氫氯噻嗪（雙氫克尿塞，Hgdrochlorothiazide）片劑：25mg、50mg

【作用與用途】具有較強的利尿作用。用於心力衰竭、腎病綜合徵、肝硬化等所致的水腫及腹水，並用於高血壓及尿崩症。

【劑量與用法】開始劑量每日 50～100mg，起效後減量至每日 25～50mg，或隔日一次。兒童每日 2mg／kg，分 2 次口服。

【注意事項】① 長期服用出現疲倦、噁心嘔吐、血壓下降等。② 低鉀血症，宜同時補鉀或與保鉀利尿劑聯合服用。③ 高尿酸血症、高血糖症、並使尿素氮升高。

2）呋喃苯胺酸（速尿、呋塞米、利尿磺胺；Furosemide，Lasix）片劑：20mg；水針劑：2ml（20mg）

【作用與用途】為高效利尿藥，用於其他利尿藥無效時。主要用於心、肝、腎性水腫，靜注用於腦水腫、肺水腫和急性腎功能衰竭。

【劑量與用法】口服 20～40mg，每日 1 次。注射首次 20～40mg，用 20%葡萄糖 20ml 稀釋後靜注，無效可加倍，24 小時可達 1g。

【注意事項】① 電解質紊亂，並可致低鉀、低氯、鹼中毒及脫水。② 聽力減退或暫時性耳聾、消化道出血、誘發肝性腦病。③ 高尿酸、高血糖。④ 利尿酸（依他尼酸；Ethacynic acid）片劑：25mg；粉針劑：每瓶含依他尼酸鈉 25mg、甘露醇

31.25mg

【作用與用途】同速尿。

【劑量與用法】口服 25mg，每日 1～3 次。靜注從 25～50mg 溶於 25%葡萄糖 40～50ml，一次量應小於 0.1g。

【注意事項】① 副作用同速尿。② 不可注射於皮下或肌肉。

（2）主要作用於腎小管的利尿藥

1）安體舒通（螺內脂，螺旋內脂固醇，Spironolactone）片劑或膠囊劑：20mg

【作用與用途】為保鉀利尿藥，用於伴有醛固酮增多的各種水腫及原發性醛固酮增多症。

【劑量與用法】成人每日 40～120mg，分 1～2 次口服，2～3 日開始出現最大利尿效應。

【注意事項】長期用藥可致頭痛、嗜睡、精神紊亂，多毛，月經失調，陽萎，男性乳房發育。單獨使用可致低血鈉及高血鉀。腎功能衰竭少尿者忌用。

2）氨苯喋啶（三氨蝶吟；Triamterene）片劑：50mg

【作用與用途】為保鉀利尿藥，作用與用途與安體舒通相似。

【劑量與用法】成人每次 50mg，1 日 3 次；或每次 100mg，每日 2 次，餐後服。兒童每日 4mg／kg，分 2 次，餐後服。

【注意事項】有胃腸道反應，肝損害；高鉀血症，氮質血症；孕婦慎用。

3）乙酰唑胺（醋唑磺胺、醋氮酰胺；Acetazolamide，Diamox）片劑：0.25mg

【作用與用途】為磷酸酐抑制劑。用於伴有子癇的水腫、心源性水腫、青光眼及癲癇。

【劑量與用法】口服 0.25～0.5g，每日 1～3 次

【注意事項】可有困倦、頭痛、貧血、粒細胞減少；低血鉀、腎結石、急性腎功能衰竭；可致近視，晶狀體前移，視網膜水腫；不宜用於肝功能衰竭，阿狄森氏病及孕婦。

2. 脫水類藥

（1）甘露醇（Mannitol）水針劑：每瓶 20%（100ml、250ml）

【作用與用途】是降低顱內壓安全有效的首選藥。用於腦水腫、青光眼及預防急性腎功能衰竭，並用於腎病綜合徵水腫。

【劑量與用法】靜滴按每次 1～2g／kg 計，成人用 20% 甘露醇 250～500ml 靜滴，必要時 4～6 小時 1 次。

【注意事項】① 可有一過性頭痛、頭暈。② 心力衰竭、脫水少尿者，活動性顱內出血者一般不宜用，腎功能衰竭者忌用。

（2）山梨醇（Sorbitol）水針劑：每瓶 25%（100ml、250ml）

【作用與用途】為甘露醇的異構體。作用用途與之相似但較弱。

【劑量與用法】靜滴 25%，山梨醇 250～500ml，6～12 小時可重複，小兒每次 1～2mg，於 30～60min 內靜滴，必要時可重複注射。

【注意事項】與甘露醇類似，但局部刺激性更甚。

（3）尿 素

【作用與用途】作用同甘露醇，靜注該藥後需加用其他脫水利尿藥，可用於腦水腫、腦疝及青光眼。

【劑量與用法】靜滴或靜注，每次 0.5～1g／kg，12 小時可

重複 1 次。

【注意事項】① 面部潮紅，精神興奮。② 注射部位可有靜脈炎，漏出血管外可致局部腫脹甚至壞死。③ 腎功能衰竭，嚴重休克脫水，活動性顱內出血者，氮質血症者均忌用。

（二）免疫抑制劑

1. 細胞毒素製劑

（1）環磷酰胺（CyclopHospHamide，Endoxan，Cytoxan）片劑：50mg；粉針劑：100mg、200mg

【作用與用途】本品為細胞週期非特異性用藥，可殺傷增殖期和靜止期淋巴細胞，尤其小淋巴細胞對其敏感。使效應細胞減少，抑制細胞免疫反應；大劑量時使抗體反應亦被抑制；很大劑量（＞120mg／kg）靜脈注射數日，可使機體對新抗原發生特異耐受，使淋巴細胞被清除，故一直作為器官移植預處理的主要藥物。

【劑量與用法】口服：作自身免疫性疾病治療，每日 1.5～3mg／kg，連用 4～5 週。單用或與潑尼松、硫唑嘌呤聯合，或同長春新鹼及潑尼松聯合為 COP 方案使用。

靜注或靜滴：大劑量使用於器官移植時，於移植前每日50～60mg／kg，連用 2～4 日。

【注意事項】服本品胃腸道反應較多見，一般於給藥後 6h 出現，持續約 4h；也可出現白細胞減少，於停藥後 2 週恢復；本品大劑量可誘發出血性膀胱炎，大量飲水和減少劑量可預防；可引起脫髮，停藥後可再生；大量服用可出現肝損害、肺纖維化及心肌損害。本品宜避光，在 32℃ 以下保存。靜脈注射一般用生理鹽水 40～50ml 稀釋，配成溶液後存放不宜超過 3h。

（2）環孢素（環孢黴素 A，山地明，Cyclosporin A，CSA，Sandimmun）口服液：每瓶 50ml（5g）；注射劑：每支

1ml（50mg）

【作用與用途】適用於器官移植和難治性自身免疫性疾病。對骨髓幾乎沒有毒性。

【劑量與用法】口服為主，不能口服者改靜脈給藥。

用於自身免疫性疾病每日 3～5mg／kg，分 2 次口服，放於果汁或牛奶中稀釋後服。無效時可加大劑量至每日 7mg／kg。連用數月至數年；用於器官移植開始每日 12.5mg／kg，共 50日，以後每週遞減 5%，直至每日 2mg／kg，然後停藥。靜注：以 5%葡萄糖稀釋為 1：20～1：100，緩慢靜滴，2～6h。

使用劑量需要有血藥濃度監測，以保持血清或血漿藥物濃度在 30～200ug／L 為宜，50～300ug／L 為可接受劑量。

【注意事項】服本品有輕至中度副作用，毒性與劑量相關，減量後可恢復。常見副作用有：厭食、噁心、嘔吐；轉氨酶或膽紅質增高。凡誘導肝細胞合成 Cyyochrome P450 的藥物，如紅黴素、苯妥因鈉、苯巴比妥、異煙肼、酮康唑，或影響腎功能的藥物，如兩性黴素、氨基糖肼類抗生素均可使本品在體內濃度增加。與大劑量甲基潑尼松合用時，有引起驚厥的可能。

2. 糖皮質激素

（1）潑尼松（強的松、去氫可的松；Prednisone）片劑：5mg

【作用與用途】主要用於各種急性嚴重細菌感染，嚴重過敏性疾病、膠原性疾病（紅斑狼瘡、結節性動脈周圍炎等）、風濕病、類風濕性關節炎、腎病綜合徵、嚴重支氣管哮喘、血小板減少性紫癜、粒細胞減少症、急性淋巴性白血病、各種腎上腺皮質功能不全症、剝脫性皮炎、天疱瘡、神經性皮炎、濕疹等。

【劑量與用法】口服，用於治療過敏性、炎症性疾病，成

人開始每日 15～40mg，需要時可增加到 60mg，分次服用，病情穩定後逐漸減量。維持量每日 5～10mg。

【注意事項】本品需經肝臟代謝活化為氫化潑尼松才能有效，固嚴重肝功能不良者不宜使用，其餘同氫化可的松。

（2）潑尼松龍（氫化潑尼松，強的松龍，Prednisolone）

醋酸潑尼松龍片：1mg、5mg。醋酸潑尼松龍注射液：125mg／5ml。潑尼松龍磷酸鈉注射液：20mg／ml。

【作用與用途】主要用於過敏性與炎症性疾病。一般不用作腎上腺皮質功能減退的替代治療。

【劑量與用法】① 口服，用於治療過敏性、炎症性疾病，成人開始每日用量按病情輕重緩急用 15～40mg，需要時可用到 60mg，分次服用。病情穩定後應逐漸減量，維持量 5～10mg，視病情而定。小兒開始用量每日按體重 1mg／kg。② 靜脈滴注（潑尼松龍醋酸鈉酯），每日 10～40mg，加入 5%葡萄糖液 500ml 中滴注。靜脈注射用於危重病人，每次 10～20mg，必要時可加量。③ 肌肉注射（潑尼松龍磷酸鈉酯），每次 10～20mg，必要時可重複。④ 關節腔內注射（潑尼松龍醋酸酯），5～25mg。

【注意事項】本品抗炎作用較強，而瀦鈉作用相對較弱，一般不易引起電解質紊亂或水腫等副作用。本品的抗炎活性相當於可的松。

第七章　氣血津液病證

　　氣血津液病證是指在外感或內傷等病因的影響下，引起氣血津液的運行失常，輸布失度，生成不足，虧損過度，從而導致的一類病證。氣血津液病證，包括鬱病、血證、汗證、消渴、內傷發熱、虛勞、積聚、厥證、肥胖等病證。水腫雖係水液停聚體內所致，但因其病位主要在腎，故見腎膀胱病證一章。

　　生理病理特點及病證分類如下：

1. 生理特點

　　氣能推動五臟六腑的功能活動；氣能行血；營養臟腑四肢；溫養肌肉皮膚，血充潤營養全身。津液是人體正常水液的總稱，也是維持人體生命活動的重要物質。氣、血、津液之間關係密切，氣為血帥，氣能行血、行津，氣能攝血、攝津，血為氣母，津能載氣以及津血同源。

2. 病理特點及病證分類

　　（1）氣虛。

　　（2）氣鬱。

　　（3）氣滯。

　　（4）氣逆。

　　（5）血虛。

　　（6）血瘀。

　　（7）津傷化燥。

第一節　鬱　病

一、定義

鬱病是由於情志不舒，氣機鬱滯所致，以心情抑鬱，情緒不寧，胸部滿悶，脅肋脹痛，或易怒易哭，或咽中如有異物梗塞等症為主要臨床表現的一類病證。

二、病因病機要點

（1）憤懣鬱怒，肝氣鬱結。

（2）憂愁思慮脾失健運。

（3）情志過極，心失所養。

三、辨證論治

1. 診斷要點

（1）以憂鬱不暢，情緒不寧，脅肋脹滿疼痛，或易怒易哭，或咽中如有炙臠為主症。多發於青中年女性。

（2）病史：患者大多數有憂愁、焦慮、悲哀、恐懼、憤懣等情志內傷的病史。並且鬱病病情的反覆常與情志因素密切相關。

（3）各系統檢查和實驗室檢查正常，除外器質性疾病。

2. 辨證要點

（1）辨明受病臟腑與六鬱的關係：

鬱病的發生主要為肝失疏泄，脾失健運，心失所養，應依據臨床症狀，辨明其受病臟腑側重之差異。一般說來，氣鬱、血鬱、火鬱主要關係於肝；食鬱、濕鬱、痰鬱主要關係於脾；而虛證證型則與心的關係最為密切。

（2）辨別證候虛實：

六鬱病變，即氣鬱、血鬱、化火、食積、濕滯、痰結均屬

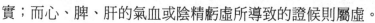

實；而心、脾、肝的氣血或陰精虧虛所導致的證候則屬虛。

3. 分型論治

（1）肝氣鬱結

症狀：精神抑鬱，情緒不寧，胸部滿悶，脇肋脹痛，痛無定處，脘悶噯氣，不思飲食，大便不調，苔薄膩，脈弦。

治法：疏肝解鬱，理氣暢中。

方藥：柴胡疏肝散。

脇肋脹滿疼痛較甚者，加鬱金，青皮，佛手疏肝理氣；肝氣犯胃，胃失和降，而見噯氣頻作，脘悶不舒者，可加旋覆花、代赭石、蘇梗、法半夏和胃降逆；兼有食滯腹脹者，加神曲、麥芽、山楂、雞內金消食化滯；肝氣乘脾而見腹脹、腹痛、腹瀉者，可加蒼朮、茯苓、烏藥、白豆蔻健脾除濕，溫經止痛；兼有血瘀而見胸脇刺痛，舌質有瘀點、瘀斑，可加當歸、丹參、鬱金、紅花活血化瘀。

（2）氣鬱化火

症狀：性情急躁易怒，胸脇脹滿，口苦而乾，或頭痛、目赤、耳鳴，或嘈雜吞酸，大便秘結，舌質紅，苔黃，脈弦數。

治法：疏肝解鬱，清肝瀉火。

方藥：丹梔逍遙散。

熱勢較甚、口苦、大便秘結者，可加龍膽草，大黃瀉熱通腑．肝火犯胃而見脇肋疼痛、口苦、嘈雜吞酸、噯氣、嘔吐者，可加黃連、吳茱萸（即左金丸）清肝瀉火，降逆止嘔；肝火上炎而見頭痛、目赤、耳鳴者，加菊花、鉤藤、刺蒺藜清熱平肝；熱盛傷陰，而見舌紅少苔、脈細數者，可去原方中當歸、白朮、生薑之溫燥，酌加生地、麥冬、山藥滋陰健脾。

（3）血行鬱滯

症狀：精神抑鬱，性情急躁，頭痛，失眠、健忘、或胸脇

疼痛、或身體某部位發冷或發熱感，舌質紫暗，或有瘀點、瘀斑、脈弦或澀。

治法：活血化瘀，理氣解鬱。

方藥：血府逐瘀湯。

（4）痰氣鬱結

症狀：精神抑鬱、胸部悶塞，脅肋脹滿，咽中如有物梗塞、吞之不下、咯之不出、苔白膩、脈弦滑。

治法：行氣開鬱、化痰散結。

方藥：半夏厚朴湯。

濕鬱氣滯而兼胸脘痞悶、噯氣、苔膩者、加香附、佛手片、蒼朮理氣除濕；痰鬱化熱而見煩躁、舌紅、苔黃者，加竹茹、栝蔞、黃芩、黃連清化痰熱；痛久入絡而有瘀血徵象，胸脅肋刺痛，舌質紫暗或有瘀點、瘀斑，脈澀者，加鬱金、丹參、降香、薑黃活血化瘀。

（5）心神惑亂

症狀：精神恍惚，心神不寧，多疑易驚，悲憂善哭，喜怒無常，或時時欠伸，或手舞足蹈、罵詈喊叫等多種症狀，舌質淡，脈弦。

治法：甘潤緩急、養心安神。

方藥：甘麥大棗湯。

血虛生風而見手足蠕動或抽搐者，加當歸、生地、珍珠母、鉤藤養血熄風；躁擾、失眠者，加酸棗仁、柏子仁、茯神、製首烏等養心安神；表現喘促氣逆者，可合五磨飲子開鬱散結，理氣降逆。

（6）心脾兩虛

症狀：多思善疑，頭暈神疲，心悸膽怯，失眠，健忘，納差，面色不華，舌質淡，苔薄白，脈細。

治法：健脾養心，補益氣血。

方藥：歸脾湯。

心胸鬱悶、情志不舒者、加鬱金、佛手片理氣開鬱；頭痛加川芎、白芷活血、祛風而止痛。

（7）心陰虧虛

症狀：情緒不寧，心悸，健忘，失眠，多夢，五心煩熱，盜汗，口咽乾燥，舌紅少津，脈細數。

治法：滋陰養血，補心安神。

方藥：天王補心丹。

心腎不交而見心煩失眠，多夢遺精者，可合交泰丸交通心腎；遺精較頻者，可加芡實、蓮鬚、金櫻子補腎固澀。

（8）肝陰虧虛

症狀：情緒不寧，急躁易怒，眩暈，耳鳴，目乾畏光，視物不明，或頭痛且脹，面紅目赤，舌乾紅，脈弦細或數。

治法：滋養陰精，補益肝腎。

方藥：滋水清肝飲。

肝陰不足而肝陽偏亢，肝風上擾，以致頭痛、眩暈、面時潮紅、或筋惕肉瞤者，加刺蒺藜、草決明、鉤藤、石決明平肝潛陽，柔潤熄風；虛火較甚，表現低熱，手足心熱者，可加銀柴胡、白薇、麥冬以清虛熱；月經不調者，可加香附、澤蘭、益母草理氣開鬱，活血調經。

四、其他療法

可選穴進行針刺治療，並配合語言暗示，心理治療等．

第二節 血 證

一、定義

凡由多種原因，引起火熱薰灼或氣虛不攝，致使血液不循常道，或上溢於口鼻諸竅，或下泄於前後二陰，或滲出於肌膚，所形成的疾患，統稱為血證。亦即是說，非生理性的出血性疾患，稱為血證。

二、病因病機要點

（1）感受外邪。

（2）情志過極。

（3）嗜食醇酒厚味。

（4）勞倦過度。

（5）久病或熱病之後。

三、辨證論治

（一）診斷要點

1. 鼻衄 凡血自鼻道外溢而非因外傷、倒經所致者，均可診斷為鼻衄。

2. 齒衄 血自齒齦或齒縫外溢，且排除外傷所致者，即可診斷為齒衄。

3. 咳血

（1）多有慢性咳嗽、痰喘、肺癆等肺系疾病。

（2）血由肺、氣道而來，經咳嗽而出，或覺喉癢胸悶一咯即出，血色鮮紅，或夾泡沫，或痰血相兼、痰中帶血。

（3）實驗室檢查如白細胞及分類、血沉、痰培養細菌、痰檢查抗酸桿菌及脫落細胞，以及胸部 X 光檢查、支氣管鏡檢或造影、胸部 CT 等，有助於進一步明確咳血的病因。

4. 吐 血

（1）有胃痛、脇痛、黃疸、嘔積等宿疾；

（2）發病急驟，吐血前多有噁心、胃脘不適、頭暈等症。

（3）血隨嘔吐而出，常夾有食物殘渣等胃內容物，血色多為咖啡色或呈紫暗色，也可為鮮紅色，大便色黑如漆，或呈暗紅色。

（4）實驗室檢查，嘔吐物及大便潛血試驗陽性。纖維胃鏡，上消化道鋇餐造影、B超等檢查可進一步明確引起吐血的病因。

5. 便 血

（1）有胃腸道潰瘍、炎症、息肉、憩室或肝硬化等病史。

（2）大便色鮮紅‧暗紅或紫暗，甚至黑如柏油樣，次數增多。

（3）實驗室檢查如大便潛血試驗陽性。

6. 血 尿

（1）小便中混有血液或夾有血絲，排尿時無疼痛。

（2）實驗室檢查，小便在顯微鏡下可見紅細胞。

7. 紫 斑

（1）肌膚出現青紫斑點，小如針尖，大者融合成片，壓之不褪色。

（2）紫斑好發於四肢，尤以下肢為甚，常反覆發作。

（3）重者可伴有鼻衄、齒衄、尿血、便血及崩漏。

（4）小兒及成人皆可患此病，但以女性為多見。

（5）輔助檢查：血、尿常規，大便潛血試驗，血小板計數，出凝血時間，血管收縮時間，凝血酶原時間，毛細血管脆性試驗及骨髓穿刺，有助於明確出血的病因，幫助診斷。

（二）辨證要點

1. 辨病證的不同

血證具有明確而突出的臨床表現——出血，一般不容易混淆。但由於引起出血的原因以及出血部位的不同，應注意辨清不同的病證。例如：從口中吐出的血液，有吐血與咳血之分；小便出血有尿血與血淋之別；大便下血則有便血、痔瘡、痢疾之異。應根據臨床表現病史等加以鑒別。

2. 辨臟腑病變之異

同一血證，可以由不同的臟腑病變而引起，應注意辨明。例如：同屬鼻衄，但病變臟腑有在肺、在胃、在肝的不同；吐血有病在胃及病在肝之別；齒衄有病在胃及病在腎之分；尿血則有病在膀胱、腎或脾的不同。

3. 辨證候之寒熱虛實

血證由火熱薰灼，熱迫血行引起者為多。但火熱之中，有實火及虛火的區別。血證有實證及虛證的不同，一般初病多實，久病多虛；由實火所致者屬實，由陰虛火旺、氣虛不攝甚至陽氣虛衰所致者屬虛。

（三）分型論治

1. 鼻　衄

（1）熱邪犯肺

症狀：鼻燥衄血，口乾咽燥，或兼有身熱、咳嗽痰少等症，舌質紅，苔薄，脈數。

治法：清泄肺熱，涼血止血。

方藥：桑菊飲。

可加丹皮、茅根、旱蓮草、側柏葉涼血止血。肺熱盛而無表證者，去薄荷、桔梗、加黃芩，梔子清泄肺熱；陰傷較甚，口鼻、咽乾燥顯著者，加玄參、麥冬、生地養陰潤肺。

（2）胃熱熾盛

症狀：鼻衄，或兼齒衄，血色鮮紅，口渴欲飲，鼻乾，口乾臭穢，煩躁，便秘，舌紅，苔黃，脈數。

治法：清胃瀉火、涼血止血。

方藥：玉女煎。

可加大薊、小薊、白茅根、藕節等涼血止血。熱勢甚者，加山梔、丹皮、黃芩清熱泄火；大便秘結，加生大黃通腑瀉熱；陰傷較甚，口渴、舌紅苔少。脈細數者，加天花粉、石斛、玉竹養胃生津。

（3）肝火上炎

症狀：鼻衄，頭痛，目眩，耳鳴，煩躁易怒，兩目紅赤，口苦，舌紅，脈弦數

治法：清肝瀉火，涼血止血。

方藥：龍膽瀉肝湯。

可加白茅根、蒲黃、大薊、小薊、藕節等涼血止血；若陰液虧耗、口鼻乾燥，舌紅少津，脈細數者，可去車前子，澤瀉，當歸，酌加玄參、麥冬、女貞子、旱蓮草養陰清熱。

（4）氣血虧虛

症狀：鼻衄，或兼齒衄，肌衄，神疲乏力，面色㿠白，頭暈，耳鳴，心悸，夜寐不寧，舌質淡，脈細無力。

治法：補氣攝血。

方藥：歸脾湯。

可加仙鶴草、阿膠、茜草等加強止血作用。

2. 齒　衄

（1）胃火熾盛

症狀：齒齦血色鮮紅，齒齦紅腫疼痛、頭痛、口臭、舌紅、苔黃、脈洪數。

治法：清胃瀉火、涼血止血。

方藥：加味清胃散合瀉心湯。

可酌加白茅根、大薊、小薊、藕節等涼血止血；煩熱口渴者，加石膏、知母清熱除煩。

（2）陰虛火旺

症狀：齒衄，血色淡紅，起病較緩，常因受熱及煩勞而誘發，齒搖不堅，舌質紅，苔少，脈細數。

治法：滋陰降火，涼血止血。

方藥：六味地黃丸合茜根散。

可酌加白茅根、仙鶴草、藕節以涼血止血·虛火較甚而見低熱。手足心熱者，加地骨皮、白薇、知母清退虛熱。

3. 咳　血

（1）燥熱傷肺

症狀：喉癢咳嗽，痰中帶血，口乾鼻燥，或有身熱，舌質紅，少津，苔薄黃，脈數。

治法：清熱潤肺，寧絡止血。

方藥：桑杏湯。

可加白茅根，茜草、藕節、側柏葉涼血止血。出血較多者，可再加雲南白藥或三七粉沖服；兼見發熱、頭痛、咳嗽、咽痛等症狀，為風熱犯肺，加銀花、連翹、牛蒡子以辛涼解表，清熱利咽；津傷較甚，而見乾咳無痰，或痰粘不易咯出，苔少舌紅乏津者，可加麥冬、玄參、天冬、天花粉養陰潤燥；痰熱壅肺，肺絡受損·症見發熱，面紅，咳嗽、咳血，咯痰黃稠、舌紅、苔黃、脈數者，可改用清金化痰湯去桔梗，加大薊、小薊、茜草等，以清肺化痰、涼血止血；熱勢較甚，咳血較多者，加金銀花、連翹、蘆根及沖服三七粉。

（2）肝火犯肺

症狀：咳嗽陣作，痰中帶血或純血鮮紅，胸脅脹痛，煩躁易怒，口苦，舌質紅，苔薄黃，脈弦數。

治法：清肝瀉肺，涼血止血。

方藥：瀉白散合黛蛤散。

可酌加生地、旱蓮草、白茅根、大薊 、小薊等涼血止血。肝火較甚、頭昏目赤。心煩易怒者，加丹皮、栀子、黃芩清肝瀉火；若咳血量較多，純血鮮紅，可用犀角地黃湯加三七粉沖服，以清熱瀉火、涼血止血。

（3）陰虛肺熱

症狀：咳嗽痰少，痰中帶血或反覆咳血，血色鮮紅，口乾咽燥，顴紅，潮熱，盜汗，舌質紅，脈細數。

治法：滋陰潤肺，寧絡止血。

方藥：百合固金湯。

可加白及、藕節、白茅根、茜草等止血。或合十灰散涼血止血。反覆咳血及咳血量多者，加阿膠、三七養血止血；潮熱顴紅者，加青蒿、鱉甲、地骨皮、白薇等清退虛熱；盜汗加糯稻根、浮小麥、五味子、牡蠣等收斂固澀。

4. 吐　血

（1）胃熱壅盛

症狀：脘腹脹悶，甚則作痛，吐血色紅或紫暗，常夾有食物殘渣，口臭，便秘，大便色黑，舌質紅，苔黃膩，脈滑數。

治法：清胃瀉火，化瘀止血。

方藥：瀉心湯合十灰散。

胃氣上逆而見噁心嘔吐者，可加代赭石、竹茹、旋覆花和胃降逆；熱傷胃陰而表現口渴、舌紅而乾、脈象細數者，加麥冬、石斛、天花粉養胃生津。

（2）肝火犯胃

症狀：吐血色紅或紫黯，口苦脇痛，心煩易怒，寐少夢多，舌質紅絳，脈弦數。

治法：瀉肝清胃，涼血止血。

方法：龍膽瀉肝湯。

可加白茅根、藕節、旱蓮草、茜草、或合用十灰散，以加強涼血止血的作用。脇痛甚者，加鬱金，制香附理氣活絡定痛。

（3）氣虛血溢

症狀：吐血纏綿不止，時輕時重，血色暗淡，神疲乏力，心悸氣短，面色㿠白，舌質淡，脈細弱。

治法：健脾養心，益氣攝血。

方藥：歸脾湯。

可酌加仙鶴草、白及、烏賊骨、炮薑炭等以溫經固澀止血。若氣損及陽，脾胃虛寒，症見膚冷、畏寒、便溏者，治宜溫經攝血，可改用柏葉湯。

上述三種症候的吐血，若出血過多，導致氣隨血脫，表現面色㿠白、四肢厥冷汗出、脈微等症者，亟當益氣固脫，可用獨參湯等積極救治。

5.便　血

（1）腸道濕熱

症狀：便血色紅、大便不暢或稀溏，或有腹痛，口苦，舌質紅，苔黃膩，脈濡數。

治法：清化濕熱，涼血止血。

方藥：地榆散或槐角丸。

若便血日久，濕熱未盡而營陰已虧，應清熱除濕與補益陰血雙管齊下，以虛實兼顧，扶正祛邪。可選用清臟湯或臟連

丸。

（2）氣虛不攝

症狀：便血色紅或紫黯，食少，體倦，面色萎黃，心悸，少寐，舌質淡，脈細。

治法：益氣攝血。

方藥：歸脾湯。

可酌加槐花、地榆、白及、仙鶴草，以增強止血作用。

（3）脾胃虛寒

症狀：便血紫黯，甚則黑色，腹部隱痛，喜熱飲，面色不華，神倦懶言，便溏，舌質淡，脈細。

治法：健脾溫中，養血止血。

方藥：黃土湯。

可加白及、烏賊骨收斂止血，三七、花蕊石活血止血。陽虛較甚，畏寒肢冷者，可加鹿角霜、炮薑、艾葉等溫陽止血。

6. 血　尿

（1）下焦熱盛

症狀：小便黃赤灼熱，尿血鮮紅，心煩口渴，面赤口瘡，夜寐不安，舌質紅，脈數。

治法：清熱瀉火，涼血止血。

方藥：小薊飲子。

熱甚而心煩口渴者，加黃芩、天花粉清熱生津；尿血較甚者，加槐花、白茅根，涼血止血；尿中夾有血塊者，加桃仁、紅花、牛膝活血化瘀．

（2）腎虛火旺

症狀：小便短赤帶血，頭暈耳鳴，神疲，顴紅潮熱，腰膝酸軟，舌質紅，脈細數。

治法：滋陰降火，涼血止血。

方藥：知柏地黃丸。

可酌加旱蓮草、大薊、小薊、藕節、蒲黃等涼血止血；顴紅潮熱者，加地骨皮、白薇清退虛熱。

（3）脾不統血

症狀：久病血尿，甚或兼見齒衄、肌衄，食少，體倦乏力，氣短聲低，面色不華，舌質淡，脈細弱。

治法：補脾攝血。

方藥：歸脾湯。

可加熟地、阿膠、仙鶴草、槐花等養血止血。氣虛下陷而見少腹墜脹者，可加升麻、柴胡以升陽。

（4）腎氣不固

症狀：久病血尿，血色淡紅，頭暈耳鳴，精神困憊，腰脊酸痛，舌質淡，脈沉弱。

治法：補益腎氣，固攝止血。

方藥：無比山藥丸。

可加仙鶴草、蒲黃、槐花、紫珠草等止血。必要時再酌加牡蠣、金櫻子、補骨脂等固澀止血；腰脊酸痛、畏寒神怯者，加鹿角片、狗脊溫補督脈。

7. 紫 斑

（1）血熱妄行

症狀：皮膚出現青紫斑點或斑塊，或伴有鼻衄、齒衄、便血、尿血，或有發熱，口渴，便秘，舌紅，苔黃，脈弦數。

治法：清熱解毒，涼血止血。

方藥：十灰散。

熱毒熾盛，發熱，出血廣泛者，加生石膏、龍膽草、紫草，沖服紫雪丹；熱壅胃腸，氣血鬱滯，症見腹痛、便血者，加白芍、甘草、地榆、槐花緩急止痛，涼血止血；邪熱阻滯經

絡，兼見關節腫痛者，酌加秦艽、木瓜、桑枝等舒筋通絡。

（2）陰虛火旺

症狀：皮膚出現青紫斑點或斑塊，時發時止，常伴鼻衄，齒衄或月經過多，顴紅，心煩，口渴，手足心熱，或有潮熱，盜汗，舌質紅，苔少，脈細數。

治法：滋陰降火，寧絡止血。

方藥：茜根散。

陰虛較甚者，可加玄參、龜板、女貞子、旱蓮草養陰清熱止血·潮熱可加地骨皮，白薇、秦艽清退虛熱。若表現腎陰虧虛而火熱不甚，症見腰膝酸軟，頭暈乏力，手足心熱，舌紅少苔脈細數者，可改用六味地黃丸滋陰補腎，酌加茜根、大薊、槐花、紫草等涼血止血，化瘀消斑。

（3）氣不攝血

症狀：反覆發生肌衄，久病不癒，神疲乏力，頭暈目眩，面色㿠白或萎黃，食慾不振，舌質淡，脈細弱。

治法：補氣攝血。

方藥：歸脾湯。

可酌加仙鶴草、棕櫚炭、地榆、蒲黃、茜根、紫草等，以增強止血及化斑消瘀的作用。若兼腎氣不足而見腰膝酸軟者，可加山茱萸，菟絲子，續斷補益腎氣。

四、其他療法

1.鼻衄當時，應結合局部用藥治療，以期及時止血。可選用：

（1）局部用雲南白藥止血；

（2）用棉花蘸青黛粉塞入鼻腔止血；

（3）用濕棉條蘸塞鼻散（百草霜25克，龍骨15克，枯礬60克，共研極細末）塞鼻等。

2. 咳血可用貼敷療法：肉桂 20 克，硫磺 20 克，冰片 3 克，共研末，裝瓶，用時以薑汁或大蒜汁調適量，敷於雙足湧泉穴，膠布固定，以引火歸元。

3. 紫斑兼有齒衄且較甚者，可合用漱口藥：生石膏 30 克、黃柏 15 克、五倍子 15 克、兒茶 6 克，濃煎漱口，每次 5～10 分鐘。

第三節　汗　證

一、定義

汗證是指由於陰陽失調，腠理不固，而致汗液外泄失常的病證。其中，不因外界環境的影響，而白晝時時汗出，動輒益甚者，稱為自汗；寐中汗出，醒來自止者，稱為盜汗，亦稱為寢汗。

二、病因病機要點

（1）肺氣不足。

（2）營衛不和。

（3）心血不足。

（4）陰虛火旺。

（5）邪熱鬱蒸。

三、辨證論治

1. 診斷要點

（1）不因外界環境影響，在頭面、頸胸或四肢、全身出汗者，晝日汗出濈濈，動則益甚為自汗；睡眠中汗出津津，醒後汗止為盜汗。

（2）除外其他疾病過程中出現的自汗、盜汗。作為其他疾病過程中，出現的自汗盜汗，因疾病的不同，各具有該疾病的

症狀及體徵，且出汗大多不居於突出地位。

（3）查血沉、T3、T4、基礎代謝、胸部 X 光攝片、痰塗片、作抗「O」等檢查以排除甲亢、肺癆、風濕熱等。

2. 辨證要點

應著重辨明陰陽虛實。一般來說，汗證以屬虛者多，自汗多屬氣虛不固；盜汗多屬陰虛內熱。但因肝火、濕熱等邪熱鬱蒸所致者，則屬實證。病程久者，或病變重者，則會出現陰陽虛實錯雜的情況。自汗久則可以傷陰，盜汗久則可以傷陽，出現氣陰兩虛，或陰陽兩虛之證。邪熱鬱蒸，病久傷陰，則見虛實兼夾之證。

3. 分型論治

（1）肺衛不固

症狀：汗出惡風，稍勞汗出尤甚，易於感冒，體倦乏力，面色少華，脈細弱，苔薄白。

治法：益氣固表。

方藥：玉屏風散。

汗出多者，可加浮小表、糯稻根、牡蠣固表斂汗。氣虛甚者，加黨參、黃精益氣固攝。兼有陰虛，而見舌紅，脈細數者，加麥冬、五味子養陰斂汗。氣血不足，體質虛弱，而症見汗出惡風，倦怠乏力，面色不華，舌質淡，脈弱者，可改用大補黃芪湯補益氣血，固表斂汗。

（2）營衛不和

症狀：汗出惡風，周身痛楚，時寒時熱，或表現半身，某局部出汗，苔薄白，脈緩。

治法：調和營衛。

方藥：桂枝湯。

汗出多者，酌加龍骨、牡蠣固澀斂汗；兼氣虛者，加黃芪

益氣固表；兼陽虛者，加附子 溫陽斂汗；如半身或局部出汗者，可配合甘麥大棗湯·營衛不和而又表現倦怠乏力，汗出多，少氣懶言，舌淡，脈弱等氣虛症狀者，可改用黃芪建中湯益氣建中，調和營衛·若淤血阻滯導致者，兼見心胸不適，舌質紫暗或有淤點、瘀斑，脈弦或澀等症者，可改用血府逐瘀湯理氣活血，疏通經絡營衛。

（3）心血不足

症狀：自汗或盜汗，心悸少寐，神疲氣短，面色不華，舌質淡，脈細。

治法：補血養心。

方藥：歸脾湯。

汗出多者，加牡蠣、五味子、浮小麥收澀斂汗；血虛甚者，加製首烏、枸杞子、熟地補益精血。

（4）陰虛火旺

症狀：夜寐盜汗，或有自汗，五心煩熱，或兼午後潮熱，兩顴色紅，口渴，舌紅少苔，脈細數。

治法：滋陰降火。

方藥：當歸六黃湯。

汗出多者，加牡蠣、浮小麥、糯稻根固澀斂汗。潮熱甚者，加秦艽、銀柴胡、白薇清退虛熱。以陰虛為主，而火熱不甚，潮熱、脈數等不顯著者，可改用麥味地黃丸。

（5）邪熱鬱蒸

症狀：蒸蒸汗出，汗液易使衣服黃染，面赤烘熱，煩躁，口苦，小便色黃，舌苔薄黃，脈象弦數。

治法：清肝泄熱，化濕和營。

方藥：龍膽瀉肝湯。

裏熱較甚，小便短赤者，加茵陳清解鬱熱。濕熱內蘊而熱

勢不盛，面赤烘熱，口苦等症不顯著者，可改用四妙丸清熱除濕。

第四節 消 渴

一、定義

消渴是以多尿，多飲，多食，形體消瘦，或尿有甜味為主要臨床表現的病證。

二、病因病機要點

（1）稟賦不足。

（2）飲食失節。

（3）情志失調。

（4）勞欲過度。

三、辨證論治

1.診斷要點

（1）凡以口渴、多飲、多食易饑、尿頻量多、形體消瘦或尿有甜味為臨床特徵者，即可診斷為消渴病。本病多發於中年以後，以及嗜食膏粱厚味、醇酒炙煿之人。若在青少年期即罹患本病者，一般病情較重。

（2）初起可「三多」症狀不著，病久常併發眩暈、肺癆、胸痹心痛、中風、雀目、瘡癰等。嚴重者可見煩渴，嘔吐，腹痛，呼吸短促，甚發昏迷厥脫危象。由於本病的發生與稟賦不足有較為密切的關係，故消渴病的家族史可供診斷參考。

（3）查空腹、餐後 2 小時血糖和尿糖，尿比重，作葡萄糖耐量試驗等檢查有助於確定診斷。必要時查尿酮體，血尿素氮、肌酐，二氧化碳結合力及血鉀、鈉、氯化物等。

2. 辨證要點

（1）辨部位

消渴病的三多症狀，往往同時存在，但根據其表現程度上的輕重不同，而有上、中、下消之分，及肺燥、胃熱、腎虛之別。通常把以肺燥為主，多飲症狀較為突出者，稱為上消；以胃熱為主，多食症狀較為突出者，稱為中消；以腎虛為主，多尿症狀較為突出者，稱為下消。

（2）辨標本

本病以陰虛為本，燥熱為標，兩者互為因果，常因病程長短及病情輕重的不同，而陰虛和燥熱之表現各有側重。一般初病多以燥熱為主，病程較長者則陰虛與燥熱互見，日久則以陰虛為主。進而則由於陰損及陽，導致陰陽俱虛之證。

（3）辨本證與併發症

多飲、多食、多尿和消瘦為消渴病本證的基本臨床表現，而易發生諸多併發症為本病的另一特點。本證與併發症的關係，一般以本證為主，併發症為次，多數患者，先見本證，隨病情的發展而出現併發症。但亦有少數患者與此相反，如少數中老年患者，「三多」及消瘦的本證不明顯，常因癰疽、眼疾、心腦病症等為線索，最後確診為本病。

3. 分型論治

（1）上　消

肺熱津傷

症狀：煩渴多飲，口乾舌燥，尿頻量多，舌邊尖紅，苔薄黃，脈洪數。

治法：清熱潤肺，生津止渴。

方藥：消渴方。

可酌加葛根、麥冬，以加強生津止渴的作用。若煩渴不

止，小便頻數，而脈數乏力者，為肺熱津虧，氣陰兩傷，可選用玉泉丸或二冬湯。

（2）中　消

胃熱熾盛

症狀：多食易饑，口渴，尿多，形體消瘦，大便乾燥，苔黃，脈滑實有力。

治法：清胃瀉火，養陰增液。

方藥：玉女煎。

可加黃連、梔子清熱瀉火；大便秘結不行，可用增液承氣湯潤燥通腑，「增水行舟」，待大便通後，再轉上方治療；亦可選用白虎加人參湯。對於病程較久，以及過用寒涼而致脾胃氣虛，表現口渴引飲，能食與便溏並見，或飲食減少，精神不振，四肢乏力，舌淡，苔白而乾，脈弱者，則治宜健脾益氣、生津止渴，可用七味白朮散。

（3）下　消

腎陰虧虛

症狀：尿頻尿多，混濁如脂膏，或尿甜，腰膝酸軟，乏力，頭暈耳鳴，口乾唇燥，皮膚乾燥，瘙癢，舌紅苔少，脈細數。

治法：滋陰補腎，潤燥止渴。

方藥：六味地黃丸。

陰虛火旺而煩躁，五心煩熱，盜汗，失眠者，可加知母、黃柏滋陰瀉火。尿量多而混濁者，加益智仁、桑螵蛸、五味子等益腎縮泉。氣陰兩虛而伴困倦，氣短乏力，舌質淡紅者，可加黨參、黃芪、黃精補益正氣。

陰陽兩虛

症狀：小便頻數，混濁如膏，甚至飲一溲一，面容憔悴，

耳輪乾枯，腰膝酸軟，四肢欠溫，畏寒怕冷，陽痿或月經不
調，舌淡苔白而乾，脈沉細無力。

治法：溫陽滋陰，補腎固攝。

方藥：金匱腎氣丸。

消渴而症見陽虛畏寒的患者，可酌加鹿茸粉 0.5g，以啟動
元陽，助全身陽氣之氣化。本證見陰陽氣血俱虛者，則可選用
鹿茸丸以溫腎滋陰，補益氣血。上述兩方均可加覆盆子、桑螵
蛸、金櫻子等以補腎固攝。

消渴多伴有瘀血的病變，故對於上述各種證型，尤其是對
於舌質紫暗，或有瘀點瘀斑，脈澀或結或代，及兼見其他瘀血
症候者，均可酌加活血化瘀的方藥，如酌加丹參、川芎、鬱
金、紅花、山楂等。或配用降糖活血方。

第五節　內傷發熱

一、定義

內傷發熱是指以內傷為病因，臟腑功能失調，氣血陰陽虧
虛為基本病機的以發熱為主的病證。

二、病因病機要點

（1）肝經鬱熱。

（2）瘀血阻滯。

（3）內濕停聚。

（4）中氣不足。

（5）血虛失養。

（6）陰精虧耗。

（7）陽氣虛衰。

三、辨證論治

1. 診斷要點

（1）內傷發熱起病緩慢，病程較長，多為低熱，或自覺發熱，表現為高熱者較少，不惡寒，或雖有怯冷，但得衣被則溫，常兼見頭暈、神疲、自汗、盜汗、脈弱等症。

（2）一般有氣、血、水壅遏或氣血陰陽虧虛的病史，或有反覆發熱的病史。

（3）必要時可作有關的實驗室檢查，以進一步協助診斷。

2. 辨證要點

（1）辨證候之虛實

依據病史、症狀、脈象等辨明證候的虛實，由氣鬱、血瘀、濕停所致的內傷發熱屬實；由氣虛、血虛、陰虛、陽虛所致的內傷發熱屬虛；邪實傷正及因虛致實者，則可以既有正虛，又有邪實的表現，而成為虛實夾雜的證候。

（2）辨病情之輕重

病程長久，熱勢亢盛，持續發熱或反覆發作，經治不癒，胃氣衰敗，正氣虛甚，兼夾病證多，均為病情較重的表現；輕症反之。

3. 分型論治

（1）氣鬱發熱

症狀：發熱多為低熱或潮熱，熱勢常隨情緒波動而起伏，精神抑鬱，胸脅脹滿，煩躁易怒，口乾而苦，納食減少，舌紅，苔黃，脈弦數。

治法：疏肝理氣，解鬱瀉熱。

方藥：丹梔逍遙散。

氣鬱較甚，可加鬱金、香附、青皮理氣解鬱，熱象較甚，舌紅口乾便秘者，可去白朮，加龍膽草、黃芩清肝瀉火；婦女

若兼月經不調，可加澤蘭，益母草活血調經。

（2）血瘀發熱

症狀：午後或夜晚發熱，或自覺身體某些部位發熱，口燥咽乾，但不多飲，肢體或軀幹有固定痛處或腫塊，面色萎黃或晦暗，舌質青紫或有瘀點、瘀斑，脈弦或澀。

治法：活血化瘀。

方藥：血府逐瘀湯。

發熱較甚者，可加秦艽、白薇、丹皮清熱涼血；肢體腫痛者，可加丹參、鬱金、延胡索活血散腫定痛。

（3）濕鬱發熱

症狀：低熱，午後熱甚，胸悶脘痞，全身重著，不思飲食，渴不欲飲，嘔噁，大便稀薄或黏滯不爽，舌苔白膩或黃膩，脈濡數。

治法：利濕清熱。

方藥：三仁湯。

嘔噁加竹茹、藿香、陳皮和胃降逆；胸悶、苔膩加鬱金、佩蘭芳化濕邪；濕熱阻滯少陽樞機，症見寒熱如瘧，寒輕熱重，口苦嘔逆者，加青蒿、黃芩清解少陽。

（4）氣虛發熱

症狀：發熱，熱勢或低或高，常在勞累後發作或加劇，倦怠乏力，氣短懶言，自汗，易於感冒，食少便溏，舌質淡，苔白薄，脈細弱。

治法：益氣健脾，甘溫除熱。

方藥：補中益氣湯。

自汗較多者，加牡蠣、浮小麥、糯稻根固表斂汗；時冷時熱，汗出惡風者，加桂枝、芍藥調和營衛；脾虛挾濕，而見胸悶脘痞，舌苔白膩者，加蒼朮、茯苓、厚朴健脾燥濕。

（5）血虛發熱

症狀：發熱，熱勢多為低熱，頭暈眼花，身倦乏力，心悸不寧，面白少華，唇甲色淡，舌質淡，脈細弱。

治法：益氣養血。

方藥：歸脾湯。

血虛較甚者，加熟地、枸杞子、製首烏補益精血；發熱較甚者，可加銀柴胡、白薇，清退虛熱；由慢性失血所致的血虛，若仍有少許出血者，可酌加三七粉、仙鶴草、茜草、棕櫚皮等止血。

（6）陰虛發熱

症狀：午後潮熱，或夜間發熱，不欲近衣，手足心熱，煩躁，少寐多夢，盜汗，口乾咽燥，舌質紅，或有裂紋，苔少甚至無苔，脈細數。

治法：滋陰清熱。

方藥：清骨散。

盜汗較甚者，可去青蒿，加牡蠣，浮小麥、糯稻根固表斂汗；陰虛較甚者，加玄參、生地、製首烏滋養陰精；失眠者，加酸棗仁、柏子仁、夜交藤養心安神；兼有氣虛而見頭暈氣短，體倦乏力者，加北沙參、麥冬、五味子益氣養陰。

（7）陽虛發熱

症狀：發熱而欲近衣，形寒怯冷，四肢不溫，少氣懶言，頭暈嗜臥，腰膝酸軟，納少便溏，面色㿠白，舌質淡胖，或有齒痕，苔白潤，脈沉細無力。

治法：溫補陽氣，引火歸元。

方藥：金匱腎氣丸。

短氣甚者，加人參補益元氣；便溏腹瀉者，加白朮，炮乾薑溫運中焦。

第六節 虛 勞

一、定義

虛勞又稱虛損，是以臟腑功能衰退，氣血陰陽不足為主要病機的多種慢性虛弱症候的總稱。

二、病因病機要點

（1）稟賦薄弱，因虛致病。

（2）煩勞過度，損傷五臟。

（3）飲食不節，損傷脾胃。

（4）大病久病，失於調理。

（5）誤治失治，損耗精氣。

三、辨證論治

（一）診斷要點

1. 證候特徵，多見神疲體倦，心悸氣短，面容憔悴，自汗盜汗，或五心煩熱，或畏寒肢冷，脈虛無力等症．若病程較長，久虛不復，症狀可逐漸加重。

2. 具有引起虛勞的致病因素及較長的病史。

3. 排出類似的症狀。應著重排除肺癆及其他病證中的虛證類型。

（二）辨證要點

1. 辨五臟氣血陰陽虧虛的不同，虛勞的證候雖多，但總不離乎五臟，而五臟之辨，又不外乎氣血陰陽。故對虛勞的辨證應以氣、血、陰、陽為綱，五臟虛候為目。一般說來，病情單純者，病變比較局限，容易辨清其氣、血、陰、陽虧虛的屬性和病及臟腑的所在。但由於氣血同源、陰陽互根、五臟相關，所以各種原因所致的虛損往往互相影響，由一虛漸致兩虛，由

一臟而累及他臟，使病情趨於複雜和嚴重，辨證時應加注意。

2. 辨兼夾病證的有無，虛勞一般均有較長的病程，辨證施治時還應注意有無兼夾病證，尤其應注意下述三種情況：

（1）因病致虛、久虛不復者，應辨明原有疾病是否還繼續存在。如因熱病，寒病或瘀結致虛者，原發疾病是否已經治癒。

（2）有無因虛致實的表現。如因氣虛運血無力，形成瘀血；脾氣虛不能運化水濕，以致水濕內停等。

（3）是否兼夾外邪。虛勞之人由於衛外不固，易感外邪為患，且感邪之後不易恢復，治療用藥也與常人感邪有所不同。

若有以上兼夾病徵，在治療時應分別輕重緩急，予以兼顧。

（三）分型論治

1. 氣　虛

（1）肺氣虛

症狀：短氣自汗，聲音低怯，時寒時熱，平素易於感冒，面白，舌質淡，脈弱。

治法：補益肺氣。

方藥：補肺湯。

無咳嗽者，可去桑白皮、紫菀、自汗較多者，加牡蠣、麻黃根固表斂汗；若氣陰兩虛而兼見潮熱、盜汗者，加鱉甲、地骨皮、秦艽等養陰清熱。

（2）心氣虛

症狀：心悸，氣短，勞則尤甚，神疲體倦，自汗，舌質淡，脈弱。

治法：益氣養心。

方藥：七福欽。

自汗多者，可加黃芪，五味子益氣固攝；飲食少思，加砂仁，茯苓開胃健脾。

（3）脾氣虛

症狀：飲食減少，食後胃脘不舒，倦怠乏力，大便溏薄，面色萎黃，舌淡苔薄，脈弱。

治法：健脾益氣。

方藥：加味四君子湯。

胃失和降而兼見胃脘脹滿，噯氣嘔吐者，加陳皮、半夏和胃理氣降逆；食積停滯而兼見脘悶腹脹，噯氣酸腐，苔膩者，加神曲，麥芽、山楂、雞內金消食健胃；氣虛及陽，脾陽漸虛而兼見腹痛即瀉，手足欠溫者，加肉桂，炮薑溫中散寒。

（4）腎氣虛

症狀：神疲乏力，腰膝酸軟，小便頻數而清，白帶清稀，舌質淡，脈弱。

治法：益氣補腎。

方藥：大補元煎。

神疲乏力甚者，加黃芪益氣；尿頻較甚及小便失禁者，加菟絲子，五味子，益智仁補腎固攝；脾失健運而兼見大便溏薄者，去熟地，當歸，加肉豆蔻，補骨脂溫補固澀。

2.血　虛

（1）心血虛

症狀：心悸怔忡，健忘，失眠，多夢，面色不華，舌質淡，脈細或結代。

治法：養血寧心。

方藥：養心湯。

失眠，多夢較甚，可加合歡花，夜交藤養心安神。

（2）脾血虛

症狀：體倦乏力，納差食少，心悸氣短，健忘，失眠，面色萎黃，舌質淡，脈弦細或細澀。

治法：補脾養血。

方藥：歸脾湯。

（3）肝血虛

症狀：頭暈目眩，脇痛，肢體麻木，筋脈拘急，或驚惕肉瞤，婦女月經不調甚則閉經，面色不華，舌質，淡脈弦細或細澀。

治法：補血養肝。

方藥：四物湯。

血虛甚者，加製首烏，枸杞子，雞血藤增強補血養肝的作用；脇痛加絲瓜絡、鬱金、香附理氣通絡；目失所養，視物模糊，加楮實子，枸杞子，決明子養肝明目。

3.陰　虛

（1）肺陰虛

症狀：乾咳，咽燥，甚或失音，咯血，潮熱，盜汗，面色潮紅，舌紅少津，脈細數。

治法：養陰潤肺。

方藥：沙參麥冬湯。

咳嗽甚者，加百部，款冬花，肅肺止咳；咯血，加白及，仙鶴草、小薊涼血止血；潮熱加地骨皮、銀柴胡、秦艽、鱉甲養陰清熱；盜汗，加牡蠣、浮小麥固表斂汗。

（2）心陰虛

症狀：心悸，失眠，煩躁，潮熱，盜汗，或口舌生瘡，面色潮紅，舌紅少津，脈細數。

治法：滋陰養心。

方藥：天王補心丹。

火熱偏盛而見煩躁不安，口舌生瘡者，去當歸、遠志之辛溫，加黃連、木通、淡竹葉，清心瀉火，導熱下行；潮熱加地骨皮、銀柴胡、秦艽清退虛熱；盜汗加牡蠣，浮小麥固表斂汗。

（3）脾胃陰虛

症狀：口乾唇燥，不思飲食，大便燥結，甚則乾嘔，呃逆，面色潮紅，舌乾，苔少或無苔，脈細數。

治法：養陰和胃。

方藥：益胃湯。

口乾唇燥甚者，為津虧較甚加石斛，花粉滋養胃陰；不思飲食甚者，加麥芽，扁豆、山藥益胃健脾；呃逆，加刀豆、柿蒂、竹茹扶養胃氣，降逆止呃；大便乾結，將原方之冰糖改用蜂蜜，以潤腸通便。

（4）肝陰虛

症狀：頭痛，眩暈，耳鳴，目乾畏光，視物不明，急躁易怒，或肢體麻木，筋惕肉瞤，面潮紅，舌乾紅，脈弦細數。

治法：滋養肝陰。

方藥：補肝湯。

頭痛，眩暈，耳鳴較甚，或筋惕肉瞤者，為風陽內盛，加石決明、菊花、鉤藤、刺蒺藜平肝熄風潛陽；目乾澀畏光，或視物不明者，加枸杞子，女貞子，草決明養肝明目；急躁易怒，尿赤便秘，舌紅脈數者，為肝火亢盛，加龍膽草、黃芩、梔子清肝瀉火。

（5）腎陰虛

症狀：腰酸，遺精，兩足痿弱，眩暈，耳鳴，甚則耳聾，口乾，咽痛，顴紅，舌紅少津，脈沉細。

治法：滋補腎陰。

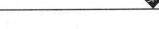

方藥：左歸丸。

遺精，加牡蠣、金櫻子、芡實、蓮鬚固腎澀精；潮熱，口乾、咽痛、脈數、為陰虛而火旺，去鹿角膠、山萸，加知母、黃柏、地骨皮滋陰瀉火。

4. 陽虛

（1）心陽虛

症狀：心悸，自汗，神倦嗜臥，心胸憋悶疼痛，形寒肢冷，面色㿠白，舌質淡或紫暗，脈細弱或沉遲。

治法：益氣溫陽。

方藥：保元湯。

心胸疼痛者，酌加鬱金、川芎、丹參、三七活血定痛；形寒肢冷、脈遲、為陽虛較甚，酌加附子、巴戟、仙茅、仙靈脾、鹿茸溫補陽氣。

（2）脾陽虛

症狀：面色萎黃，食少，形寒，神倦乏力，少氣懶言，大便溏瀉，腸鳴腹痛，每因受寒或飲食不慎而加劇，舌質淡，苔白脈弱。

治法：溫中健脾。

方藥：附子理中湯。

腹中冷痛較甚，為寒凝氣滯，可加高良薑、香附、丁香、吳茱萸溫中散寒，理氣止痛；食後腹脹及嘔逆者，為胃寒氣逆加砂仁、半夏、陳皮溫中和胃降逆；腹瀉較甚，為陽虛濕甚，加肉豆蔻、補骨脂、苡仁溫補脾腎，澀腸除濕止瀉。

（3）腎陽虛

症狀：腰背酸痛，遺精，陽痿，多尿或不禁，面色㿠白，畏寒肢冷，下利清穀或五更泄瀉，舌質淡胖，有齒痕，苔白脈沉遲。

治法：溫補腎陽。

方藥：右歸丸。

遺精，加金櫻子、桑螵蛸、蓮鬚、或金鎖固精丸以收澀固精；脾虛濕甚以致下利清穀者，減去熟地、當歸等滋潤滑膩之品，加黨參、白朮、苡仁益氣健脾，滲濕止瀉；命門火衰以致五更泄瀉者，合四神丸溫脾暖腎，固腸止瀉；陽虛水泛以致浮腫，尿少者，加茯苓、澤瀉、車前子、或合五苓散利水消腫；腎不納氣而見喘促、短氣，動則更甚者，加補骨脂、五味子、蛤蚧補腎納氣。

四、其他療法

可配合使用氣功、針灸、食療。

第七節　積　聚

一、定義

積聚是由於正氣虧虛，臟腑失和，氣滯、血瘀、痰濁蘊結腹內而致，以腹內結塊，或脹或痛為主要臨床特徵的一類病證。

二、病因病機要點

（1）情志抑鬱，氣滯血瘀。

（2）酒食內傷，滋生痰濁。

（3）邪毒侵襲，留著不去。

（4）它病轉歸，日久成積。

三、辨證論治

（一）診斷要點

1. 積　證

以腹部可捫及或大或小，質地或軟或硬的包塊，並有脹痛

或刺痛為臨床特徵。積證大多有一個逐漸形成的過程。積塊出現之前，相應部位常有疼痛，或兼噁心、嘔吐腹脹，以及倦怠乏力，胃納減退，逐漸消瘦等正氣虧虛的症狀；而積證的後期，一般虛損症狀均較為突出。

2. 聚 證

以腹中氣聚、攻竄脹痛、時作時止為臨床特徵。其發作時，可見病變部位有氣聚脹滿的現象，但一般捫不到包塊；緩解時則氣聚脹滿的現象消失。聚證發作之時，以實證的表現為主反覆發作，常出現倦怠乏力，納差、便溏等脾胃虛弱的證候。

結合病史，做 B 超，CT 胃腸鋇劑 X 光檢查及纖維內窺鏡檢查等有助於診斷。

(二) 辨證要點

1. 辨積與聚的不同

積與聚雖合稱為一個病證，但兩者是有明顯區別的。積證具有積塊明顯，固定不移，痛有定處，病程較長，多屬血分，病情較重，治療較難等特點；聚證則無積塊，腹中氣時聚時散，發有休止，痛無定處，病程較短，多屬氣分，一般病情較輕，相對地治療亦較易。至於古代文獻以積為臟病，聚為腑病，則不可拘泥，實際上不少積證的積塊就發生在胃、腸。

2. 辨積塊的部位

積塊的部位不同標誌著所病的臟腑不同，臨床症狀，治療方藥也不盡相同，故有必要加以鑒別。從大量的臨床觀察來看，在內科範圍的脘腹積塊主要見於胃和肝的病變。右脇腹內積塊伴見脇肋刺痛、黃疸、納呆、腹脹等症狀者，病在肝；胃脘部積塊伴見反胃、嘔吐、嘔血、便血等症狀者，病在胃；右腹積塊伴腹瀉或便秘，消瘦乏力，以及左腹積塊伴大便次數增

多，便下膿血者，病在腸。

3. 辨初、中、末期虛實的不同

積證大體可分為初、中、末三期，一般初期正氣未至大虛，邪實而不甚，表現為積塊較小，質地較軟，雖有脹痛不適，而一般情況尚可。中期正氣漸衰而邪氣漸甚，表現為積塊增大，質地較硬，疼痛持續，並有飲食日少，倦怠乏力，形體漸瘦等症狀。末期正氣大虛而邪氣實甚，表現為積塊較大，質地堅硬，疼痛劇烈，並有飲食大減，神疲乏力，面色萎黃或黧黑，明顯消瘦等症。

（三）分型論治

1. 聚 證

（1）肝氣鬱滯

症狀：腹中氣聚，攻竄脹痛，時聚時散，脘脅之間時或不適，病情常隨情緒而起伏，苔薄，脈弦。

治法：疏肝解鬱，行氣消聚。

方藥：木香順氣散。

若寒甚，腹痛較劇，得溫症減，肢冷者，可加高良薑、肉桂溫中理氣止痛；若兼有熱象，口苦，舌質紅者，去台烏藥、蒼朮，加吳茱萸，黃連泄肝清熱。老年體虛，或兼見神疲、乏力、便溏者，可加黨參、白朮益氣健脾。

（2）食濁阻滯

症狀：腹脹或痛，便秘，納呆，時有如條狀物聚起在腹部，重按則脹痛更甚，舌苔膩，脈弦滑。

治法：理氣化濁，導滯通腑。

方藥：六磨湯。

可加山楂，萊菔子以增強健胃消食的作用；痰濁中阻，嘔噁苔膩者，可加半夏、陳皮、生薑化痰降逆；若因於蛔蟲結

聚，阻於腸道而引起者，可加服驅蛔方藥及酌情配用烏梅丸；若反覆發生氣聚腹痛，對這類病人，平時可用香砂六君子湯健運脾胃，調理氣機。

2. 積　證

（1）氣滯血阻

症狀：積證初起，積塊軟而不堅，固著不移，脹痛並見，舌苔薄白，脈弦。

治法：理氣活血，通絡消積。

方藥：荊蓬煎丸。

可合用失笑散或金鈴子散，以增強活血化瘀，散結止痛的作用。

（2）氣結血瘀

症狀：腹部積塊漸大，按之較硬，痛處不移，飲食減少，體倦乏力，面黯消瘦，時有寒熱，女子或見經閉不行，舌質青紫，或有瘀點瘀斑，脈弦滑或細澀。

治法：祛瘀軟堅，補益脾胃。

方藥：膈下逐瘀湯，六君子湯。

可酌加丹參、莪朮、三棱、鱉甲、煆瓦楞等，以增強活血消積的作用；或配合服用鱉甲煎丸，化癥四生丹消癥散積。

（3）正虛瘀結

症狀：積塊堅硬，疼痛逐漸加劇，飲食大減，面色萎黃或黧黑，消瘦脫形，舌質色淡或紫，舌苔灰糙或舌光無苔，脈弦細或細數。

治法：補益氣血，化瘀消積。

方藥：八珍湯，化積丸。

氣虛甚者，可加黃芪、淮山藥、苡仁益氣健脾；舌質光紅無苔，脈象細數者，為陰液大傷，可加生地、玄參、麥冬、玉

竹等養陰生津；化積丸可酌加丹參、鱉甲活血軟堅散結。

四、其他療法

1. 外治法，如敷貼阿魏膏、水紅花膏等。

2. 診斷為腫瘤者，可酌加具有一定抗腫瘤作用的中草藥；如半枝蓮、半邊蓮、白花蛇舌草、蚤休、夏枯草、垂盆草、虎杖等。

第八節 厥 證

一、定義

厥證是指由於氣機逆亂，氣血運行失常所致的以突然發生的一時性昏倒，不知人事，或伴有四肢逆冷為主要臨床表現的一種急性病證。

二、病因病機要點

（1）體質因素。

（2）情志因素。

（3）暴感外邪。

三、辨證論治

（一）診斷要點

1. 患者在發病之前，常有先兆症狀，如頭暈，視力模糊，面色㿠白，出汗等，而後突然發生昏仆，不知人事，呈一時性，移時蘇醒，發病時常伴有噁心，汗出，或伴有四肢逆冷，醒後感頭暈、疲乏，口乾，但無失語，癱瘓等後遺症，緩解時和常人一樣。

2. 應瞭解既往有無類似病證發生。發病前有明顯的情志變動，精神刺激之因素，或有大失血病史，或有暴飲暴食史，或有素體痰盛宿疾。注意詢問發作時的體位，持續時間以及厥之

前後的表現。

3. 腦電圖、腦幹誘發電位，心電圖、顱腦 CT、MRI 等檢查有助於診斷。

（二）辨證要點

1. 辨虛實

厥證見症雖多，但概括而言，不外虛實二證，這是厥證辨證之關鍵所在。凡實者突然昏仆，面紅氣粗，聲高息促，口噤握拳，或挾痰涎湧盛，或身熱譫妄，舌紅苔黃膩，脈洪大有力；凡虛者眩暈昏厥，面色㿠白，聲低息微，口開手撒，或汗出肢冷，舌胖或淡，脈細弱無力。

2. 分氣血

厥證以氣厥、血厥為多見，其中尤以氣厥、血厥之實證在臨床上時有發生，應當注意辨別。氣厥實者，乃肝氣升發太過所致，體質壯實之人，肝氣上逆，由驚恐而發，表現為突然昏仆，呼吸氣粗，口噤握拳，頭暈頭痛，舌紅苔黃，脈沉而弦；血厥實者乃肝陽上亢，陽氣暴張，血隨氣升，氣血並走於上，表現為突然昏仆，牙關緊閉，四肢厥冷，面赤唇紫，或鼻衄，舌質黯紅，脈弦有力。

（三）分型論治

1. 氣　厥

（1）實　證

症狀：由情志異常，精神刺激而發作，突然昏倒，不知人事，或四肢厥冷，呼吸氣粗，口噤拳握，舌苔薄白，脈伏或沉弦。

治法：開竅，順氣，解鬱。

方藥：通關散、五磨飲子。

應先以搐鼻取嚏，通關開竅，急救催醒。若肝陽偏亢，頭

暈而痛,面赤躁熱者,可加鉤藤,石決明,磁石等平肝潛陽;若兼有痰熱,症見喉中痰鳴,痰湧氣塞者,可加膽南星、貝母、橘紅、竹瀝等滌痰清熱;若醒後哭笑無常,睡眠不寧者,可加茯神、遠志、酸棗仁等安神寧志。

平時可服用柴胡疏肝散、逍遙散之類。

（2）虛　證

症狀：發厥前有明顯的情緒緊張、恐懼、疼痛等誘發因素,發作時眩暈昏仆,面色㿠白,呼吸微弱,汗出肢冷,舌淡,脈沉細微。

治法：補氣,回陽,醒神。

方藥：生脈注射液,參附青注射液,四味回陽飲。

若汗出多者,加黃芪、白朮、煅龍牡,加強益氣功效,更能固澀止汗;若心悸不寧者,加遠志、柏子仁、酸棗仁等養心安神;若納穀不香,食慾不振者,加白朮、茯苓、陳皮健脾和胃。

平時可服用香砂六君子丸,歸脾丸等。

2.血　厥

（1）實　證

症狀：多因急躁惱怒而發,突然昏倒,不知人事,牙關緊閉,面赤唇紫,舌黯紅,脈弦有力。

治法：開竅,活血,順氣,降逆。

方藥：清開靈注射液,通瘀煎。

可加用石決明、鉤藤、牛膝平肝潛陽;若急躁易怒,肝熱者加菊花、丹皮、龍膽草;若兼見陰虛不足者,眩暈頭痛,加生地、枸杞、珍珠母。

（2）虛　證

症狀：因失血過多而發,突然昏厥,面色㿠白,口唇無

華，四肢震顫，自汗肢冷，目陷口張，呼吸微弱，舌質淡，脈芤或細數無力。

治法：補養氣血。

方藥：急用獨參湯灌服，繼用人參養營湯。

急亦可用人參注射液、生脈注射液靜注；若自汗膚冷，呼吸微弱者，加附子、乾薑溫陽；若口乾少津者，加麥冬、玉竹、沙參養陰；若心悸少寐者，加龍眼肉、酸棗仁養心安神。

3. 痰厥

症狀：素有咳喘宿疾，多濕多痰，惱怒或劇烈咳嗽後，突然昏厥，口有痰聲，或嘔吐涎沫，呼吸氣粗，舌苔白膩，脈沉滑。

治法：行氣豁痰。

方藥：導痰湯。

可加蘇子、白芥子化痰降氣；若痰濕化熱，口乾便秘，舌苔黃膩，滑脈數者，加黃芩、梔子、竹茹、栝蔞仁清熱降火。

4. 暑 厥

症狀：發於暑熱夏季，面紅身熱，突然昏仆，甚至譫妄，眩暈頭痛，舌紅乾，脈洪數。

治法：清暑益氣，開竅醒神。

方藥：清開靈注射液、萬氏牛黃清心丸或紫血丹、白虎加人參湯。

5. 食 厥

由暴飲多食，復遇惱怒而發，食後突然昏厥，氣息窒塞，脘腹脹滿，舌苔厚膩，脈滑實，治當和中消導，先用鹽湯探吐，再用神術散，保和丸；食後腹脹，大便不通者，可用小承氣湯導下。

第九節　肥　胖

一、定義

肥胖是由於先天稟賦因素，過食肥甘以及久臥久坐，少勞等引起的以氣虛痰濕偏盛為主，體重超過標準體重 20%以上，並多伴有頭暈乏力，神疲懶言，少動氣短等症狀的一類病證。

二、病因病機要點

（1）年老體衰。

（2）過食肥甘。

（3）缺乏運動。

（4）久病正虛。

（5）情志所傷。

三、辨證論治

1. 診斷要點

（1）超出標準體重：標準體重（kg）＝{身高（cm）－100}×0.9，若實際體重超過標準體重 20%，排除肌肉發達或水分瀦留因素，即可診斷肥胖。

（2）體重品質指數升高：體重品質指數＞24 為肥胖症。

（3）有伴隨症狀：兼見神疲乏力，少氣懶言，氣短氣喘，腹大脹滿，苔厚膩，脈濡滑。

凡符合（1）或（2）項，兼見（3）項即可診斷。

2. 辨證要點

（1）辨標本虛實

肥人多氣虛，表現神疲乏力，少氣懶言，倦怠氣短，動則喘促；肥人亦多痰濕，表現形體肥胖，腹大脹滿，四肢沉重，頭重胸悶，時吐痰涎，水濕偏重，多有腹瀉便溏，暮後肢腫；

痰熱偏盛者，多見心煩口苦，大便秘結等。臨床辨證時，當分標本緩急，虛實多少。

（2）辨臟腑病位

肥胖病變與脾虛關係尤為密切，表現為身體重著，神倦乏力，腹大脹滿，頭沉胸悶，或有噁心、痰多；但病久可累及於腎，引起腰膝疼痛酸軟，動則氣喘，下肢浮腫，夜尿頻多。本病有時可以涉及肝膽，出現胸脅脹悶，煩躁眩暈，口乾口苦，大便秘結，脈弦等；亦可病及心肺，表現心悸氣短，少氣懶言，神疲自汗等。

（3）辨舌象變化，本病舌淡胖，邊有齒痕者，多為氣虛；苔薄白或白膩者，多兼水濕內停。舌紅苔黃膩者，多為濕熱或痰熱內聚；舌暗，或有瘀點瘀斑，舌下瘀筋者，多有瘀血內停，兼舌淡胖者，屬氣虛血瘀；兼舌紅苔黃膩者，屬痰瘀熱互結。

3. 分型論治

（1）胃熱滯脾

症狀：多食，消穀善饑，形體肥胖，脘腹脹滿，面色紅潤，口乾苦，心煩頭昏，胃脘灼痛，嘈雜，得食則緩，舌紅苔黃膩，脈弦滑。

治法：清胃瀉火，佐以消導。

方藥：小承氣湯合保和丸。

濕熱食積，內阻腸胃引起肥胖而兼見脘腹脹滿，大便秘結或泄瀉，小便短赤，苔黃膩，脈沉有力，亦可用枳實導滯丸。

（2）脾虛不運

症狀：肥胖壅腫，神疲乏力，身體困重，胸悶脘脹，四肢輕度浮腫，晨輕暮重，勞累後明顯，飲食如常或偏少，既往多有暴飲暴食史，小便不利，便溏或便秘，舌淡胖邊有齒印，苔

薄白或白膩，脈濡細。

治法：健脾益氣，滲利水濕。

方藥：參苓白朮散合防已黃芪湯。

肢腫甚者加大腹皮、桑白皮；腹脹便溏者加廣陳皮、萊菔子；肥胖氣短，畏寒肢冷者加肉桂，重用人參、黃芪溫陽益氣，健運水濕。

（3）痰濁內盛

症狀：形盛體胖，身體重著，肢體困倦，胸膈痞滿，痰涎壅盛，頭暈目眩，嘔不欲食，口乾而不欲飲，嗜食肥甘醇酒，神疲嗜臥，苔白膩或白滑，脈滑。

治法：燥濕化痰，理氣消痞。

方藥：導痰湯。

可酌加白朮、澤瀉、決明子等健脾利濕通便之品；痰濁化熱者，心煩不寐、納少便秘，舌紅苔黃、脈滑數，加竹茹、黃芩、栝蔞仁清化痰熱。

（4）脾腎陽虛

症狀：形體肥胖，顏面虛浮，神疲嗜臥，氣短乏力，腹脹便溏，自汗氣喘，動則更甚，畏寒肢冷，下肢浮腫，尿晝少夜頻，舌淡胖苔薄白，脈沉細。

治法：溫補脾腎，利水化飲。

方藥：真武湯合苓桂朮甘湯。

若氣短自汗，加人參、黃芪；尿少肢腫加澤瀉、豬苓、茯苓、大腹皮；腹脹便溏者加川朴、陳皮、蒼朮、萊菔子；畏寒肢冷者加補骨脂、仙茅、仙靈脾、益智仁，重用附子，桂枝。

（5）氣滯血瘀

症狀：體形豐滿，面色紫紅或暗紅，胸悶脅脹，心煩易怒，夜不能寐，或夜寐不安，大便秘結，舌暗紅或有瘀點，瘀

斑，或舌下瘀筋，脈沉弦或澀。

治法：活血祛瘀，行氣散結。

方藥：血府逐瘀湯合失笑散。

瘀熱內結，表現心煩易怒，口乾口苦，大便秘結，加茵陳、山梔、大黃、黃芩等；氣機鬱滯，胸悶氣粗，脘腹脹滿，加鬱金、厚朴、陳皮、萊菔子等；兼見濕熱內停，納呆脘痞，舌紅苔黃膩，加虎杖、夏枯草、澤瀉、防己。

四、其他療法

1. 耳穴療法

可採有耳穴貼壓或埋針。貼壓：用膠布將王不留行子或白芥子等貼壓在耳穴上；埋針則常規消毒後將撳針刺入耳穴，再用膠布固定。囑患者每進餐前按壓1～3分鐘，以酸麻或疼痛為度，一般選1～3穴，每5～7天換穴一次，5～8次為1療程，常用穴有內分泌，神門、肺、胃、脾、賁門、口等。虛胖多選肺，有抑制食慾及利尿的作用，實胖多選賁門、胃、抑制食慾效果顯著，利尿作用小。

2. 體穴療法

取梁丘、公孫穴為主，結合辨證取穴，每日1次，每次留針半小時，15次為1療程。若虛寒者，或溫灸，或結合埋針治療。

第十節　附　篇

（一）常用方劑

1. 補氣劑

（1）四君子湯（《太平惠民和劑局方》）

【組成】人參12g、白朮9g、茯苓9g、甘草4.5g。

【功效與主治】益氣補中，健脾養胃。用於脾胃氣虛，運化乏力。症見面色萎白，腸鳴泄瀉、吐逆，或大便溏軟，舌質淡，苔薄白，脈虛軟無力。

（2）保元湯（《博愛心鑒》）

【組成】黃芪、人參、甘草、肉桂、生薑。

【功效與主治】補氣溫陽。用於虛損勞怯，元氣不足。

（3）參苓白朮散（《太平惠民和劑局方》）

【組成】人參、白朮、白茯苓、甘草各 1000g、山藥 1000g、白扁豆 750g、蓮子肉、薏苡仁、砂仁、桔梗各 500g。

【功效與主治】健脾益氣，和胃滲濕。用於脾胃氣虛夾濕。症見四肢無力，形體虛羸，食不化，或吐或瀉，胸脘痞塞，面色萎黃，苔白膩，脈虛緩者。

（4）補中益氣湯（《脾胃論》）

【組成】黃芪15g、甘草 5g、人參 10g、當歸 10g、陳皮 6g、升麻 3g、柴胡 3g、白朮 10g。

【功效與主治】益氣升陽，調補脾胃。用於脾胃氣虛。症見身熱有汗，頭痛惡寒，渴喜熱飲，少氣懶言，或飲食無味，四肢乏力，舌淡苔白，脈搏虛軟無力，及脫肛、子宮下垂、胃下垂、久瀉久痢等證屬中氣虛陷者。

（5）生脈散（《內外傷辨惑論》）

【組成】人參 10g、麥冬 15g、五味子 6g。

【功效與主治】益氣生津，斂陰止汗。用於氣陰不足。症見體倦氣短懶言，口渴多汗，咽乾舌燥，脈虛弱，及久咳傷肺，氣陰兩傷，乾咳短氣，自汗者。

2．理氣解鬱劑

（1）半夏厚朴湯（《金匱要略》）

【組成】半夏 9g、厚朴 9g、茯苓 12g、生薑 15g、蘇葉 6g。

【功效與主治】行氣開鬱，降逆化痰。用於痰氣鬱結之梅核氣。症見咽中如有物阻，咯吐不出，吞咽不下，以及胸脇滿悶氣急作痛，或濕痰咳嗽，或嘔吐，苔白潤，或滑膩。脈弦緩或弦滑。

（2）柴胡疏肝散（《景岳全書》）

【組成】柴胡、陳皮、芍藥、枳殼、炙甘草、川芎、香附。

【功效與主治】疏肝行氣，活血止痛。主治肝氣鬱結，脇肋疼痛，寒熱往來。

（3）逍遙散（《太平惠民和劑局方》）

【組成】甘草 15g、當歸、茯苓、芍藥、白朮、柴胡各 30g。

【功效與主治】疏肝解鬱，健脾養血。用於肝鬱血虛所致的兩脅作痛，頭痛目眩，口燥咽乾，神疲食少，或見往來寒熱，或月經不調，乳房作脹、舌淡紅、脈弦而虛者。

3. 補血劑

（1）四物湯（《太平惠民和劑局方》）

【組成】當歸 10g、川芎 6g、白芍 10g、熟地 15g。

【功效與主治】補血調血。用於營血虛滯。症見驚惕頭暈、目眩耳鳴、唇爪無華，婦人月經量少或經閉不行，臍腹作痛，舌質淡，脈弦細或細澀。

（2）歸脾湯（《濟生方》）

【組成】白朮 9g、茯苓 10g、黃芪12g、龍眼肉 10g、酸棗仁 10g、人參 12g、木香 5g、甘草 5g、當歸 10g、遠志 10g。

【功效與主治】益氣補血，健脾養心。用於思慮過度，勞傷心脾。症見心悸怔忡、健忘失眠、多夢易驚、發熱、體倦食少、面色萎黃、舌質淡苔薄白、脈細弱，以及婦女月經超前、量多色淡、或淋漓不止者。

4. 活血祛瘀劑

（1）血府逐瘀湯（《醫林改錯》）

【組成】桃仁 12g、紅花 9g、當歸 9g、生地 9g、川芎 5g、赤芍 6g、牛膝 9g、桔梗 5g、柴胡 3g、枳殼 6g、甘草 3g。

【功效與主治】活血祛瘀，行氣止痛。用於胸中血瘀，血行不暢所致的胸痛、頭痛日久不止，或內熱煩悶，心悸失眠，急躁善怒，入暮漸熱，舌質黯紅，舌邊有瘀斑，或舌面有瘀點，唇暗或兩目暗黑，脈澀或弦緊。

（2）膈下逐瘀湯（《醫林改錯》）

【組成】五靈脂、當歸、川芎、桃仁、丹皮、赤芍、烏藥、延胡索、甘草、香附、紅花、枳殼。

【功效與主治】活血祛瘀，行氣止痛。用於瘀在膈下，形成積塊，或小兒痞塊。痛處不移，臥則腹墜者。

（3）失笑散（《太平惠民和劑局方》）

【組成】五靈脂、蒲黃各等分。

【功效與主治】活血祛瘀、散結止痛。用於瘀血停滯。症見月經不調，少腹急痛，痛經，產後惡露不行等。

5. 止血劑

（1）十灰散（《十藥神書》）

【組成】大薊、小薊、荷葉、側柏葉、茅根、茜根、山梔、大黃、牡丹皮、棕櫚皮各等分。

【功效與主治】涼血止血。用於血熱妄行所致之嘔血、咯血等。

（2）槐角丸（《丹溪心法》）

【組成】槐角、防風、地榆、當歸、枳殼、黃芩。

【功效與主治】清腸祛風止血。用於痔瘡及腸風下血。

（3）黃土湯（《金匱要略》）

【組成】甘草、乾地黃、白朮、附子、阿膠、黃芩各 9g、灶心黃土 60g。

【功效與主治】溫陽健脾，養血止血。用於脾陽不足所致的大便下血，以及吐血、衄血，婦人血崩、血色黯淡，四肢不溫，面色萎黃，舌淡苔白，脈沉細無力者。

（4）小薊飲子（《濟生方》）

【組成】生地黃 24g、小薊 15g、滑石 12g、木通 6g、蒲黃（炒）9g、淡竹葉 6g、藕節 9g、當歸 6g、山梔子 9g、炙甘草 6g。

【功效與主治】涼血止血，利尿通淋。用於下焦熱結。症見血淋尿血，小便頻數，赤澀熱痛，舌紅，苔薄黃，脈數。

6. 滋陰潤燥劑

（1）消渴方（驗方）

【組成】花粉、黃連、生地黃、藕汁。

【功效與主治】清熱潤肺，生津止渴。用於肺熱津傷之消渴（上消證）。

（2）玉女煎（《景岳全書》）

【組成】石膏 15～30g、熟地 9～30g、麥冬 6g、知母、牛膝各 4.5g。

【功效與主治】清胃滋陰，用於胃熱陰虛。症見頭疼牙疼，齒鬆牙衄，煩熱口渴，舌乾紅，苔黃而乾。

（3）六味地黃丸（《小兒藥證直訣》）

【組成】熟地黃 24g、山萸肉、乾山藥各 12g、澤瀉、丹皮、茯苓各 9g。

【功效與主治】滋陰補腎。用於腎陰不足。症見腰膝酸軟，頭暈目眩，耳鳴耳聾，盜汗，遺精，消渴，骨蒸潮熱，手足心熱，牙齒動搖，小便淋瀝，舌紅少苔，脈沉細數。

（4）左歸飲（《景岳全書》）

【組成】熟地 8～50g、山藥 6g、枸杞子 6g、炙甘草 3g、茯苓 6g、山茱萸 5g。

【功效與主治】養陰補腎。用於真陰不足。症見腰酸遺泄，盜汗，口燥咽乾，口渴欲飲，舌光紅，脈細數。

二、調治與康服

1. 情志調護

氣、血、津液之間存在著互相促進、互相影響的關係。因此本章病證中情志調護非常重要。應保持情志平和，避免憂思鬱慮及情志過激。同時對鬱症患者，應作好精神治療的工作，使病人能正確認識和對待疾病，增強治癒疾病的信心。對血證患者要消除其緊張、恐懼、憂慮等不良情緒；對虛勞患者，要幫助保持情緒穩定，舒暢樂觀，有利於虛勞的康復；對積聚病人同血證患者；對厥證患者，注意陶冶情志，避免惡性的精神和環境刺激；對肥胖患者必須使其瞭解肥胖的危害性，必須有信心，有耐心，主動地配合治療。

2. 病室環境

病室環境應整潔安靜，陽光充足，保持空氣流通。對汗證、內傷發熱、虛勞病人忌汗出當風。

3. 飲食護理

（1）鬱病　飲食應清淡，易消化為宜，忌過甜或過鹹及肥甘厚膩之品。

（2）血證　宜進食清淡、易於消化、富有營養的食物，忌食辛辣香燥、油膩炙煿之品，戒除菸酒。吐血量大或頻頻吐血者，應暫時予以禁食。

（3）消渴　必須節制飲食。在保證機體合理需要的情況下，應限制糧食、油脂的攝入忌食糖類，飲食宜以適量米、

麥、雜糧，配以蔬菜、豆類、瘦肉、雞蛋等，定時定量進餐。戒菸酒、濃茶及咖啡等。

（4）**內傷發熱** 飲食宜進清淡、富於營養而又易於消化之品。

（5）**虛勞** 進食富於營養，易於消化，不傷脾胃為原則；對辛辣厚味，過分滋膩、生冷不潔之物，則應少食，甚至禁食；戒除菸酒。

（6）**積聚** 應少食肥甘厚味及辛辣刺激之品，多吃新鮮蔬菜。

（7）**厥證** 對暑厥者給予清涼素淡飲食，並多進食鮮水果或果汁。所有厥證患者應嚴禁菸酒及辛辣香燥之品，以免助熱生痰，加重病情。

（8）**肥胖** 飲食結構宜低糖，低脂、低鹽飲食，提倡多纖維飲食，適當補充蛋白質和維生素等必需的營養物質，飲食習慣忌暴飲暴食，忌吃零食，宜細嚼慢嚥，食量能少不多，尤以晚餐不宜多食。

4. 康復養生

（1）保持心情舒暢，怡情悅志，避免情志過激。

（2）起居有常，勿過勞，適當運動，持之以恆。

（3）飲食有節，宜清淡。易消化、富於營養。忌食辛辣、煎烤、生冷等。

（4）戒菸酒。

（5）按照醫囑，定時服藥，循序漸進治療。

三、護理要點

1. 鬱 病

【病情觀察】

詳細瞭解患者的工作、生活和思想情況，及其家庭和工作

環境，以便分析引起發作的因素。

【給藥護理】

鬱病應詳虛實而服藥，若虛證用實藥則使正氣進一步耗散；實證用補虛藥則使邪實更盛。同時應作好精神治療的工作。

2. 血　證

【病情觀察】

（1）觀察出血的量、顏色、質，伴隨症，混雜物，以判斷出血部位。

（2）觀察患者的寒熱，皮膚色澤，有無頭昏、心慌、暈厥、汗出等，以估計出血量和人體正氣。

（3）定時測血壓、心率，觀察脈搏變化，若出現脈芤或細數等，應及時搶救。

（4）大量咳血、吐血應注意體位，觀察呼吸，以免窒息。

【給藥護理】

（1）血證初期，多由於火熱，予寒藥涼服以加強止血。

（2）血證後期，多由於正虛，予補藥溫服。

（3）鼻衄、齒衄、常結合局部用藥，如雲南白藥止血。

（4）出血量大時給予輸液，注意調節輸液速度。

3. 消　渴

【病情觀察】

（1）注意食量、進水量、尿量，定期測體重。

（2）注意有無白內障、雀盲、耳聾，併發瘡毒癰疽者，應積極治療。

（3）有水腫、中風、昏迷併發症者，病情常嚴重，參考有關章節。注意復查血糖，尿糖。

【給藥護理】

（1）消渴用藥多為滋陰潤燥，但亦可陰損及陽而用補陽

藥。

（2）併發瘡毒癰疽者，則治宜清熱解毒，消散癰腫。

（3）合用西藥降糖藥物時，如患者出現頭暈、饑餓、乏力、心悸、出汗，脈快等證，應立即測血糖，並速給糖水或甜食。

4.內傷發熱、虛勞

【病情觀察】

（1）觀察熱型。

（2）觀察有無頭暈、神疲、自汗、盜汗等伴症。

（3）有無反覆發熱的病史，虛中有無掩蓋實證。

【給藥護理】

（1）內傷發熱一般熱勢不高，解熱鎮痛藥物慎用，可選用物理降溫。

（2）實火宜瀉，虛火宜補。

（3）應注意保暖，避風，防止感受外邪。

（4）虛勞一般病程較長，要保持患者情緒穩定，舒暢樂觀。

5.積　聚

【病情觀察】

（1）注意有無積塊，疼痛有無定處，是否固定不移以區別積證與聚證。

（2）注意積塊的部位，及是否伴有黃疸，腹脹、嘔吐、便血、腹瀉、便下膿血等，以辨別積塊的部位。

（3）注意積塊的大小、質地、及飲食、精神、營養狀況辨別積證早晚虛實的不同。

【給藥護理】

（1）據病情而有攻、補之不同方法，或攻補兼施，採取二

方間服。

（2）可配合外治法，如敷貼阿魏膏，水紅花膏等，有助於活血散結、軟堅消積。

（3）出現黃疸，膨脹，血證可參考相關章節。

6. 厥　證

【病情觀察】

（1）注意面色、呼吸、口張否、汗出及舌脈，以辨別厥證虛實。

（2）注意觀察，詢問厥證發作的誘因。

【給藥護理】

（1）先開竅、催醒，然後對證用藥。

（2）不能催醒者，予靜脈注射，實者可用清開靈注射液，虛者可用生脈注射液。

（3）注意保暖，保持呼吸道通暢。

四、與現代醫學的聯繫及診斷治療方法

（1）鬱病主要見於西醫學的神經衰弱，癔病及焦慮證等。另外，也可見於更年期綜合徵及反應性精神病。

（2）血證包括西醫學中多種急慢性疾病所引起的出血，包括某些系統的疾病（如呼吸、消化、泌尿系統所引起的出血性疾病）。

（3）汗證多見於西醫學中甲狀腺機能亢進、植物神經功能紊亂、風濕熱，結核病等所致的自汗、盜汗。

（4）消渴與西醫學的糖尿病基本一致，尿崩症也可參考本章。

（5）內傷發熱包括西醫學中的功能性低熱，腫瘤、血液病，結締組織疾病，內分泌疾病，以及部分慢性感染性疾病所引起的發熱，和某些原因不明的發熱。

（6）虛勞見於西醫學中多個系統的多種慢性，消耗性疾病。

（7）積聚主要包括西醫的腹部腫瘤，肝脾腫大，以及增生型腸結核、胃腸功能紊亂、不完全性腸梗阻等疾病。

（8）厥證見於西醫學中各種原因所致之暈厥、虛脫、中暑等。

（9）肥胖主要包括單純性肥胖症中體質性肥胖症及獲得性肥胖症。其繼發於下丘腦病、垂體病、胰島病及甲狀腺工能減退症等亦可參照。

由上可知，中醫氣血津液病證與西醫學中多系統疾病相聯繫，主要與內分泌代謝性疾病聯繫較多，故為避免重複，以下著重論述血液系統章中貧血、出血性疾病，原發性血小板減少性紫癜及內分泌代謝章中糖尿病，甲狀腺疾病（甲亢、甲減）、慢性腎上腺皮質功能減退症、以及中暑。

（一）貧　血

【定義】是指外周血液血紅蛋白量低於正常值的下限。國內診斷貧血的血紅蛋白標準為：成人男性低於 $12g/dl$，女性低於 $11g/dl$，孕婦低於 $10g/dl$。　貧血是一種症狀，而不是具體的疾病。

【分型】按發病機理分為：紅細胞生成減少，紅細胞破壞過多及失血三類；按形態學分類分為正常紅細胞型、大紅細胞型、單純小紅細胞型和小紅細胞型低色素型四類。

【診斷】詢問病史，獲得貧血病因的線索；全面體檢，注意出血傾向以及肝脾和淋巴結腫大；實驗室檢查，為貧血建立量的概念，並進一步確立貧血的性質。

【治療】病因治療；缺乏造血要素的貧血應積極補充；刺激紅細胞生成的藥物；溶血性貧血予免疫抑制劑；脾切除；急

性大量失血引起的貧血必須輸血。

(二)缺鐵性貧血

【定義】是由於機體內貯存鐵缺乏，影響了血紅蛋白的合成所引起的一種小細胞低色素性貧血。

【診斷】根據病史，典型的低色素貧血形態學改變，以及缺鐵指標的陽性而獲得診斷。

【治療】分病因治療，口服鐵劑治療及注射鐵劑治療。

(三)出血性疾病

【定義】係由於正常的止血機理發生障礙，所引起自發性或輕微損傷後出血不止的一組疾病。

【分類】據發病機理分為三類：血管壁功能異常；血小板異常；凝血功能異常。

【診斷】據病史，體格檢查：注意出血的性狀和部位，實驗室檢查：常用專案有毛細血管脆性試驗，出血時間、血小板計數、周圍血片檢查、血塊退縮時間、凝血酶原時間、白陶土部分凝血活酶時間，特檢有：血小板及凝血因數的測定等可確診。

【治療】分病因治療、止血治療。

(四)原發性血小板減少性紫癜

【定義】指無明顯外源性病因引起的血小板減少，導致自發皮膚黏膜出血性疾病。

【分類】分急性型和慢性型兩類。

【診斷】據病史、皮膚、黏膜出血症狀。血小板減少，血小板壽命縮短，骨髓中巨核細胞數量正常或增多伴有成熟障礙，以及 PAIgG 升高，並排除繼發性可診斷。

【治療】急性型，常呈自限性，輕者觀察，重者可予激素治療。慢性型，用腎上腺皮質激素，脾切除，免疫抑制劑，血小板輸注。

(五) 糖尿病

【定義】是一種全身慢性代謝性疾病。由於胰島素相對或絕對不足而引起糖、蛋白質、脂肪代謝的紊亂，以葡萄糖耐量降低，血糖增高和糖尿為特徵，臨床表現有多飲、多尿、多食及消瘦等，並可併發心血管、腎、視網膜及神經的慢性病變。

【分型】分為幼年型（胰島素依賴型或工型）及成年型（非胰島素依賴型或 II 型）。

【診斷】據臨床症狀及實驗室檢查，結合糖尿病家族史，可診斷。

【治療】分一般治療、飲食治療、運動鍛鍊，及藥物治療（口服藥物及胰島素）。

(六) 甲狀腺功能亢進症

【定義】指甲狀腺的呈高功能狀態，其特徵有甲狀腺腫大，突眼徵，基礎代謝增加和自主神經系統的失常。

【分類】根據病因分類：

① 甲狀腺性甲亢。

② 垂體性甲亢。

③ 異位性 TSH 綜合徵。

④ 卵巢甲狀腺腫。

⑤ 甲狀腺毒症。

【診斷】據具有診斷意義的臨床表現：怕熱、多汗、激動、納亢伴消瘦、靜息時心率過速、特殊眼徵、甲狀腺腫大等；甲狀腺功能試驗可診斷。

【治療】分為一般治療，功能亢進治療。

(七) 甲狀腺機能減退症

【定義】指組織的甲狀腺激素作用不足或缺如的一種病理狀態。

【分類】分為甲狀腺性，繼發性甲狀腺機能減退症，末梢性甲狀腺機能減退症。

【診斷】據臨床甲減徵象及甲狀腺功能測定可診斷。

【治療】甲狀腺激素替代治療。

(八)慢性腎上腺皮質功能減退症

【定義】又稱阿狄森病，是由於雙側腎上腺因自身免疫，結核等嚴重感染，或腫瘤等導致嚴重破壞，或雙側大部分或全部切除所致，也可繼發於下丘腦分泌 CRH 及垂體分泌 ACTH 不足所致，臨床表現呈衰弱無力.體重減輕，色素沉著，血壓下降等症群。

【分類】可分原發性、繼發性兩大類。

【診斷】據典型臨床症狀和體徵，實驗室檢查，腎上腺病變部位檢查及蝶鞍 X 光檢查或 CT 掃描可診斷。

【治療】皮質醇類激素治療及醛固酮類激素治療。

(九)中　暑

【定義】是由於在高溫環境或受到烈日暴曬而引起人體體溫調節紊亂的疾病。

【分類】據其主要發病機制和臨床表現分為三型：熱射病，熱痙攣，熱衰竭。

【診斷】據在高溫環境中勞動和生活時出現體溫升高，肌肉痙攣（或）暈厥，並應排除其他疾病後方可診斷。

【治療】分物理降溫、藥物降溫，對症治療。

五、實驗室檢查及特檢方法

(一)實驗室檢查

1.血常規、尿常規、血生化見前面章節。

2.血糖檢查

【正常值】空腹血糖 $60 \sim 100$mg／100ml（真糖法）。

（3.3～5.6mmol／L）。

【臨床意義】低於正常值，為低血糖；高於正常值。為高血糖，見於糖尿病或肝功能不良。

3. 口服葡萄糖耐量試驗（OGTT）

【正常值】口服 75g 葡萄糖。分別採集即時（0′）30′、60′、120′、180′血樣檢查血糖，各時限的正常上限定為：0′6.9，30′11.1，60′10.5，120′8.3，180′6.9mmol／L。

【臨床意義】

① 30′或 60′血糖值為 1 點，其他各時限血糖值分別作為 1 點，共四點。若空糖大於等於 7.2mmol／L，或餐後 2h 血糖大於等於 11.1mmol／L，或 OGTT 四點中有三點大於等於正常上限可診斷為糖尿病。

② 無症狀，OGTT 四點中有兩點達到或超過正常上限。（又＜11.1mmol／L）為糖耐量異常。

③ 無症狀，OGTT 在正常上限值範圍內，為非糖尿病。

4. 血小板計數

【正常值】直接計數法為 10～30 萬／m³。

【臨床意義】血小板數＜10 萬／m³ 為減少原因有：

①血小板產生減少：見於再障、急性白血病、急性放射病。

②血小板破壞亢進：見於原發性血小板減少性紫癜、脾亢和時行體外循環時。

③ 血小板消耗過多：如彌散性血管內凝血，血栓性血小板減少性紫癜等。

血小板數＞40 萬／m³ 為增多。一過性增多見於急性大失血及溶血之後；持續性增多見於真性紅細胞增多症、出血性血小板增多症。此外慢性粒細胞性白血病，多發性骨髓瘤及許多惡性腫瘤的早期可見血小板增多。

5. 毛細血管脆性試驗（束臂試驗）

【正常值】新出血點在 10 個以下。

【臨床意義】

① 新出血點超過 10 個為試驗陽性，表示毛細血管脆性增加，可見於毛細血管壁異常：如過敏性紫癜，維生素 C 或 P 缺乏症，受微生物毒素損害如敗血症等；

② 血小板數量減少，血小板＜6 萬／m^3；

③ 血小板功能不良，如血小板無力症時。

6. 血漿凝血酶原時間測定（PT）

【正常值】為 12～14 秒。

【臨床意義】超過正常對照 3 秒為時間延長，見於：

① 較廣泛而嚴重的肝臟實質性損傷如慢性肝炎，尤其是肝硬化時，主要由於凝血酶原等各種凝血因數生成障礙所致；

② 維生素 K 不足，見於阻塞性黃疸影響維生素 K 的吸收及腸道菌群紊亂而影響為維生素 K 的製造時；

③ 彌散性血管內凝血，因廣泛性微血管血栓而消耗大量的凝血因數；

④ 其他，新生兒自然出血症，先天性凝血酶原缺乏症，先天性纖維蛋白原缺乏症，用華法令及雙香豆素等藥物進行抗凝治療時。

7. 白陶土部分凝血活酶時間（KPTT）

【正常值】35～45 秒 病人結果較正常對照延長超過 10 秒有意義。

【臨床意義】

① 凡參與血漿凝血活酶生成的任何因數有缺陷時，部分凝血活酶時間均可延長尤其是 V、IX、XI 因子含量減少所致的各類血友病時多見延長；

② 凝血酶原，纖維蛋白原嚴重減少以及有抗凝物質存在時亦每可見延長；

③ DIC 高凝期 KPTT 縮短。

8. 凝血酶時間測定（TT）

【正常值】8～14 秒病人血漿比正常對照血漿凝固時間延長超過 3 秒有意義。

【臨床意義】在 DIC 時，凝血酶時間延長可由於纖維蛋白原減少，也可因 FDP 增多。如加入正常新鮮血漿後將延長的凝血酶時間加以糾正則支持 FDP 增多。DIC 病人本試驗的陽性率為 32.3～100%

9. 骨髓細胞學檢查

【臨床意義】

① 用於診斷造血系統疾病，對於白血病特別是非白血性類型，巨幼紅細胞性貧血及原發性血小板減少性紫癜等的診斷有重要甚至決定性意義。血液病治療過程中，也常通過骨髓檢查來分析療效。

② 助診某些代謝障礙性疾病，如懷疑高雪病，尼曼一匹克病，幹骨髓塗片中找到其特殊細胞即可確診。

③ 診斷原發性及繼發性轉移癌。

④ 診斷某些原蟲性傳染病，可查找黑熱病原蟲、瘧原蟲等。（表6）

10. 血清總甲狀腺素（T4）測定

【適應證】可作為甲狀腺功能測定的首選方法。嬰幼兒，孕婦及哺乳婦女需測定甲狀腺功能者也可應用，並可藉以對抗甲狀腺藥物治療期間監護藥物劑量及治療效果的測定。

【臨床意義】

（1）正常值為 5～12μg/dl。本試驗對甲亢及甲減的診斷

表 6　健康人骨髓細胞分類計數的正常值

細胞名稱		骨髓處%	
		範圍	平均值%
粒細胞系	原血細胞	0～0.7	0.08
	原粒細胞	0～1.8	0.64
	早幼細胞	0.4～3.9	1.57
	中性粒細胞　中幼	2.2～12.2	6.49
	晚幼	3.5～13.2	7.90
	桿狀	16.4～32.1	23.72
	分葉	4.2～21.2	9.44
	中幼	0～1.4	0.38
	晚幼	0～1.8	0.49
	桿狀	0.2～3.9	1.25
	嗜酸性粒細胞　分葉	0～4.2	0.86
	中幼	0～0.2	0.02
	晚幼	0～0.3	0.06
	桿狀	0～0.4	0.10
	分葉	0～0.2	0.30
紅細胞系	原紅細胞	0～0.9	0.57
	早幼紅細胞	0.2～2.6	0.92
	中幼紅細胞	2.6～10.7	7.41
	晚幼紅細胞	5.2～17.5	
	早巨幼紅細胞		
	中巨幼紅細胞		
	晚巨幼紅細胞		
淋巴細胞系	原淋巴細胞	0～0.4	0.05
	幼淋巴細胞	0～2.1	0.47
	淋巴細胞	10.7～43.1	22.78
單核細胞系	原核細胞	0～0.3	0.01
	幼單核細胞	0～0.6	0.14
	單核細胞	1.0～6.2	3.0
漿細胞系	原漿細胞	0～0.1	0.004
	幼漿細胞	0～0.7	0.104
	漿細胞	0～2.1	0.71

續表

細胞名稱		骨髓處%	
		範圍	平均值%
其他細胞	網狀細胞	0～1.0	0.16
	內皮細胞	0～0.4	0.05
	巨核細胞	0～0.3	0.03
	吞噬細胞	0～0.4	0.05
	組織嗜鹼細胞	0～0.5	0.03
	組織嗜酸細胞	0～0.2	0.004
	脂肪細胞	0～0.1	0.003
	分類不明細胞	0～0.1	0.015
	核分裂細胞	個	
	退化細胞	個	
	粒系：紅系	1.28～5.95：12.76：1	

正確率均優於甲狀腺吸 I^{131} 試驗。

（2）T_4 水平受載體蛋白，主要為甲狀腺素結合球蛋白（TBG）含量的影響，TBG 升高（如妊娠，服避孕藥等）T_4 值上升，TBG 下降（如腎病綜合徵，水楊酸製劑等）T_4 值減低，故應結合 T_3 分析。

11. 血清三碘甲腺原氨酸（T_3）測定

【適應證】甲亢，特別是早期輕型甲亢（包括手術後復發早期，T3 型甲亢，甲狀腺功能自主性結節，碘誘發甲亢。

【臨床意義】

（1）正常值為 80～200ng／dl T_3 測定是診斷甲亢最靈敏的指標。

（2）是 T_3 型甲亢診斷的特異性手段，對其他一些暫時以 T_3 升高為主的甲亢診斷尤其有價值。

12. 血清 TSH 測定

【適應證】原發性甲減，慢性淋巴細胞性甲狀腺炎，邊緣

性甲亢。

【正常值】為 2～10ml／dl

【臨床意義】原發性甲減者明顯升高，而甲亢病人可顯著降低甚至接近於零；本試驗對原發性甲減特別靈敏，即使隱匿型或亞臨床甲減，血清 TSH 水準也可呈顯著升高。

13. 血漿皮質醇測定

【適應證】腎上腺皮質機能減退，皮質醇增多症，垂體前葉機能減退等。

【正常值】上午 8～9 時：5～25mg／dl；下午 3～4 時：3～12mg／dl

【臨床意義】皮質醇增多症患者高於正常，且晝夜節律消失。腎上腺皮質機能減退及垂體前葉機能減退患者，血皮質醇降低。

14. ACTH 興奮試驗

【方法】試驗前日留 24 小時尿，測定尿 17- 羥、17- 酮皮質類固醇。試驗開始前後測血漿皮質醇，試驗時，以 ACTH25 單位溶於 5%葡萄糖液 500ml 中，連續靜滴 8 小時收集實驗日 24 小時尿，測定尿 17- 羥、17- 酮皮質類固醇，一般連續靜滴 ACTH 2 天，如疑為繼發性腎上腺皮質功能減退者可連續靜滴 ACTH 5 天，測定方法同上。

【臨床意義】

① 正常人滴注 ACTH 後血漿皮質醇可從 16mg%增至 80mg%以上。 尿 17 羥可增加 8～16mg，或為基礎值 1～3 倍。

② 原發性腎上腺皮質功能減退者，尿 17 羥無反應或上升少於 2mg，繼發性皮質功能減退者表現為反應延遲，即滴注 2～5 天後才逐漸增至正常。

③ 腎上腺皮質增生者 17 羥可增加 3～7 倍，腎上腺皮質腺

瘤者反應較弱，約增加 2 倍。癌腫者基礎值，不受 ACTH 刺激，無增高反應。

15. 地塞米松抑制試驗

【方法及臨床意義】

① 隔夜地塞米松抑制試驗，睡前口服地塞米松 1mg，服藥後禁食至第二天上午 8 時，抽血測血漿皮質醇。正常人及肥胖者，血漿皮質醇可抑制到 5mg／dl 以下，皮質醇增多症則不被抑制。

② 小劑量地塞米松抑制試驗。試驗前日留 24 小時尿測 17 羥，試驗第一二日分別每六小時服地塞米松 0.5mg，每日留 24 小時尿測 17 羥皮質類固醇。正常人或肥胖者，17 羥皮質類固醇排出量明顯減少，可下降至 2.5mg 以下或對照值的 50% 以下，而皮質醇增多症患者則不受抑制或輕度抑制。

③ 大劑量地塞米松抑制試驗，方法與小劑量同，但地塞米松的服用改為每 6 小時口服地塞米松 2mg，連用二天共 16mg。皮質醇增多症是由於腎上腺皮質增生引起者，尿 17 羥排出值可減少 50% 以上，但腫瘤者不受抑制。

六、常用診療技術

（一）雙囊三腔管的應用

1. 適應證

門脈高壓引起的食管、胃底靜脈曲張破裂出血。

2. 操作方法

（1）將雙囊三腔管前段及氣囊部塗以液狀石蠟，用注射器抽盡氣囊內的氣體。

（2）斜坡臥位，自鼻腔內插入三腔管，至咽喉部時，囑患者做吞嚥動作以通過三腔管。當到達 65 公分處並在胃管內抽得胃液時，提示頭端已達胃部。

（3）向胃囊內注氣，使胃囊膨脹（注氣量可根據事先測定的最大注氣量決定），將開口部位反折彎曲後，用止血鉗夾住，向外牽引三腔管，遇阻力時表示胃囊已達胃底部，在有中等阻力情況下，用寬膠布將三腔管固定於患者的面部。

（4）向食管囊注氣 100ml 左右，再用止血鉗夾住管端。

（5）將胃管連接於胃腸減壓器，可自吸引瓶中瞭解止血是否有效。

（6）將三腔管的外端結一繃帶，墜以一斤重的砂袋，用滑車固定架牽引三腔管。

（7）出血停止 24 小時後，可放去食管囊內的氣體。放鬆牽引，繼續觀察有無出血。

（8）24 小時後仍無出血者，即可拔除三腔管。先口服液狀石蠟 20～30ml，抽盡食管及胃氣囊內的氣體，緩緩拔管。

（9）觀察囊壁上的血跡，藉以瞭解出血的大概部位。

3. 注意事項

（1）用前應檢查三腔管上各段長度標記是否清晰，三個腔通道的標記是否正確，易於辨認，各管腔是否通暢，氣囊有否漏氣，氣囊膨脹是否均勻。精確測量各囊最大的注氣量。

（2）胃囊充氣量必須足夠，以便胃囊充分膨脹，防止在向外部牽引三腔管時因胃囊過小而滑過賁門進入食管。

（3）食管囊注氣不可太多，以免過分壓迫食管黏膜引起壞死。

（4）每隔 12～24 小時應放鬆食管氣囊及緩解牽引一次，以防發生壓迫性潰瘍。放氣前應先口服液狀石蠟 20ml，每次放氣時間為 30 分鐘。

（5）三腔管壓迫期限一般為 72 小時，若出血不止，可適當延長。

（6）壓迫無效者，應及時檢查氣囊內壓力，（一般胃囊為50mmHg，食管囊為30～40mmHg），偏低者須再注氣，注氣後壓力不升者，提示囊壁已破裂。

（二）骨髓穿刺術

1. 適應證

各類血液病的診斷（血友病禁忌）。某些傳染病或寄生蟲病需行骨髓細胞增養或塗片尋找瘧疾及黑熱病原蟲者；網狀內皮系統疾病及多發性骨髓瘤的診斷；惡性腫瘤疑骨髓轉移者。

2. 操作方法

（1）髂前上棘穿刺術

① 患者仰臥，以髂前上棘後上一段較寬髂緣為穿刺點，局部依常規消毒後鋪洞巾，局部麻醉應達骨膜。

② 施術者左手拇指及食指分別在髂前上棘內外固定皮膚，右手持穿刺針（固定鈕固定在1.5～2.0公分處）垂直刺入達骨膜後再進約1公分即達骨髓腔（落空感）。當即抽出針芯，接上乾燥注射器，抽取骨髓約0.2ml作塗片檢查；如作培養。宜取2～3ml。

③ 術畢，拔出針頭，局部敷以無菌紗布，用膠布固定。

（2）髂後上棘穿刺法

① 患者側臥。髂後上棘一般均突出於臀部之上骶骨的兩側；或依髂骨上緣下6～8公分與脊柱旁開2～4公分之交叉點為穿刺點。

② 穿刺針的方向幾與背部垂直，稍向外側傾斜。

③ 其他同髂前上棘穿刺。

3. 注意事項

（1）穿刺針經皮膚達骨膜後，針應與骨面垂直，緩慢旋轉進針，持針須穩妥，切忌用力過猛或針尖在骨面上滑動。如已

刺入骨髓腔，此時針頭固定不動。

（2）抽取骨髓塗片檢查時，應緩慢增加負壓，當注射器內見血後，即停止抽吸，以免骨髓稀釋。同時要作塗片及培養者，應先抽骨髓少許塗片，再抽骨髓培養，不可並作一次抽出。取下注射器時，應迅速插回針芯，以防骨髓液外溢。

七、常用西藥

（一）止血凝血藥

1. 止血藥

（1）安絡血（卡巴克絡，Carbagochrome，Adrenosem）片劑 5mg；針劑：10mg/ml

【作用與用途】能增強毛細血管的抵抗力，減少其通透性，使出血時間縮短，並有抗變態反應等作用。主要用於血管因素所致的出血，如肺出血、腦出血、痔瘡出血、子宮出血及過敏性紫癜等。

【劑量與用法】口服：10mg/次，1日3次。肌注 10mg/次，1日2次。重者20mg/次，每6小時1次。

【注意事項】對凝血障礙的出血無效。

（2）止血敏（止血定，酚磺乙胺，Dicynone） 0.5g/ml

【作用與用途】能減少毛細血管的通透性，使血管收縮，出血時間縮短。此外能增強血小板的粘附功能，加速血塊收縮。適用於各種手術前後的預防出血及止血。各種血管因素引起的出血。

【劑量與用法】

① 手術前預防性止血：在術前 15～30 分鐘，0.5～1.0g/次，靜注或肌注；

② 一般出血：1g/次，肌注，靜注或靜滴，一日 2～3 次。嚴重出血 4 克/日靜滴。

【注意事項】凝血障礙的出血，須與凝血藥配合使用。

2. 凝血藥

（1）血凝酶（立止血，Reptilase）1 克氏單位／支。

【作用與用途】類凝血酶，作用於纖維蛋白原產生纖維蛋白單體 A 及易溶性多聚體，後者再被凝血酶轉化成纖維蛋白凝塊。用於子宮功能性出血、外科手術出血、消化道出血、血友病血腫及血小板減少性出血症輔助治療。

【劑量與用法】1～2 單位，1～2 次／日，肌注及靜注，靜注時，可以生理鹽水 10～100ml 稀釋。

【注意事項】劑量過大可引起低纖維蛋白原血症。每日劑量勿超過 50 單位。

（2）維生素K　針劑：K_1 10mg／ml；片劑 K_4 4mg。

【作用與用途】能促進肝臟合成凝血酶原及血漿因子 V 、 VII 、 X 。可用於低凝血酶原血症，阻塞性黃疸，新生兒溶血病以及抗凝藥物應用過量。

【劑量與用法】① K_1：10mg／次，肌注或緩慢 4 萬靜注，日兩次。② K_4 4mg／次，口服，1 日 3 次。

【注意事項】靜注可引起面部潮紅、出汗，胸悶，低血壓等反應。新生兒用量限於 2.5～5mg／次，用量過大，可出現溶血的反應。K_4 較 K_1 作用弱，而毒性較大。

（3）對羧基苄胺（氨甲苯酸，止血芳酸，PAMBA）針劑 100mg／dL

【作用與用途】能阻止纖維蛋白溶酶的形成，抑制纖維蛋白溶解，起止血作用，用於：① 原發性高纖溶所致的出血。② 繼發於彌漫性血管內凝血的纖溶出血，僅在後期可以使用，早期禁忌。③ 外科手術及術後出血。

【劑量與用法】100mg／次靜滴或靜注，最大量 600mg／日。

【注意事項】血尿病人因尿內發生凝塊形成尿路阻塞，須慎用。

(二)垂體後葉激素

垂體後葉素（Pituitrin）　注射液 5ｕ，10ｕ。

【作用與用途】加強遠端腎小管對水的重吸收而使尿量減少，有催產增加腸蠕動和升血壓的作用。用於治療尿崩症和肺咯血、食道靜脈曲張破裂出血。

【劑量與用法】水劑：5～10U，溶於 20ml 生理鹽水中緩慢推注 10 分鐘以上。

【注意事項】有眩暈、頭痛、心悸、胸悶，面色㿠白，出汗、噁心、嘔吐、腹痛，便意等。凡高血壓、孕婦，冠心病，心衰，肺心病及氮質血症者忌用。

(三)甲狀腺製劑

乾甲狀腺片（甲狀腺粉，Powdered Thyroid）片劑：20mg

【作用與用途】甲狀腺激素作用。用於甲狀腺機能減退症、單純性甲狀腺腫大的治療，亦用於診斷甲亢時的抑制試驗。

【劑量與用法】替代治療：開始 15～30mg／日，以後每 1～2 週增加 15～30mg，維持量為 120～180mg／日，口服。單純性甲狀腺腫治療：開始 60mg／日口服，逐漸增加到 120～180mg／日。抑制試驗：180mg／日，口服 7 天，前後查甲狀腺 I131 攝取率。

【注意事項】

（1）副作用有：震顫，失眠，神經質，心悸，心動過速，心律紊亂，怕熱，出汗，腹瀉，體重減輕等。

（2）不宜用於冠心病、高血壓。

（3）糖尿病人使用甲狀腺激素時，應調整降糖藥劑量。

（四）抗甲狀腺製劑

1. 甲基硫氧嘧啶（Methglthiouracil）片劑 50mg

【作用與用途】抑制碘化物氧化，阻斷酪氨酸碘化，從而阻止甲狀腺激素合成，但不能抑制其釋放，主要用於治療甲亢，亦可作為 I¹³¹ 碘治療的輔助藥物。

【劑量與用法】開始 300～600mg／日，分 3～4 次口服，待症狀控制後減為維持量 25～150mg／日。療程一年半左右。治療甲亢危象時，劑量可高達 800～1000mg／日。

【注意事項】

① 皮疹、蕁麻疹，粒細胞減少或缺乏，噁心嘔吐，肝功能損害，黃疸，嗜睡，肌肉抽搐等。

② 定期檢查血象以及早發現白細胞降低。

③ 本藥可透過胎盤而引起嬰兒甲狀腺腫大，故孕婦使用應慎用；亦可由乳汁影響嬰幼兒，應停止哺乳。

④ 對本藥過敏者可換用他巴唑。

2. 他巴唑（甲硫咪唑，Tapagole）片：5mg

【作用與用途】同甲基硫氧嘧啶，但其作用較其強 10 倍。

【劑量與用法】開始 15～60mg／日，分 3 次口服，維持量 5～10mg／日，分 3 次口服。

【注意事項】同甲基硫氧嘧啶。

（五）腎上腺皮質激素

1. 氫化可的松（皮質醇，Hydrocortisone）注射劑：100mg／支

【作用與用途】促進蛋白分解，增加糖原異生，升高血糖，也有促進腎小管瀦鈉排鉀，抗炎，抗過敏，抑制免疫反應等藥理作用。它可用於治療多種威脅生命的疾患如系統性紅斑狼瘡，皮肌炎，類風濕性關節炎、強直性脊柱炎、支氣管哮喘，

藥疹，結節病，血小板減少性紫癜，溶血性貧血，白血病，惡性淋巴瘤，腎病綜合徵。潰瘍性結腸炎等，亦可用於治療虹膜睫狀體炎、視網膜脈絡膜炎、視神經炎、交感性眼炎等。

尚用於腎上腺皮質功能減退症（原發性或繼發性）的替代治療及其他內分泌代謝病，如亞急甲狀腺炎、橋本氏病、癌腫合併高血鈣症等。

【劑量與用法】替代治療成人 20～30mg／日，分 2 次口服；藥理治療：成人開始 60～240mg／日，分 3 次口服，維持量 20～40mg／日，口服，肌注或靜滴。小兒劑量 4mg／kg。

【注意事項】

① 失眠，欣快感，精神失常，高血壓，水腫，低血鉀性鹼中毒，糖耐量減退，生長障礙，肌軟弱，肌萎縮，骨質疏鬆，消化性潰瘍，月經紊亂，創口癒合不良，皮膚色素沉著，多毛等。

② 療程結束時應逐漸減量至停用，以免發生戒斷綜合徵（噁心、嘔吐、軟弱無力，煩躁不安，低血壓，肌肉關節酸痛等）。

③ 有糖尿病，高血壓，精神病，腎功能不全，潰瘍病活動期及病毒感染者忌用。

④ 感染性疾病尤其是細菌感染，應與適當抗生素合用，以防止感染擴散。

⑤ 不宜與阿斯匹林合用，以防消化道出血。

2. 強的松

【作用與用途】同氫化可的松，但其抗炎作用為氫化可的松的 4 倍而瀦留鈉鹽的作用較弱。詳見「腎膀胱病證」。

（六）抗糖尿病藥

1. 普通胰島素（正規胰島素，Insulin）針 400U／支

【作用與用途】由肝糖元合成，組織利用葡萄糖和抑制糖

異生等作用來降低血糖濃度。用於胰島素依賴型糖尿病，亦用於治療糖尿病昏迷或某些應激狀態。此外，尚可用於治療精神病。

【劑量與用法】應根據血糖水準來調整其劑量，餐前十五分鐘皮下注射，亦可供靜脈給藥。具體用量，應根據病人血糖、尿糖檢查決定。

【注意事項】

① 胰島素為異性蛋白質，可引起過敏反應如蕁麻疹，血管神經性水腫甚至過敏性休克。皮下注射部位可發生脂肪萎縮或脂肪肥厚。

② 抽吸（注射器）劑量必須精確，注射部位應更換。應向病人說明劑量過大或攝食過少及／或運動過量可導致低血糖發作，一旦發生應及時補糖。

③ 普通胰島素可與魚精蛋白鋅胰島素，中效魚精蛋白胰島素、胰島素混懸劑混合使用，抽吸時應先抽普通胰島素，然後抽魚精蛋白鋅胰島素。

2. 優降糖片（格列本脲，Glibenclamide）片劑：2.5mg

【作用與用途】刺激胰島素分泌作用，可增加受體的數量並加強受體對胰島素之親和力，作用持續長達 16 小時。

【劑量與用法】成人 2.5～15mg／日，分 1～2 次口服，最大劑量不超過 20mg／日。

【注意事項】

① 不良反應有食慾不振，噁心嘔吐，上腹不適，腹瀉，斑丘疹、蕁麻疹、瘙癢。白細胞減少，貧血，血小板減少性紫癜，頭痛，眩暈，軟弱無力等。

② 噻嗪類利尿劑可抑制內生胰島素分泌而拮抗磺脲類藥物的降糖作用。

③ 忌用於肝腎疾病及嚴重的胰島素依賴型糖尿病人。

3. 苯乙雙胍（降糖靈，Phenformin）片劑：25mg

【作用與用途】可能抑制腸道吸收葡萄糖，促進組織對葡萄糖之酵解和利用，抑制糖異生，從而降低血糖。其作用可維持 4～6 小時。

【劑量與用法】25mg，1 日 2～3 次，飯前服，逐漸增加到 1 日 50～～100mg。

【注意事項】

① 不良反應有厭食、噁心、嘔吐、腹瀉、皮疹、蕁麻疹等。

② 忌用於心肺衰竭、肝腎功能不全患者，以免發生乳酸中毒。

③ 可與磺脲類藥物合用以加強其作用。

④ 可與胰島素合用。

⑤ 能影響小兒正常生長發育，故不適用於兒童糖尿病。

4. 阿卡波糖（拜糖平，Acarbose）片劑：50mg

【作用與用途】① 抑制碳水化學物的分解（α- 糖苷酶抑制劑），從而競爭性和可逆地抑制了小腸中碳水化合物的分解。② 延續碳水化合物的吸收，拉平了餐後高血糖，使 1 日內血糖濃度平穩，用於餐後高血糖，配合飲食治療糖尿病。

【劑量與用法】初始 50mg，1 日 3 次，1～2 週後增到 100mg，1 日 3 次，餐前服。

【注意事項】時常出現腸鳴響，偶有腹瀉和腹脹。18 歲以下病人，孕婦、哺乳期婦女，有明顯消化，吸收障礙的慢性腸功能紊亂者禁用，避免與抗酸藥，腸道吸附劑和消化酶製品同時服用，否則降低作用，可與其他類降糖藥同用，降低血糖。

第八章　經絡肢體病證

經絡肢體病證係指由於外感或內傷因素，導致經絡肢體機能失調，出現有關病理變化，而形著於外的一類疾病。此類疾病涉及面廣，本章僅就頭痛、痹病、痿病、痙病、顫震、腰痛等展開討論。

生理病理及病證分類如下：

1. 生理特點

經絡是人體的氣血、營衛、陰陽循行之路徑，又是聯絡機體內外縱橫交錯的網路系統。其與肌肉、骨骼、血管、臟器、神機等以渾然一體的姿態維持著生命。

2. 病理特點及病證分類

（1）邪犯經絡。

（2）經絡空虛。

（3）血瘀阻絡。

（4）血虛筋急。

第一節　頭　痛

一、定義

頭痛即指由於外感與內傷，致使脈絡絀急或失養，清竅不利所引起的以病人自覺頭部疼痛為特徵的一種常見病證，也是一個常見症狀，可以發生在多種急慢性疾病中，有時亦是某些

相關疾病加重或惡化的先兆。

二、病因病機要點

1. 外感，有風寒、風熱、風濕之分。

2. 內傷，有肝陽、腎虛、氣血虧虛、痰濁、瘀血之分。

三、辨證論治

(一)診斷要點

1. 以頭痛為主症，或前額、額顳、巔頂、頂枕部或全頭部疼痛，頭痛性質多為跳痛、刺痛、脹痛、昏痛、隱痛等。有突然而作，其痛如破而無休止者；也有反覆發作，久治不癒，時痛時止者；頭痛每次發作可持續數分鐘、數小時、數天或數週不等。

2. 因外感、內傷等因素，突然而病或有反覆發作的病史。

3. 應查血常規、測血壓，必要時做腦脊液、腦電圖檢查，有條件時做經顱多普勒、顱腦 CT 和 MRI 檢查，有助於排除器質性疾病，明確診斷。

(二)辨證要點

1. **辨疼痛輕重**　一般說來，以外感、寒厥、偏頭痛較重；而內傷、氣虛、血虛、肝腎陰虛頭痛較輕；氣虛早晨反重；血虛午後痛重。

2. **辨疼痛性質**　因於痰濕者，重墜或脹；肝火者，跳痛；寒厥者，冷感而刺痛；陽亢者，痛而脹；氣血、肝腎陰虛者，隱痛綿綿或空痛。

3. **辨部位**　一般氣血、肝腎陰虛者，多以全頭作痛；陽亢者痛在枕部，多連頸肌；寒厥者痛在巔頂；肝火者痛在兩顳；偏頭痛者痛在一側，痛連同側眼齒。就經絡而言，前部為陽明經，後部為太陽經，兩側為少陽經，巔頂為厥陰經。

4. **辨其影響因素**　氣虛者與過勞有關；寒濕者常隨天氣變

化而變化；肝火者因情志波動而加重；陽亢者常因飲酒或暴食加重；肝腎陰虛者每因失眠而病作或加重；偏頭痛者，常遇風寒則痛發。

（三）分型論治

1. 外感頭痛

（1）風寒證

症狀：頭痛起病較急，其痛如破，連及項背，惡風畏寒，遇風尤劇，口不渴，苔薄白，脈多浮緊。

治法：疏風散寒。

方藥：川芎茶調散。

該方具有祛風止痛之功，川芎散少陽之風，與荊芥皆能內行肝膽，外散風邪，辛香走竄，為治上要藥；薄荷辛香，能清利頭目；羌活、防風散太陽風，白芷散陽明風，以病在巔頂，惟風可到；又防風升陽，細辛宣邪達竅，甘草和藥緩急，細茶能清上降下。此常為臨床治療外感頭痛之主方。

（2）風熱證

症狀：頭痛而脹，甚則頭痛如裂，發熱或惡風，口渴欲飲，面紅目赤，便秘溲黃，舌紅苔黃，脈浮數。

治法：疏風清熱。

方藥：芎芷石膏湯。

方以川芎、白芷、菊花、羌活、生石膏疏風清熱止痛；藁本偏於辛溫，熱盛者不宜，可改用黃芩、薄荷、山梔子辛涼清熱。若熱盛傷津，症見舌紅少津，可加知母、石斛、天花粉清熱生津；若大便秘結，口鼻生瘡，腑氣不通者，可合用黃連上清丸，苦寒降火，通腑泄熱。

（3）風濕證

症狀：頭痛如裹，肢體困重，胸悶納呆，小便不利，大便

或溏，苔白膩，脈濡滑。

治法：祛風勝濕。

方藥：羌活勝濕湯。

該方治濕氣在表，頭痛重證。因濕邪在表，當用辛溫發散，故用羌活、獨活、防風、藁本、川芎、蔓荊子等辛散之品以解表，可使濕從汗解或以風勝濕使濕邪消散；甘草助諸藥辛甘發散為陽，氣甘而緩，散中有補，所以本方是用風藥勝濕，解除表邪，使氣化調和，陽氣能升，裏濕也能自然下降，若濕濁中阻，症見胸悶納呆、便溏，可加蒼朮、厚朴、陳皮等燥濕寬中；若噁心嘔吐者，可加生薑、半夏、藿香等芳香化濁，降逆止嘔；若見身熱汗出不揚，胸悶口渴者，為暑濕所致，宜清暑化濕，用黃連香薷飲加藿香、佩蘭等。

2.內傷頭痛

（1）肝陽證

症狀：頭脹痛而眩，心煩易怒，脅痛，夜眠不寧，口苦，舌紅苔薄黃，脈沉弦有力。

治法：平肝潛陽。

方藥：天麻鉤藤飲。

本方重在平肝潛陽熄風，對肝陽上亢之頭痛，甚至對肝風內動所致眩暈、中風先兆之頭痛均可獲效。方中天麻、鉤藤、石決明以平肝潛陽，黃芩、山梔以清肝火，牛膝、杜仲、桑寄生補肝腎，夜交藤、茯神養心安神。可加生龍牡以加強重鎮潛陽之力。若見肝腎陰虛而頭痛朝輕暮重，或遇勞而劇，脈弦細，舌紅苔薄少津者，酌加生地、何首烏、女貞子、枸杞子、旱蓮草滋養肝腎。

（2）腎虛證

症狀：頭痛而空，每兼眩暈，腰痛酸軟，神疲乏力，遺

精，帶下，耳鳴少寐，舌紅少苔，脈沉細無力。

治法：補腎養陰。

方藥：大補元煎。

本方重在滋補腎陰。以熟地、山茱萸、山藥、枸杞子滋補肝腎之陰，人參、當歸氣血雙補，杜仲健腰補腎。待病情好轉，可常服杞菊地黃丸或六味地黃丸補腎陰潛肝陽以鞏固療效。若腎陽不足者，可用右歸丸，溫補腎陽，填精補血。若兼見外感寒邪者，可投麻黃附子細辛湯治之。

（3）氣血虛證

症狀：頭痛而暈，心悸不寧，遇勞則重，自汗，氣短，畏風，神疲乏力，面色㿠白，舌淡苔薄白，脈沉細而弱。

治法：氣血雙補。

方藥：八珍湯。

方中以四君健脾補中而益氣，又以四物補腎而養血。當加菊花、蔓荊子入肝經，清頭明目以增強療效，全方合之能氣血雙補。

（4）痰濁證

症狀：頭痛昏蒙，胸脘滿悶，嘔惡痰涎，舌胖大有齒痕，苔白膩，脈沉弦或沉滑。

治法：健脾化痰，降逆止痛。

方藥：半夏白朮天麻湯。

該方具有健脾化痰，降逆止嘔，平肝熄風之功。以半夏、生白朮、茯苓、陳皮、生薑健脾化痰，降逆止嘔，令痰濁減則疼痛輕；天麻平肝熄風，為治頭痛、眩暈之要藥。若痰鬱化熱顯著者可加竹茹、枳實、黃芩清熱燥濕。

（5）瘀血證

症狀：頭痛經久不癒，其痛如刺，固定不移，或頭部有外

傷史者，舌紫或有瘀斑、瘀點，苔薄白，脈沉細或細澀。

治法：通竅活絡化瘀。

方藥：通竅活血湯。

方以麝香、生薑、蔥白溫通竅絡，桃仁紅花、川芎、赤芍活血化瘀。當加四君子健脾益氣，當歸養血，以助活絡化瘀之力；也可加入全蠍、蜈蚣等蟲類藥搜逐風邪，活絡止痛。待病緩，據臨床見證易方再治或善後調理之。

上述治療各證之方藥，應選用不同的引經藥，對發揮藥效有實際意義，如太陽頭痛選羌活、防風；陽明頭痛選白芷葛根；少陽頭痛選用川芎、柴胡；太陰頭痛選用蒼朮；少陰頭痛選用細辛；厥陰頭痛選用吳茱萸、藁本等。

此外，臨床可見頭痛如雷鳴，頭面起核或憎寒壯熱，名曰「雷頭風」，多為濕熱挾痰所致，可用清震湯加味以清宣升散、除濕化痰治之。還有偏頭風，又稱偏頭痛，其病暴發，痛勢甚劇，或左或右，或連及眼、齒，痛止如常人，此多肝經風火所致，治宜平肝熄風為主，可用天麻鉤藤飲或羚羊鉤藤湯治之。

四、其他療法

1. 針灸　頭痛連及項背，取風池、列缺、後谿、崑崙；兩顳部痛取太陽、中渚、足臨泣；前額痛取印堂、攢竹、合谷、內庭；巔頂痛可取百會、湧泉等穴，均以針刺為主。

2. 外治法　生附子切成薄片，和鹽同炒，熱熨痛處。治腎陽虛頭痛。用小塊磁片貼於曲池、足三里等穴，治肝陽頭痛。

第二節　痺　病

一、定義

痺病泛指機體正氣不足，衛外不固，邪氣乘虛而入，致使

氣血凝滯，經絡痹阻，引起相關系統疾病的總稱。痹病有廣義和狹義之不同，又分外痹與內痹。本節主要討論肢節痹病。

所謂肢節痹病，係以肢體經絡為風寒濕熱之邪所閉塞，導致氣血不通，經絡痹阻，引起肌肉、關節、筋骨發生疼痛、痠楚、麻木、重著、灼熱、屈伸不利，甚或關節腫大變形為主要臨床表現的病證。

二、病因病機要點

1. 風、寒、濕、熱之邪侵襲。

2. 藥物所傷。

三、辨證論治

1. 診斷要點

（1）發病特點　本病不分年齡、性別，但青壯年和體力勞動者、運動員以及體育愛好者易於罹患。同時，發病及病情的輕重與寒冷、潮濕、勞累以及天氣變化、節氣等有關。

（2）臨床表現　突然或緩慢地自覺肢體關節肌肉疼痛、屈伸不利為肢體痹病的症狀學特徵。或遊走不定，惡風寒；或痛劇，遇寒則甚，得熱則緩；或重著而痛，手足笨重，活動不靈，肌膚麻木不仁；或肢體關節疼痛，痛處紅腫灼熱，筋脈拘急；或關節劇痛，腫大變形，也有綿綿而痛，麻木尤甚伴心悸、乏力者。

（3）舌苔脈象　舌質紅，苔多白滑，脈象多見沉緊、沉弦、沉緩、澀。

（4）輔助檢查　實驗室和Ｘ光等檢查常有助於痹病診斷。

2. 辨證要點

（1）把握主症

這是診斷本病與辨別證候的根本所在。如肢體關節疼痛為本病的基本特徵，而其中分證不同，臨床表現各異，如游走不

定而痛者為行痺，重著而痛、麻木不仁者為著痺，疼痛劇烈伴關節腫大變形者為尪痺。

（2）辨其何邪所勝和病程的久暫

風邪勝者為行痺，寒邪勝者為痛痺，濕邪勝者為著痺，熱邪勝者為熱痺。突然發病，病程短者，多為急性風寒濕熱痺；久治不癒，肝腎虧虛，痰瘀阻絡，關節腫大變形者，為尪痺；反覆發作者，多屬慢性之痰瘀相結，氣血俱虛證。

（3）辨別虛實

本病也有虛實之別，臨床應予以細心辨識。切勿認為凡關節酸楚疼痛，且隨天氣變化而變化，不問病程之長短，便使用袪風活絡之品，這樣易犯虛虛實實之誤，造成壞病。行痺、痛痺、著痺、熱痺等，雖起病亦緩，但病程短者多為實證，而痰瘀相結，肝腎虧虛證為虛中夾實，其治較難。

3. 分型論治

（1）行痺

症狀：肢體關節酸痛，游走不定，不拘上、下、左、右肢體關節，病或數時，或一二日，或三五天，日輕夜重，急性期者亦紅亦腫，觸之熱感，惡風或惡寒，喜暖，顏面淡清而兩顴微紅，舌質紅，苔白微厚，脈多浮緊，也可有沉緊之象。

治法：宣痺通絡為主，佐以疏風之品。

方藥：宣痺達經湯。

方中以蜂房、烏蛇、蟅蟲、螳螂通經活絡以宣痺；威靈仙、羌活、防風、秦艽、豨薟草、清風藤疏風袪邪；當歸養血活血；穿山甲化瘀導滯。

防風湯（《宣明論方》）亦主之。

（2）痛痺

症狀：肢體關節緊痛不移，局限一處，遇寒則痛甚，得熱

則痛緩甚至關節屈伸不利，皮色不紅，關節不腫，觸之不熱，舌質紅潤，苔白而薄膩，脈多沉弦而緊，或沉遲而弦。

治法：溫經散寒為主，佐以和營之品。

方藥：烏頭湯。

方中川芎、生麻黃溫經散寒；生黃芪益氣固表，升陽通痹；生白芍、甘草緩急止痛。加蒼朮、白朮健脾祛濕；羌活祛風勝濕；薑黃、當歸活血通絡兼養血之功。

或予驗方溫經通痹湯，該方主以附子、乾薑、炒川椒溫陽助脾以祛寒，烏蛇、蜂房、蟅蟲、羌活、螳螂活絡通經，當歸、丹參入血和營以活血化痰，豨薟草疏風祛邪，共奏宣痹通絡散寒之功。

（3）著痹

症狀：肢體關節沉重酸脹、疼痛，重則關節腫脹，重著不移，但不紅，甚至四肢活動不便，顏面蒼黃而潤，舌質紅，苔白厚而膩，為寒濕之象；若肩背沉重，肢體疼痛，下注足脛而腫熱，苔厚膩而黃者，屬濕熱之徵。

治法：滲濕通經活絡為主，佐以健脾之品。

方藥：薏苡仁湯加減。

方中薏苡仁蒼朮健脾滲濕，羌活、獨活、防風祛風勝濕，川烏、麻黃、桂枝溫經散寒除濕，當歸、川芎養血活血，生薑、甘草健脾和中。若見寒濕甚者，加附子、乾薑、細辛少許溫陽通經以強化祛寒濕之力；若見濕熱者，加黃柏與蒼朮，取二妙之功以祛濕熱。

若痛甚者，可用《醫學心悟》蠲痹湯治之。

（4）熱痹

症狀：肢體關節疼痛，痛處焮紅灼熱，腫脹疼痛劇烈，得冷稍舒，筋脈拘急，日輕夜重。患者多兼有發熱、口渴、心

煩、喜冷惡熱、煩悶不安等症狀，舌質紅，苔黃燥，脈滑數。

治法：清熱解毒通絡，佐以疏風之品。

方藥：白虎加桂枝湯。

方中以白虎湯清熱除煩，養胃生津；桂枝疏風通絡。可加銀花藤、連翹、黃柏清熱解毒；海桐皮、薑黃、威靈仙、防已、桑枝活血通絡，祛風除濕。

本證濕熱勝者亦可選用宣痹湯加減治療。

熱痹化火傷津，症見關節紅腫，疼痛劇烈，入夜尤甚，壯熱煩渴，舌紅少津，脈弦數者，治以清熱解毒，涼血止痛，可用犀角散加減。

（5）尪痹

症狀：肢體關節疼痛，屈伸不利，關節腫大、僵硬、變形，甚則肌肉萎縮，筋脈拘緊，肘膝不得伸，或尻以代踵，脊以代頭而成廢人，舌質暗紅，脈細澀。

治法：補腎祛寒為主，佐以活血通絡之品。

方藥：補腎祛寒治尪湯。

方中以川續斷、補骨脂補腎壯筋骨，製附片補腎陽除寒邪，熟地填精補血滋養肝腎為主藥；以骨碎補、淫羊藿溫補肝腎強壯筋骨，桂枝、獨活、威靈仙搜散筋骨風寒濕邪，白芍養血緩急舒筋為輔藥。

肢體關節刺痛，屈伸不利，多個關節漫脹，重則關節腫大，頑麻頑痛，久而不除，舌質紅赤，兩側有瘀斑，治以通經活絡化瘀為主，方以宣痹化瘀滌痰湯加減。方中蜂房、烏蛇、蜑蟲、羌活、伸筋草、豨薟草活絡通經以宣痹；當歸養血和營，製南星、白芥子豁痰，生薑、片薑黃舒筋散結止痛；瘀血證明顯者加血竭、皂刺、乳香、沒藥；骨質變形嚴重者，可加透骨草、尋骨風、自然銅；兼有低熱，或自覺關節發熱，去淫

羊藿，加黃柏，地骨皮；脊柱僵化變形者，可加金狗脊、鹿角膠、羌活。

（6）氣虛血虧證

症狀：該證病程長，多長期服用驅風活絡之劑。四肢乏力，關節酸沉，綿綿而痛，麻木尤甚，汗出畏寒，時見心悸，納呆，顏面微青而白，形體虛弱，舌質淡紅欠潤滑，苔黃或薄白，脈多沉虛而緩。

治法：益氣養血活絡為主，佐以舒筋之品。

方藥：氣血並補榮筋湯。

方中以生薏苡仁、茯苓、生白朮、首烏、當歸、砂仁、熟地、黃精益氣補血而榮筋；又以蜂房、烏蛇、豨薟草、絡石藤、狗脊、秦艽活絡導滯通經，宣痹止痛；菟絲子補肝腎，強筋骨，暖腰膝，則氣血得補，諸筋以榮，經絡通暢，而病痛緩解。

四、其他療法

1. 簡驗方

（1）豨薟草、臭梧桐各 15 克，水煮服。適用於風寒濕痹。

（2）甘草、萆薢各 15 克，細木通 5 克，柳枝 20 克，煎服。適用於風濕熱痹。

（3）白花蛇酒：白花蛇兩條，白酒 1 斤半，浸泡 1 月後，每次飲半兩，1 日兩次。適用於久痹。

（4）虎杖根半斤，洗淨切碎，用白酒 1 斤半，浸泡半月後，每次飲半兩，1 日 2 次。適用於風寒濕痹證。

（5）雷公藤根去皮 15 克，生甘草 5 克，煎水服，1 日 1 劑，煎 2 次。14 天為 1 療程，停 5～7 天再服，可連續 3～4 療程。適用於風濕性關節炎、類風濕性關節炎。

2. 針 灸

針灸、推拿、拔火罐、水針、穴位注射、理療等法對本病

有較好的效果，可以根據病位選穴。一般風寒濕痺，宜針灸並施；風濕熱痺宜針不宜灸；久痺正虛以灸為宜。

常用取穴：

肩痛：肩髃、肩貞、肩髎及壓痛點。

肘痛：曲池、尺澤、手三里、合谷。

腕痛：陽池、外關、合谷。

腰痛：腎俞、委中。

髖痛：環跳、伏兔、秩邊。

膝痛：膝眼、陽陵泉、伏兔。

踝痛：中封、崑崙、解谿、丘墟。

3. 外治法

貼膏藥：可選用市售麝香虎骨膏、麝香追風膏、傷濕止痛膏等貼於疼痛部位。

熱熨法：

坎離沙1包，加醋調勻，即有熱感，置關節局部。冷後再換，1日1次（坎離沙：防風、透骨草、川芎各250克，當歸185克，米醋3公斤，生鐵屑50公斤，前五味用水煎濃；將生鐵屑煅紅，趁熱傾入藥汁中，至藥汁吸盡為度。每用30克置大碗內，加米醋二匙，拌勻入布袋，待藥物發熱後熨敷患部。）亦可用市售熱敷袋放置疼痛部位。

薰洗法：

樟木屑500g，煮沸薰洗，1日1次。加白糖少許，打爛，捏成餅狀（大小不超過疼痛部位），敷於關節局部。當皮膚灼熱發紅時，即將藥取下。約6～10小時，皮膚漸漸起泡，待水泡脹滿後，局部常規消毒，在水泡下方用細針穿破，流出泡中液體；取消毒紗布反覆吸乾，再用消毒紗布覆蓋，膠布固定，防止皮膚感染。適用於急性風濕性關節炎，或慢性關節炎急性

發作，病變部位以四肢大關節為主者。

第三節　痙　病

一、定義

痙病係指由於筋脈失養所引起的以項背強急，四肢抽搐，甚至角弓反張為主要特徵的臨床常見病。

二、病因病機要點

1. 邪壅經絡。

2. 熱甚發痙。

3. 陰血虧損。

4. 瘀血內阻。

三、辨證論治

1. 診斷要點

（1）多突然起病，以項背強急，四肢抽搐，甚至角弓反張為其證候特徵。

（2）發病前多有外感或內傷以及其他病之後發病的病史。

（3）必要時做顱腦 CT、MRI 等檢查，有助於明確診斷。

2. 辨證要點

（1）辨明外感內傷致痙　首先掌握痙病臨床證候特徵，然後分辨。外感所致者，多有惡寒發熱，脈浮等表證，即熱邪直中，雖無惡寒，但必有發熱。內傷所致者則無表證。

（2）辨別虛實　本病由外感所致者多為實證；內傷而發者，多為虛證，或虛中夾實。另外，筋脈肌肉拘急攣縮也可能是某些疾病過程中的一種表現，應結合主病，按病傳先後，全面考慮，分辨虛實，標本兼顧。

3. 分型論治

邪壅經絡

（1）症狀：

頭痛，項背強直，惡寒發熱，無汗或有汗，肢體酸重，甚至口噤不語，四肢抽搐，舌苔白，脈浮緊。

治法：祛風散寒，燥濕和營。

方藥：羌活勝濕湯。

方以羌活、獨活、防風、藁本祛風勝濕；川芎、蔓荊子祛風止痛，則邪祛絡暢，營和痙解而癒。若寒甚，宜解肌發汗，用葛根湯治之。方以葛根解肌止痙；麻黃、桂枝解表散寒；芍藥、甘草酸甘緩急，和裏益陰，惟恐麻黃、桂枝發汗太過而佐之；薑棗調和營衛。若風邪盛，症見發熱不惡寒，汗出，頭痛等，治宜和營養津，方用栝蔞桂枝湯。以桂枝湯調和營衛，解表散邪；栝蔞根清熱生津，和絡柔筋。若身熱，筋脈拘急，胸脘痞悶，渴不欲飲，溲短赤，苔黃膩，脈滑數，此濕熱入絡，宜清熱化濕，通經和絡，方用三仁湯加地龍、絲瓜絡、威靈仙以增強活絡通經之力。

（2）熱甚發痙

症狀：發熱，胸悶，心煩，急躁，口噤，齘齒，項背強直，甚則角弓反張，手足攣急，腹脹便秘，苔黃膩，脈弦數。

治法：泄熱存陰增液。

方藥：增液承氣湯。

方以大黃蕩滌積熱；芒硝鹹寒軟堅潤燥；玄參、生地、麥冬養陰增液而緩解筋膜燥澀，使熱去津回則熱痙可除。若熱傷津而無腑實證者，可用白虎加人參湯，以清熱救津。若抽搐，酌加地龍、全蠍、菊花、鉤藤等熄風活絡之品。煩躁甚，可加淡竹葉、梔子清心除煩。

（3）溫熱致痙

症狀：壯熱頭痛，嘔吐，自汗，口噤，抽搐，角弓反張，甚則神昏，譫語，口渴喜飲，舌質紅絳，苔黃燥，脈弦數或洪數。

治法：清熱透絡，鎮痙止抽。

方藥：羚麻白虎湯。

方以白虎湯泄熱生津，羚羊角清熱解毒而鎮痙，天麻緩急止抽。若神志不清，送服安宮牛黃丸或局方至寶丹，以清心泄熱，透絡開竅，醒神鎮痙。此二方所用犀角，使用時應易為水牛角。

（4）瘀血內阻

症狀：頭痛如刺，項背強直，形瘦神疲，四肢抽搐，舌質紫暗，邊有瘀斑，脈沉細而澀。

治法：益氣化瘀，活絡止痙。

方藥：通竅活血湯。

方中以麝香、老蔥活絡通竅，桃仁、紅花、川芎、赤芍活血化瘀，可加四君子湯健脾益氣，以助活血化瘀之力。若胸膈血瘀甚者，用血府逐瘀湯加味。

（5）氣血虧虛

症狀：素體虛弱，或失血、或汗下太過，症見項背強直，四肢抽搐，頭暈目眩，自汗，神疲，氣短，舌淡紅，苔薄而少津，脈沉細。

治法：益氣補血，緩急止痙。

方藥：聖癒湯。

方中以人參大補元氣，黃芪補衛氣固表止汗；用四物湯養陰補血，宜加天麻、鉤藤、葛根緩急平肝而止痙。

第四節 痿 病

一、定義

痿病係指肢體筋脈馳緩，軟弱無力，日久不用，引起肌肉萎縮或癱瘓的一種病證。

二、病因病機要點

1. 肺熱津傷，津液不布。

2. 濕熱浸淫，氣血不運。

3. 脾胃虧虛，精微不輸。

4. 肝腎虧損，髓枯筋痿。

三、辨證論治

1. 診斷要點

（1）以下肢或上肢、一側或雙側筋脈弛緩，痿軟無力，甚至癱瘓日久，肌肉萎縮為主症。

（2）具有感受外邪與內傷積損的病因，有緩慢起病的病史，也有突然發病者。

（3）神經系統檢查肌力降低，肌萎縮，必要時做肌電圖、肌活檢與酶學檢查等有助於明確診斷。

2. 辨證要點

本病臨床辨證應分急緩與虛實。凡起病急，發展較快，肢體力弱，或拘急麻木、肌肉萎縮尚不明顯，屬肺熱津傷或濕熱浸淫之實證；而病程長，病情漸進發展，肢體馳緩，肌肉萎縮明顯者，多屬脾胃肝腎虧損之證。

3. 分型論治

（1）肺熱津傷

症狀：始發熱，或熱退後突然肢體軟弱無力，皮膚枯燥，

心煩口渴，咽乾咳嗆少痰，小便短赤，大便秘結，舌紅苔黃，脈細數。

治法：清熱潤肺，濡養筋脈。

方藥：清燥救肺湯。

方中以人參、麥冬、生甘草甘潤生津，益氣養陰補中；生石膏、霜桑葉、苦杏仁、火麻仁宣肺清熱，潤燥降逆；蜜製枇杷葉、阿膠、炒胡麻仁潤肺滋陰清燥。若壯熱，口渴，汗多，則重用生石膏，還可加銀花、連翹以清熱解毒，化瘀祛邪；若身熱退淨，食慾減退，口燥咽乾甚者，屬肺胃陰傷，可用益胃湯加薏苡仁、生山藥、穀麥芽之類益胃生津。

應該注意：① 本證，起病急驟，多有外感化熱，熱邪傷津灼營的病史，內熱顯然可見，故治應清熱救津，甘寒清上，俾肺金清肅而火自降，切勿濫用苦寒燥濕及辛溫之品，以免重亡津液。② 肺熱傷津，不免耗灼胃液，務須結合養胃清火，胃火清則肺金肅，這也是「治痿獨取陽明」的臨床體現。③ 本證不治，久延則肺熱耗津，五臟受灼，轉為肝腎陰虧，脾胃津傷者，亦常屢見。宜健脾養胃，滋補肝腎。

（2）濕熱浸淫

症狀：四肢痿軟，身體困重，或微腫麻木，尤多見於下肢，或足脛熱蒸，或發熱，胸脘痞悶，小便赤澀，舌紅體大，苔黃厚膩，脈細數而濡。

治法：清熱燥濕，通利筋脈。

方藥：加味二妙散。

二妙散（丸）治濕熱盛於下焦而成痿者。然濕熱雖盛於下，其始未嘗不從脾胃而起，故治病者，必求其本，清流者，必潔其源。方中蒼朮辛苦而溫，芳香而燥，直達中州，為燥濕強脾之主藥。但既傳下焦，又非治中可痊，故以黃柏苦寒下降

之品,入肝腎直清下焦之濕熱,標本同治,中下兩全;又以萆薢、防己導濕熱下行,由小便而出;當歸、川牛膝活血養血,化瘀以補肝腎,龜版滋陰潛陽,補血養腎健骨。若濕盛,伴胸脘痞悶,肢重且腫者,可加厚朴、薏苡仁、茯苓、澤瀉健脾益氣,理氣化濕;長夏雨季,酌加藿香、佩蘭芳香化濁,健脾除濕。如形體消瘦,自覺足脛熱氣上騰,心煩,舌紅或中剝,脈細數,為熱偏甚傷陰,上方去蒼朮加生地、麥冬以養陰清熱。如肢體麻木,關節運動不利,舌質紫,脈細澀,為夾瘀之證,加赤芍、丹參、桃仁、紅花活血通絡。

應該注意:① 本證因濕熱浸淫所致,故不可急於填補,以免助濕。② 本證濕熱易傷肺腎金水之源。故除濕之外,兼施清養。③ 本證濕熱不去,下流入腎,腎被熱灼而陰虧,成為標本虛實夾雜者,所以祛濕務要慎用辛溫苦燥,若濕熱傷陰,則應清滋善後。

（3）脾胃虧虛

症狀:肢體痿軟無力日重,食少納呆,腹脹,便溏,面浮不華,氣短,神疲乏力,舌淡,舌體胖大,苔薄白,脈沉細或沉弱。

治法:健脾益氣。

方藥:參苓白朮散。

方中以人參、生白朮、山藥、扁豆、蓮子肉甘溫健脾益氣,茯苓、薏苡仁健脾滲濕,陳皮、砂仁和胃理氣。若肥人多痰,可用六君子湯補脾化痰。中氣不足,可用補中益氣湯。

應該注意:① 本證雖痿在四末,病實發於中焦,脾胃虛者,最易兼挾食積不運,當結合運化,導其食滯,酌佐穀麥芽、山楂肉、神曲。② 脾虛每兼挾濕熱不化,補脾益氣之時,當結合滲濕清熱。③ 脾主運化,脾虛則五臟失濡;脾為後天之

本，五臟之傷，久亦損脾。脾虛痿病每與其他各證兼見，治法總宜扶脾益胃以振奮後天本源，這也是「治痿獨取陽明」的體現。

（4）肝腎虧損

症狀：起病緩慢，下肢痿軟無力，腰脊酸軟，不能久立，或伴眩暈、耳鳴、遺精早洩，或月經不調，甚至步履全廢，腿脛大肉漸脫，舌紅少苔，脈沉細數。

治法：補益肝腎，滋陰清熱。

方藥：虎潛丸。

方中虎骨（可用狗骨代替）壯筋骨利關節，鎖陽溫腎益精，當歸、白芍養血柔肝榮筋，黃柏、知母、熟地、龜版滋陰補腎清熱，少佐乾差以溫中和胃。熱甚者去鎖陽、乾薑，或用六味地黃丸加牛骨髓、豬骨髓、鹿角膠、枸杞子、砂仁治之。若兼見面色萎黃不華，心悸，怔忡，舌淡紅，脈細弱者，加黃芪、黨參、當歸、雞血藤以補養氣血。若久病陰損及陽，症見怕冷，陽痿，小便清長，舌淡，脈沉細無力者，可加紫河車粉，或用豬骨髓、牛骨髓煮熟，搗爛和入米粉，再用白糖或紅糖調服。

應該注意：① 本證比較常見，各種痿病久則無不傷及腎元，水愈虧則火愈熾，而傷陰愈甚。所以丹溪治痿「瀉南方，補北方」，即以補腎清熱為主要治療手段。② 本證須分清有熱無熱，虛火當滋腎，無火專填精，陽虛要溫煦，但仍以陰虛挾熱者為多。

綜合歷代醫家的治療經驗，提出若干注意事項：① 如有外感化熱，或熱傷營津的病史，切勿濫用苦寒、香燥、辛溫之品重亡津液。② 治療肺熱傷津，須結合養胃清火的藥物。③ 肺熱傷津證，如因失治極易轉化為肝腎陰虧，脾胃陰虛，故應早治

以防變。④ 對於濕熱浸淫所致者，漸虛而不可急於填補，以防助濕，而濕熱之邪，易傷肺津之源，故除濕可兼清養。⑤ 濕熱不去，下注於腎而成本虛實夾雜，此時祛濕務要慎用辛溫苦燥。⑥ 痿在四末，而病發中州，因此，補益後天不可忽視，這是治療痿證的重要一環。緣於情志所傷而病者，應重視調理氣機。另外運用針灸、推拿等外治法和適當的肢體活動配合治療，有助於康復。

四、其他療法

1. 飲食療法

① 鮮豬脊髓 1 條，加黃豆適量煮食，每天當菜食用。② 豬或牛、羊脊髓半斤，煮熟、喝湯；並將煮熟的脊髓加入炒米粉攪拌和勻，加適量白糖，每天 2～3 匙，開水調熟食用。

2. 針　灸

取患側腧穴為主，宜用深刺，透穴和強刺激手法。每日 1 次，10～15 次為 1 療程，休息 2～3 天後再針第二療程。

上肢取穴：定喘，肩髃，外關或肩髎，曲池，合谷，輪流使用。

下肢取穴：腎俞，殷門，懸鐘或環跳，陽陵泉，解谿，太谿，輪流使用。配合推拿，可有助於肢體功能的恢復。

第五節　顫　震

一、定義

顫震，亦稱「顫振」或稱「振掉」，是指以頭部或肢體搖動、顫抖為主要臨床表現的一種病證。輕者僅有頭搖或手足微顫，尚能堅持工作和生活自理；重者頭部震顫大動，甚則有痙攣扭轉樣動作，兩手及上下肢顫動不止，或兼有項強、四肢拘急。

二、病因病機要點

1. 風陽內動。

2. 髓海不足。

3. 氣血虧虛。

4. 痰熱動風。

三、辨證論治

1. 診斷要點

（1）具有頭部及肢體搖動、顫抖的特定臨床表現。輕者頭搖肢顫。重者頭部震搖大動，肢體震顫不已，不能持物，食則令人代哺；繼見肢體不靈，行動遲緩，表情淡漠，呆滯，口角流涎等症。

（2）多發於中老年人，男性多於女性。

（3）起病隱襲，漸進發展加重，不能自行緩解。

（4）測血壓、查眼底，必要時做顱腦 CT、MRI 等檢查有助於明確診斷。

2. 辨證要點

（1）辨標本　以病象而言，頭搖肢顫為標，腦髓與肝脾腎臟氣受損為本；從病因病機看，精氣血虧虛為病之本，痰熱、內風為病之標。

（2）察虛實　本病為本虛標實之患。即機體臟氣虛損的見證屬正虛，痰熱動風的見證屬邪實。

3. 分型論治

（1）風陽內動

症狀：眩暈頭脹，面紅，口乾舌燥，易怒，腰膝酸軟，睡有鼾聲，漸見頭搖肢顫，不能自主，舌紅，苔薄黃，脈弦緊。

治法：滋陰潛陽。

方藥：滋生青陽湯。

該方以生地、生石決明滋陰潛鎮斂陽為君；滋石引肺氣入腎以補腎益精斂陽，除煩鎮逆，石斛、麥冬育陰生津，丹皮清虛火，共為臣藥；白芍補脾陰，瀉肝火，和血脈，收陰氣，斂逆氣，甘菊平肝，清頭明目，止虛風，薄荷疏風解鬱，清火明目，柴胡疏肝升清散結，和裏退熱，調暢氣機，使氣化有序，陰精得助，風陽自平而為佐藥；天麻與桑葉入肝經，通血脈，祛風痰，滋燥涼血，使氣血平和而為使藥。諸藥配伍，則滋陰潛陽，相得益彰。亦可選滋榮養液膏，藥用女貞子、陳皮、乾桑葉、熟地、白芍、黑芝麻、旱蓮草、枸杞子、當歸身、鮮菊花、黑豆、南竹葉、玉竹、白茯苓、沙蒺藜、炙甘草治之。

（2）髓海不足

症狀：頭暈目眩，耳鳴，記憶力差或善忘，頭搖肢顫，溲便不利，寤寐顛倒，重則神呆，啼笑反常，言語失序，舌質淡紅胖大，苔薄白，脈多沉弦無力或弦細而緊。

治法：填精益髓。

方藥：龜鹿二仙膏。

該方以鹿角通督脈，龜版通任脈，一善通陽，一善通陰，均為血肉有情之品，使陰陽相和，善補人之真氣；人參大補中氣，則氣之源頭得助，氣化改善，氣血調暢；枸杞子滋補肝腎。四味相合，填精益髓，達到補養精、氣、神三寶之功。

亦可用益腦強神丸：鹿角膠 50g、麝香 4g、海馬 50g、龜版膠 50g、燕菜 50g、西紅花 50g、玳瑁 100g、枸杞子 100g、石菖蒲 50g、山萸肉 75g、桃仁 25g、何首烏 100g、熟地 75g、黃精 100g、豨薟草 100g、生槐米 100g、五味子 50g，共為細麵，製大蜜丸，每服 1 丸，日 3 次，淡鹽水送服。

（3）氣血虧虛

症狀：眩暈，心悸而煩，動則氣短懶言，頭搖肢顫，納

呆，乏力，畏寒肢冷，汗出，溲便失常，舌體胖大質淡紅，苔薄白滑，脈沉濡無力或沉細。

治法：補中益氣。

方藥：補中益氣湯或四君子湯送服天王補心丹。

補中益氣湯調補脾胃、益氣升清，四君子湯健脾益氣，天王補心丹滋陰養血、寧心安神。亦可用心脾雙補丸，藥用人參、玄參、五味子、遠志肉、麥冬、神曲、酸棗仁、柏子仁、白朮、川貝母、生甘草、丹參、苦桔梗、生地、川黃連、香附、朱砂，共為細末，以桂圓肉熬膏代蜜，搗丸如彈子大，每晨嚼服 1 丸，開水送服。

（4）痰熱動風

症狀：頭暈目眩，頭搖，肢麻震顫，手不能持物，甚至四肢不知痛癢，胸悶泛惡，甚則嘔吐痰涎，咳喘，痰涎如縷如絲，吹拂不斷，舌體胖大有齒痕，舌質紅，苔厚膩或白或黃，脈沉滑或沉濡。

治法：豁痰熄風。

方藥：導痰湯。

本方以法半夏燥濕降逆，茯苓健脾滲濕，濕去痰無以生，陳皮利氣，甘草益脾，脾旺能勝濕，利氣則痰無滯留，此二陳湯意；加製南星以治風痰，增枳殼理氣順降寬中，再加皂莢宣壅導滯通竅以利氣、去垢、開胃；硼砂除熱痰散結。還可加生石決明以滋陰潛鎮，斂陽熄風；生白芍補脾平肝，和血脈，收陰氣，斂逆氣。

或用化痰透腦丸，藥用酒製南星 25g、天竺黃 100g、煨皂角 5g、麝香 4g、琥珀 50g、鬱金 50g、半夏 50g、蛇膽陳皮 50g、遠志肉 100g、珍珠 10g、沉香 50g、石花菜 100g、海膽 50g、共為細麵，製大蜜丸，每服 1 丸，1 日 3 次，白開水送

服。

第六節 腰 痛

一、定義

腰痛是指腰部感受外邪，或因外傷、或由腎虛而引起的氣血運行失調，脈絡絀急，腰府失養所致的以腰部一側或兩側疼痛為主要症狀的一類病證。

二、病因病機要點

1. 外邪侵襲。

2. 氣滯血瘀。

3. 腎虧體虛。

三、辨證論治

1. 診斷要點

（1）一側或兩側腰痛，或痛勢綿綿，時作時止，遇勞則劇，得逸則緩，按之則緩，按之則減；或痛處固定，脹痛不適；或如錐刺，按之痛甚。

（2）具有腰部感受外邪，外傷、勞損等病史。

（3）需排除腰部器質性病變。必要時攝腰部 X 光平片，作有關實驗室檢查，有助於明確診斷。

2. 辨證要點

（1）病因分內外　外邪侵襲，跌仆損傷，腰部過度勞累，常表現為瘀血阻滯經脈，為外傷腰痛；年老體虛，或後天煩勞過度，七情內傷，氣血虧乏，使腰府失養，多表現為腎虛的證候，屬內傷腰痛。

（2）辨標本虛實　慢性腰痛多虛實夾雜，一般以腎精不足，氣血虧虛為本，邪氣內阻，經絡壅滯為標，治當標本兼顧。

3. 分型論治

（1）寒濕腰痛

症狀：腰部冷痛重著，轉側不利，逐漸加重，每遇陰雨天或腰部感寒後加劇，痛處喜溫，體倦乏力，或肢末欠溫，食少腹脹，舌淡體大，苔白膩而潤，脈象沉緊或沉遲。

治法：散寒除濕，溫通經絡。

方藥：滲濕湯。

方中乾薑、甘草、丁香散寒溫中，以壯脾陽；蒼朮、白朮、橘紅燥脾除濕，強中逐寇；茯苓滲濕健脾。諸藥合用，溫運脾陽以散寒，滲利醒脾以化濕，故寒去濕除，諸症可解。

寒甚痛劇，拘急不適，肢冷面白者，加附子、硫黃以溫陽散寒；濕盛陽微，關節沉重脹悶，面白尿少，肢冷不溫者，加藿香、木通宣通竅絡，利水除濕；兼有風象，痛走不定加桂枝、獨活、羌活以疏風散邪；病久不癒，累傷腎陽者，改用獨活寄生湯。

寒濕之邪，易傷陽氣，若年高體弱或久病不癒，勢必傷及腎陽，兼見腰膝酸軟，脈沉無力等症，治當散寒除濕為主，兼補腎陽，酌加菟絲子、破骨紙，以助溫陽散寒。

（2）濕熱腰痛

症狀：腰髖弛痛，牽掣拘急，痛處伴有熱感，每於熱天或腰部著熱後痛劇，遇冷痛減，口渴不欲飲，尿色黃赤，或午後身熱，微汗出，舌紅苔黃膩，脈濡數或弦數。

治法：清熱利濕，舒筋活絡。

方藥：加味二妙散。

方中以黃柏、蒼朮辛開苦燥以清化濕熱，絕其病源；防己、萆薢利濕活絡，暢達氣機，當歸、牛膝養血活血，引藥下行直達病所；龜版補腎滋腎，既防苦燥傷陰，又寓已病防變。

諸藥合用寓攻於補，攻補兼施，使濕熱去而不傷正。

臨證多加土茯苓、木瓜以滲濕舒筋，加強藥效。熱重煩痛，口渴尿赤者加梔子、生石膏、知母以清泄濕熱；兼有風象而見咽喉腫痛，脈浮數者，加柴胡、黃芩、僵蠶以發散風邪；濕熱日久兼有傷陰之象者，加二至丸以滋陰補腎。

（3）瘀血腰痛

症狀：痛處固定，或脹痛不適，或痛如錐刺，日輕夜重，或持續不解，活動不利，甚則不能轉側，痛處拒按，面晦唇暗，舌質隱青或有瘀斑，脈多弦澀或細數。病程遷延，常有外傷、勞損史。

治法：活血化瘀，理氣止痛。

方藥：身痛逐瘀湯。

方中以當歸、川芎、桃仁、紅花活血化瘀，以疏達經絡；配以沒藥、五靈脂、地龍化瘀消腫止痛，香附理氣行血，共助活血化瘀之力；牛膝強腰壯腎，活血化瘀，又能引藥下行直達病所。諸藥合用，可使瘀去壅解，經絡氣血暢達而止腰痛。臨證應用可酌加蟲蟲，配方中地龍起通絡祛瘀作用。因無周身痺痛，故可去秦艽、羌活。

本方每加乳香、雞血藤以活血通絡加強化瘀之力；有腎虛之象而出現腰膝酸軟者，加杜仲、川續斷、桑寄生以強壯腰腎；由於閃挫扭傷、或體位不正而引起者，加青皮、豨薟草以行氣活絡止痛。

（4）腎虛腰痛

症狀：腰痛以酸軟為主，喜按喜揉，腿膝無力，遇勞更甚，臥則減輕，常反覆發作。偏陽虛者，則少腹拘急，面色㿠白，手足不溫，少氣乏力，舌淡，脈沉細；偏陰虛者，則心煩失眠，口燥咽乾，面色潮紅，手足心熱，舌紅少苔，脈弦細

數。

治法：偏陽虛者，宜溫補腎陽；偏陰虛者，宜滋補腎陰。

方藥：偏陽虛者以右歸丸為主方溫養命門之火。方中用熟地、山藥、山萸肉、枸杞子培補腎精，是為陰中求陽之用；杜仲強腰益精，菟絲子補益肝腎；當歸補血行血，諸藥合用，共奏溫腎壯腰之功。

偏陰虛者以左歸丸為主方。方中用地黃、枸杞、山萸肉、龜版膠以填補腎陰；配菟絲子、鹿角膠、牛膝以溫腎壯腰，腎得滋養則虛痛可除。若虛火甚者，可酌加大補陰丸送服。如腰痛日久不癒，無明顯的陰陽偏虛者，可服用青娥丸補腎以治腰痛。

腎為先天，脾為後天，二臟相濟，溫運周身。若腎虛日久，不能溫煦脾土，或久行久立，勞力太過，腰肌勞損，常致脾氣虧虛，甚則下陷，臨床除有腎虛見證外，可兼見氣短乏力，語聲低弱，食少便溏或腎臟下垂等。治當實腎為主，佐以健脾益氣，升舉清陽，酌加黨參、黃芪、升麻、柴胡、白朮等補氣升提之藥，以助腎升舉。

四、其他療法

1. 溫熨療法

以食鹽炒熱，紗布包裹溫熨痛處，冷則炒熱再熨，每日4～6次；或以坎離砂熨患處，藥用當歸 37.5g、川芎 50g、透骨草 50g、防風 50g、鐵屑 10kg，上五味，除鐵屑外，餘藥加醋煎煮 2 次，先將鐵屑燒紅，以上煎煮液粹之，晾乾，粉碎成粗末，用時加醋適量拌之，外以紗布包裹敷患處。

2. 藥敷療法

阿魏膏外敷腰部，方由阿魏、羌活、獨活、玄參、官桂、赤芍、穿山甲、蘇合香油、生地、猇鼠矢、大黃、白芷、天

麻、紅花、麝香、土木鱉、黃丹、芒硝、乳香、沒藥組成。或外用成藥紅花油、速效跌打膏等。

此外，還可配合推拿與體療，均可取得一定療效。

第七節　附　篇

一、常用方劑

1. 清熱劑

（1）芎芷石膏湯（《醫宗金鑒》）

【組成】川芎 6g、白芷 10g、生石膏 30g、菊花 10g、藁本 10g、羌活 6g。

【功效與主治】功效疏風清熱，治療風熱頭痛，發熱或惡風，口渴欲飲，面紅目赤，便秘溲黃，舌紅苔黃，脈浮數。

（2）白虎加桂枝湯（《金匱要略》）

【組成】知母 10g、石膏 30g、梗米 15g、甘草 6g、桂枝 6g。

【功效與主治】清熱解毒通絡，治療熱痹關節疼痛、痛處紅腫灼熱，腫脹疼痛劇烈，多有發熱、口渴、心煩、喜冷、舌紅、苔黃，脈滑數。

（3）羚麻白虎湯（驗方）

【組成】羚羊角粉 0.9g、麻黃 6g、生石膏 30g、知母 10g、梗米 15g、甘草 6g。

【功效與主治】清熱透絡，鎮痙止抽。主治溫熱致痙，口噤，抽搐，角弓反張，壯熱頭痛，嘔吐，甚則神昏，譫語，舌紅絳，苔黃燥。脈弦數。

2. 瀉下劑

增液承氣湯（《溫病條辨》）

【組成】大黃 9g、芒硝 4.5g、玄參 30g、麥冬 24g、生地黃 24g。

【功效與主治】泄熱存陰增液，主治熱結陰虧所致發熱，口噤，項背強直，甚則角弓反張，手足攣急，腹脹便秘，苔黃，脈弦數，為熱甚發痙證。

3. 祛濕劑

（1）加味二妙數（《丹溪心法》）

【組成】黃柏 9g、蒼朮 9g、當歸 9g、川牛膝 9g、防已 9g、萆薢 9g、龜板 20g。

【功效與主治】清熱燥濕，舒筋活絡，主治濕熱浸淫所致腰髖馳痛，牽掣拘急；或四肢痿軟，身體困重，或微腫麻木，多見於下肢，小便赤澀，為濕熱浸淫之痿病。

（2）羌活勝濕湯（《內外傷辨惑論》）

【組成】羌活 6g、獨活 9g、川芎 6g、蔓荊子 9g、防風 6g、藁本 9g、甘草 6g。

【功效與主治】祛風勝濕，主治濕氣在表，頭痛頭重，肢體困重，胸悶納呆，小便不利，大便或溏，或項背強直，惡寒發熱，甚至口噤不語，四肢抽搐等。

（3）獨活寄生湯（《備急千金要方》）

【組成】獨活 9g、桑寄生 9g、秦艽 9g、防風 6g、細辛 3g、當歸 9g、白芍 9g、川芎 6g、乾地黃 15g、杜仲 9g、川牛膝 9g、人參 9g、茯苓 12g、桂心 1.5g、甘草 6g。

【功效與主治】祛風濕，止痹痛，益肝腎，補氣血。主治痹證日久，肝腎兩虧，氣血不足。症見腰膝冷痛，肢節屈伸不利，痿軟氣弱，或麻木不仁，畏寒喜溫，舌淡苔白，脈象細弱。

（4）滲濕湯（《丹溪心法》）

【組成】乾薑 6g、丁香 6g、蒼朮 10g、白朮 9g、橘紅 6g、茯苓 15g、甘草 6g。

【功效與主治】散寒除濕，溫通經絡。主治腰部冷痛重著，轉側不利，逐漸加重，每遇陰雨或腰部感寒後加劇，痛處喜溫，體倦乏力，或肢末欠溫，食少腹脹，舌淡體大，苔白膩而潤，脈象沉緊或沉澀。

（5）薏苡仁湯（《張氏醫通》）

【組成】薏苡仁 30g、蒼朮 10g、羌活 6g、獨活 9g、防風 6g、川烏 6g、麻黃 6g、桂枝 6、當歸 9g、川芎 6g、生薑三片、甘草 6g。

【功效與主治】滲濕通經活絡，佐以健脾。主治肢體關節沉重酸脹、疼痛，重側關節腫脹，重著不移，但不紅，甚至四肢活動不便，顏面蒼黃而潤。

4. 祛痰劑

（1）半夏白朮天麻湯（《醫學心悟》）

【組成】半夏 9g、天麻 6g、茯苓 12g、橘紅 6g、白朮 9g、甘草 3g、生薑 1 片、大棗 2 枚。

【功效與主治】化痰熄風，健脾祛濕。主治風痰所致的眩暈、頭痛，兼見胸膈痞悶，舌苔白膩，脈滑等。

（2）導痰湯（《校注婦人良方》）

【組成】半夏 9g、陳皮 9g、枳實 6g、茯苓 15g、製南星 6g、生薑三片、甘草 6g。

【功效與主治】功效燥濕豁痰，醒脾行氣。主治風痰所致之頭暈目眩，頭搖，肢體震顫，手不能持物，舌伴胖大有齒痕，苔厚膩，脈沉滑。

5. 活血化瘀劑

（1）身痛逐瘀湯（《醫林改錯》）

【組成】秦艽 6g、川芎 6g、桃仁 10g、紅花 6g、羌活 6g、沒藥 10g、香附 6g、五靈脂 9g、川牛膝 9g、地龍 9g、當歸 9g、甘草 6g。

【功效與主治】活血化瘀，理氣止痛。主治瘀血腰痛、身痛，痛處固定，或脹痛不適。或痛如錐刺，或持續不解，活動不利，痛處拒按，面晦唇暗，舌質隱青或有瘀斑，脈多弦澀。

（2）通竅活血湯（《醫林改錯》）

【組成】赤芍 9g、川芎 6g、桃仁 10g、紅花 6g、麝香 0.1g、老蔥三根、生薑三片、大棗 7 枚、黃酒少許。

【功效與主治】通竅活絡化瘀。主治瘀血內阻，頭痛，其痛如刺，固定不夠，或頭部有外傷史，或伴項背強直，四肢抽搐，舌紫或有瘀斑、瘀點，脈沉細而澀。

6. 祛風劑

（1）川芎茶調散（《太平惠民和劑局方》）

【組成】川芎 6g、荊芥 10g、薄荷 9g、羌活 6g、細辛 3g、白芷 10g、防風 6g、甘草 6g。

【功效與主治】疏風散寒，主治風寒頭痛，其痛如破，連及項背，噁心畏寒，遇風尤劇，苔薄白，脈多浮緊。

（2）天麻鉤藤飲（《雜病證治新義》）

【組成】天麻 15g、鉤藤 15g、石決明 30g、山梔 9g、黃芩 15g、川牛膝 15g、杜仲 9g、益母草 9g、桑寄生 9g、夜交藤 6g、朱茯神 9g。

【功效與主治】平肝熄風，清熱安神。主治肝陽上亢，肝風內動，頭痛，眩暈，耳鳴眼花，震顫失眠，甚或半身不遂，舌紅脈弦數等。

（3）宣痹達經湯（經驗方）

【組成】蜂房 6g、烏蛇 12g、䗪蟲 9g、螳螂 9g、威靈仙 9g、羌活 6g、防風 6g、秦艽 9g、豨薟草 9g、清風藤 12g、當歸 9g、穿山甲 9g。

【功效與主治】宣痹止痛，疏風通絡。主治痹病之行痹。肢體關節酸痛，游走不定，不拘上下左右肢體關節，日輕夜重，惡風或惡寒，舌質紅，苔白微厚，脈多浮緊。

（4）滋生青陽湯（《醫醇賸義》）

【組成】生地 12g、白芍 3g、桑葉 3g、薄荷 3g、丹皮 6g、麥冬 6g、菊花 6g、天麻 3g、柴胡 3g、石決明 24g、磁石 15g。

【功效與主治】滋陰潛陽。治肝風，頭目眩暈，肢節搖震，如登雲霧，如坐舟中。

7. 潤燥劑

清燥救肺湯（《醫門法律》）

【組成】桑葉 9g、石膏 7.5g、人參 2g、甘草 3g、胡麻仁 3g、阿膠 2.5g、麥冬 3.6g、杏仁 2g、枇杷葉 3g。

【功效與主治】清燥潤肺，益氣生津。主治溫燥傷肺。頭痛身熱，乾咳無痰，氣逆而喘，咽喉乾燥，鼻燥，舌乾無苔，脈虛大而數。

8. 祛寒劑

（1）烏頭湯（《金匱要略》）

【組成】麻黃 9g、芍藥 9g、黃芪 12g、炙甘草 6g、川烏五枚。

【功效與主治】散寒祛濕，除痹止痛。治寒濕歷節及腳氣疼痛，不可屈伸。

（2）補腎祛寒治尪湯（經驗方）

【組成】川續斷 9g、補骨脂 9g、製附片 9g、熟地 12g、骨

碎補 12g、淫羊藿 9g、桂枝 6g、獨活 9g、威靈仙 9g、白芍 9g。

【功效與主治】補腎祛寒，活血通絡。主治痹病之尪痹，肢體關節疼痛，屈伸不利，關節腫大，僵硬、變形，筋脈拘緊，舌紅脈澀。

9. 補益劑

（1）八珍湯（《正體類要》）

【組成】人參 9g、茯苓 9g、白朮 9g、當歸 10g、川芎 8g、白芍 12g、熟地 12g、炙甘草 9g、生薑三片、大棗二枚。

【功效與主治】益氣補血。治氣血兩虛。面色㿠白或萎黃，頭昏目眩，四肢倦怠，氣短懶言，心悸怔仲，舌淡苔薄白，脈細弱或虛大無力。

（2）大補元煎（《景岳全書》）

【組成】人參 12g、山藥 30g、杜仲 6g、熟地 6g、當歸 9g、枸杞子 9g、山茱萸 3g、炙甘草 6g。

【功效與主治】補腎養陰。治氣血大敗，精神失守之症。

（3）氣血並補榮筋湯（經驗方）

【組成】薏苡仁 15g、茯苓 20g、白朮 9g、首烏 15g、當歸 9g、砂仁 6g、熟地 12g、黃精 9g、蜂房 6g、烏蛇 12g、豨薟草 9g、絡石藤 9g、狗脊 9g、秦艽 9g、菟絲子 9g。

【功效與主治】益氣養血，活絡舒筋。主治痹病之氣血虧虛證。四肢乏力，關節酸沉，綿綿而痛，麻木尤甚，汗出畏寒，心悸，納呆，體弱，舌淡紅欠潤，苔薄白，脈沉虛而緩。

（4）天王補心丹（《攝生秘剖》）

【組成】生地 120g、人參 15g、丹參 15g、茯苓 15g、五味子 15g、遠志 15g、桔梗 15g、當歸 60g、天冬 60g、麥冬 60g、柏子仁 60g、酸棗仁 60g、蜜丸加朱砂 15g 為衣。

【功效與主治】滋陰清熱，養血安神。治陰虧血少。虛煩

少寐，心悸神疲，夢遺健忘，大便乾結，口舌生瘡，舌紅少苔，脈細而數。

（5）四君子湯（《太平惠民和劑局方》）

【組成】人參、炙甘草、茯苓、白朮各等分。

【功效與主治】益氣補中，健脾養胃。治脾胃氣虛。面色萎白，語聲低微，四肢無力。食少便溏，舌質淡，脈細緩。

（6）聖癒湯（《醫宗金鑒》）

【組成】熟地 20g、白芍 20g、川芎 20g、人參 20g、當歸15g、黃芪15g。

【功效與主治】益氣，補血，攝血。主治月經先期而至，量多色淡，四肢無力，體倦神衰之證。

（7）左歸丸（《景岳全書》）

【組成】熟地 240g、山藥 120g、枸杞 120g、山茱萸 120g、川牛膝 90g、菟絲子 120g、鹿角膠 120g、龜膠 120g、蜜煉為丸。

【功效與主治】滋陰補腎。治腎陰不足。頭目眩暈，腰酸腿軟，遺精滑泄，自汗盜汗，口燥咽乾，渴欲飲水，舌光少苔，脈細或數。

（8）右歸丸（《景岳全書》）

【組成】熟地 240g、山藥 120g、山茱萸 90g、枸杞 120g、鹿角膠 120g、菟絲子 120g、杜仲 120g、當歸 90g、肉桂 60g、製附子 60g 蜜煉為丸。

【功效與主治】溫補腎陽，填精補血。主治腎陽不足。久病氣衰神疲，畏寒肢冷；陽萎遺精，陽衰無子；大便不實，完穀不化；小便自遺，腰膝軟弱，下肢浮腫等。

（9）補中益氣湯（《脾胃論》）

【組成】黃芪15g、炙甘草 3g、人參 10g、當歸 10g、橘皮

6g、升麻 3g、柴胡 3g、白朮 10g。

【功效與主治】補中益氣，升陽舉陷。治脾胃氣虛。身熱有汗，頭痛惡寒，渴喜熱飲，少氣懶言，體倦肢軟，面色㿠白，便溏，舌淡苔白，脈虛無力；及子宮下垂、脫肛、久瀉、久痢等屬中氣虛陷者。

（10）龜鹿二仙膏（《蘭台軌範》）

【組成】鹿角 5kg、龜板 25kg、枸杞子 1.5kg、人參 0.75kg熬煉成膠。

【功效與主治】大補精髓，益氣養神。治腎氣衰弱，腰背酸疼，遺精目眩。

（11）參苓白朮散（《太平惠民和劑局方》）

【組成】蓮子肉 500g、薏苡仁 500g、砂仁 500g、桔梗500g、白扁豆 750g、茯苓 1000g、人參 1000g、甘草 1000g、白朮 1000g、山藥 1000g。

【功效與主治】益氣健脾，和胃滲濕。治脾虛濕停。食少便溏，或瀉，或吐，四肢乏力，形體消瘦，胸脘悶脹，面色萎黃，舌苔白，質淡紅，脈細緩或虛緩。

（12）青娥丸（《太平惠民和劑局方》）

【組成】胡桃肉 20 個、補骨脂 240g、杜仲 480g、大蒜120g、蒜膏為丸。

【功效與主治】溫腎陽，止腰痛。治腎虛腰痛，起坐艱難，俯仰不利，轉側不能。

（13）虎潛丸（《丹溪心法》）

【組成】黃柏 150g、龜板 120g、知母 60g、熟地 60g、陳皮 60g、白芍 60g、鎖陽 45g、虎骨 30g、乾薑 15g。

【功效與主治】滋陰降火，強壯筋骨。治肝腎陰虧。腰膝酸軟，筋骨痿弱，腿足消瘦，步履乏力，舌紅少苔，脈細弱者。

二、調治與康復

1. 情志調護

經絡肢體疾病均應避免情志刺激，而應使病者心情舒暢。頭痛患者精神緊張，情緒波動，可疏導勸慰以穩定情緒；顫震患者應儘量保持安定情緒，切忌憂思鬱怒等不良的精神刺激；而對痹病、痙病、痿病、腰痛患者則應給予安慰，樹立信心，配合治療。

2. 病室環境

病室環境應整潔安靜、舒適、陽光充足，注意一定的室溫和濕度；室內既要保持一定的空氣流通，又要避免直接吹風，尤忌汗出當風；禁止吸菸，防止灰塵、煙霧和特殊氣味的刺激。

對頭痛病人，應保持病室安靜，避免喧鬧；對痹病患者，應注意保持室內乾燥，溫度適宜，陽光充足，對痙病患者，居室要安靜，減少噪音刺激，床要平整鬆軟，應設床欄，痿病患者居室應防潮濕、避寒濕；顫震病人病室應保持安靜舒適，避免受風、受熱、受潮；腰痛病人病室應注意保暖，勿當風而臥，防潮濕。

3. 飲食護理

（1）頭痛　飲食應易消化、清淡為宜，忌食炸烤辛辣的厚味食物，以防生熱助火，有礙治療，同時限制菸酒。

（2）痹病　飲食宜清淡為宜，多吃蔬菜、瓜果等清淡之品，忌生冷、辣、煎炒、油膩、菸、酒等食品，注意補肝、腎。

（3）痙病　飲食以新鮮，清淡為主。熱盛陰傷者，可多食新鮮瓜果，以滋養陰津；陰血虧虛者，宜多食營養品，如鱉、豬肝類。

（4）痿病　飲食應易於消化而富有營養，如豬、牛蹄筋、羊、牛骨髓等，忌食炙煿辛辣之品。亦不宜過食肥甘，免積濕

生熱。

（5）**顫震** 飲食宜清熱，進食盡可能定時定量，勿暴食及嗜食肥甘厚味，戒除菸酒，忌過鹹傷腎之品。

（6）**腰痛** 飲食宜清淡、易消化。忌食辛辣、煎烤、生冷等。

4. 康復養生

（1）保持心情舒暢，怡情悅志，避免情志過激，七情內傷，以免疾病復發。

（2）起居有常，勿過勞，注意戶外散步，呼吸新鮮空氣，注意四季氣候變化，尤其秋冬季節易感風寒，應謹防受邪誘發，及時增減衣被。

（3）飲食宜清淡、明年消化。忌食辛辣、煎烤、生冷等。

（4）戒菸酒，居室保持乾燥、安靜，加強身體鍛鍊，做保健操、太極拳等，注意量力而行，持之以恆。

（5）按照醫囑，定時服藥，定期復查身體。

三、護理要點

1. 頭　痛

【病情觀察】

（1）注意頭痛的性質、部位、時間、節律等。

（2）劇烈頭痛患者要注意觀察其舌質、瞳孔、意識等的變化。

【給藥護理】

（1）外感頭痛藥物宜輕煎，飯後服，藥後加衣被取微汗。

（2）可根據頭痛部位選用引經藥。

（3）頭痛較輕時可臨時配合針灸止痛。

2. 痹　病

【病情觀察】

（1）注意發病因素，疼痛的部位和性質。

（2）在風寒濕痹中，應區別風寒濕偏勝的不同。

（3）保持室內乾燥，濕度適宜，陽光充足，預防感冒。注意不要復感寒濕引起復發。

（4）長期臥床者，須預防褥瘡的發生，關節處放置軟枕頭或海綿墊，避免局部受壓增加疼痛。

（5）痹證日久不癒，正氣愈虛，可轉為虛實夾雜的尪痹、氣血虧虛證，復感於邪，可轉成五臟痹，預後多不良。

【給藥護理】

（1）慢性久病或劇烈頭痛者，可適當配用蟲類藥物。

（2）適用引經藥可提高療效。如上身關節可選用羌活、秦艽、海風藤；下身關節痛可選用獨活、桑寄生、續斷、防己；上肢痛者常配桂枝；下肢痛者常配牛膝；頸部痛者常配葛根。

（3）病久入絡者，可配用活血調血之品，扶助止氣。

（4）運用宣痹達經湯等含蟲類藥物的方劑，注意其用藥量應適宜，以防傷正。

（5）採用烏頭湯時，烏頭先煎，取藥汁加煎後分兩次溫服。服後觀察病人有無毒性反應，如發現病人唇舌發麻、頭暈、心悸、脈遲、呼吸困難、血壓下降等烏頭中毒反應，應及時停藥搶救。

3. 痙　病

【病情觀察】

（1）該病發作時無神志，異常改變，可與癇病、厥證、中風病等相鑒別。

（2）發作時應臥床休息。不隨便打擾病人，並給予高熱量

流質飲食。

（3）該病起病急，發展快，症狀重，屬內科急症，應加以重視。

（4）若見口張目瞪、昏昧無知，戴眼反折、遺尿，汗出如油，角弓反張，離席一掌等症候，為重症危候，應即時搶救。

【給藥護理】

（1）急則舒筋解痙以治其標，緩則扶正益損以治其本。

（2）注意適當配伍滋養陰液藥物的應用。

（3）注意觀察肢體拘急抽搐情況及神志、出汗、大小便的變化。抽搐期間宜加強護理，防窒息、骨折等併發症的產生。

4. 痿　病

【病情觀察】

（1）瞭解患者病史，肌肉萎縮或癱瘓的程度。

（2）注意檢查病變部位神經功能有無損害。

（3）注意痿病各證的相互轉化與兼夾。

（4）觀察病變部位有無疼痛症狀，從而與痹病相鑒別。

（5）突然發病者，加強護理，密切觀察病情變化，若出現神志昏迷，呼吸困難，吞咽困難等症，及時組織搶救。

（6）對下肢痿軟，行走困難者，應注意避免發生意外。癱瘓不能隨意活動的病人應加強肢體活動和按摩，以防止肌肉萎縮。

【給藥護理】

（1）貫徹治痿者獨取陽明和痿病不可妄作風治而用風藥的治療原則。

（2）虛實夾雜者，酌配祛瘀、化痰、通絡之劑。

（3）清熱與養陰必須兼顧，但忌苦寒太過。

（4）重視使用血肉有情之品。如龜版、紫河車、阿膠、鹿

角膠等。

5. 顫　震

【病情觀察】

（1）節律性靜止性震顫，從一側開始，漸及對側。

（2）患者多為中老年人，動作緩慢，活動減少，常有假面具臉，慌張步態等。

（3）肢體肌張力增高。

（4）加強功能鍛鍊，防止中毒及顱腦外傷。

（5）對已患中風者，及時治療對預防本病有重要意義。

【給藥護理】

（1）忌食過鹹傷腎之品。

（2）治療上填精補髓以熄風解痙，健脾益氣以化瘀散結為其大法。綜此法以適當配伍給藥。

6. 腰　痛

【病情觀察】

（1）該病患者是以腰部一側或兩側疼痛為主要臨床表現。

（2）該病較常見，一年四季均可發生。

（3）需排除腰部器質性病變。

【給藥護理】

（1）該病治療時多配補腎強腰的藥物，如川斷、牛膝。

（2）腰痛病久，每多夾瘀，可配活血化瘀通絡之劑。

（3）加強腰部鍛鍊，適當進行醫療體育活動。

四、現代醫學的聯繫及診斷治療方法

與現代醫學的聯繫：

（1）中醫頭痛病證多見於西醫以頭痛為主要症狀和病證，如偏頭痛，三叉神經痛，腦動脈硬化症、腦外傷後綜合徵等。

（2）中醫痹證主要見於西醫的痛風、類風濕性關節炎、坐

骨神經痛等疾病。

（3）中醫痙證多見於西醫的肌張力障礙、腦動脈硬化症、運動神經元疾病等。

（4）痿證以肌肉萎縮和無力為其主要特徵。與西醫的進行性肌營養不良症相類似，亦可見於西醫的重症肌無力、運動神經元疾病、脊髓病變、多發性硬化等疾病。

（5）顫震主要見於西醫的震顫麻痹。

（6）腰痛多見於西醫以腰部疼痛為主要症狀的病證，如坐骨神經痛，腰椎間盤突出症、急性腰扭傷等疾患。

由上可知，中醫經絡肢體病證與西醫神經系統疾病、結締組織病、代謝疾病等既有聯繫，又有區別；有相類似之處，又有交叉。中醫經絡肢體病證中某一病證，可見於西醫多種疾病中，同時西醫神經系統中某一病證也可見於中醫經絡肢體多種病證中。為突出重點，以下著重論述偏頭痛、痛風、類風濕性關節炎、肌張力障礙、進行性肌營養不良症、重症肌無力、震顫麻痹、坐骨神經痛。

（一）偏頭痛

【定義】偏頭痛是原發性週期發作性血管性頭痛。多在青春期起病，女性多見，可有家族史。其病因有血管源性假流、神經源性假流、血管活性物質、三叉神經血管反射、遺傳因素等。

【分型】根據臨床表現分為典型偏頭痛與普通型偏頭痛兩種。

【診斷】根據病史、臨床證明並依照 1962 年 Qgdan 宣佈的偏頭痛診斷標準即可確診。即根據發作性搏動性頭痛，特異的眼前閃光及視野缺損、羞明等前驅症狀；頭痛限於一側；伴有噁心嘔吐；頭痛在 40 歲前發病，家屬中有同樣發病史；麥角胺治療量有效進行診斷。

【治療】可分對症治療，支持療法、預防治療及中醫治療等。

（二）痛　風

【定義】痛風是由於長期嘌呤代謝紊亂所致的疾病，臨床以高尿酸血症，急性關節炎反覆發作，痛風石沉積，慢性關節炎和關節畸形，腎實質性病變和尿酸石形成為特點。其病因為尿酸生成增多而排泄減少，使血中尿酸濃度增高而致。

【分型】根據血中尿酸增高的原因，可分為原發性痛風和繼發性痛風兩大類。

【診斷】根據典型的關節炎發作表現，誘發因素、家庭史、發病年齡、性別以及泌尿系統尿酸結石和病史，可考慮痛風。血液中尿酸增高或滑囊液檢查找到尿酸鹽結晶即可確診。急性期發病時可用秋水仙鹼診斷性治療，若為痛風，用秋水仙鹼後症狀迅速緩解。

【治療】可分消炎鎮痛治療、排尿酸藥物治療，對症治療及中醫針灸治療等。

（三）類風濕性關節炎

【定義】類風濕性關節炎是一種以關節滑膜炎為特徵的慢性全身性自身免疫性疾病，滑膜炎的持久反覆發作，導致關節軟骨及骨質破壞，最終導致關節畸形及功能障礙，血管炎可侵及全身許多器官，引起系統性病變，故本病又稱類風濕病。其病因與生活環境、細菌、病毒、遺傳、性激素等因素有密切聯繫。

【診斷】根據其發病多為女性青壯年，關節腫脹呈對稱性，最先侵犯四肢小關節，特別是手指關節、跖趾關節，有晨僵，有類風濕結節、血中 RF 陽性，以及典型的 X 光表現，一般可診斷。如晚期有關節滑膜肥厚及關節畸型，則更易診斷。可參考 1988 年全國中西醫結合類風濕疾病學會修訂標準。

【治療】採用抗炎止痛、抗風濕、免疫調節及中醫中藥等方法進行治療。

(四)肌張力障礙

【定義】肌張力障礙是唯一或主要以頸軀幹及四肢的近端肌肉緩慢、持續、強烈扭轉樣不自主運動為主要表現的一種錐體外系疾患。其病因較多。如肝豆狀核變性，帕金森病，腦炎後遺症以及病毒感染引起的流行性肌張力障礙等中樞神經感染性疾病；特發性基底節鈣化、產傷、顱腦外傷、核黃斑、藥物的毒副作用、基底節腫瘤等都可出現肌張力障礙的表現。

【分型分期】可分為特發性肌張力障礙和流行性肌張力障礙兩型；Cooper 根據臨床表現又將其分為第 1～5 期。

【診斷】兒童或青少年在快步或起立時出現受累部位的肌肉持續收縮，引起肢體特殊的扭轉樣不自主運動；四肢肌張力顯著增高，安靜平臥時肌張力減低；不自主運動隨病程逐漸加重等可診斷為特發性肌張力障礙。而根據局部地區流行趨勢；發病前有上感症狀，臨床以發作性扭頸、伸舌、雙眼上翻或凝視等可診斷為流行性肌張力障礙。

【治療】可採用心理治療，各種鎮靜劑，肌鬆劑及安定劑等對症治療，手術治療，中醫辨證分型治療等，

(五)進行性肌營養不良症

【定義】進行性肌營養不良症是一組病因不明的，遺傳性，進行性肌肉疾病。臨床上以進行性加重的肌肉萎縮和無力為其主要特徵，多發於兒童和青少年。

【分型】根據其主要臨床特徵，起病年齡，肌無力分佈等可分假性肥大型、肢帶型、面一肩一肱型、遠端型、眼肌型等。

【診斷】根據隱襲起病，進行性進展的肢體近端肌無力和肌肉萎縮，發病年齡，陽性的家庭病史，血清酶學檢查異常，肌電

圖提示神經源性損害，肌肉組織活檢的典型改變等可給予診斷。

【治療】可採用抗膽鹼脂酸藥，能量合劑、中藥針灸等進行綜合治療。

（六）重症肌無力

【定義】重症肌無力是自身抗體所致的免疫性疾病，為神經肌肉接頭處傳遞障礙而引起慢性疾病。臨床表現為受累橫紋肌異常疲乏無力，極易疲勞，不能隨意運動，經休息或服用抗膽鹼脂酶藥物後症狀暫時減輕或消失。其病因有突觸後膜乙酰膽鹼受體改變說、自身免疫說、遺傳說、內分泌說等。

【分型】依據 Qsserman 氏分類法將其分為成年肌無力、兒童肌無力、少年型重症肌無力等不同類型。

【診斷】根據典型病史，受累骨胳肌極易疲勞，有朝輕夕重的規律，經休息或服用抗膽鹼脂酶藥物治療後有好轉即可以診斷。

【治療】運用抗膽鹼脂酶藥物、免疫抑制劑、丙種球蛋白等進行治療，對伴有胸腺腫瘤而不宜手術者可用 VEP 療法，中醫中藥及針灸治療等。

（七）震顫麻痹

【定義】震顫麻痹是對一組以肌肉僵直靜止性震顫、動作減少及姿勢障礙為主特徵的神經系統疾病的總稱。其病因可能與遺傳因素、自由基、線粒體中毒等因素相關。

【分型】根據病因通常分為三類，即原因不明的進行性腦變性，稱特發性震顫麻痹（帕金森病）；由感染、中毒、血管病變等明確病因引起稱繼發性震顫麻痹（帕金森綜合徵）；震顫麻痹作為某些獨立疾病的部分徵候者稱帕金森疊加綜合徵。

【診斷】根據病史、典型臨床表現，服用左旋多巴有效等不難診斷。

【治療】分為病因治療如抗膽鹼藥、高效抗震顫麻痺、多巴胺激動劑等予以治療，中醫治療。

(八) 坐骨神經痛

【定義】坐骨神經痛是指坐骨神經道路及其分佈區的疼痛綜合徵。疼痛往往從腰、臀部經大腿後、小腿外側向足部放射。其病因以腰椎間盤突出、椎管內病變、坐骨神經盆腔出口處粘連狹窄、骶髂關節炎、子宮附件炎、臀部外傷等因素為主。

【分型】根據病損部位可分為根性坐骨神經痛和幹性坐骨神經痛。

【診斷】根據疼痛的部位和疼痛向下肢放射的方向，具有加劇疼痛的因素、減痛姿勢、壓痛點及牽引痛、跟腱反射改變、趾肌力減退等即可診斷為坐骨神經痛。必要時可作 X 光平片、腰穿、椎管造影、CT 檢查等以確診。

【治療】可針對病因採取不同的對症治療，配合中醫中藥治療及針灸、推拿、骨盆牽引等治療措施。

五、實驗室檢查及特檢方法

(一) 實驗室檢查

1. 腦脊液檢驗

(1) 蛋白電泳檢測

【參考值】

前白蛋白	$0.02\sim0.06$	（2%～6%）
白蛋白	$0.55\sim0.69$	（55%～69%）
α^1 球蛋白	$0.03\sim0.08$	（3%～8%）
α^2 球蛋白	$0.04\sim0.09$	（4%～9%）
β 球蛋白	$0.10\sim0.18$	（10%～18%）
γ 球蛋白	$0.04\sim0.13$	（4%～13%）

【臨床意義】① 前白蛋白增加：見於腦積水、腦萎縮及中

樞神經系統變性疾患。②白蛋白增加：見於椎管梗阻、腦腫瘤等。③ α^1 和 α^1 球蛋白增加：多見於急性化膿性腦膜炎、結核性腦膜炎急性期、脊髓灰質炎及腦轉移癌等。④ β 球蛋白增加：多見於動脈硬化、腦血栓形成等脂肪代謝障礙性疾病；若同時伴有 α^1 球蛋白明顯減少或消失，多見於中樞神經系統退行性病變，如小腦萎縮或脊髓變性等。⑤ γ 球蛋白增加：常見於脫髓鞘病，尤其是多發性硬化症。

（2）免疫球蛋白檢測

【參考值】

IgG　$0.01 \sim 0.04$g／L　（$1 \sim 4$mg／ou）

IgA　$0.001 \sim 0.006$g／L　（$0.1 \sim 0.6$mg／ou）

【臨床意義】

① IgG 增加見於各種腦膜炎、亞急性硬化性全腦炎及多發性硬化症等。

② IgA 增加見於各種腦膜炎及腦血管疾患。

2. 關節腔積液檢驗

病理情況下，因積液形成的原因及性質不同，可分為漏出液和滲出液兩類。其比較鑒別及臨床意義見呼吸系統。

3. 免疫學檢查

（1）抗鏈球菌溶血素「O」測定

【參考值】ASO＜400u

【臨床意義】

① 增高多見於風濕熱及鏈球菌感染病人。

② 增高亦見於高膽固醇血症、巨球蛋白血症及多發性骨髓瘤病人。

（2）C反應蛋白測定

【參考值】定性試驗陰性。免疫擴散法＜10mg／L血清。

【臨床意義】① 各種化膿性炎症、組織壞死、惡性腫瘤、風濕性疾病等，血清 CRP 含量增高。② 風濕熱急性期及活動時，CRP 含量可高達 200mg／L。

（3）T、B 淋巴細胞的檢查

【參考值】CD_3（T_3）細胞為 71.5±6.2%；$T_4／T_8$ 為 1.66±0.33（>1）；CD_{19}[15]±5.5%

【臨床意義】① 自身免疫性疾病如系統性紅斑狼瘡、類風濕性關節炎等，總 T 淋巴細胞減少，$T_4／T_8$ 比例失調，B 淋巴細胞增多。② 白血病及其他淋巴細胞增殖性疾病，此檢查有助於其免疫分型。

（4）類風濕因數的測定

【結果判斷】膠乳凝集試驗正常人多為陰性反應，如 3min 內出現明顯凝集者為陽性。

【臨床意義】① 未經治療的類風濕性關節炎患者其陽性率為 80%，且滴度常在 1：160 以上。② 其他風濕性疾病如系統性紅斑狼瘡陽性率為 20%～25%；硬皮病與皮膚炎陽性率為 10%～24%。

4. 血清尿酸測定

【參考值】男性 268～488 μ mol／L；女性 178～387 μ mol／L（磷鎢酸鹽法）。

【臨床意義】血中尿酸增高見於腎臟疾病、痛風可高達 800～1500 μ mol／L、子癇、白血病與腫瘤、慢性鉛中毒。

5. 血清生物化學檢查

（1）血清肌酸激酶及其同工酶測定

【參考值】

① CK 男性　　5.5～75u／L（0.55～7.5 μ／dL）

　　　女性　　14.5～40u／L（1.45～4.0 μ／dL）

② CK 同工酶　MB＜0.05；MM0.94～0.96；BB 極少或無

【臨床意義】　①增高　急性心梗、進行性肌營養不良發作期、病毒性心肌炎、多發性肌炎、肌肉損傷或手術後、酒精中毒、腦血管疾病等。②降低　甲狀腺功能亢進症。③CK 同工酶中 MM 型升高見於腦血管疾病、肌營養不良、骨骼肌損傷、手術後及酒精中毒、肝豆狀核變性、肺部疾病等。

（2）血清乳酸脫氫酶測定

【參考值】150～450μ/L（15–45μ/dL）

【臨床意義】LD 活性升高常見於急性心肌梗塞、骨骼肌損傷、白血病及惡性腫瘤、急性肝炎、肝硬化、阻塞性黃疸等。

六、常用西藥

（一）鎮痛藥

1. 顱痛定（顱通定：Rotundine）片劑 30mg、60mg

【作用與用途】有鎮靜、催眠、鎮吐作用。用於各種慢性鈍痛如頭痛、腹痛、痛經、失眠。

【劑量與用法】口服：60～120mg/次，1～4 次/日。

【注意事項】①偶見眩暈、乏力、噁心，有時可引起錐體外系興奮症狀；②大劑量對呼吸中樞有一定抑制作用。

2. 克痛靈（克痛寧：Cobratxin）水針劑 20ug/2ml

【作用與用途】為非麻醉性鎮痛藥，其效果顯著，作用緩慢而持久。用於血管性頭痛、三叉神經痛、坐骨神經痛、晚期癌症疼痛、關節痛及各種慢性神經痛。

【劑量與用法】肌注：第一次 0.25ml，半小時後無不良反應，注入剩餘的 1.75ml，每日 2ml，10 天為一療程。間隔 3 日可進行第二療程。

【注意事項】①過大劑量可致膈肌麻痹而使呼吸受阻；②過敏體質、孕婦、青光眼及高熱患者禁用；③冠心病、嚴重腎

病和嚴重高血壓患者慎用。

(二)腦血管及周圍血管擴張藥

1.氫麥角胺（Dihydroergotmine）片劑 1mg；注射液 1mg（1ml）。

【作用與用途】為 α 受體阻斷劑，能緩解腦血管痙攣。用於偏頭痛急性發作及血管性頭痛等。

【劑量與用法】肌注：1～2mg／次，1～2次／日。口服：1～3mg／次，2～3次／日。

【注意事項】① 可有噁心、嘔吐、腹瀉、浮腫等；② 冠心病患者僅限口服給藥。

2. 氫化麥角鹼（雙氫麥角鹼，海得琴，Hydergin）注射液 0.3mg（ml）；含片：0.25mg，0.5mg

【作用與用途】為 α 受體阻斷劑，能擴張外周血管，降低血壓、減慢心率，用於動脈內膜炎、肢端動脈痙攣症、血管痙攣性偏頭痛等的治療。

【劑量與用法】肌注或皮下注射 0.3～0.6mg／次，1次／1日或 1次／2日；舌下含服：0.5～2mg／次，1次／4～6小時。

【注意事項】① 嚴重的副作用為體位性低血壓。注射後須臥床 2小時以上；② 低血壓、腎功能減退、老年患者、孕婦禁用。

(三)抗痛風藥

1. 別嘌醇（別嘌呤醇，Allopurinol）片劑：100mg

【作用與用途】為黃嘌呤氧化酶抑制劑，可抑制嘌呤的代謝，使尿酸生成減少，減少尿酸在骨、關節及腎的沉積，從而阻斷痛風病的發展，緩解其症狀。用於慢性痛風病，尤適用於痛風性腎病。

【劑量與用法】① 口服：痛風病　開始 0.05g／次，2～3次

/日,劑量漸增;② 2～3 週後增至每日 0.2～0.4g,分 2～3 次服;③ 維持量為 0.1～0.2g/次,2～3 次/日;小兒每日為 8mg/kg。④ 尿酸結石 0.1～0.2g/次,1～4 次/日;或 300mg/次,1 次/日。

【注意事項】① 本品對急性痛風無效,並有可能加重或延長痛風的急性發作;② 服藥期應大量飲水和加服碳酸氫鈉,以促進尿酸的排泄;③ 孕婦、哺乳期婦女慎用;腎功能不全時本品排泄受阻,易致體內藥物蓄積,不良反應增多。

2. 丙磺舒(羥苯磺胺,Probencid)片劑 0.25g、0.5g

【作用與用途】① 能抑制近曲小管對尿酸的重吸收,增加尿酸的排泄,從而降低血漿中尿酸濃度,減少尿酸在關節或腎沉積,亦能溶解已形成的尿酸鹽。② 競爭性抑制弱有機酸在腎小管的分泌,從而延長這些抗生素在體內的維持時間,減慢它們的排泄。用於慢性痛風。

【劑量與用法】口服:0.25g/次、2 次/日,1 週後增 0.5g/次,2 次/日。

【注意事項】① 服藥期間應大量飲水和加服碳酸氫鈉,以利尿酸排出;② 2 歲以下小兒、尿酸腎結石、孕婦、消化道潰瘍者禁用或慎用。③ 不能用於急性痛風,因為本品會延長急性痛風的發作過程。

3. 硫氧唑酮(苯磺唑酮,Sulfinpyrazone)片劑:100mg

【作用與用途】與丙磺舒相似。

【劑量與用法】口服:開始 100～200mg/日,分 2 次服,以後逐漸增加到 200～400mg/日,最高 800mg/日,分次服。

【注意事項】同丙磺舒。

4. 秋水仙鹼(Colchicine)片劑:0.5mg,注射液:0.5mg(1ml)

【作用與用途】能緩解痛風性關節炎症狀，因為它能減輕沉積在關節組織內的尿酸鹽結晶所致的炎症反應。可預防或治療痛風發作。

【劑量與用法】口服：首劑 0.5～1mg，以後 0.5～1mg／2 小時，總量一般為 3～6mg，不超過 8mg。間隔 3 日可進行鹽水稀釋後緩注，必要時 0.5mg／6 小時，總量不超過 4mg。

【注意事項】胃腸道反應；骨髓抑制。多發性神經炎，脫髮；急性中毒，表現為咽部灼痛、血性腹瀉、血尿、少尿、休克等；年老體弱，心、肝、腎功能損害，胃腸道疾患者慎用。

（四）解熱鎮痛藥

1. 保泰松（布他酮，Butadion）片劑：0.1g

【作用與用途】為吡唑酮類藥物。能抑制腎小管對尿酸鹽的再吸收，促進尿酸排泄。用於風濕性和類風濕性關節炎、強直性脊椎炎，痛風性關節炎等。

【劑量與用法】口服：0.1～0.2g／次，3 次／日，飯後服，一日量不超過 600mg，症狀改善後改為 0.1～0.2g／日；小兒每次 2～4mg／kg，3 次／日。

【注意事項】① 胃腸道刺激，潰瘍禁用；② 水鈉瀦留致浮腫，高血壓、心功能者不全禁用；③ 偶有過敏性皮疹、剝脫性皮炎、白細胞減少等，應停藥；④ 肝、腎功能不全者禁用；⑤ 偶致單純性甲狀腺腫或黏液性水腫。

2. 吲哚美辛（消炎痛，Indomethacin）片劑：25mg

【作用與用途】解熱、消炎抗風濕作用較強，對炎性疼痛亦有鎮痛作用。用於類風濕性關節炎、強直性脊柱炎、骨關節炎；急性痛風和頑固性發熱；試用於腎小球腎炎、腎病綜合徵。

【劑量與用法】口服：25mg／次，2～3 次／日，飯後服。必要時可增至 100～150mg／日。

【注意事項】噁心、腹痛等胃腸道刺激反應；中樞神經系統症狀、前額疼痛、眩暈等；抑制骨髓，引起白細胞、血小板減少，損害肝功能。過敏反應如皮疹、哮喘；個別發生角膜混濁和視網膜異常，應立即停藥；禁用於孕婦、兒童、精神病、癲癇、腎病和消化道潰瘍者。

3. 布洛芬（異丁洛芬，Ibuprofen）片劑：0.2g

【作用與用途】能抑制前列腺素合成，具有抗炎、鎮痛、解熱作用。用於風濕性類風濕性關節炎，強直性脊柱炎，腰背痛、痛經及術後疼痛；急性痛風。

【劑量與用法】口服：0.2～0.4g／次，3～4次／日進餐時服。最大量2.4g／日。

【注意事項】胃腸道反應如噁心，腹痛；頭痛、眩暈、皮疹、視力模糊等；偶有肝、腎功能損害，粒細胞減少；消化道潰瘍、肝病、出血傾向者，孕者，對阿司匹林過敏者忌用。

4. 乙醯水楊酸（阿司匹林，Aspirin）片劑：0.05g、0.1g、0.3g、0.5g

【作用與用途】抑制前列腺素合成而具有解熱、鎮痛、抗炎抗風濕和抗血栓。用於各種原因引起的發熱、各種鈍痛、風濕性和類風濕性關節炎、痛風病。

【劑量與用法】① 鎮痛0.3～0.6g／次，可重複應用；小兒10mg／kg；② 抗風濕3～5g／日，分4次飯後服，症狀控制後逐漸減量；小兒每日0.1～0.15g／kg分3～4次飯後服。

【注意事項】噁心、嘔吐等消化道反應；易致出血；過敏反應；水楊酸中毒反應；嚴重肝、腎功能損害者慎用。

（五）骨骼肌興奮藥

1. 新斯的明（Neostigmine）片劑：15mg；注射液：0.5mg（1ml），1mg（2ml）

【作用與用途】抗膽鹼脂酶。用於重症肌無力，術後腸麻痹和尿瀦留、陣發性室上性心動過速、青光眼和青少年假性近視等。

【劑量與用法】口服：15mg／次，3 次／日，極量 20mg／次，100mg／日。皮下注射或肌注：0.5～1mg／次，1～2 次／日。

【注意事項】大劑量時可有噁心、嘔吐、腹瀉、流涎、流淚等，可用阿托品對抗。癲癇、心絞痛、室性心動過速、機械性腸梗塞或尿路梗塞及哮喘患者禁用。

2. 吡斯的明（Pyridostigmine）片劑：60mg；注射液：1mg（1ml）

【作用與用途】為可逆性膽鹼脂酶抑制藥，作用與新斯的明類似，但持續時間長，副作用較少。用於重症肌無力、術後腹氣脹和尿瀦留。

【劑量與用法】口服 60 mg／次，3 次／日。皮下注射或肌注：1 ～5mg／日。

【注意事項】噁心、嘔吐、腹痛、腹瀉、出汗、流涎等副反應；腸道及尿路梗阻者禁用。哮喘患者慎用。

3. 加蘭他敏（強肌片，Galantamine）片劑：5 mg；注射液：1mg（1ml）、2.5mg（1ml）、5mg（1ml）

【作用與用途】為可逆性抗膽鹼酯酶藥。用於重症肌無力、進行性肌營養不良、脊髓灰質炎後遺症及兒童腦型麻痹、多發性神經炎等。

【劑量與用法】口服：10mg／次，3 次／日；小兒每日 0.5～1mg／kg，分 3 次服。皮下注射或肌注：2.5～10mg／日，1 次／日；小兒 0.05～0.1mg／kg，1 次／日。

【注意事項】過量可致流涎、心動過緩、腹痛等，偶有過

敏反應;癲癇、支氣管哮喘、心絞痛、心動過緩者禁用。

(六)免疫抑制劑

1.環磷醯胺(環磷氮芥,CyclopHospHaminde)詳見「腎膀胱病證」。

2. 硫唑嘌呤(依木蘭,Azaathioprine)片劑:100mg

【作用與用途】係硫嘌呤的衍生物,小劑量即可抑制細胞免疫,大劑量則對體液免疫也有一定作用。用於器官移植、潰瘍性結腸炎、系統性紅斑狼瘡、類風濕性關節炎、慢性活動性肝炎等。

【劑量與用法】口服:1~4mg/kg,一般 100mg/日,可連服數日。用於器官移植,每日 2~5mg/kg,維持量每日 0.5~3mg/kg。

【注意事項】可致骨髓抑制,白細胞和血小板減少,甚至再生障礙性貧血。中毒性肝炎、胰腺炎、肝腎功能不全者慎用或禁用。孕婦慎用。

(七)抗震顫麻痹藥

1. 左旋多巴(左多巴,Levodopa)片劑:0.25g、0.5g;針劑 50mg(20ml)

【作用與用途】由血腦屏障經脫羚轉化成多巴胺,補充中樞多巴胺含量不足;改善肝昏迷。用於震顫麻痹、肝昏迷。

【劑量與用法】抗震顫麻痹 口服:開始 100~250mg/次,2~3 次/日。每隔 2~4 天遞增 250~750mg,直至達滿意療效,其量一般 2~6g/日,分 4~6 次服,最大用量不超過 8g/日。連用數目後,在維持療效前提下減少劑量,以免發生不良反應。

【注意事項】消化道反應,噁心、嘔吐、食慾不振、偶有胃出血或胃穿孔;心血管反應,心動過速,心律失常;精神障

礙；有精神病或癲癇史者、孕婦、消化性潰瘍，閉角型青光眼、授乳期禁用。

2. α-甲基多巴肼（卡比多巴，α-Methyldopa Hydrazine）片劑：信尼麥片 10／100 含卡比多巴 10mg 和左旋多巴 100mg

【作用與用途】本品不能進入腦內，僅在外周抑制左旋多巴脫羧成為多巴胺。與左旋多巴合用，可提高血漿中左旋多巴的含量，促進左旋多巴進入中樞轉化成多巴胺而發揮作用，用於震顫麻痹。

【劑量與用法】口服：信尼麥片（10／100）開始 0.5 片／次，3 次／日，以後每日增加 1 片，直至找到適當劑量。維持量：卡比多巴 50mg，左旋多巴 500mg，最多量不超過左旋多巴 2g／日，卡比多巴 200mg／日。

【注意事項】忌與擬交感胺、單胺氧化酶抑制劑合用；嚴重內分泌病，肝、腎、血液、心臟病、精神病、孕婦、乳婦忌用。

3. 苄絲肼多巴（馬多巴，Madopa）片劑：馬多巴 125（每粒含左旋多巴 100mg、馬多巴 50mg）、馬多巴 250（每粒含左旋多巴 200mg、馬多巴 50mg）

【作用與用途】與卡比多巴類似。臨床常與左旋多巴合同治療震顫麻痹。

【劑量與用法】口服：開始 125mg／次，2 次／日，以後每隔 3～4 天增加 125mg，一般每日量不超過 1g，分 3～4 次服。維持量 125～250mg／次，3 次／日。

【注意事項】同卡比多巴。

4. 金剛烷胺（金剛胺，Amantadine）片劑：100mg

【作用與用途】本品進入中樞促進多巴胺的釋放或延緩多巴胺的降解，從而提高腦內多巴胺含量而發揮抗震顫麻痹作

用。用於不能耐受左旋多巴治療的震顫麻痹患者。

【劑量與用法】口服：100mg／次，2 次／日，最大量為 400mg／日。

【注意事項】每日劑量大於 0.3g，可引起失眠、精神不安、運動失調；長期應用可出現網狀青斑、踝關節腫脹；嚴重反應為充血性心衰、體位性低血壓、甚或驚厥；有癲癇史，孕婦、乳婦、心衰、肝病、神經官能症者慎用或禁用。腎功能障礙者應減量。

5. 安坦（苯海索，Artane）片劑：2mg、5mg

【作用與用途】為中樞 M 受體阻斷藥，能阻斷腦內乙醯膽鹼的作用，從而緩解震顫麻痹的症狀。用於震顫麻痹。

【劑量與用法】口服：開始 1～2mg／日，以後每 3～5 天增加 2mg，直至獲得滿意療效，一般不超過每天 10mg，分 3～4 次服，極量 20mg／日。

【注意事項】常見的反應是口乾、視力模糊、擴瞳、噁心、便秘及尿瀦留等；少量患者可發生精神紊亂、激動不安等；青光眼、前列腺肥大者禁用，老年人慎用；本藥過量的解救，可肌注或緩慢靜注水楊酸毒扁豆鹼 1～2mg，按需每隔 2 小時重複。

(八)維生素及營養用藥

1. 維生素 B$_1$（Vitamin B$_1$）片劑：5mg、10mg；注射液：50mg（1ml）、100mg（2ml）

【作用與用途】為碳水化合物代謝中重要輔酶的組成部分，影響機體能量供應，維持神經、心臟及消化系統的正常功能。用於維生素 B$_1$ 缺乏如腳氣病、神經炎、中樞神經系統損傷、消化不良等。

【劑量與用法】口服：10～30mg／次，3 次／日，小兒預防

量 5mg／日，輕症治療 15～30mg／日。皮下或肌注：50～100mg；小兒 10～20mg／日。

【注意事項】注射時少數可有過敏反應，偶見過敏性休克；與阿斯匹林同服會增加對胃的刺激，故合用時應間隔 2～3 小時。

2. 維生素 E（Vitamin E）膠丸：5mg、10mg、50mg、100mg；注射液：5mg（1ml），50mg（1ml）

【作用與用途】具有抗氧化作用，可減少或阻止不飽和脂肪酸和維生素 A 的氧化，抑制前列腺素形成，調節和促進血紅蛋白合成。還與維持生殖功能、肌肉結構和功能、抗衰老、保護肝細胞有關。用於預防習慣性流產、先兆流產、不育症、月經過多、絕經期綜合徵；進行性肌營養不良症、肌萎縮、小腿肌痙攣等運動神經性疾病等。

【劑量與用法】口服或肌注：10～200mg／日。新生兒硬腫症肌注：5～10mg／次。

【注意事項】偶見噁心、乏力、頭痛、視力模糊；可出現性功能紊亂、月經過多或閉經。

國家圖書館出版品預行編目資料

中醫內科臨床實習指南／王鵬　葉松　張道亮　主編
　　——初版，——臺北市，大展，2009〔民 98.04〕
　　面；21 公分 ——（中醫保健站；21）
　　ISBN 978－957－468－678－0（平裝）
　1.臨床內科　2.中醫
413.3　　　　　　　　　　　　　　　　98001780

中醫內科臨床實習指南　ISBN 978－957－468－678－0

主　　編／王　鵬　葉　松　張道亮
責任編輯／葉榮春　李荷君
發 行 人／蔡森明
出 版 者／大展出版社有限公司
社　　址／台北市北投區（石牌）致遠一路 2 段 12 巷 1 號
電　　話／（02）28236031・28236033・28233123
傳　　眞／（02）28272069
郵政劃撥／01669551
網　　址／www.dah-jaan.com.tw
E－mail／service@dah-jaan.com.tw
登 記 證／局版臺業字第 2171 號
承 印 者／傳興印刷有限公司
裝　　訂／建鑫裝訂有限公司
排 版 者／弘益電腦排版有限公司
授 權 者／湖北科學技術出版社
初版 1 刷／2009 年（民 98 年）4 月

定　價／480 元

●本書若有破損、缺頁請寄回本社更換●

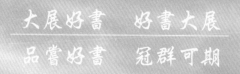

大展好書　好書大展
品嘗好書　冠群可期

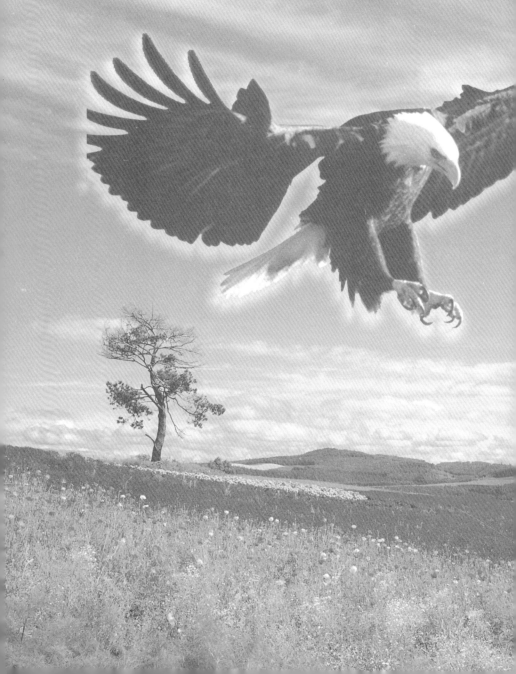

大展好書　好書大展
品嘗好書　冠群可期